Top 300 Pharmacy Drug Cards
300种常用药物速查手册

主　编　〔美〕　吉尔·M.克利萨
　　　　　　　　李·C.佛穆伦

主　译　张惠娟

副主译　史桂玲　赵振营

译　者（按姓氏汉语拼音排序）
　　　　高　靓　侯　超　蒋　媛
　　　　孙秀颖　郑晓辉

天津出版传媒集团
天津科技翻译出版有限公司

著作权合同登记号：图字：02-2015-96

图书在版编目（CIP）数据

300 种常用药物速查手册 /（美）吉尔·M. 克利萨
(Jill M. Kolesar)，（美）李·C. 佛穆伦
(Lee C. Vermeulen) 主编；张惠娟主译 . —天津：天
津科技翻译出版有限公司，2018.4
　　书名原文：Top 300 Pharmacy Drug Cards
　　ISBN 978-7-5433-3786-2

　　I. ① 3… II. ①吉… ②李… ③张… III. ①药物—
手册　IV. ① R97-62

中国版本图书馆 CIP 数据核字（2017）第 313648 号

授权单位：McGraw-Hill Education (Asia) Co.
出　　版：天津科技翻译出版有限公司
出 版 人：刘　庆
地　　址：天津市南开区白堤路 244 号
邮政编码：300192
电　　话：022-87894896
传　　真：022-87895650
网　　址：www.tsttpc.com
印　　刷：银博印刷技术发展有限公司
发　　行：全国新华书店
版本记录：787×1092　16 开本　21.5 印张　0.5 印张彩插　600 千字
　　　　　2018 年 4 月第 1 版　2018 年 4 月第 1 次印刷
　　　　　定价：118.00 元

（如发现印装问题，可与出版社调换）

编 者 名 单

中文版序言

　　《300种常用药物速查手册》一书从2013年McGraw Hill教育出版集团出版其第一版以来，以后每两年发行一版，本书具有简明扼要、条理清楚，比传统的工具书和药物说明书易学易记的特点，在生活和工作中使用非常方便。无论对普通患者还是医药工作者这都是本非常实用的药物手册。其条目基本涵盖了药物的所有重要信息（包括各种药代动力学参数、药物相互作用、不良反应等），且尽量使用一目了然的表格形式，方便检索。本书另一大特色是设有患者咨询要点、临床应用要点等传统工具书没有的新颖内容，特别方便医生、药师对患者进行用药交代，因此是医生、药师不可多得的小帮手，国内目前还没有这种形式的药物手册或处方集。此外，本书定期更新，能及时紧跟循证医学的新观点和新发展。这次我们将本书介绍到我国，希望能对我国医药工作者有所帮助，另外由于有患者咨询要点、临床应用要点、常用不良反应、药物相互作用等提炼非常简练的内容，对非医药专业人士来讲也非常易读，因而也是居家不可多得的药物知识方面的小册子。因此出版该书不仅对于药学专业人士值得阅读，而且对于百姓安全合理用药，也是一本极好的参考读物。

　　本书原版所选300种常用药物属于美国常用药物。其用药习惯、临床应用可能与我国有差异，有一些药物在我国也没有上市。因此，在使用该书信息时需要结合国情进行思考。本书的引言部分所给出的内容，可以对某类药物的选择提供有用的参考，特别是一些常见病多发病的药物治疗介绍和临床指南，也是临床医生值得阅读的信息。

　　从用药安全需要来看，书中的高度警惕问题是其特点。安全用药所列出的经常发生用药差错或使用不当很有可能给患者带来严重危险的药物，处方、分发或管理这些药物时需严格注意。在疾病治疗中"没有药物是万万不能的，但药物也不是万能的"。药物使用中都可能有潜在风险。如出现不良反应，则根据出现频率和严重程度评估，并及时报告。

　　在药物品种日益增长的今天，药物相互作用是不可忽视的问题。多种药物同时使用（多重用药）可能存在药物间的不良反应，会带来较大风险。认识药物相互作用，在很大程度上与影响药物代谢而改变的药物有效性和安全性/毒性有关。认识常见的药物相互作用要注意共同规律的认识，更需注意发现研究前人未曾发现药物组合的新的相互作用知识的积累。

　　还有超说明书用药问题。国际上一些发达国家对"药物说明书之外的用法"制订了相应的规定并与专家达成共识，在严格掌握药物的药效、药代动力学以及适应证、循证医学等基础上同意"药物说明书之外的用法"。根据对某些药物长期应用经验，达到一定共识，美国医学界认为这种"超说明书用药"情况也是常见并且合理的。但其用法风险也可能存在。而在我国药物说明书具有法律效力，超药物说明书用药不受法律保护，其导致不良后果的，医生和药师要承担相应法律责任。

在中文版出版欣喜之际，以此短文献给译者、出版者和读者。愿本书献给社会，为科学合理用药，发挥药学科学知识的作用。

天津药物研究院药物评价研究中心
中国工程院院士

刘昌孝

2017 年 5 月 1 日于天津

简 介

    最常用处方药的遴选参考了大量用药评估报告，主要是基于美国的处方数量及处方金额[1,2]。自本书第一版起，药物信息的来源主要是美国食品与药物管理局批准的信息[3,4]。另外，也参考了大量专业杂志相关用药信息。药物安全信息也是从多方面获取，其中最主要来源是安全用药研究所（Institute for Safe Medication Practices，ISMP），详见 www.ismp.org。照片由威斯康星大学附属医院、诊所和药房的工作人员编辑提供。美国境内的非专利药提供常见药品照片；专利药则提供带商品名的照片。

声 明

    医学是不断发展的科学。新的研究和临床经验扩展了我们的知识，也因此带来治疗方法和药物使用的改变。本书作者和出版机构尽可能依据目前权威参考资料确保本书内容的准确性与时效性。

    但在医学领域同样可能存在不同的观点或认识，因此作者、出版机构或任何参与本书出版的个人或团体不保证本书所提供的信息完全精准或面面俱到，因此对使用本书中信息可能的后果不负任何责任，特此声明。读者在阅读本书的同时也可参考其他相关资料。特别建议读者认真阅读药品附带的说明书，尤其对于新的或不常用的药物在使用前应与本书信息及推荐剂量、禁忌证等比较是否有变化。

目 录

A

B

C

注：目录中的药物按照原版英文书药物名称首字母顺序编排，读者可参见文末索引 A 和索引 B 进一步查询相关药物信息。

引言 1：书目说明

药物名称

列出通用名和常见商品名。

分类

根据药物的化学、药理、临床特点进行分类。这样就可按不同类别快速而有效地熟悉药物，并了解每类别中各药物异同点。

特殊管理药品目录

美国法典（USC）第 21 卷是 1970 年《特殊管理药品法案》，旨在管理特殊药品可能的滥用。药监机构通过联邦法规进行监管，而许多州在此基础上颁布了更严格的法规。基于药品临床使用情况及滥用、产生依赖的风险将其列入特殊管理药品目录，需注意某些州的特殊管理药品目录并非与联邦目录完全相同。根据联邦法律，各州对于特殊管理药品分级不应低于联邦分级（例如，各州不能将联邦目录 II 级的药品纳入联邦目录 III、IV 或 V 级管理），但各州对特殊管理药品的分级可以高于联邦分级（例如，各州可将联邦目录 V 级的药品纳入联邦目录 II、III 或 IV 级管理）。

- 目录 I：非医用，极易滥用和产生依赖。
- 目录 II：合法医用，极易滥用和产生依赖。
- 目录 III：合法医用，滥用和产生依赖程度低于目录 II。
- 目录 IV：合法医用，滥用和产生依赖程度低于目录 III。
- 目录 V：合法医用，滥用和产生依赖程度较低。

制剂与规格

列出最常见的剂型和优势剂型。也可能列出其他剂型，参见"临床应用要点"部分。

FDA批准适应证及用法用量

美国食品与药物管理局（FDA）负责批准新药上市，同时批准相应的适应证和用法用量。有些药品只批准一种适应证，有些批准多种适应证。多数情况下，FDA 批准的各种适应证和相应用法用量会一并列出。

超说明书用药

每种药品上市前由 FDA 批准至少一种适应证，而批准的适应证和临床使用情况也不是完全一致。处方者有权根据适应证开具他们觉得适合、临床应用合理的药物。处方者通常可根据药品临床研究所报道的安全性和有效性选择适应证，虽然有些可能不是 FDA 所批准的，但这种"超说明书用药"情况也是常见并且合理的。常见超说明书用药也注明了推荐剂量（译者提示：此书为完全翻译自英文原版。关于超说明书用药问题，我国相关法规与美国不尽相同，本书的介绍请医生依据患者情况谨慎参考）。

作用机制

作用机制是对每种药品的药理特性的简要总结。

药物参数

每个药品均列出一个表格，总结了各药的主要参数，如下所述。

剂量调整（肝功能不全）

Child-Pugh 评分系统可用来评估肝功能，主要包括肝脏疾病的五个临床指标。每个指标 1~3 分，3 分表示程度最严重。根据各指标得分，肝脏疾病可分为 Child-Pugh A、B 或 C 级。

指标	1分	2分	3分
总胆红素, mg/dL	<2	2~3	>3
人血清蛋白, g/L	>35	28~35	<28
INR	<1.7	1.71~2.20	>2.20
腹水	无	轻微	严重
肝性脑病	无	I~II 级	III~IV 级

得分	分级	1年生存率	2年生存率	肝功能不全
5~6分	A	100%	85%	轻度
7~9分	B	81%	57%	中等
10~15分	C	45%	35%	重度

剂量调整（肾功能不全）

对于肝/肾功能不全的患者，某些经肝/肾消除的药物需要调整剂量，可以降低给药剂量或减少给药频率(例如，从每日 3 次减少至每日 1 次)。肾损害程度通常决定了剂量的调整。对于肝肾功能不全的定义可能有不同，本书推荐的剂量调整信息出自药品说明书等。临床医生在治疗有肝/肾疾病的患者时，应始终保持谨慎，即使调整了剂量仍需留意监测可能的毒性反应。

通常，CrCl 用于评估肾功能，可按如下公式计算：

Cockcroft and Gault公式：

CrCl(男性)=[(140– 年龄)×IBW]/(Scr×72)

CrCl(女性)=[(140– 年龄)×IBW]/(Scr×72)×(0.85)

理想体重 (千克)：

男性：IBW = 50 kg + 2.3 kg [身高（厘米）– 150]×0.9

女性：IBW = 45.5 kg + 2.3 kg [身高（厘米）– 150]×0.9

正常肾功能： CrCl ≥ 50 mL/min

中等肾损害： CrCl = 30~49 mL/min

严重的肾损伤： CrCl = l0~29 mL/min

肾衰竭： CrCl ≤ 9 mL/min

透析

药物可能被腹膜或血液透析清除，因此需要调整剂量和(或)再给药以弥补药量的减少。本书仅提供简单的调整建议，更多药物透析相关细节请参考其他资料。

妊娠用药安全等级

美国食品与药物管理局根据药物对胎儿的危害性进行妊娠用药安全分级。主要是基于理论风险进行分级，因此分级并不连续。临床需权衡孕妇和胎儿的潜在风险进行个体化用药。各类妊娠用药安全等级如下。

A 类： 妊娠初三个月用药，经临床对照观察未发现药物对胎儿有损害，亦未发现在随后的妊娠期间对胚胎有损害。

B 类： 动物生殖实验未显示对胚胎有危害，但尚缺乏临床对照观察资料，或者动物生殖实验中观察到对胚胎有损害，但尚未在妊娠早期临床试验中得到证实。

C 类： 在动物的研究中证实对胚胎有副反应 (致畸或使胚胎致死或其他)，但在妇女中无对照组或在妇女和动物研究中无可以利用的资料。药物仅在权衡对胎儿的利大于弊时给予。

D 类： 对人类胎儿的危险有肯定的证据，但尽管其对胎儿有害，对孕妇需肯定其有利，方予应用 (如对生命垂危或疾病严重而无法应用较安全的药物或药物无效)。

X 类： 动物或人的研究中已证实可使胚胎异常，或基于人类的经验知其对胎儿有危险，对人或对两者均有害，而且该药物对孕妇的应用，其危险明显地大于任何有益之处。该药禁用于已妊娠或将妊娠的妇女。

哺乳期

与妊娠用药分级相比，哺乳期妇女安全合理用药的证据支持更少。某些药物可能分泌进入乳汁而被婴儿吸收，因此需权衡用药对于乳母和孩子的利弊影响。

禁忌证

不宜使用某药的情况被称为禁忌证，可能会引起高发或非常危险的不良反应，此时应选择替代治疗方案。

吸收

介绍与口服生物利用度 (F) 相关的药代动力学参数及饮食对药物吸收的影响。

分布

介绍分布程度和性质的药代动力学参数，如表观分布容积 (Vd)、血浆蛋白结合程度等。

代谢

介绍代谢途径等的药代动力学参数，如细胞色素 P450 代谢途径、酶诱导剂与酶抑制剂等。

消除

介绍药物经肾 (或其他脏器) 消除的程度及消除半衰期等药代动力学参数。

药物遗传学

如药品说明书中有药物遗传学信息，则在本书该项目下介绍，包括患者的遗传组成对于药物浓度、临床疗效不良反应、根据基因型调整剂量、药物作用机制的影响等。更多药物遗传学信息详见：http://www.fda.gov/Drugs/ScienceResearch/ResearchAreas/Pharmacogenetics/ucm083378.htm。

黑框警告
美国食品与药物管理局要求制造商在药品包装内的说明书上列出严重安全问题的警告框，"黑框警告"包括安全用药的重要信息。其为最关键的警示，更多警示信息参见 https://blackboxrx.com/app/index。

用药安全
每个药品均包含一个表格总结了用药安全问题。

后缀
有的药品有多种剂型，如缓释剂。同种药品的不同剂型可以通过后缀体现。需格外注意不能忽视后缀而混淆药品。此项下介绍药品不同剂型的后缀。

"大写字母"提示
许多药品名称相近，因此在处方、发药或管理过程中容易混淆。"大写字母"提示，即将药名（商品名或通用名）中的易混部分大写，有助于区分名称易混的药品。此项下介绍建议使用的"大写字母"提示（译者提示：此项提示主要针对以英语为母语的国家，指英文药名的易混现象，作为了解即可，对我们指导意义不大）。

请勿压碎
许多固体口服制剂设计为缓释剂型。压碎此剂型（如，意图通过鼻饲给药或便于吞咽障碍者服用）可能特别危险。此项介绍不宜压碎的药品剂型。舌下含服剂型需要使药品在舌下溶解/融化，如未融化而直接吞下则降低药物疗效。有些药品口感差，患者往往不等其融化即咽下。

高度警惕
安全用药研究所（ISMP）列出了经常发生用药差错或使用不当很有可能给患者带来严重危险的药物，处方、分发或管理这些药物时需格外注意。此方面更多信息详见 ISMP 网站 www.ismp.org。

易混药名
此项下介绍形似或音似的易混药品（译者注：此项针对英文药名的音似或形似，作为了解即可，对我们指导意义不大）。

药物相互作用
多种药物同时使用（多重用药）可能存在药物间的不良反应，会带来较大风险。例如，影响药物代谢而增加毒性的风险（代谢降低时）或降低疗效（代谢增加时）。细胞色素 P450 酶系抑制剂或诱导剂、代谢底物等相关问题详见引言 8、9、10、11。还有一些情况可能导致不良反应。此项下介绍常见的药物相互作用。需注意，往往某一药物可能与全部另一类药物有类似的作用，则列出药物类别，每类具体药物详见其他引言部分。有些相互作用不可避免，因此本书中也介绍了处理策略。

不良反应
药物使用中都可能有潜在风险，如出现不良反应，则根据出现频率和严重程度评估。多数药物都有一些不良反应，可能轻微，也可能严重到足以限制药物的使用，还有的罕见但非常严重。本书列举了常见（发生率 > 10%）、少见（发生率 1% ~ 10%）以及罕见但严重的不良反应（发生率 < 1%）。

疗效和毒性监测
患者服药后需注意监测是否达到预期疗效及出现不良反应。本部分列出每种药物具体疗效和毒性监测指标。

患者咨询要点
为确保有效而安全地使用药物，患者必须了解治疗方案相关的关键信息，本部分列出每种药物患者需了解的要点。

临床应用要点
本部分列出每种药物临床相关信息。其中涉及不良反应的 FDA 特别警告可能未体现在药品说明书内，在此部分列出。

药衡计重单位转换 / 当量

1 scruple (℈)	= 20 grains (gr)
60 grains (gr)	= 1 dram (ℨ)
8 drams(ℨ)	= 1 ounce (℥)
1 ounce (℥)	= 480 grains
12 ounces (℥)	= 1 pound (lb)

药衡体积当量

60 minims (m)	= 1 fluidram (fl ℨ)
8 fluidrams (fl ℨ)	= 1 fluid ounce (fl ℥)
1 fluid ounce (fl ℥)	= 480 minims
16 fluid ounces (fl ℥)	= 1 pint (pt)

常衡当量

1 ounce (oz)	= 437.5 grains
16 ounces (oz)	= 1 pound (lb)

重量 / 体积当量

1 mg/dL	=10 μg/mL
1 mg/dL	=1 mg%
1 ppm	= 1 mg/L

换算当量

1 gram (g)	= 15.43 grains
1 grain (gr)	= 64.8 milligrams
1 ounce (℥)	= 31.1 grams
1 ounce (oz)	= 28.35 grams
1 pound (lb)	= 453.6 grams
1 kilogram (kg)	= 2.2 pounds
1 milliliter (mL)	= 16.23 minims
1 minim (m)	= 0.06 milliliter
1 fluid ounce (fl oz)	=29.57 mL
1 pint (pt)	= 473.2 mL
0.1 mg	= 1/600 gr
0.12 mg	= 1/500 gr
0.15 mg	= 1/400 gr
0.2 mg	= 1/300 gr
0.3 mg	= 1/200 gr
0.4 mg	= 1/150 gr
0.5 mg	= 1/120 gr
0.6 mg	= 1/100 gr
0.8 mg	= 1/80 gr
1 mg	= 1/65 gr

引言3：口服避孕药基本内容

药物作用机制 雌激素类避孕药抑制尿促卵泡素 (FSH)、黄体生成素 (LH) 而抑制排卵，使增厚的子宫内膜发生变化，不利于受精卵着床，还可加速卵子转运及黄体退化。孕激素类避孕药通过抑制黄体生成素 LH 而抑制排卵、抑制精子获能，使卵子转运缓慢，蜕膜组织变薄阻碍受精，产生宫颈黏液不利于精子运动。

孕激素类药物的药效学

药物	吸收	分布	代谢	消除
炔诺孕酮	不详	不详	不详	不详
炔诺酮	F=64%；食物不影响吸收	Vd=4 L/kg；血浆蛋白结合率高	经肝代谢，但不经过 CYP450 酶系代谢	经肾消除，半衰期8 h
屈螺酮	F=76%~85%；食物不影响吸收	Vd=4.2 L/kg；血浆蛋白结合率高	经肝代谢，但不经过 CYP450 酶系代谢	38%~47%经肾消除，半衰期36~42 h
去氧孕烯	F=100%左右；食物不影响吸收	不详	经肝CYP2C9代谢，生成活性代谢物依托孕烯	依托孕烯45%经肾消除，半衰期37 h
左炔诺酮	F=100%；食物不影响吸收	Vd=1.8 L/kg；血浆蛋白结合率高	经肝代谢，但不经过 CYP450 酶系代谢	45%经肾消除，半衰期17~27 h

药物相互作用 口服避孕药

代表药物	相互作用机制	注意事项
CYP1A2底物	避孕药抑制CYP1A2药物代谢，导致增加底物浓度和毒性	避免同时使用，如有必要或在密切监测下减量使用
CYP2C8底物	避孕药抑制CYP2C8药物代谢，导致增加底物浓度和毒性	避免同时使用，如有必要或在密切监测下减量使用
CYP3A4/5诱导剂	促进避孕药的代谢，降低避孕药效	采用其他避孕方式
CYP3A4/5抑制剂	降低避孕药的代谢，可能增加避孕药毒性风险	监测避孕药毒性，如有必要则停用
CYP3A4/5底物	竞争性抑制CYP3A4/5对其他底物的代谢	监测不良反应，如有必要减少底物药量
抗生素	抗生素改变肠道菌群，进而降低雌激素代谢产物的肠肝循环，导致避孕效果降低	采用其他避孕方式
糖皮质激素	避孕药抑制糖皮质激素代谢导致其毒性增加	监测糖皮质激素毒性，并在必要时减量使用
华法林	避孕药可能增加或降低华法林效果，但机制未明	仔细监测INR

不良反应 口服避孕药

常见（>10%）	少见（1%~10%）	罕见且严重（<1%）
体重变化、乳腺增生、乳房胀痛	腹胀、恶心、胃痛、呕吐、抑郁	动脉血栓、心肌梗死、血栓性静脉炎、脑出血、脑梗死、肺栓塞、高血压

患者咨询要点 激素避孕药不能预防 HIV 感染或其他性传播疾病。尽量每天相同时间服药。如错过时间但未漏服，则继续服用。如新出现严重或持续头痛、视力模糊或丧失、呼吸困难、严重的下肢或胸腹痛、异常阴道出血，请立刻报告。如漏服一剂，发现时即刻服用，并在预计时间正常服用下一剂，甚至一天同时可服 2 剂。如第一周或第二周内漏服两剂，则发现时即刻服用 2 剂，次日再服用 2 剂。如第三周漏服 2 剂或在任意时间漏服 3 剂或以上，重新开始规律服用或每天服 1 剂至周日(如恰在周日开始服用的)再重新开始规律服用。如第一、二、三周漏服 2 剂或更多，则后续 7 天采用其他避孕方式。

临床应用要点 有血栓形成突变（如, V Lieden因子）的患者，不应服用口服避孕药。CDC 口服避孕药选择建议见网站:www.cdc.gov。选择避孕方法时，需综合考虑年龄、是否吸烟、并发疾病、体重、药物相互作用、生殖状况等。

降压治疗

完整 JNC-7 指南参考 http://www.nhlbi.nih .gov/guidelines/hypertension/jnc7full.htm.

各危险人群治疗建议

成人高血压分级（JNC-7）	收缩压（mmHg）	舒张压（mmHg）	无强制适应证	有强制适应证
正常	<120	<80	—	—
高血压前期	120~139	80~89	LSM	A
高血压1级	140~159	90~99	LSM+B	A+B（如需要）
高血压2级	≥160	≥100	LSM+B（多为两药联合）	A+B（如需要）

LSM = 生活方式改变包括减重、限酒、有氧运动、限盐、戒烟、DASH 饮食

A= 使用强制适应证推荐用药

B = 多数情况为噻嗪类利尿剂，可以考虑 ACEI、ARB、CCB、BB 类或联合用药

防控高血压的生活方式改善

干预	建议	收缩压降低
减重	保持标准体重（BMI18.5~24.9kg/m^2）	5~20 mmHg/10kg
DASH饮食	摄入富含水果、蔬菜、低脂奶制品的饮食，减少脂肪摄入	8~14 mmHg
限盐饮食	限盐，每天不超过2.4g钠或6g氯化钠	2~8 mmHg
体育锻炼	每天至少30分钟有氧锻炼，每周尽可能多次	4~9mmHg
适量饮酒	限酒：男性每天饮酒<2次，女性或低体重者每天饮酒<1次	2~4mmHg

注：DASH 饮食是由 1997 年美国的一项大型高血压防治计划（Dietary Approaches to Stop Hypertension；DASH）发展出来的饮食。

强制适应证及推荐药物

伴高危因素的强制适应证	推荐药物	血压目标（JNC7）
心力衰竭	利尿剂、BB、ACEI、ARB、醛固酮拮抗剂	<140/90mmHg
心肌梗死后	BB、ACEI、ARB、醛固酮拮抗剂	<140/90mmHg
冠心病高危因素	利尿剂、BB、ACEI、CCB	<140/90mmHg
糖尿病	利尿剂、BB、ACEI、ARB、CCB	<130/80mmHg
慢性肾脏疾病	ACEI、ARB	<130/80mmHg
预防卒中复发	利尿剂、ACEI	<140/90mmHg

抗高血压药

分类	常用药物
ACEI	贝那普利 卡托普利 依那普利 福辛普利 赖诺普利 莫昔普利 培哚普利 喹那普利 雷米普利 群多普利拉
醛固酮拮抗剂	依普利酮 螺内酯
α1-受体阻滞剂	多沙唑嗪 哌唑嗪 特拉唑嗪

分类	常用药物
ARB	坎地沙坦 依普沙坦 厄贝沙坦 奥美沙坦 替米沙坦 缬沙坦
β-受体阻滞剂(BB)： 非选择性	倍他洛尔 纳多洛尔 普萘洛尔 长效普萘洛尔 噻吗洛尔
β-受体阻滞剂(BB)： 心脏选择性	阿替洛尔 比索洛尔 琥珀酸美托洛尔 酒石酸美托洛尔 奈比洛尔

分类	常用药物
β-受体阻滞剂（BB）： 内在交感活性	醋丁洛尔 喷布洛尔 吲哚洛尔
α/β-受体阻滞剂	卡维地洛 拉贝洛尔
钙离子拮抗剂（CCB）： 二氢吡啶类	氨氯地平 非洛地平 伊拉地平 缓释尼卡地平 缓释硝苯地平 尼索地平
钙离子拮抗剂（CCB）： 非二氢吡啶类	地尔硫卓缓释制剂 维拉帕米 维拉帕米长效制剂
中枢性降压药	可乐定 可乐定贴剂 胍法辛 甲基多巴 利舍平

分类	常用药物
直接肾素抑制剂	阿利吉仑
直接血管扩张剂	肼屈嗪 米诺地尔
噻嗪类利尿剂	氯噻嗪 氯噻酮 氢氯噻嗪 吲达帕胺 美托拉宗
襻利尿剂	布美他尼 呋塞米 托拉塞米
保钾利尿剂	阿米洛利 氨苯蝶啶

降胆固醇治疗

美国国家胆固醇教育计划(NCEP)成人治疗专题Ⅲ(ATP Ⅲ)见 http://www.nhlbi.nih.gov/guidelines/cholesterol/atp3_rpt.htm.

ATP Ⅲ：血脂水平分层（mg/dL）

	低	合适范围	接近合适范围	临界高值	高	极高
低密度脂蛋白胆固醇(LDL-C)		<100	100~129	130~159	160~189	≥190
总胆固醇(TC)		<200		200~239	≥240	
高密度脂蛋白胆固醇(HDL-C)	<40				≥60	
三酰甘油 (TG)		<150		150~199	200~499	≥500

ATP Ⅲ：LDL-C达标（mg/dL）

LDL-C危险等级	LDL-C目标值	TLC开始	药物治疗开始	基线水平LDL-C 130	基线水平LDL-C 160	基线水平LDL-C 190	基线水平LDL-C 220
				达到LDL-C目标所需降低血脂比例（%）			
冠心病及其危症	<100	≥100	≥130（100~129 可以考虑）	23	38	47	55
≥2个危险因素	<130	≥130	10年心血管风险10%~20%，则≥130；10年心血管风险≤10%，则≥160；	—	19	32	41
0~1个危险因素	<160	≥160	≥190（160~189可以考虑）	—		16	27

注：TLC 解释为治疗性生活方式改变。

ATP Ⅲ：三酰甘油达标（mg/dL）

基线水平三酰甘油	治疗方案选择
150~199(临界高值)	主要目标：LDL-C达标 一线治疗：减重、体育锻炼、戒烟、避免过度饮酒、避免高碳水化合物摄入(>60%热量) 药物治疗：无
200~499（升高）	主要目标：LDL-C达标 次要目标：非HDL-C达标（比LDL-C目标值高30mg/dL） 一线治疗：减重、体育锻炼 二线治疗：非HDL-C达标药物包括他汀类、贝特类、烟酸类、他汀类与降低三酰甘油药物的复方制剂
≥500(极高)	主要目标：降低三酰甘油以防止急性胰腺炎 次要目标：冠心病预防 一线治疗：极低脂饮食、减重、体育锻炼、鱼油 药物治疗：贝特类或烟酸类(一线)、他汀类(二线)、禁用胆酸螯合剂

降胆固醇药物

分类	药物	对脂蛋白影响	不良反应
胆酸螯合剂	考来烯胺/消胆胺 考来维仑 考来替泊	HDL-C↑3%~5% TG无改变或↑9% LDL-C↓15%~30%	腹部不适或绞痛、便秘、胀气、恶心或呕吐、维生素缺乏
胆固醇吸收抑制剂	依折麦布	HDL-C↑1% TG↓18% LDL-C↓18%	关节痛、腹泻、肌痛
苯氧酸类（贝特类）	非诺贝酸 非诺贝特 吉非贝齐	HDL-C↑10%~20% TG↓20%~50% LDL-C↓5%~20%	腹痛、关节痛、便秘、腹泻、头痛、肝酶增高、消化不良、肌痛、肌病、恶心、横纹肌溶解

分类	药物	对脂蛋白影响	不良反应
HMG-CoA 还原酶抑制剂(他汀类)	阿托伐他汀 氟伐他汀 氟伐他汀缓释片 洛伐他汀 匹伐他汀 普伐他汀 瑞舒伐他汀 辛伐他汀	HDL-C ↑ 5%~15% TG ↓7%~30% LDL-C ↓18%~55%	关节痛、腹泻、头痛、肝酶增高、消化不良、失眠、肌痛、肌病、恶心、横纹肌溶解
烟酸类	Niaspan (缓释烟酸)	HDL-C ↑15%~35% TG ↓20%~50% LDL-C ↓5%~25%	脸红、瘙痒、皮疹、恶心/呕吐、血糖升高、肝酶增高、肌痛、肌病
ω-3脂肪酸乙酯	Lovaza (EPA/DHA)	HDL-C ↑9% TG ↓45% LDL-C ↓45%	味觉改变、嗳气、消化不良、瘙痒、皮疹

HMG-CoA还原酶抑制剂比较

他汀类药物	剂量 (mg/d)	脂蛋白改变（%）			是否适合强化降脂治疗 （LDL-C降低≥50%）
		LDL-C	TG	HDL-C	
阿托伐他汀	10~80	↓39~60	↓19~37	↑5~9	是
氟伐他汀	20~80	↓22~36	↓12~25	↑3~11	否
洛伐他汀	10~80	↓24~40	↓10~19	↑7~10	否
匹伐他汀	1~4	↓31~45	↓13~22	↑1~8	否
普伐他汀	10~80	↓22~37	↓11~24	↑2~12	否
瑞舒伐他汀	5~40	↓45~63	↓10~35	↑8~14	是
辛伐他汀	5~80[a]	↓26~47	↓12~33	↑8~16	否

[a]80mg 剂量仅限于服用 12 个月以上但无肌痛症状者。

他汀类降低 LDL-C 效能比较

%LDL-C 降低	阿托伐他汀	氟伐他汀	洛伐他汀	匹伐他汀	普伐他汀	瑞舒伐他汀	辛伐他汀	辛伐他汀/依折麦布
30		40mg	20mg	1mg	20mg		10mg	
38	10mg	80mg	40~80mg	2mg	40mg		20mg	
41	20mg		80mg	4mg	80mg	5mg	40mg	10/10mg
47	40mg					10mg	80mg	20/10mg
55	80mg					20mg		40/10mg
63						40mg		80/10mg

高血压用药

药物联用	固定配方制剂（mg）	商品名
ACEI+CCB	氨氯地平-贝那普利 (2.5/10, 5/10, 5/20, 10/20)	Lotrel
	依那普利-非洛地平 (5/5)	Lexxel
	群多普利拉-维拉帕米 (2/180, 1/240, 2/240, 4/240)	Tarka
ACEI+利尿剂	贝那普利-氢氯噻嗪 (5/6.25, 10/12.5, 20/12.5, 20/25)	Lotensin HCT
	卡托普利-氢氯噻嗪 (25/15, 25/25, 50115, 50/25)	Capozide
	依那普利-氢氯噻嗪 (5/12.5, 10/25)	Vaseretic
	福辛普利-氢氯噻嗪 (10/12.5, 20/12.5)	Monopril/HCT
	赖诺普利-氢氯噻嗪 (10/12.5, 20/12.5, 20/25)	Prinzide , Zestoretic
	莫昔普利-氢氯噻嗪 (7.5/12.5, 15/25)	Uniretic
	喹那普利-氢氯噻嗪 (10/12.5, 20/12.5, 20/25)	Accuretic
ARB+CCB	氨氯地平-奥美沙坦 (5/20, 5/40, 10/20, 10/40)	Azor
	氨氯地平-替米沙坦 (5/40, 5/80, 10/40, 10/80)	Twynsta
	氨氯地平-缬沙坦 (5/160, 5/320, 10/160, 10/320)	Exforge
ARB+CCB+利尿剂	氨氯地平-氢氯噻嗪-奥美沙坦 (5/12.5/20, 5/12.5/40, 5/25/40, 10/12.5/40, 10/25/40)	Tribenzor
	氨氯地平-氢氯噻嗪-缬沙坦 (5/12.5/160, 5/25/160, 10/12.5/160, 10/25/160, 10/25/320)	Exforge HCT
ARB+利尿剂	阿齐沙坦-氯噻酮 (40/12.5, 40/25)	Edarbyclor
	坎地沙坦-氢氯噻嗪 (16/12.5, 32/12.5)	Atacand HCT
	依普沙坦-氢氯噻嗪 (600/12.5, 600/25)	Teveten HCT
	厄贝沙坦-氢氯噻嗪 (150/12.5, 300/12.5)	Avalide
	氯沙坦-氢氯噻嗪 (50/12.5, 100/25)	Hyzaar
	奥美沙坦酯-氢氯噻嗪 (20/12.5, 40/12.5, 40/25)	Benicar-HCT
	替米沙坦-氢氯噻嗪 (40/12.5, 80/12.5)	Micardis-HCT
	缬沙坦-氢氯噻嗪 (80/12.5, 160/12.5, 160/25)	Diovan-HCT
BB+利尿剂	阿替洛尔-氯噻酮 (50/25, 100/25)	Tenoretic
	比索洛尔-氢氯噻嗪 (2.5/6.25, 5/6.25, 10/6.25)	Ziac
	美托洛尔-氢氯噻嗪 (50/25, 100/25)	Lopressor HCT
	纳多洛尔-苄氟噻嗪 (40/5, 80/5)	Corzide
	普萘洛尔长效制剂-氢氯噻嗪 (40/25, 80/25)	lnderide LA
中枢性降压药+利尿剂	氯噻酮-可乐定 (15/0.1, 15/0.2, 15/0.3)	Clorpres
	甲基多巴-氢氯噻嗪 (250/15, 250/25, 500/30, 500/50)	Aldoril
	利舍平-氯噻酮 (0.125/25, 0.25/50)	Regroton
	利舍平-氯噻嗪 (0.125/250, 0.25/500)	Diupres
	利舍平-氢氯噻嗪 (0.125/25, 0.25/50)	Hydropres
直接肾素抑制剂+CCB	阿利吉仑-氨氯地平(150/5, 150/ 10, 300/5, 300/10)	Tekamlo
直接肾素抑制剂+利尿剂	阿利吉仑-氢氯噻嗪 (150/12.5, 150/25, 300/12.5, 300/25)	Tekturna HCT
直接肾素抑制剂+CCB+利尿剂	阿利吉仑-氨氯地平-氢氯噻嗪 (150/5/12.5, 300/5/12.5, 300/5/25, 300/10/12.5, 300/10/25)	Amtumide
利尿剂联合	阿米洛利-氢氯噻嗪 (5/50)	Modureti c
	螺内酯-氢氯噻嗪 (25/25, 50/50)	Aldactazide
	氨苯蝶啶-氢氯噻嗪 (37.5/25, 75/50)	Dyazide, Maxzide

降血脂药物

药物联用	固定配方制剂（mg）	商品名
他汀类+胆固醇吸收抑制剂	依折麦布-辛伐他汀（10/10, 10/20, 10/40, 10/80）	Vytorin
他汀类+烟酸类	洛伐他汀-烟酸（20/500, 20/750, 20/1000, 40/1000）	Advicor
	烟酸-辛伐他汀（500/20, 500/40, 750/20, 1000/20, 1000/40）	Simcor

降压药与降脂药

药物联用	固定配方制剂（mg）	商品名
CCB+他汀类	氨氯地平-阿托伐他汀 （2.5/10, 2.5/20, 2.5/40, 5/10, 5/20, 5/40, 5/80, 10/10, 10/20, 10/40, 10/80）	Caduet

降糖药与降脂药

药物联用	固定配方制剂（mg）	商品名
他汀类+DPP-4抑制剂	辛伐他汀-西格列汀 （10/50, 10/100, 20/50, 20/100, 40/50, 40/100）	Juvisync

疫苗	商品名	类别	给药途径	备注
无细胞百白破三联疫苗 DTaP	Daptacel	灭活细菌，类毒素	IM	白喉，破伤风，百日咳
	Infanrix			
	Tripedia			
无细胞百白破、乙肝疫苗和灭活脊髓灰质炎联合疫苗 DTaP-HepB-IPV	Pedarix	灭活细菌，类毒素，病毒	IM	批准用于2、4、6个月龄；临床实际6岁以内可使用
无细胞百白破、灭活脊髓灰质炎联合疫苗 DTaP-IPV	Kinrix	灭活菌疫苗，类毒素，病毒	IM	批准用于4~6岁
无细胞百白破、灭活脊髓灰质炎和B型流感嗜血杆菌联合疫苗 DTaP-IPV-Hib	Pentacel	灭活菌疫苗，类毒素，病毒	IM	批准用于2、4、6、15~18个月龄
B型流感嗜血杆菌和乙肝疫苗联合疫苗 Haemophilus influenzae type b-hepatitis B	Comvax	灭活菌疫苗、病毒	IM	不用于出生时乙肝预防接种
甲肝乙肝疫苗 Hepatitis A-hepatitis B	Twinrix	灭活病毒	IM	≥18岁，3种剂量方案
麻疹、腮腺炎、风疹三联疫苗 Measles-mumps-rubella	MMR -II	减毒活疫苗病毒	SC	最小年龄12个月
麻风腮水痘联合疫苗 Measles-mumps-rubella-varicella	ProQuad	减毒活疫苗病毒	SC	批准用于1~12岁
百白破疫苗 Tdap	Boostrix	灭活菌疫苗，类毒素	IM	百白破疫苗：≥10岁
	Adacel			百白破疫苗：11~64岁

IM= 肌内注射，SC= 皮下注射

定义

抑制剂

- *强抑制剂可引起药物血浆 AUC 增加 ≥ 5 倍，消除减少 80% 以上。*
- *中等抑制剂可引起药物血浆 AUC 增加 ≥ 2 倍但 < 5 倍，消除减少 50% ~ 79%。*
- *弱抑制剂可引起药物血浆 AUC 增加 > 1.25 倍但 < 2 倍，消除减少 20% ~ 49%。*

诱导剂

- *强诱导剂可引起药物血浆 AUC 降低 ≥ 80%。*
- *中等诱导剂可引起药物血浆 AUC 降低 50% ~ 79%。*
- *弱诱导剂可引起药物血浆 AUC 降低 20% ~ 49%。*

底物

- *敏感底物指经过某特定酶代谢 ≥ 25%。*
- *不敏感底物指经过某特定酶代谢 < 25%。*

临床意义

药物相互作用评估和临床管理

1. 两种药物都是全身吸收吗？如否，则没有药物相互作用。
2. 两种药物影响同一酶系吗？如否，则没有药物相互作用。
3. 大多数有临床意义的药物相互作用往往涉及酶诱导剂 / 抑制剂和敏感底物(经此酶代谢)。例如，伊曲康唑是强 CYP3A4/5 抑制剂，胺碘酮是 CYP3A4/5 的敏感底物，二者合用可能导致胺碘酮血药浓度升高、毒性增强。因此临床需选择另一种抗真菌药物或减少胺碘酮剂量。强诱导剂增加底物代谢、降低疗效。如合用临床需考虑换药或增加底物剂量。
4. 有些药物是前体药物，例如，伊曲康唑是强 CYP3A4/5 抑制剂，环磷酰胺是 CYP3A4/5 敏感底物，经酶代谢为丙烯醛。如两药合用会导致丙烯醛水平下降、药效减低。临床建议选择其他抗真菌药物。强诱导剂如卡马西平可增加酶代谢而升高丙烯醛水平，临床需考虑换药或减少环磷酰胺的剂量。

CYP1A2

抑制剂（强）：咖啡因、环丙沙星、依诺沙星、氟伏沙明、酮康唑、利多卡因、甲氧沙林、美西律、诺氟沙星、氧氟沙星、伯氨喹、噻苯达唑

抑制剂（中等）：氨氯地平、西咪替丁、双氯芬酸、氟西汀、磷丙泊酚、吉非贝齐、咪康唑、硝苯地平、丙泊酚、齐留通

诱导剂：氨鲁米特、卡马西平、苯巴比妥、扑米酮、利福平

底物（敏感）：醋硝香豆素、氨茶碱、倍他洛尔、咖啡因、氯米帕明、氯氮平、环苯扎林、达卡巴嗪、多塞平、度洛西汀、雌激素、氟他胺、氟伏沙明、美西律、米氮平、匹莫齐特、普萘洛尔、利鲁唑、罗匹尼罗、他克林、茶碱、替沃噻吨、三氟拉嗪

CYP2A6

抑制剂（强）：来曲唑、甲氧沙林、咪康唑、反苯环丙胺

抑制剂（中等）：胺碘酮、地昔帕明、异烟肼、酮康唑

诱导剂：异戊巴比妥、戊巴比妥、苯巴比妥、利福平、司可巴比妥

底物（敏感）：地塞米松

CYP2B6

抑制剂（强）：无

抑制剂（中等）：阿霉素、帕罗西汀、索拉非尼

诱导剂：卡马西平、苯巴比妥、苯妥英钠、利福平

底物（敏感）：安非他酮、环磷酰胺（经 CYP2B6 活化为丙烯醛）、依法韦仑、伊立替康、氯胺酮、异丙嗪、丙泊酚、司来吉兰

CYP2C8

抑制剂（强）：阿托伐他汀、吉非贝齐、利托那韦

抑制剂（中等）：塞来昔布、非洛地平、非诺贝特、厄贝沙坦、氯沙坦、吡格列酮、奎宁、雷贝拉唑、罗格列酮、他莫昔芬、甲氧苄啶

诱导剂：卡马西平、苯巴比妥、苯妥英、扑米酮、利福平、司可巴比妥

底物（敏感）：阿米替林、美雌醇(经 CYP2C8 活化为炔雌醇)、紫杉醇、吡格列酮、利福布汀、瑞舒伐他汀、维A 酸

CYP2C9

抑制剂（强）：地拉韦定、氟比洛芬、氟康唑、布洛芬、吲哚美辛(消炎痛)、异烟肼、甲芬那酸、咪康唑、尼卡地平、磺胺嘧啶、磺胺异恶唑、甲苯磺丁脲

抑制剂（中等）：胺碘酮、依法韦仑、非诺贝特、氟伐他汀、吉非贝齐、厄贝沙坦、酮康唑、氯沙坦、奥美拉唑、泮托拉唑、乙胺嘧啶、奎宁、索拉非尼、磺胺甲恶唑、甲氧苄啶、华法林、扎鲁斯特

诱导剂：卡马西平、苯巴比妥、苯妥英、扑米酮、利福平、利福喷汀、司可巴比妥

底物（敏感）：阿普唑仑、波生坦、卡维地洛、塞来昔布、氨苯砜、氟西汀、格列苯脲、格列吡嗪、氯胺酮、氯沙坦、美雌醇(经 CYP2C9 活化为炔雌醇)、孟鲁司特、紫杉醇、苯妥英、丙泊酚、磺胺嘧啶、磺胺甲恶唑、磺胺二甲异恶唑、磺吡酮、他莫昔芬、甲苯磺丁脲、托拉塞米、甲氧苄啶、伏立康唑、华法林、扎鲁司特、佐匹克隆

CYP2C19

抑制剂（强）：地拉韦啶、氟康唑、氟西汀、氟伏沙明、吉非贝齐、酮康唑、咪康唑、莫非达尼、奥美拉唑、吡罗昔康、噻氯匹定

抑制剂（中等）：硼替佐米、西咪替丁、依法韦仑、埃司奥美拉唑、磷丙泊酚、兰索拉唑、尼卡地平、异丙酚、雷贝拉唑、舍曲林

诱导剂：氨鲁米特、卡马西平、苯妥英、利福平

底物（敏感）：卡立普多、西酞普兰、氯巴占、氯米帕明、地西泮、依他普仑、埃司奥美拉唑、丙咪嗪、兰索拉唑、甲琥胺、甲氧氯普胺、奈非那韦、尼鲁米特、奥美拉唑、泮托拉唑、喷他脒、苯巴比妥、苯妥英、黄体酮、雷贝拉唑、雷尼替丁、舍曲林、曲米帕明、伏立康唑

CYP2D6

抑制剂（强）：氯丙嗪、西那卡塞、可卡因、地拉韦啶、右美托咪定、右美沙芬、氟西汀、咪康唑、帕罗西汀、培高利特、奎尼丁、利托那韦、罗匹尼罗、特比萘芬、奎宁

抑制剂（中等）：胺碘酮、氯喹、西咪替丁、氯米帕明、氯氮平、达非那新、地昔帕明、苯海拉明、度洛西汀、氟哌啶醇、丙咪嗪、异烟肼、利多卡因、美沙酮、甲巯咪唑、尼卡地平、吡格列酮、乙胺嘧啶、奎宁、雷诺嗪、舍曲林、硫利达嗪、甲硫哒嗪、噻氯匹定、曲唑酮

诱导剂：无

底物（敏感）：

- *抗生素*：氯喹、多西环素
- *心血管系统药物*：阿托伐他汀、倍他洛尔、卡托普利、卡维地洛、氟卡尼、利多卡因、美托洛尔、美西律、吲哚洛尔、普罗帕酮、普萘洛尔、噻吗洛尔
- *中枢神经系统药物*：阿米替林、安非他明、阿莫沙平、阿立哌唑、氯丙嗪、氯米帕明、地昔帕明、右旋安非他明、右美沙芬、双氢麦角碱、度洛西汀、氟西汀、氟西泮、氟伏沙明、氟哌啶醇、丙咪嗪、哌甲酯、米氮平、吗氯贝胺、诺喔赛定、去甲替林、帕罗西汀、奋乃静、异丙嗪、利培酮、舍曲林、硫利达嗪、曲马多、曲米帕明、文拉法辛
- *镇痛药*：可待因(经 CYP2D6 活化为吗啡)、羟考酮
- *抗肿瘤药*：阿霉素、洛莫司汀、他莫昔芬
- *其他药物*：氢化可的松、兰索拉唑、坦索罗辛

CYP2E1

抑制剂（强）：双硫仑

抑制剂（中等）：异烟肼、咪康唑

诱导剂：无

底物（敏感）：氯唑沙宗、达卡巴嗪、氟烷、异氟烷、异烟肼、七氟烷、茶碱、三甲双酮

CYP3A4/5

抑制剂（强）：阿扎那韦、安普那韦 / 福沙那韦、克拉霉素、考尼伐坦、地拉夫定、依诺沙星、伊马替尼、茚地那韦、异烟肼、伊曲康唑、酮康唑、咪康唑、萘发扎酮、奈非那韦、尼卡地平、异丙酚、利托那韦、泰利霉素

抑制剂（中等）：胺碘酮、阿瑞匹坦、西咪替丁、克霉唑、地昔帕明、地塞米松、地尔硫卓、多西环素、红霉素、

氟康唑、异烟肼、利多卡因、甲硝唑、咪康唑、诺氟沙星、舍曲林、四环素、维拉帕米、伏立康唑

诱导剂：氨鲁米特、卡马西平 / 奥卡西平、奈韦拉平、苯巴比妥、苯妥英、戊巴比妥 / 扑米酮、利福布汀、利福平

底物（敏感）：

- 抑酸剂：西沙必利、兰索拉唑、奥美拉唑、雷贝拉唑
- 抗生素：氯喹、克拉霉素、多西环素、红霉素、甲氟喹、泰利霉素、四环素、甲氧苄啶、螺旋霉素
- 抗真菌药：伊曲康唑、酮康唑、咪康唑
- 抗组胺药：氮卓斯汀、西立伐他汀、氯苯那敏
- 心血管系统药物：胺碘酮、波生坦、布地奈德、西洛他唑、地尔硫卓、丙吡胺、依那普利、非洛地平、异山梨醇、伊拉地平、利多卡因、氯沙坦、洛伐他汀、莫雷西嗪、尼卡地平、硝苯地平、尼莫地平、尼索地平、奎尼丁、辛伐他汀、噻氯匹定
- 中枢神经系统药物：阿普唑仑、阿莫沙平、苯托品、丁丙诺啡、丁螺环酮、卡立普多、氯氮卓盐、利眠宁、氯巴占、氯硝西泮、可卡因、丹曲林、地西泮、双氢麦角碱、多塞平、依来曲普坦、艾司西酞普兰、乙琥胺、非尔氨酯、氟西泮、氟哌啶醇、米氮平、莫达非尼、培高利特、苯环利定、匹莫齐特、奎硫平、雷诺嗪、曲唑酮、噻加宾、三唑仑
- *HIV* 人类免疫缺陷病毒类药物：安普那韦、阿扎那韦、地拉韦啶、依非韦伦、茚地那韦、萘发扎酮、奈非那韦、奈韦拉平、伯氨喹、利福布汀、利托那韦、沙奎那韦、替拉那韦
- 激素 / 类固醇：雌激素、依西美坦、氟他胺、氟替卡松、来曲唑、甲羟孕酮、美雌醇、黄体酮、托瑞米芬
- 免疫抑制剂：环孢素、氨苯砜、西罗莫司、他克莫司
- 抗肿瘤药：硼替佐米、白消安、环磷酰胺(经 CYP3A4/5 活化为丙烯醛)、多西紫杉醇、阿霉素、依托泊苷、异环磷酰胺(经 CYP3A4/5 活化为丙烯醛)、伊马替尼、伊立替康、紫杉醇、索拉非尼、舒尼替尼、替尼泊苷
- 镇痛 / 镇静剂：阿芬太尼、芬太尼、氯胺酮、美沙酮、咪达唑仑、舒芬太尼
- 呼吸系统药物：沙丁胺醇、孟鲁司特、沙美特罗、茶碱
- 其他药物：阿瑞匹坦、布林佐胺、溴隐亭、秋水仙碱、考尼伐坦、那格列奈、瑞格列奈、西布曲明、西地那非、坦索罗辛

定义

抑制剂

抑制剂可增加底物药物 AUC $\geqslant$ 1.25 倍。

诱导剂

诱导剂能降低底物药物 AUC $\geqslant$ 1.20 倍。

底物

- 敏感底物经特定酶代谢 $\geqslant$ 25%。
- 不敏感底物经特定酶代谢 < 25%。

临床意义

了解药物与 P 糖蛋白(Pgp)的关系有助于处理药物的相互作用。例如卡马西平(Pgp 诱导剂)与地高辛(Pgp 底物)合用可导致地高辛血药浓度显著降低。临床管理包括监测地高辛血药浓度及适当调整剂量。

P糖蛋白（Pgp）/ ABCB1

P糖蛋白(Pgp)是一种膜结合的主动转运蛋白,其位于多种细胞和组织的表面,如小肠上皮细胞、各种淋巴细胞、胆道细胞、脑细胞、肾近端小管细胞等。ABCB1 是编码基因, Pgp 是蛋白质。

Pgp 主要功能是药物和化合物的外排转运体。诱导剂和抑制剂因其位置产生不同作用。例如, Pgp 将底物药物排出脑细胞,诱导剂使 Pgp 增多,从而能降低底物药物在脑脊液的浓度,而抑制剂可能增加药物脑脊液浓度。

抑制剂: 阿比特龙、胺碘酮、阿托伐他汀、卡维地洛、克拉霉素、可比司他、克唑替尼、环孢素、地瑞那韦、双嘧达莫、决奈达隆、红霉素、葡萄柚汁、伊曲康唑、ivacaftor、酮康唑、拉帕替尼、洛美他派、洛匹那韦、甲氟喹、奈非那韦、尼卡地平、尼洛替尼、黄体酮、普萘洛尔、奎尼丁、奎宁、雷诺嗪、利舍平、利托那韦、沙奎那韦、舒尼替尼、他克莫司、他莫昔芬、特拉匹韦、乌利司他、凡德他尼、维罗非尼、维拉帕米

诱导剂: 卡马西平、地塞米松、阿霉素、奈法唑酮、哌唑嗪、利福平、圣约翰草、替诺福韦、替拉那韦、曲唑酮、长春碱

底物（敏感）: 阿利吉仑、胺碘酮、阿托伐他汀、博舒替尼、卡非佐米、卡维地洛、西替利嗪、西咪替丁、环丙沙星、秋水仙碱、克唑替尼、环孢素、达比加群、柔红霉素、地氯雷他定、地塞米松、洋地黄毒苷、地高辛、地尔硫卓、多烯紫杉醇、阿霉素、红霉素、雌二醇、依托泊苷、依维莫司、非索非那定、福沙那韦、氢化可的松、伊达比星、伊马替尼、伊立替康、伊维菌素、拉帕替尼、利拉利汀、洛派丁胺、氯雷他定、洛伐他汀、甲氨蝶呤、丝裂霉素、纳多洛尔、奈非那韦、尼卡地平、昂丹司琼、紫杉醇、紫杉醇清蛋白结合型、帕潘立酮、帕唑帕尼、泊马度胺、普伐他汀、奎尼丁、奎宁、雷尼替丁、雷诺嗪、利福平、利培酮、利托那韦、利伐沙班、罗米地辛、沙奎那韦、沙格列汀、西洛多辛、西罗莫司、西格列汀、他克莫司、特拉匹韦、替西罗莫司、替尼泊苷、托伐普坦、曲贝替定、维罗非尼、维拉帕米、长春碱、长春新碱、维莫德吉

引言 10：影响心律的药物简介

能明确延长 QT间期和增加尖端扭转型室性心动过速风险的药物

胺碘酮、三氧化二砷、阿司咪唑、苄普地尔、氯喹、氯丙嗪、西沙必利、克拉霉素、丙吡胺、多非利特、多潘立酮、氟哌利多、红霉素、卤泛群、氟哌啶醇、伊布利特、左醋美沙朵、美索达嗪、美沙酮、喷他脒、匹莫齐特、普罗布考、普鲁卡因胺、奎尼丁、索他洛尔、司帕沙星、特非那定、硫利达嗪

可能延长 QT间期和增加尖端扭转型室性心动过速风险的药物

阿夫唑嗪、金刚烷胺、阿扎那韦、水合氯醛、氯氮平、多拉司琼、决奈达隆、艾司西酞普兰、非尔氨酯、氟卡尼、膦甲酸钠、加替沙星、吉米沙星、格雷司琼、吲达帕胺、伊拉地平、拉帕替尼、左氧氟沙星、锂剂、莫西沙星、尼卡地平、尼洛替尼、奥曲肽、氧氟沙星、缩宫素、帕潘立酮、奎硫平、雷诺嗪、利培酮、舍吲哚、舒尼替尼、他克莫司、他莫昔芬、泰利霉素、替扎尼定、伐地那非、文拉法辛、伏立康唑、齐拉西酮

延长 PR间期的药物

胆碱酯酶抑制剂（多奈哌齐、利斯的明、加兰他敏）、腺苷、阿仑膦酸钠、抗心律失常药（氟卡尼、普罗帕酮、普鲁卡因胺）、β-受体阻滞剂、钙通道阻滞剂、地高辛、多拉司琼、锂剂、HIV 蛋白酶抑制剂、三环类抗抑郁药、普瑞巴林、拉科酰胺、甲基多巴、维生素 D 及类似物

缩短 PR间期药物

阿托品、伊布利特

引言 11：受胃液 pH 值影响的药物简介

吸收受 pH值影响的药物

血管紧张素转换酶抑制剂(ACEI)、别嘌呤醇、维生素 C、阿扎那韦、比沙可啶、双磷酸盐、骨化三醇、钙剂、头孢呋辛、氯喹、柠檬酸、糖皮质激素、达比加群、达沙替尼、地拉罗司、去铁酮、地拉韦啶、艾曲波帕、埃替拉韦、厄洛替尼、乙胺丁醇、非索非那定、加巴喷丁、铁剂、异烟肼、伊曲康唑、酮康唑、左甲状腺素、美沙拉嗪、米索前列醇、复合维生素、吗替麦考酚酯、尼洛替尼、磷剂、普纳替尼、奎宁、喹诺酮类抗生素、聚苯乙烯钠、锶剂、四环素、甲状腺素类、维生素 D 及类似物、维莫德吉

改变胃液 pH值的药物

抗酸药、H_2受体拮抗剂(西咪替丁、雷尼替丁、法莫替丁、尼扎替丁)、质子泵抑制剂(右兰索拉唑、埃司奥美拉唑、兰索拉唑、奥美拉唑、泮托拉唑、雷贝拉唑)

引言12：缩略语

以下为本书常见缩略语：

ACE	Angiotensin-converting enzyme 血管紧张素转换酶	FPG	Fasting plasma glucose 空腹血糖
ACEI	Angiotensin-converting enzyme inhibitor 血管紧张素转换酶抑制剂	GI	Gastrointestinal 胃肠道
		h	Hour 小时
ADHD	Attention-deficit hyperactivity disorder 儿童注意力缺陷多动症	Hgb	Hemoglobin 血红蛋白
APTT	Activated partial thromboplastin time 活化部分凝血活酶时间	HbA1c	Glycosylated hemoglobin (hemoglobin A1c) 糖化血红蛋白
		Hct	Hematocrit 血细胞比容
ARB	Angiotensin II receptor blocker 血管紧张素受体阻滞剂	HCTZ	Hydrochlorothiazide 氢氯噻嗪
		HDL	High-density lipoprotein 高密度脂蛋白
AUC	Area under the (time-concentration) curve 药时曲线下面积	HMG-CoA	Hydroxymethylglutaryl-CoA 羟甲基戊二酸单酰辅酶A
AV	Atrioventricular 房室	hs	At bedtime (hora somni) 睡前
bid	Twice daily (bis in die) 一日2次	HPV	Human papillomavirus 人乳头瘤病毒
BMD	Bone mineral density 骨密度	HTN	Hypertension 高血压
BP	Blood pressure 血压	IM	Intramuscular; infectious mononucleosis 肌内；传染性单核细胞增多
BPH	Benign prostatic hyperplasia 良性前列腺增生		
BUN	Blood urea nitrogen 血尿素氮	INR	International normalized ratio 国际标准化比值
CABG	Coronary artery bypass grafting 冠状动脉旁路移植术（冠状动脉搭桥术）	IUD	Intrauterine device 宫内节育器
		IV	Intravenous; Roman numeral four; symbol for class 4 controlled substances 静脉；罗马数字4；4级受控的物质
CAD	Coronary artery disease 冠心病		
CBC	Complete blood count 全血细胞计数		
CHF	Congestive heart failure; chronic heart failure 充血性心力衰竭；慢性心力衰竭	LDL	Low-density lipoprotein 低密度脂蛋白
		MAOI	Monoamine Oxidase Inhibitor 单胺氧化酶抑制剂
Cmax	Concentration, maximum (on time- concentration curve) 峰浓度（药时曲线）	CNS	Central nervous system 中枢神经系统
		MDI	Metered-dose inhaler 定量吸入器
CNS	Central nervous system 中枢神经系统	mEq	Milliequivalent 毫当量
COPD	Chronic obstructive pulmonary disease 慢性阻塞性肺病	mg	Milligram 毫克
		MI	Myocardial infarction; mitral insufficiency 心肌梗死；二尖瓣关闭不全
CrCl	Creatinine clearance 肌酐清除率		
CSF	Cerebrospinal fluid 脑脊液	min	Minute 分
CYP	Cytochrome P 细胞色素P	mo	Month 月
d	Day 天	MRI	Magnetic resonance imaging 磁共振成像
dL	Deciliter 分升	NG	Nasogastric 鼻饲
DM	Diabetes mellitus 糖尿病	NSAID	Nonsteroidal anti-inflammatory drug 非甾体抗炎药
DNA	Deoxyribonucleic acid 脱氧核糖核酸		
DVT	Deep vein thrombosis 深静脉血栓	NSR	Normal sinus rhythm 正常窦性心律
ECG	Electrocardiogram 心电图	NYHA	New York Heart Association 纽约心脏协会
ELISA	Enzyme-linked immunosorbent assay 酶联免疫吸附测定	OCD	Obsessive-compulsive disorder 强迫症
		OTC	Over -the-counter 非处方药
ESR	Erythrocyte sedimentation rate 红细胞沉降率	PCP	Pneumocystis carinii pneumonia 卡氏肺孢子虫肺炎
F	Bioavailability 生物利用度		
FDA	Food and Drug Administration 食品与药物管理局	PDEI	Phosphodiesterase inhibitor 磷酸二酯酶抑制剂

PE	Pulmonary embolism 肺栓塞
PFT	Pulmonary function test 肺功能检查
po	By mouth (per os) 口服
pr	Per rectum 经直肠
prn	When necessary, as needed (pro re nata)必要时
qid	Four times daily (quater in die) 一日四次
qod	Every other day 隔日
REMS	Risk evaluation and mitigation strategy 风险评估和减缓战略
RNA	Ribonucleic acid 核糖核酸
s	Second 秒
SCr	Serum creatinine 血肌酐
sq	Subcutaneous 皮下
SSKI	Saturated solution of potassium iodide 碘化钾饱和溶液

SSRI	Selective serotonin reuptake inhibitor 选择性-羟色胺再摄取抑制剂
tid	Three times daily (te r in die) 一日3次
Tmax	Time to maximum concentration (on time concentration curve) 达峰时间(药时曲线)
TSH	Thyroid-stimulating hormone 促甲状腺激素
TTP	Thrombotic thrombocytopenic purpura 血栓性血小板减少性紫癜
UTI	Urinary tract infection 尿路感染
Vd	Volume of distribution 分布容积
VLDL	Very low-density lipoprotein 极低密度脂蛋白
WBC	White blood cell (count) 白细胞(计数)
wk	Week 周
y	Year 年

分类 镇痛药

制剂与规格 片剂:325mg, 500mg;咀嚼片:80mg, 160mg;溶液剂:500mg/5mL, 160mg/5mL, 80mg/0.8mL;直肠栓剂:120mg, 325mg, 650mg

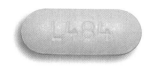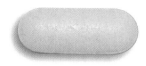

500mg，Target 供图

FDA批准适应证及用法用量

疼痛，头痛，发热:成人，口服，1 次 650~1000mg，必要时每 4 小时 1 次(一日最大量 4000mg);3~11 个月婴儿，口服或灌肠，1 次 80mg，必要时每 6 小时 1 次;1~3 岁儿童，口服或灌肠，1 次 80mg，必要时每 4~6 小时 1 次;3~6 岁儿童，口服或灌肠，1 次 120mg，必要时每 4~6 小时 1 次(一日最大量 720mg);6~12 岁儿童，口服或灌肠，1 次 325mg，必要时每 4~6 小时 1 次(一日最大量 2600mg)。

超说明书用药 无

作用机制 对乙酰氨基酚是一种中枢性解热镇痛药，抗炎作用很微弱。其镇痛机制尚未完全阐明，可能与中枢性抑制前列腺素合成有关。

药物参数 对乙酰氨基酚 Acetaminophen

剂量调整（肝功能不全）	严重肝衰竭者避免使用	吸收	F=85%~98%，食物影响很小
剂量调整（肾功能不全）	无需	分布	Vd=1L/kg;蛋白结合率10%~25%
透析	未知	代谢	在肝内广泛与葡萄糖醛酸和硫酸结合
妊娠期药品安全性等级	C级	排泄	代谢物近100%经肾清除，半衰期1~3h
哺乳期	权衡风险与获益	药物遗传学	未知
禁忌证	对本品过敏者、急性肝功能不全者	黑框警告	无

用药安全 对乙酰氨基酚 Acetaminophen

后缀	大写字母提示	不要压碎	高度警惕	易混药名
PM	无	勿压碎泰诺林关节炎止痛缓释片	无	Tylenol, Tylenol PM

药物相互作用 对乙酰氨基酚 Acetaminophen

代表药物	相互作用机制	注意事项
白消安	在血液和组织中的对乙酰氨基酚减少谷胱甘肽的水平，白消安通过与谷胱甘肽结合排出体外	使用白消安72h内避免使用对乙酰氨基酚
异烟肼、苯妥英钠、齐多夫定	与对乙酰氨基酚合用增加肝脏毒性	避免共同使用
华法林	对乙酰氨基酚可能干扰凝血因子或华法林的代谢，增加出血风险	尽量减少使用华法林的患者同时使用对乙酰氨基酚，监测INR

不良反应 对乙酰氨基酚 Acetaminophen

常见（>10%）	少见（1%~10%）	罕见但严重（<1%）
	恶心、呕吐、瘙痒	Stevens-Johnson综合征、肝功能损害

疗效监测 疼痛的减轻、发热缓解。

毒性监测 注意严重皮疹、黑色柏油样便、巩膜或皮肤黄染;如果长期使用需监测肝功能。

患者咨询要点 不要超过推荐的最大日剂量;大剂量服用可能引起肝损害、严重肝毒性甚至死亡;服药期间避免饮酒，特别是长期服用者。

临床应用要点 很多处方药、非处方药中含有对乙酰氨基酚;提醒患者注意服用不同药物所含对乙酰氨基酚每日总剂量。对乙酰氨基酚最常发生刻意或意外用药过量，需立即就医。成人或 6 岁以上儿童单次服用对乙酰氨基酚仅 10g 即可引起致命肝毒性。可给予药用炭减少过量药物的吸收，并给予 N- 乙酰半胱氨酸(巯基供体)以补充体内谷胱甘肽含量，降低肝毒性。

分类 阿片类 / 对乙酰氨基酚复方制剂，C-Ⅲ

制剂与规格 对乙酰氨基酚 / 可待因 300mg/15mg, 对乙酰氨基酚 / 可待因 300mg/30mg, 对乙酰氨基酚 / 可待因 300mg/60mg；酏剂：对乙酰氨基酚 / 可待因每 5mL 含 120mg/12mg；溶液剂：对乙酰氨基酚 / 可待因每 5ml 含 120mg/12mg

300mg/30mg   300mg/60mg

Teva 供图

FDA批准适应证及用法用量

疼痛：成人，口服，对乙酰氨基酚 300~1000mg（最大日剂量 4000mg）/ 可待因 15~60mg 必要时每 4 小时 次；3~6 岁儿童，口服 5mL，一日 3~4 次（每 5mL 含 120mg 对乙酰氨基酚 /12mg 可待因）；7~10 岁儿童，口服 10mL，一日 3~4 次（每 5mL 含 120mg 对乙酰氨基酚 /12mg 可待因）。

超说明书用药 无

作用机制 对乙酰氨基酚是前列腺素合成的中枢抑制剂，对血小板没有作用。可待因是 3- 甲基吗啡衍生物，与阿片受体亲和力很低，其镇痛活性可能因其转化为吗啡。

药物参数 氨酚待因 Acetaminophen/Codeine

剂量调整（肝功能不全）	肝损害者避免长期使用	吸收	吸收良好；食物对吸收无影响
剂量调整（肾功能不全）	可待因：CrCl 10~50mL/min，75% 原剂量；CrCl <10mL/min，50%原剂量	分布	Vd = 2.6 L/kg；蛋白结合率7%~25%
透析	未知	代谢	可待因是前药，通过 CYP2D6代谢为具有活性的吗啡；对乙酰氨基酚具有广泛的肝脏代谢
妊娠期药品安全性等级	C级	排泄	接近100%经肾脏清除，对乙酰氨基酚消除半衰期1~3h, 可待因2~4h
哺乳期	权衡风险与获益	药物遗传学	CYP2D6 多样性对药物的反应不同
禁忌证	对乙酰氨基酚或可待因过敏	黑框警告	肝毒性

用药安全 氨酚待因 Acetaminophen/Codeine

后缀	大写字母提示	不要压碎	高度警惕	易混药名
Tylenol 3、Tylenol	无	无	是(阿片类药物)	Tylox

药物相互作用 氨酚待因 Acetaminophen/Codeine

代表药物	相互作用机制	注意事项
乙醇、阿片类药物、其他中枢神经系统抑制药物	共同抑制中枢神经系统和呼吸系统	应尽可能避免同时使用，并考虑减少每种药物剂量
丁丙诺啡、阿片受体激动剂/拮抗剂、阿片受体拮抗剂	加重戒断症状	避免与阿片药物共同使用
白消安	在血液和组织中的对乙酰氨基酚减少谷胱甘肽的水平，白消安通过与谷胱甘肽结合排出体外	使用白消安72h内避免使用对乙酰氨基酚
异烟肼、苯妥英钠、齐多夫定	与对乙酰氨基酚合用增加肝脏毒性	避免共同使用
华法林	对乙酰氨基酚可能干扰凝血因子或华法林的代谢，增加出血风险	尽量减少使用华法林的患者同时使用对乙酰氨基酚，监测INR

不良反应 氨酚待因 Acetaminophen/Codeine

常见（>10%）	少见（1%~10%）	罕见但严重（<1%）
恶心、呕吐、便秘、嗜睡	瘙痒、欣快感、眩晕	Stevens-Johnson综合征、胃肠道出血、肝功能损害、血小板减少、生理依赖性、耐受性、呼吸抑制

疗效监测 疼痛减轻。

毒性监测 如长期使用，监测肝功能、肌酐水平；严重的皮疹，黑色柏油样大便，嗜睡，眼睛或皮肤变黄，排尿变化

患者咨询要点 如果长期使用，应使用大便软化剂和(或)缓泻剂预防便秘。可能会引起嗜睡，应避免驾驶或进行其他需要协调的运动。避免饮酒。

临床应用要点 老年人谨慎使用，老年人对该药更敏感。慎用中枢神经系统抑制剂，可能加强其作用。有产生耐受性和生理依赖性的可能，避免突然停用。口服溶液含有 7% 乙醇。CYP2D6 基因多态性患者代谢可待因更迅速（超速代谢），而缺乏功能性 CYP2D6 基因的患者不能把可待因代谢为吗啡，不产生镇痛作用。4%~5% 高加索患者为 CYP2D6 基因多态性，5%~10% 高加索人是缺失者。有三位儿童患者扁桃体切除后因超速代谢死亡的病例被报道。CYP2D6 抑制剂也阻止可待因转化为吗啡。

分类　病毒 DNA 聚合酶抑制剂
制剂与规格　胶囊：200mg；混悬液：200mg/5mL；片剂：400mg，800mg

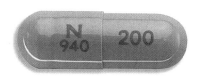

200mg，Teva 供图

FDA批准适应证及用法用量
  1. 生殖器疱疹：成人，口服，首次发作，400mg，一日 3 次，或 200mg，一日 5 次，疗程 7~10 天；儿童 12 岁以上，每日 1000~1200mg，分 3~5 次口服，疗程为 7~10 天。
  2. 生殖器疱疹，抑制疗法：口服，400mg，一日 2 次，疗程达 12 个月。
  3. 单纯带状疱疹：口服，800mg，一日 5 次，每次间隔 4 小时，疗程 7~10 天。
  4. 水痘：成人，口服，800mg，一日 4 次，疗程 5 天；2 岁以上儿童，口服，20mg/kg，一日 4 次，疗程 5 天；超过 40kg 的儿童，800mg，一日 4 次，疗程 5 天。
超说明书用药
  1. 生殖器疱疹合并 HIV 感染，初始或复发：口服，400mg，一日 3 次，疗程 5~14 天。
  2. 生殖器疱疹合并 HIV 感染，频繁或严重复发的慢性抑制：口服，400mg，一日 2 次。
作用机制　阿昔洛韦是无环脱氧鸟苷类似物，选择性地由病毒编码的胸苷激酶磷酸化，得到其一磷酸盐。然后细胞激酶将该一磷酸盐转化为有活性的阿昔洛韦三磷酸盐，该化合物可以掺入病毒 DNA，从而抑制病毒 DNA 合成，导致 DNA 链终止。阿昔洛韦治疗单纯疱疹病毒(HSV) Ⅰ 和 Ⅱ，以及带状疱疹病毒[水痘 - 带状疱疹病毒(VZV)]有较强的活性。

药物参数　阿昔洛韦 Acyclovir

剂量调整（肝功能不全）	无需	吸收	F=10%~20%，食物对吸收没有影响
剂量调整（肾功能不全）	中度，延长间隔至 8h；重度，延长间隔至 12h	分布	Vd=0.8L/kg；蛋白结合率9%~33%；胎盘、脑脊液、肾、脑、肺、心脏
透析	血液透析可以去除60%的剂量，腹膜透析无影响	代谢	不代谢
妊娠期药品安全性等级	B级	排泄	62%~90%经肾脏清除，半衰期3h
哺乳期	可以使用	药物遗传学	未知
禁忌证	对阿昔洛韦或伐昔洛韦过敏	黑框警告	无

用药安全　阿昔洛韦 Acyclovir

后缀	大写字母提示	不要压碎	高度警惕	易混药名
无	无	无	无	无

药物相互作用　阿昔洛韦 Acyclovir

代表药物	相互作用机制	注意事项
苯妥英钠、丙戊酸钠	减少苯妥英钠吸收和降低其血浆浓度	如需要，应监测苯妥英钠血药浓度，并调整剂量
水痘病毒疫苗	通过拮抗降低疫苗作用	避免同时使用

不良反应　阿昔洛韦 Acyclovir

常见（>10%）	少见（1%~10%）	罕见但严重（<1%）
不适	恶心、呕吐、头痛、腹泻	严重的过敏反应、肾衰竭、血栓性血小板减少性紫癜

疗效监测　2~3 天内临床感染(损伤)症状的好转。
毒性监测　如果出现排尿减少，不寻常的瘀伤或出血，皮疹起疱或呼吸急促，请及时就医。
患者咨询要点　坚持完成治疗。保证足够饮水。2~3 天内临床症状应好转；如果出现恶化，及时就医。如果使用这种药物预防，此药能够降低发作次数。
临床应用要点　2 岁以下儿童剂量尚未确定。注意并发肾毒性。

A

分类 维 A 酸, 祛痘药
制剂与规格 乳膏剂:0.1%;凝胶剂 0.1%, 0.3%;洗剂:0.1%

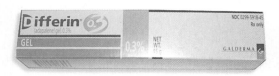 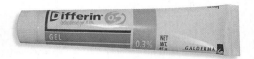

0.3% 凝胶剂，Galderma 供图

FDA批准适应证及用法用量
寻常性痤疮:成人和 12 岁以上儿童, 每天晚上将本药轻轻涂于痤疮发病部位, 使之成为一薄层。
超说明书用药 无
作用机制
阿达帕林具有类似维 A 酸的作用, 其减少寻常性痤疮的作用机制主要是通过调节毛囊上皮细胞的分化和角质化, 从而减少微粉刺的形成。阿达帕林凝胶增强角质形成细胞分化,不诱导表皮增生,无严重的刺激这与维 A 酸是相似的。阿达帕林可减少粉刺形成、炎症和炎症性痤疮病变。

药物参数 阿达帕林 Adapalene

剂量调整（肝功能不全）	无需	吸收	不能吸收
剂量调整（肾功能不全）	无需	分布	无吸收
透析	不详	代谢	无吸收
妊娠期药品安全性等级	C级	排泄	无吸收
哺乳期	避免使用	药物遗传学	未知
禁忌证	过敏	黑框警告	无

用药安全 阿达帕林 Adapalene

后缀	大写字母提示	不要压碎	高度警惕	易混药名
无	无	无	无	无

药物相互作用 阿达帕林 Adapalene

代表药物	相互作用机制	注意事项
甲氨蝶呤	肝毒性的风险增加	尽量避免同时使用, 监测肝功能

不良反应 阿达帕林 Adapalene

常见（＞10%）	少见（1%~10%）	罕见但严重（<1%）
皮肤干燥、鳞状皮肤	灼痛、红斑、皮肤刺激	

疗效监测 痤疮改善。
毒性监测 注意严重的皮肤干燥及严重的皮肤过敏。
患者咨询要点
避免接触眼睛、嘴唇、鼻子和黏膜;不适用于割伤、擦伤、湿疹或皮肤晒伤。应用保湿剂可缓解皮肤干燥和刺激。如果皮肤反应严重(如红斑、脱皮和刺痛 / 烧灼感),应减少使用频率或停用。使用阿达帕林之前不应使用其他外用制剂(硫黄、间苯二酚或水杨酸)。阿达帕林具有光敏性,避免阳光照射和日光浴。当阳光照射无法避免时,应使用防护服或防晒霜。在药物治疗期间,低温和冷风也可能增加皮肤刺激。症状的改善可能需要几个月。
临床应用要点 安全性和有效性尚未在 12 岁以下儿童建立。

分类 驱虫药
制剂与规格 片剂:200mg

200mg, GlaxoSmithKline 供图

FDA批准适应证及用法用量

1. 由猪肉绦虫引起的脑实质型脑囊虫病:成人,60kg 及以上,800mg/d,分 2 次服用,疗程 8~30 天;儿童 60kg 以下,15mg/(kg·d)(最大量 800mg/d),分 2 次服用,疗程 8~30 天。

2. 由细粒棘球绦虫引起的肝、肺、腹膜囊性包虫病:成人,60kg 及以上,800mg/d,分 2 次服用,疗程 8~30 天;儿童 60kg 以下,15mg/(kg·d)(最大量 800mg/d),分 2 次服用,疗程 8~30 天。

超说明书用药

1. 犬钩虫、蛔虫、十二指肠钩虫(钩虫)和美洲钩虫(钩虫):口服,单剂量 400mg。

2. 蠕形住肠蛲虫:单剂量 400mg,2 周后重复使用。

3. 十二指肠贾第虫(贾第虫):口服,400mg,一日 1 次,疗程 5 天。

作用机制 选择性阻断肠道蠕虫和幼虫的肠和被盖细胞的胞质微管。

药物参数 阿苯达唑 Albendazole

剂量调整(肝功能不全)	注意潜在肝损害	吸收	F<5%,进食有助于吸收
剂量调整(肾功能不全)	无需	分布	包囊、脑脊液
透析	不可透析	代谢	通过肝脏代谢为活性代谢产物,CYP3A4/5、1A2弱底物
妊娠期药品安全性等级	C级	排泄	代谢物<1%经肾清除,半衰期8~12 h
哺乳期	可以使用	药物遗传学	未知
禁忌证	对本品过敏	黑框警告	无

用药安全 阿苯达唑 Albendazole

后缀	大写字母提示	不要压碎	高度警惕	易混药名
无	无	无	无	Aplenzin, Relenza

药物相互作用 阿苯达唑 Albendazole

代表药物	相互作用机制	注意事项
葡萄柚汁	增加阿米达唑口服生物利用度	同时服用,可增加吸收

不良反应 阿苯达唑 Albendazole

常见(>10%)	少见(1%~10%)	罕见但严重(<1%)
头痛、肝功能检查指标升高	恶心、呕吐、头晕、腹泻、脱发	严重过敏反应、肾衰竭、肝衰竭、再生障碍性贫血、Stevens-Johnson综合征

疗效监测 疗程结束后,监测粪便标本中虫卵和寄生虫 3 周;如果为阳性,重新进行治疗。如果为神经(型)囊尾蚴病,进行眼科检查。

毒性监测 在每个 28 天治疗周期的开始及每 2 周,应进行肝功能检查和全血细胞计数。开始治疗前确保没有怀孕。

患者咨询要点 需按疗程服用;配合高脂膳食或葡萄柚汁。

临床应用要点 线虫感染可以选用该药的单剂量疗法。脑囊尾蚴病:同时使用糖皮质激素以减少炎症反应,同时进行抗惊厥治疗以预防癫痫发作。包虫病:阿苯达唑比甲苯咪唑更有效,推荐使用。

A

分类 选择性 β_2 - 受体激动剂

制剂与规格 定量吸入剂（MDI）：90（标准）μg/ 揿；片剂：2mg，4mg；缓释片：4mg，8mg；糖浆：2mg/5mL

FDA批准适应证及用法用量

　　1.哮喘（急性加重）：成人前 4 小时每 20 分钟 4~8 吸，然后每 1~4 小时，按需使用；儿童，每 20 分钟 4~8 吸，使用 3 次，然后每 1~4 小时按需使用（4 岁以下儿童使用面罩）。

　　2.哮喘（支气管痉挛）：成人及儿童使用 MDI，每 4~6 小时吸入 1~2 吸，按需使用；成人和 12 岁以上儿童，口服，速释片 2~4 mg，一日 3 次或 4 次，缓释片 4~8mg，间隔 12 小时 1 次；6~11 岁儿童，口服，速释片 2mg，一日 3 次或 4 次，缓释片 4mg，间隔 12 小时 1 次；2~6 岁儿童，口服糖浆 0.1 mg/kg，一日 3 次。

　　3.运动性哮喘（预防）：成人，运动前 15~30 分钟，2 吸。4 岁以上儿童，运动前 15~30 分钟，2 吸。

超说明书用药

　　慢性阻塞性肺病：每 4~6 小时，2 吸，按需使用。

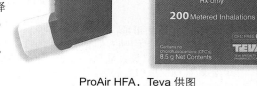

ProAir HFA，Teva 供图

作用机制 沙丁胺醇是一种选择性的 β_2- 肾上腺素能受体激动剂，可引起支气管扩张、血管扩张、子宫松弛、兴奋骨骼肌，扩张周围血管和导致心动过速等。

药物参数 沙丁胺醇 Albuterol

剂量调整（肝功能不全）	无需	吸收	F = 50%~85%（口服片剂），100%（缓释片），食物减少缓释片的吸收速率（不影响吸收程度）
剂量调整（肾功能不全）	无需	分布	Vd = 156 L；蛋白结合率10%
透析	未知	代谢	20%通过硫酸基转移酶代谢
妊娠期药品安全性等级	C级	排泄	80%经肾清除，半衰期（吸入）3.8 h，（口服）3.7~5 h
哺乳期	可以使用	药物遗传学	未知
禁忌证	过敏	黑框警告	无

用药安全 沙丁胺醇 Albuterol

后缀	大写字母提示	不要压碎	高度警惕	易混药名
无	无	不要压碎缓释片	无	Atenolol, Prilosec, Vantin

药物相互作用 沙丁胺醇 Albuterol

代表药物	相互作用机制	注意事项
其他短效拟肾上腺素药	可能会增强治疗效果	避免同时使用
β-受体阻滞剂	可降低该药的药效并导致支气管痉挛	避免使用非选择性β-受体阻滞剂；选用具有心脏选择性的β-受体阻滞剂时，监测肺功能
利尿剂（非保钾）	可能引起低血钾	监测血钾水平
地高辛	可能导致地高辛浓度降低	监测地高辛血药浓度
MAOI及三环抗抑郁药	可能加强沙丁胺醇在心血管方面的作用	考虑更改治疗方案

不良反应 沙丁胺醇 Albuterol

常见（>10%）	少见（1%~10%）		罕见但严重（<1%）
恶心、咽炎、鼻炎、咽喉炎、上呼吸道感染	心绞痛、心动过速、低钾血症、震颤、紧张、失眠、咳嗽		支气管痉挛

疗效监测 吸入方法、哮喘症状改善、肺功能测试。

毒性监测 如果出现异常支气管痉挛，应换药或紧急处理。

患者咨询要点 指导患者掌握正确的吸入方法。每周至少 1 次清洗吸嘴部并晾干（如果吸嘴部堵塞会导致药粉传输困难）。不要碾碎缓释片。缓释片部分骨架可能从粪便排出。如果需要更多的沙丁胺醇才能控制哮喘症状，可能是因为哮喘急性加重，请及时就诊。

临床应用要点 美国国家心肺血液研究所的哮喘指南推荐短效 β_2- 受体激动剂（SABA）作为哮喘急性加重的药物。在没有激素药物的情况下，不要使用 SABA 作为慢性治疗的药物。

A

分类 双膦酸盐

制剂与规格 片剂:5mg, 10mg, 35mg, 40mg, 70mg;溶液剂:70mg/75mL;泡腾片:70mg

FDA批准适应证及用法用量

1.绝经后骨质疏松症:口服,70mg,一周1次;10mg,一日1次。

2.预防绝经后骨质疏松症:口服,5mg,一日1次;35mg,一周1次。

3.佩吉病:口服,40mg,一日1次,疗程为6个月。

4.骨质疏松症,男性:口服,70mg,一周1次;10mg,一日1次。

5.糖皮质激素诱导的骨质疏松症,每日剂量≥7.5mg的泼尼松(或等效剂量):5mg,一日1次;应用于绝经后没有接受雌激素治疗女性,剂量为10mg,一日1次。

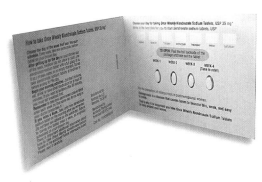

35mg，Northstar Rx 供图

超说明书用药 无

作用机制 阿仑膦酸钠骨羟基磷灰石结合,并在细胞水平抑制破骨细胞的活性,从而调节骨代谢。

药物参数 阿仑膦酸钠 Alendronate

剂量调整（肝功能不全）	无需	吸收	F <1%, 食物影响吸收, 餐前30~60min服用
剂量调整（肾功能不全）	CrCl<35mL/min, 避免使用	分布	Vd = 2576 L;蛋白结合率78%
透析	不可透析	代谢	不代谢
妊娠期药品安全性等级	C级	排泄	50%经肾清除, 贮存于骨中, 半衰期长达10年
哺乳期	权衡风险与获益	药物遗传学	未知
禁忌证	食管异常、过敏、低血钙症,无法坐立或站立至少30min者,可能增加食管方面的不良反应	黑框警告	无

用药安全 阿仑膦酸钠 Alendronate

后缀	大写字母提示	不要压碎	高度警惕	易混药名
Fosamax Plus D	无	不要压碎缓释片	无	Fosamax

药物相互作用 阿仑膦酸钠 Alendronate

代表药物	相互作用机制	注意事项
铝、钙、镁、铁、含铁制品	影响双膦酸盐的吸收	口服间隔1~2h

不良反应 阿仑膦酸钠 Alendronate

常见（>10%）	少见（1%~10%）	罕见但严重（<1%）
发热、流感样综合征、胃溃疡	术后肌痛、骨痛、食管溃疡、腹痛、便秘、腹泻	下颌骨坏死、食管癌、免疫过敏症、心律失常、骨折

疗效监测 增加骨矿物密度,减少骨折发生。

毒性监测 关注血肌酐水平、血钙水平、血磷水平、严重皮疹、红肿、吞咽困难、牙齿问题、严重疼痛。

患者咨询要点 非泡腾片应整片服用,使用一大杯水(200mL)送服。一片泡腾片应溶解在100mL常温水中(不含矿物质或调味剂),停止发泡后,等候5分钟以上,搅拌10秒,即可服用。服药后至少等待30分钟,才可进食、饮水或服用其他药品,这有助于吸收药物。吃药后30分钟内不可平躺,平躺前应吃一些食物。

临床应用要点 并行化疗或不良口腔卫生可增加下颌骨坏死风险。已有报道患者使用双膦酸盐治疗骨质疏松症发生非典型大腿骨折。不连续治疗增加股骨骨折风险。治疗时,需要适当地补充钙和维生素,50岁以上患者每日需要补充1200~1500mg钙和800~1000单位维生素D。

A

分类 黄嘌呤氧化酶抑制剂，抗代谢药
制剂与规格 片剂：100mg，300mg

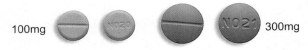

100mg　NO20　　NO21　300mg

Northstar Rx 供图

FDA批准适应证及用法用量

1. 痛风，轻度：口服，日剂量 100~300mg。
2. 痛风，中度至重度：口服，日剂量 400~600mg，分 2~3 次服用，最大剂量 800mg/d。
3. 高尿酸血症，肿瘤溶解综合征：口服，6 岁以下儿童，50mg，一日 3 次；6~10 岁儿童，100mg，一日 3 次；成人，日剂量 600~800mg，分 2~3 次服用，化疗开始 1~3 天前服用。

超说明书用药

疟疾：口服，12 mg/(kg·d)，分 3 次服用，疗程为 5 天，与奎宁同服。

作用机制 别嘌醇及其代谢产物氧嘌呤醇均能抑制黄嘌呤氧化酶，阻止次黄嘌呤和黄嘌呤代谢为尿酸，从而减少尿酸的生成。

药物参数 别嘌醇 Allopurinol

剂量调整（肝功能不全）	无需	吸收	F=80%~90%，食物不影响吸收
剂量调整（肾功能不全）	CrCl 10~20mL/min，日剂量200mg；CrCl 3~9mL/min，日剂量100mg	分布	Vd =1.6~2.34 L/kg；蛋白结合率<1%
透析	可透析，透析后需要补充剂量	代谢	在肝脏(78%)和红细胞中代谢
妊娠期药品安全性等级	C级	排泄	80%经肾清除，半衰期2h，活性代谢产物(奥昔嘌醇)半衰期15~25h
哺乳期	通常可以	药物遗传学	未知
禁忌证	对别嘌醇过敏、与去羟肌苷共同使用	黑框警告	无

用药安全 别嘌醇 Allopurinol

后缀	大写字母提示	不要压碎	高度警惕	易混药名
无	无	无	无	Zovirax

药物相互作用 别嘌醇 Allopurinol

代表药物	相互作用机制	注意事项
去羟肌苷	增加去羟肌苷生物利用度	避免同时使用
硫唑嘌呤	硫唑嘌呤代谢物巯嘌呤的消除需要黄嘌呤氧化酶，而别嘌醇抑制黄嘌呤氧化酶，增加了硫唑嘌呤的药效和毒性	减少硫唑嘌呤剂量1/3，或避免同时使用
环磷酰胺	未知，增加环磷酰胺毒性	避免同时使用

不良反应 别嘌醇 Allopurinol

常见（>10%）	少见（1%~10%）	罕见但严重（<1%）
	皮疹、斑丘疹	Stevens-Johnson综合征、中毒性表皮坏死综合征、白细胞减少、粒细胞缺乏、血小板减少、肉芽肿性肝炎、肝毒性、免疫性过敏

疗效监测 临床症状的改善(疼痛、僵硬)，治疗 48 小时后检查血清尿酸水平。
毒性监测 关注肝功能、肾功能、全血细胞计数。
患者咨询要点 饭后服用减少胃部刺激。治疗期间保持足够饮水，并避免饮酒和咖啡。如果出现骨髓抑制、粒细胞缺乏(严重中性粒细胞)、Stevens-Joh nson 综合征(类感冒症状、播散红色皮疹、皮肤/黏膜疱疹)的症状或体征，应及时就医。
临床应用要点 别嘌醇注射剂已上市，已经被确定为孤儿药，可以治疗继发于淋巴瘤、白血病或实体肿瘤血清或尿中尿酸升高，或对口服治疗已经耐受的患者。

A

分类 苯二氮䓬类, 短效或中效, C- Ⅳ

制剂与规格 片剂:0.25mg, 0.5mg, 1mg, 2mg;口崩片:0.25mg, 0.5mg, 1mg, 2mg;缓释片:0.5mg, 1mg, 2mg, 3mg;溶液剂:1mg/mL

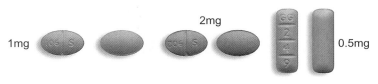

1mg   2mg   0.5mg

Sandoz 供图   Dava 供图

FDA批准适应证及用法用量

1. 焦虑:速释片或口崩片, 口服, 0.25~0.5 mg, 一日 3 次;每日最大剂量 4mg。
2. 惊恐障碍, 伴或不伴广场恐惧症:速释片或口崩片, 口服, 0.5 mg, 一日 3 次;缓释片, 每日 3~6mg。

超说明书用药

乙醇戒断综合征:口服, 0.5~1mg, 一日 2 次, 疗程为 7~10 天。

作用机制 加强 γ- 氨基丁酸(GABA)抑制性神经递质作用。

药物参数 阿普唑仑 Alprazolam

剂量调整（肝功能不全）	重度肝脏疾病减量至0.25mg	吸收	F=80%, 食物不影响速释片吸收, 食物增加缓释片25%的吸收
剂量调整（肾功能不全）	无需	分布	Vd =0.9~1.2 L/kg;蛋白结合率80%
透析	不可透析	代谢	20%~30%通过CYP3A4/5代谢
妊娠期药品安全性等级	D级	排泄	80%经肾清除, 半衰期10~12h
哺乳期	避免使用	药物遗传学	未知
禁忌证	对苯二氮䓬类药物过敏、闭角型青光眼、同时使用酮康唑	黑框警告	无

用药安全 阿普唑仑 Alprazolam

后缀	大写字母提示	不要压碎	高度警惕	易混药名
无	ALPRAZolam	阿普唑仑缓释片	无	Zantac, LoRazepam

药物相互作用 阿普唑仑 Alprazolam

代表药物	相互作用机制	注意事项
阿芬太尼、阿片类及其他呼吸抑制剂	进一步呼吸抑制	应尽量避免同时使用, 或减少两种药物剂量
CYP3A4/5抑制剂	抑制阿普唑仑代谢, 增加毒性	避免同时使用
CYP3A4/5诱导剂	加快阿普唑仑代谢, 减少作用	监测药物浓度, 考虑增加阿普唑仑剂量
地高辛	减少地高辛肾脏清除率, 增加地高辛毒性	监测地高辛浓度, 考虑减少地高辛剂量
炔雌醇及其他以雌激素为基础的节育产品	抑制阿普唑仑代谢, 增加毒性	谨慎使用

不良反应 阿普唑仑 Alprazolam

常见（>10%）	少见（1%~10%）	罕见但严重（<1%）
共济失调、倦怠、逆行性遗忘、嗜睡、体重上升	心动过速、心悸、恶心和呕吐、视力模糊	癫痫发作、躁狂、抑郁

疗效监测 减少焦虑症状。

毒性监测 如果出现严重嗜睡、心跳加快或减慢、漏跳及自杀想法, 应及时就诊。

患者咨询要点 可能会引起嗜睡, 避免驾驶或其他需要运动协调的工作。不要压碎或掰开缓释片。口崩片可掰开使用, 但掰开后不稳定。如果只需要服用半片, 应丢弃另一半。允许口崩片溶解在舌头上。避免饮酒。

临床应用要点 不可用于儿童, 出现肝损害时减少苯二氮䓬类剂量。避免用于老年人, 其对本药更为敏感。使用中枢抑制剂时, 应谨慎, 可能产生不良反应。长期使用避免突然停药, 可能引起癫痫发作。

A

分类 抗心律失常药
制剂与规格 片剂：100mg，200mg，300mg，400mg

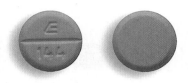

200mg，Sandoz 供图

FDA批准适应证及用法用量
  室性心律失常,治疗和预防:口服,每日800~1600mg,分次服用,1~3周后,减量至日剂量600~800mg,1个月后给予维持治疗剂量400~600mg,可以1次或分2次服用。
超说明书用药
  1. 心脏手术后心房颤动预防:口服,每日600~1200mg,分次服用,从手术后开始服用一直到出院。
  2. 室上性心律失常:口服,每日600~1200mg,分次服用,1~2周后,减量至日剂量400~600mg,1~3周后,给予每日维持治疗剂量200mg。
作用机制 Ⅲ类抗心律失常药,通过阻断钾离子通道,延长心房和心室组织的有效不应期。
药物参数 胺碘酮 Amiodarone

剂量调整（肝功能不全）	应调整	吸收	F=50%,食物增强其吸收速率和程度
剂量调整（肾功能不全）	无需	分布	Vd =66L/kg;蛋白结合率96%
透析	不可透析	代谢	经肝脏CYP2C8、CYP3A4/5代谢为活性代谢物,是CYP2A6、2C9、2D6、3A4/5、P糖蛋白的抑制剂
妊娠期药品安全性等级	D级	排泄	经肾清除,半衰期40~55d
哺乳期	权衡风险与获益	药物遗传学	未知
禁忌证	过敏、严重心动过缓、窦房结功能障碍、2或3度AV阻滞、心源性休克	黑框警告	心律失常、肝毒性、致心律失常作用、肺毒性

用药安全 胺碘酮 Amiodarone

后缀	大写字母提示	不要压碎	高度警惕	易混药名
无	无	无	是	Cardura

药物相互作用 胺碘酮 Amiodarone

代表药物	相互作用机制	注意事项
Ⅰ、Ⅲ类抗心律失常药及其他延长QT间期药物	增加心脏毒性	避免同时使用
CYP3A4/5、2C8抑制剂	抑制胺碘酮代谢,增加毒性	避免同时使用
CYP3A4/5、2C8诱导剂	加快胺碘酮代谢,减少药效	避免同时使用,监测心率、节律、心电图
CYP2A6、2C9、2D6、3A4/5和P糖蛋白底物	抑制胺碘酮代谢,增加毒性	监测底物浓度,考虑调整底物药物剂量
β-受体阻滞剂和钙通道阻滞剂	增加低血压、心动过缓或心搏骤停风险	谨慎使用,密切监测心功能

不良反应 胺碘酮 Amiodarone

常见（>10%）	少见（1%~10%）	罕见但严重（<1%）
恶心、呕吐	脱发、心动过缓、低血压、肝功能指标升高、周围神经病变、光敏性、甲状腺功能障碍	失明、肝纤维化、肺纤维化、Stevens-Johnson综合征、甲状腺功能亢进、室性心律失常

疗效监测 心电图显示正常的窦性心率。
毒性监测 心电图显示QT间期延长、治疗起始及每6个月进行眼科检查、每3~6个月进行胸部X线检查及肺功能检查;肝功能指标监测;甲状腺功能检查。
患者咨询要点 使用防晒霜,避免日光浴。已有报道的不良反应为心律失常、肺毒性或肝毒性。随餐服用,避免食用葡萄柚或葡萄柚汁。避免突然停药。
临床应用要点 可能加重心律失常,应在院内服用负荷剂量。每周至少1次,通常2次以上回访。应注意皮肤变蓝灰色,可能是"蓝肤症"。

分类 三环类抗抑郁药

制剂与规格 片剂：10mg, 25mg, 50mg, 75mg, 100mg, 150mg

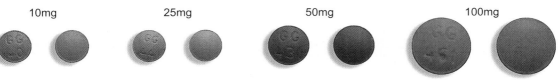

| 10mg | 25mg | 50mg | 100mg |

Sandoz 供图

FDA批准适应证及用法用量

抑郁症：成人，口服，日剂量75mg，分1~3次服用，最大剂量为每天150mg；12岁以上儿童，口服，10mg，一日3次，或20mg，一日1次，睡前服用。

超说明书用药

1. 头痛，治疗或预防：口服，25~75mg，每日睡前服用。
2. 肠易激综合征：口服，10~30mg，每日睡前服用。
3. 疼痛：口服，25~100mg，每日睡前服用。
4. 多发性神经病：口服，10~25mg，每日睡前服用，可以增量至最大日剂量150~200mg。
5. 带状疱疹后遗神经痛，治疗和预防：口服，25~75mg，每日睡前服用。

作用机制 阿米替林是杂环类抗抑郁药，通过阻断突触前对去甲肾上腺素重摄取，继而下调肾上腺素受体。

药物参数 阿米替林 Amitriptyline

剂量调整（肝功能不全）	较小的起始剂量，可根据需要逐步加量	吸收	F=100%，食物不影响吸收
剂量调整（肾功能不全）	无需	分布	Vd差异较大
透析	不可透析	代谢	经肝脏CYP2D6广泛代谢
妊娠期药品安全性等级	C级	排泄	经肾清除较少，半衰期9~27h
哺乳期	权衡风险与获益	药物遗传学	未知
禁忌证	过敏、同时使用单胺氧化酶抑制剂、心肌梗死急性恢复期	黑框警告	自杀，未批准用于12岁以下儿童

用药安全 阿米替林 Amitriptyline

后缀	大写字母提示	不要压碎	高度警惕	易混药名
无	无	无	无	Enalapril

药物相互作用 阿米替林 Amitriptyline

代表药物	相互作用机制	注意事项
抗胆碱能药物	增加不良反应	避免同时使用或密切监护
抗心律失常药及其他可能引起QT间期延长药物	增加出现心脏毒性风险（QT间期延长、扭转型室性心动过速、心搏骤停）	避免同时使用
CYP2D6抑制剂	抑制阿米替林代谢，增加毒性	避免同时使用
CYP2D6诱导剂	加快阿米替林代谢，减少药效	避免同时使用
利奈唑胺即释片、MAOI、甲基蓝、SSRI	增加5-羟色胺综合征风险	禁止同时使用MAOI，其他密切监护

不良反应 阿米替林 Amitriptyline

常见（>10%）	少见（1%~10%）	罕见但严重（<1%）
镇静	视力模糊、混乱、便秘、头晕、性功能障碍、嗜睡、尿潴留、体重增加、口干	心律失常、肝毒性、癫痫发作、自杀倾向

疗效监测 改善抑郁症状。疼痛减少或改善。偏头痛发作频率减少。

毒性监测 关注抑郁加重，自杀倾向，行为罕见改变，尤其是在治疗初期和增加或减少剂量时。监测心电图和肝功能。

患者咨询要点 避免进行需要警惕性活动，避免饮酒及服用其他中枢抑制药。几周内症状可能不会改善。不可突然停药。

临床应用要点 用于12岁以下儿童治疗的安全性及有效性尚未证实，短期研究中，抗抑郁药增加患有重度抑郁症（MDD）和其他精神障碍的儿童、青少年及青年出现自杀的想法和行为。

AMLODIPINE：Norvasc，various
氨氯地平：络活喜等

分类 钙离子通道阻滞剂
制剂与规格 片剂：2.5mg，5mg，10mg

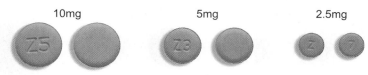

Zygenerics 供图

FDA批准适应证及用法用量
  1. 高血压：6~17 岁儿童及青少年，口服，2.5~5mg，一日 1 次。成人，口服，5~10mg，一日 1 次。
  2. 稳定型心绞痛：口服，5~10mg，一日 1 次。
  3. 变异型心绞痛：口服，5~10mg，一日 1 次。
超说明书用药
  1. 糖尿病肾病：口服，5~15mg，一日 1 次。
  2. 左心室肥大：口服，5~10mg，一日 1 次。
  3. 雷诺病：口服，10mg，一日 1 次。
作用机制 氨氯地平是一种二氢吡啶类钙通道阻滞剂，有效地舒张动脉和冠状动脉血管。
药物参数 氨氯地平 Amlodipine

剂量调整（肝功能不全）	肝功能受损者减少起始剂量至每日2.5mg	吸收	F=64%~90%，食物不影响吸收
剂量调整（肾功能不全）	无需	分布	Vd=21L/kg，蛋白结合率93%
透析	不可透析	代谢	90%经肝脏CYP3A4/5代谢，CYP1A2中度抑制剂
妊娠期药品安全性等级	C级	排泄	肾清除率10%，半衰期30~50h
哺乳期	权衡风险与获益	药物遗传学	未知
禁忌证	对氨氯地平过敏	黑框警告	无

用药安全 氨氯地平 Amlodipine

后缀	大写字母提示	不要压碎	高度警惕	易混药名
无	AmLODIPine	无	无	aMILoride, Navane, Norvir, Vascor

药物相互作用 氨氯地平 Amlodipine

代表药物	相互作用机制	注意事项
β-受体阻滞剂	增加低血压、心动过缓风险	避免同时使用，监测血压及心率
氯吡格雷	氨氯地平降低其抗血小板活性	避免同时使用
CYP1A2底物	抑制底物代谢，增加毒性	如果底物治疗窗窄，避免同时使用；否则应密切监护
CYP3A4/5抑制剂	抑制氨氯地平代谢，增加毒性	避免同时使用
CYP3A4/5诱导剂	加快氨氯地平代谢，减少药效	避免同时使用
NSAID	减少氨氯地平降压作用	避免同时使用，监测血压

不良反应 氨氯地平 Amlodipine

常见（>10%）	少见（1%~10%）		罕见但严重（<1%）
外周性水肿	腹痛、关节痛、便秘、头晕、疲劳、潮红、头痛、低血压、高钾血症、无力、肌痛、恶心、心悸、瘙痒、皮疹、心动过速、荨麻疹		肝毒性、血小板减少症

疗效监测 血压下降、胸痛减少、每周心绞痛发作次数减少、预防使用硝酸甘油来缓解胸痛的次数减少、改善慢性充血性心力衰竭症状。
毒性监测 注意外周性水肿症状、心率增加、肝功能指标变化。
患者咨询要点 指导患者报告初始治疗和剂量改变时低血压和心绞痛加重症状，服药期间避免饮酒。报告外周性水肿、疲劳、低血压、肝功能受损等症状。不要突然停药，这可能导致反跳性高血压。这个药物可能导致头晕，避免进行因注意力不集中会导致危险的活动。如果因为锻炼出汗、腹泻、呕吐导致身体失水过多时，头晕会增加严重。
临床应用要点 6 岁以下儿童患者的安全性和有效性尚未证实。年老、瘦小、虚弱或同时进行其他抗高血压治疗的患者，降低初始剂量至每天 2.5mg。

分类 β- 内酰胺抗生素

制剂与规格 胶囊:250mg, 500mg;咀嚼片:125mg, 200mg, 250mg, 400mg;滴剂:50mg/mL;混悬散剂:125mg/mL, 250mg/mL;片剂:500mg, 875mg;缓释片:775mg

250mg，Sandoz 供图　　　250mg，Teva 供图　　　875mg，Aurobindo 供图

FDA批准适应证及用法用量

1.急性中耳炎:成人，口服，500mg~875mg，每 12 小时 1 次，疗程 10 天。儿童，口服，80~90mg/(kg·d)，分 2~3 次服用。

2.下呼吸道感染:成人，口服，1g，一日 3 次，疗程 10 天。儿童，口服，45mg/(kg·d)，分次服用，每 12 小时 1 次。

3.咽炎，扁桃体炎:成人和 12 岁以上儿童:口服，日剂量 775mg，疗程 10 天。

4.链球菌咽炎:成人，口服，日剂量 1g，疗程 10 天。儿童，口服，50mg/(kg·d)，一日 1 次，疗程 10 天，最大日剂量 1g。

5.耳鼻喉感染、皮肤伴或不伴皮下组织感染、泌尿系统感染:成人，口服，500~875mg，每 12 小时 1 次，疗程 10 天。儿童:口服，25~45mg/(kg·d)，分次服用，每 12 小时 1 次。

6.胃肠道幽门螺杆菌感染:口服，1g，一日 2 次，与 PPI 同时服用。

超说明书用药

1.细菌性心内膜炎，预防:成人，口服，2g，手术前 1 小时服用。儿童，口服，50mg/(kg·d)，手术前 1 小时服用，最大日剂量 2g。

2.莱姆病(Lyme 病):成人，口服，500mg，一日 3 次，疗程 14~21 天。儿童，口服，50mg/(kg·d)，分 3 次服用，疗程 14~21 天。

作用机制 半合成青霉素类，抑制细菌细胞壁的合成，对链球菌、肠球菌、葡萄球菌和肠杆菌科细菌具有活性。

药物参数 阿莫西林 Amoxicillin

剂量调整（肝功能不全）	无需	吸收	F=85%，食物不影响吸收
剂量调整（肾功能不全）	中度，增加给药间隔至8~12h；重度，增加给药间隔至24h	分布	蛋白结合率17%~20%，肺、胸膜液、胆汁、肝、内耳
透析	是(仅血液透析)	代谢	部分经肝代谢
妊娠期药品安全性等级	B级	排泄	肾清除率50%~70%，半衰期1~2h
哺乳期	一般可以	药物遗传学	未知
禁忌证	过敏	黑框警告	无

用药安全 阿莫西林 Amoxicillin

后缀	大写字母提示	不要压碎	高度警惕	易混药名
无	无	缓释片	无	Amoxapine, Augmentin

药物相互作用 阿莫西林 Amoxicillin

代表药物	相互作用机制	注意事项
甲氨蝶呤	降低甲氨蝶呤清除率	避免同时使用，考虑甲氨蝶呤减量，监测血药浓度
文拉法辛	增加5-羟色胺综合征风险	避免同时使用
华法林	增加出血风险	加强华法林的监测

不良反应 阿莫西林 Amoxicillin

常见（>10%）	少见（1%~10%）	罕见但严重（<1%）
腹泻、恶心	皮疹	严重过敏、肾衰竭、肝衰竭、全血细胞减少症

疗效监测 感染症状好转。

毒性监测 注意严重腹泻、尿色变深、皮肤或眼睛变黄、特殊的擦伤或出血、发疱性皮疹、呼吸急促。

患者咨询要点 坚持完成足疗程。混悬散剂摇匀并储存在冰箱。注意开封后保质期缩短。防止混悬散剂与食物饮料同服，但服药后可以进食。2~3 天症状应好转，如无好转，应及时就医。

临床应用要点 与青霉素和头孢类交叉过敏，如果头孢过敏应小心使用，如果不发热24小时可以进行正常活动，缓释片不用于 12 岁以下儿童。

分类 β- 内酰胺抗生素

制剂与规格 片剂:250mg 阿莫西林 /125mg 克拉维酸, 500mg 阿莫西林 /125mg 克拉维酸, 875mg 阿莫西林 /125mg 克拉维酸;缓释片:1000mg 阿莫西林 /62.5mg 克拉维酸;咀嚼片:125mg 阿莫西林 /31.25mg 克拉维酸, 250mg 阿莫西林 /62.5mg 克拉维酸, 200mg 阿莫西林 /28.5mg 克拉维酸, 400mg 阿莫西林 /57mg 克拉维酸;混悬散剂:25mg 阿莫西林 /6.25mg 克拉维酸 /mL, 50mg 阿莫西林 /12.5mg 克拉维酸 /mL, 40mg 阿莫西林 /5.7mg 克拉维酸 /mL, 80mg 阿莫西林 /11.4mg 克拉维酸 /mL

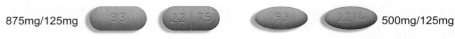

875mg/125mg   500mg/125mg

Teva 供图

FDA批准适应证及用法用量

1. 急性中耳炎:成人, 口服, 500~875mg, 每 12 小时 1 次, 疗程 10 天。儿童, 口服, 80~90mg/(kg·d), 分 2~3 次服用。

2. 社区获得性肺炎:成人, 口服, 2000mg, 每日 2 次, 疗程 7~10 天。

3. 下呼吸道感染:成人, 口服, 1000mg, 一日 3 次, 疗程 10 天。儿童, 口服, 45mg/(kg·d), 分次服用, 每 12 小时 1 次。

4. 鼻窦炎、皮肤或皮下组织感染、泌尿系统感染:成人, 口服, 500~875mg, 每 12 小时 1 次, 疗程 10 天。儿童 口服, 25~45mg/(kg·d), 分次服用, 每 12 小时 1 次。

超说明书用药

链球菌咽炎:成人, 口服, 875mg, 每 12 小时 1 次, 或 500mg, 每 8 小时 1 次。儿童, 口服, 45mg/(kg·d), 每 12 小时 1 次。

作用机制 半合成青霉素类, 对链球菌、肠球菌、葡萄球菌和肠杆菌科细菌具有活性。阿莫西林对产 β- 内酰胺酶的细菌无效, 克拉维酸对质粒介导的 β- 内酰胺酶有效, 减弱细菌活性。

药物参数 阿莫西林 / 克拉维酸钾 Amoxicillin/Potassium Clavulanate

剂量调整（肝功能不全）	严重损害时考虑剂量调整	吸收	F=85%, 食物不影响吸收
剂量调整（肾功能不全）	中度, 增加给药间隔至12h;重度, 增加给药间隔至24h, 避免875mg片剂和缓释片用于血液透析或 CrCl <10 mL/min患者	分布	蛋白结合率17%~20%;肺、胸膜液、胆汁、肝、内耳
透析	是(腹膜透析和血液透析)	代谢	阿莫西林不代谢, 克拉维酸广泛代谢
妊娠期药品安全性等级	B级	排泄	阿莫西林肾清除率50%~70%, 半衰期1~2h
哺乳期	一般可以	药物遗传学	未知
禁忌证	青霉素过敏、缓释片不用于透析或严重肾功能不全患者	黑框警告	无

用药安全 阿莫西林 / 克拉维酸钾 Amoxicillin/Potassium Clavulanate

后缀	大写字母提示	不要压碎	高度警惕	易混药名
Augmentin XR, ES 600	无	缓释片	无	Amoxicillin

药物相互作用 阿莫西林 / 克拉维酸钾 Amoxicillin/Potassium Clavulanate

代表药物	相互作用机制	注意事项
甲氨蝶呤	降低甲氨蝶呤清除率	避免同时使用或考虑甲氨蝶呤减量或监测血药浓度
文拉法辛	增加5-羟色胺综合征风险	避免同时使用
华法林	增加出血风险	加强华法林的监测

不良反应 阿莫西林 / 克拉维酸钾 Amoxicillin/Potassium Clavulanate

常见（>10%）	少见（1%~10%）	罕见但严重（<1%）
腹泻、恶心	皮疹	严重过敏、肾衰竭、肝衰竭、全血细胞减少症

疗效监测 感染症状好转。

毒性监测 注意严重腹泻、尿色加深、皮肤或眼睛变黄、特殊的擦伤或出血、发疱性皮疹、呼吸急促。

患者咨询要点 坚持完成足疗程。混悬剂摇匀并储存在冰箱。注意开封后保质期缩短。防止混悬散剂与食物饮料同服, 但服药后可以进食。2~3 天症状应该好转, 如果没有好转, 应该及时就医。

临床应用要点 与青霉素和头孢类交叉过敏, 如果头孢过敏应小心使用, 发生腹泻的概率高于阿莫西林单方制剂。

分类　中枢神经系统兴奋剂，C-Ⅱ

制剂与规格　片剂：5mg，7.5mg，10mg，12.5mg，15mg，20mg，30mg；缓释胶囊：5mg，10mg，15mg，20mg，25mg，30mg

5mg，Teva 供图　　　10mg，Teva 供图　　　20mg，Core pharma 供图　　　30mg，Sandoz 供图

FDA批准适应证及用法用量

1. 注意缺陷多动障碍（ADHD）：成人，口服，缓释片，20mg，一日 1 次。儿童，口服，速释片（3~5 岁）起始剂量每日 2.5mg，早上服用，缓释片（6 岁以上）起始剂量每日 10mg，早上服用。

2. 昏睡症：成人，速释片，口服，5~60mg/d，分次服用。儿童，速释片（6~12 岁）起始剂量每日 5mg；速释片（12 岁以上）起始剂量 10mg，一日 1 次。

超说明书用药　无

作用机制　苯丙胺是一种非儿茶酚胺类似交感神经胺，有中枢神经兴奋作用。苯丙胺被认为是阻断去甲肾上腺素和多巴胺再摄取至突触前神经元，增加释放这些单胺类至突触间隙。

药物参数　苯丙胺 Amphetamine

剂量调整（肝功能不全）	无需	吸收	吸收良好，食物影响吸收很小
剂量调整（肾功能不全）	无需	分布	Vd=2.6L/kg，蛋白结合率20%
透析	未知	代谢	肝代谢，非专属CYP酶
妊娠期药品安全性等级	C级	排泄	经肾清除率17%~73%，半衰期7~31h
哺乳期	避免	药物遗传学	未知
禁忌证	对苯丙胺过敏、心血管系统疾病、同时使用单胺氧化酶抑制剂、药物依赖、青光眼、高血压、甲状腺功能亢进	黑框警告	滥用倾向、心血管风险

用药安全　苯丙胺 Amphetamine

后缀	大写字母提示	不要压碎	高度警惕	易混药名
Adderall XR	无	缓释胶囊	无	Inderal

药物相互作用　苯丙胺 Amphetamine

代表药物	相互作用机制	注意事项
阿米替林、三环类抗精神病药	提高去甲肾上腺素的释放，增加苯丙胺作用（高血压、中枢兴奋）	避免同时使用
西酞普兰、SSRI类	增加血清素综合征风险（肌肉僵直、心动过速、兴奋）	避免同时使用；如果同时使用，需加强对血清素综合征的监护
胍乙啶	苯丙胺从神经元处置换胍乙啶，干扰神经元再摄取	避免同时使用
MAOI类	高血压危象	给药间隔少于14天为禁忌

不良反应　苯丙胺 Amphetamine

常见（>10%）	少见（1%~10%）	罕见但严重（<1%）
高血压、体重减轻、厌食、口腔干燥、头痛、失眠	焦虑、心动过速	心肌梗死、癫痫发作、精神病、躁狂症

疗效监测　ADHD 好转、患者注意力持续时间改善、冲动行为减少。

毒性监测　监测血压、心率、体重。注意胸痛、癫痫发作、心悸、行为或人格改变、敌对。

患者咨询要点　因其导致失眠避免傍晚服用，缓释胶囊应整粒吞服，伴或不伴食物均可。整个胶囊内容物可撒在果酱立即吞食。一个胶囊不应分几次服用。

临床应用要点　苯丙胺存在较高的滥用可能，长时间服用可能会导致药物依赖性，应避免。滥用苯丙胺可能导致猝死和严重的心血管不良事件。不推荐用于减肥。

ANASTROZOLE：Arimidex，various
阿那曲唑：瑞宁得等

A

分类 芳香酶抑制剂
制剂与规格 片剂:1mg

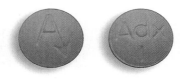

1mg，Astra Zeneca 供图

FDA批准适应证及用法用量
    1.激素受体阳性的绝经后妇女乳腺癌辅助治疗:口服,1mg,每日 1 次,疗程 5 年。
    2.他莫昔芬治疗后仍进展的绝经后妇女乳腺癌的治疗:口服,1mg,每日 1 次,直到肿瘤停止进展。
超说明书用药
    激素受体阳性的绝经后妇女乳腺癌新辅助治疗:口服,1mg,每日 1 次,疗程 3~6 个月。
作用机制 肾上腺产生的雄烯二酮是绝经后妇女雌激素的主要来源并通过芳香化酶转化为雌酮,阿那曲唑是一种非类固醇类芳香化酶抑制剂。
药物参数 阿那曲唑 Anastrozole

剂量调整（肝功能不全）	严重肝功能不全者, 谨慎使用	吸收	F=80%, 食物影响吸收很小
剂量调整（肾功能不全）	无需	分布	Vd=300~500L, 蛋白结合率40%
透析	未知	代谢	80%经肝代谢, 但不通过CYP酶
妊娠期药品安全性等级	X级	排泄	肾清除率10%, 半衰期50h
哺乳期	避免	药物遗传学	未知
禁忌证	过敏及妊娠	黑框警告	无

用药安全 阿那曲唑 Anastrozole

后缀	大写字母提示	不要压碎	高度警惕	易混药名
无	无	无	是	Aromasin

药物相互作用 阿那曲唑 Anastrozole

代表药物	相互作用机制	注意事项
他莫昔芬	降低阿那曲唑浓度水平	避免同时使用

不良反应 阿那曲唑 Anastrozole

常见（>10%）	少见（1%~10%）	罕见但严重（<1%）
水肿、高血压、血管舒张、恶心、呕吐、关节痛、骨质疏松、发热、抑郁	心绞痛、胸痛、血栓静脉炎、脱发、瘙痒、体重增加、高脂血症、口干、肝功能指标升高、血栓性事件、缺血性心血管病	心肌梗死、子宫内膜癌

疗效监测 用于转移或新辅助治疗,使肿瘤减小;用作辅助药物,减少肿瘤复发。
毒性监测 监测血压、胆固醇水平、骨密度水平(人血清蛋白、钙、碱性磷酸酶、磷酸盐、骨钙素测定),双能 X 线吸收法监测骨质疏松症。
患者咨询要点 如果出现呼吸急促、隆突、胸痛、阴道出血、疱疹、快速体重增加、严重恶心呕吐、皮肤或眼睛变黄应及时就医。伴或不伴食物同服均可。
临床应用要点 对于转移性乳腺癌与他莫昔芬同样有效,但可以降低不良反应发生率(血栓事件及子宫内膜癌)。对于绝经前患者没有指征。

分类 抗精神病药
制剂与规格 片剂：2mg, 5mg, 10mg, 15mg, 20mg, 30mg；分散片：10mg, 15mg；溶液剂：1mg/mL

15mg，Bristol-Myers Squibb 供图

FDA批准适应证及用法用量

1.双向精神障碍，躁狂发作或混合发作：成人，口服 2mg，一日 1 次，视疗效可逐步增加至 15~30mg，一日 1 次；大于 10 岁儿童，口服 2mg，一日 1 次，视疗效可逐步增加至 10mg，一日 1 次。

2.精神分裂症：成人，口服 10~15mg，一日 1 次，视疗效可逐步增加至 30mg/d；大于 13 岁儿童，口服 2mg，一日 1 次，视疗效可逐步增加至 10mg，一日 1 次。

超说明书用药

重度抑郁症，与抗抑郁药合用：口服 2~5mg，一日 1 次，视疗效可逐步增加至每日 2~15mg。

作用机制 阿立哌唑是一个非典型抗精神病药物(喹啉酮衍生物)。对多巴胺 D_2 和 D_3 受体及 5- 羟色胺 $5-HT_{1A}$ 及 $5-HT_{2A}$ 受体有较高亲和力。

药物参数 阿立哌唑 Aripiprazole

剂量调整（肝功能不全）	无需	吸收	F=87%，食物对吸收无影响
剂量调整（肾功能不全）	无需	分布	Vd=4.9L/kg，蛋白结合率>99%
透析	不可透析	代谢	80%经肝代谢，通过CYP2D6和3A4/5代谢
妊娠期药品安全性等级	C级	排泄	肾清除率10%~20%，半衰期75~94h
哺乳期	权衡风险与获益	药物遗传学	CYP2D6弱代谢者，减少50%剂量
禁忌证	过敏	黑框警告	痴呆、自杀

用药安全 阿立哌唑 Aripiprazole

后缀	大写字母提示	不要压碎	高度警惕	易混药名
无	ARIPiprazole	无	无	Omeprazole, Pantoprazole, RABEprazole

药物相互作用 阿立哌唑 Aripiprazole

代表药物	相互作用机制	注意事项
CYP3A4/5诱导剂	降低阿立哌唑浓度水平	小心合用，监测药效，考虑增加50%剂量
CYP3A4/5、2D6抑制剂	升高阿立哌唑浓度水平	开始用药时使用50%剂量，监测不良反应

不良反应 阿立哌唑 Aripiprazole

常见（>10%）	少见（1%~10%）	罕见但严重（<1%）
静坐不能、焦虑、锥体外系病、头痛、食欲增加、嗜睡、体重增加	视力模糊、便秘、腹泻、头晕、流涎、疲劳、高血糖、失眠、恶心、体位性低血压、皮疹、坐立不安、嗜睡、震颤、呕吐	抗精神病药恶性综合征、各类血细胞减少症、QT间期延长、癫痫发作、自杀倾向、迟发型运动障碍

疗效监测 精神分裂症、躁狂症、抑郁症改善。

毒性监测 对于糖尿病高危患者应在治疗前及治疗中定期检查空腹血糖和全血细胞计数。有自杀倾向的患者治疗期间应给予密切监控。初始治疗及治疗中定期监测心电图。

患者咨询要点 确定药效前，避免需要精神警觉性或协调性的活动。药物可能干扰体温调节中枢，也可能降低癫痫发作阈值，有癫痫发作史或癫痫发作阈值低的患者，可能增加癫痫发作概率。该药可以导致抑郁加重、自杀想法、不寻常行为改变，尤其是在治疗开始或剂量改变时。儿童、青少年和青年，在治疗的前几个月出现这些反应的风险较高。应说明高血糖，锥体外系反应，抗精神病药恶性综合征体征或症状。避免突然停药。避免饮酒。

临床应用要点 25mg 剂量以下，溶液剂的剂量可以等量换算为片剂的剂量；30mg 片剂的患者应可接受 25mg 的溶液。老年患者因痴呆相关精神病使用抗精神病药物治疗可导致死亡风险增加。

ATAZANAVIR：Reyataz
阿扎那韦：锐艾妥

分类 抗反转录病毒药、蛋白酶抑制剂
制剂与规格 胶囊：100mg, 150mg, 200mg, 300mg

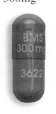 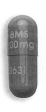

300mg　　　　　　　　　　　　　　　　200mg

Bristol-Myers Squibb 供图

FDA批准适应证及用法用量
　　治疗 HIV-1 感染合用至少两种其他类型的抗反转录病毒的药物，成人及 ≥ 13 岁且 ≥ 39kg 的儿童，口服，300~400mg，一日 1 次；儿童 ≤ 13 岁，根据体重给药，联合使用利托那韦。
超说明书用药 无
作用机制 与 HIV-1 蛋白酶的活性位点结合，通过阻断病毒 gag-pol 前体多聚蛋白的裂解，从而抑制产生感染 HIV 需要的功能蛋白，使 HIV-1 感染的细胞释放出非感染性的不成熟的病毒颗粒。
药物参数 阿扎那韦 Atazanavir

剂量调整（肝功能不全）	中度肝功能不全需谨慎使用	吸收	F接近100%，食物增加50%吸收
剂量调整（肾功能不全）	无需	分布	CSF和精液
透析	可透析	代谢	肝通过CYP3A4/5代谢，CYP3A4/5和UGT1A1强抑制剂
妊娠期药品安全性等级	B级	排泄	80%经肝代谢，半衰期7h
哺乳期	权衡风险与获益	药物遗传学	抵抗与HIV突变有关
禁忌证	过敏，或与阿夫唑嗪、西沙比利、麦角衍生物、茚地那韦、伊立替康、洛伐他汀、咪达唑仑（口服）、匹莫齐特、利福平、西地那非、辛伐他汀或三唑仑合用	黑框警告	无

用药安全 阿扎那韦 Atazanavir

后缀	大写字母提示	不要压碎	高度警惕	易混药名
无	无	不要打开胶囊	无	无

药物相互作用 阿扎那韦 Atazanavir

代表药物	相互作用机制	注意事项
抗酸剂	降低阿扎那韦的吸收	间隔2h服用
CYP3A4/5抑制剂	因抑制CYP3A4/5代谢，增加阿扎那韦毒性	避免用强抑制剂，使用中等强度或弱抑制剂时，考虑减少剂量，并密切监测
CYP3A4/5诱导剂	因诱导CYP3A4/5代谢，降低阿扎那韦作用	避免同时使用
CYP3A4/5底物	CYP3A4/5底物通过抑制CYP3A4/5，减少代谢，增加毒性	避免同时使用敏感的CYP3A4/5底物
延长PR或QT间期的药物	导致PR或QT间期延长，增加心脏毒性	避免同时使用，并监测心电图
口服避孕药	降低口服避孕药药效，机制未知	选择其他形式避孕
质子泵抑制剂、H₂受体拮抗剂	减少阿扎那韦的吸收	避免同时使用
UGT1A1底物	UGT1A1底物通过抑制UGT1A1，减少代谢，增加毒性	避免同时使用敏感的UGT1A1底物

不良反应 阿扎那韦 Atazanavir

常见（＞10%）	少见（1%~10%）	罕见但严重（＜1%）
皮疹、高脂血症、肝功能指标升高	恶心、呕吐、腹泻、头痛、高血糖、AV传导阻滞	过敏、肾衰竭、PR或QT间期延长、胆结石、左束支传导阻滞

疗效监测 HIV 病毒载量、CD4 计数、与其他药物共同使用时候的药物浓度。
毒性监测 肝功能检查，胆红素，PR 间期延长或共用导致房室结阻滞剂的患者应监测心电图，全血细胞计数，血脂水平。
患者咨询要点 多发的、潜在的严重药物相互作用；咨询医生之前不要使用新的药物。与食物同服。不要打开、咀嚼或压碎胶囊。本药不阻止 HIV 的传播，应采取安全性行为。
临床应用要点 不推荐用于年龄小于6岁的儿童。阿扎那韦剂量随其他使用药物、妊娠和现有的 HIV 治疗而变化。

分类　心脏选择性 β- 受体阻滞剂

制剂与规格　片剂：25mg，50mg，100mg

Sandoz 供图

FDA批准适应证及用法用量

　　1.心绞痛，慢性：口服，50mg，一日 1 次，视疗效可逐步增加至 100~200mg，一日 1 次。

　　2.高血压：成人，口服，50mg，一日 1 次，视疗效可逐步增加至 100mg，一日 1 次；儿童，口服，0.5~1mg/(kg·d)，分 1~2 次服用，视疗效可逐步增加至每日 2mg/(kg·d)，分 1~2 次服用（最大 100mg/d）。

超说明书用药

　　1.心律失常：成人，口服，50~100mg，一日 1 次；儿童，口服，0.3~1.4mg/kg，一日 1 次，可增加至每日 2mg/kg，一日 1 次。

　　2.预防偏头痛：口服，50~100mg，一日 1 次。

作用机制　阿替洛尔是心脏选择性 β- 肾上腺素能受体阻滞剂，在室上性心动过速时降低房室结传导，阻断儿茶酚胺诱导的节律障碍。

药物参数　阿替洛尔 Atenolol

剂量调整（肝功能不全）	无需	吸收	F=50%，食物降低20%AUC
剂量调整（肾功能不全）	CrCl 15~35mL/min，最大剂量50mg，一日1次；CrCl<15mL/min，最大剂量25mg，一日1次	分布	Vd=50~75L，蛋白结合率<5%
透析	是，每次透析后给予25~50mg	代谢	无代谢
妊娠期药品安全性等级	D级	排泄	肾清除率40%~50%，粪便原型排泄50%，半衰期6~7h
哺乳期	避免	药物遗传学	未知
禁忌证	阿替洛尔过敏、严重窦性心动过缓、2或3度房室传导阻滞、明显的充血性心力衰竭或心源性休克	黑框警告	避免突然停药

用药安全　阿替洛尔 Atenolol

后缀	大写字母提示	不要压碎	高度警惕	易混药名
无	无	无	无	Albuterol

药物相互作用　阿替洛尔 Atenolol

代表药物	相互作用机制	注意事项
NSAID	降低阿替洛尔降压作用	避免共同使用或监测血压
胺碘酮、决奈达隆	心动过缓、心脏传导阻滞、窦性停搏的风险增加	病态窦房结综合征或AV阻滞的患者，避免同时使用
降糖药	降低降糖作用	监测血糖水平
钙通道阻滞剂、奎尼丁	增加低血压和(或)心动过缓和房室传导阻滞风险	避免共同使用
可乐定	增加可乐定停药反应	当同时使用β-受体阻滞剂，避免可乐定突然停药
地高辛	增加房室传导阻滞风险	监测心率、心电图、血清地高辛浓度
α-受体阻滞剂、芬太尼	增加低血压风险	监测血压

不良反应　阿替洛尔 Atenolol

常见（>10%）	少见（1%~10%）	罕见但严重（<1%）
缓慢性心率失常、四肢冰冷、头晕、疲劳、低血压	支气管痉挛、呼吸困难、抑郁、嗜睡、性功能障碍	心力衰竭

疗效监测　降低血压，减少胸痛，每周心绞痛发作次数减少，预防性使用硝酸甘油缓解胸痛的次数减少，心脏衰竭的体征或症状改善。

毒性监测　关注心力衰竭的体征或症状，心率减慢。监测血清电解质，在治疗开始和治疗期间定期监测肾功能。

患者咨询要点　空腹服，避免饮酒。避免突然停药，可能会出现心绞痛发作。初始治疗或剂量变化时出现低血压、心力衰竭体征 / 症状或心绞痛发作应告知医务人员。可能引起头晕。β- 受体阻滞剂可能掩盖低血糖症状，糖尿病患者应监测血糖。

临床应用要点　儿童用药的安全性和有效性尚未建立。

ATOMOXETINE: Strattera
阿托西汀：思锐

A

分类 去甲肾上腺素再摄取抑制剂，中枢神经系统兴奋剂
制剂与规格 胶囊：10mg，18mg，25mg，40mg，60mg，80mg，100mg

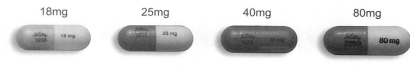

18mg　　　　25mg　　　　40mg　　　　80mg

Lilly 供图

FDA批准适应证及用法用量
　　注意缺陷障碍（儿童多动症，ADHD）：大于 6 岁、体重 70kg 以下儿童，口服，0.5mg/(kg·d)，视疗效可逐步增加至 1.4mg/(kg·d) 或每日 100mg；大于 6 岁、体重 70kg 以上儿童，40mg/d，视疗效可逐步增加至 100mg/d；成人，40mg/d，视疗效可逐步增加至 100mg/d。
超说明书用药 无
作用机制 阿托西汀是一种选择性去甲肾上腺素再摄取抑制剂，对 ADHD 患者有治疗作用。如何选择性抑制突触前肾上腺素影响 ADHD 的确切机制尚未确定。
药物参数 阿托西汀 Atomoxetine

剂量调整（肝功能不全）	Child-Pugh Class B：起始及维持剂量减少至正常剂量的50%；Child-Pugh Class C：起始及维持剂量减少至正常剂量的25%	吸收	F=63%（正常代谢者），F=94%（弱代谢者），食物不影响吸收
剂量调整（肾功能不全）	无需	分布	Vd=0.85L/kg，蛋白结合率98%
透析	不可透析	代谢	广泛的肝代谢，通过CYP2D6代谢为一个活性产物
妊娠期药品安全性等级	C级	排泄	经肾清除80%，粪便排泄17%，半衰期5.2~21.6h
哺乳期	权衡风险与获益	药物遗传学	CYP2D6弱代谢者，剂量与同时使用CYP2D6抑制剂相似
禁忌证	阿托西汀过敏、合用MAOI、闭角型青光眼、嗜铬细胞瘤	黑框警告	避免突然停药

用药安全 阿托西汀 Atomoxetine

后缀	大写字母提示	不要压碎	高度警惕	易混药名
无	AtoMOXetine	不要打开胶囊	无	atorvaSTATin

药物相互作用 阿托西汀 Atomoxetine

代表药物	相互作用机制	注意事项
CYP2D6抑制剂	增加阿托西汀浓度	大于6岁、体重70kg以下儿童：口服，0.5mg/(kg·d)，可以增加至1.2mg/(kg·d)；大于6岁、体重70kg以上儿童：40mg/d，最多可增至80mg/d
沙丁胺醇	增加心率	监测血压和心率
MAOI类	增加高血压危象风险（头痛、高热、高血压）	禁止合用

不良反应 阿托西汀 Atomoxetine

常见（＞10%）	少见（1%~10%）	罕见但严重（<1%）
腹痛、头痛、失眠、厌食、恶心、体重减轻、口腔干燥	激动、焦虑、影响生长和发育、痛经、勃起功能障碍、血压升高、皮疹、嗜睡、尿潴留、呕吐、体重减轻	运动障碍、躁狂、QT间期延长、精神错乱、癫痫发作、自杀倾向、突发心脏事件死亡、心动过速、肝毒性

疗效监测 改进 ADHD 的心理和行为症状。
毒性监测 监测血压和心率。注意临床恶化的迹象，自杀，或不寻常的行为改变；特别是在开始和治疗的前几个月或当剂量调整时。在儿科患者治疗初期，注意新发或恶化的攻击行为或敌意。
患者咨询要点 避免需要精神警觉性或协调活动。需要更频繁地监测儿童的身高体重的生长速度。报告新的或恶化的精神问题、胸痛、心悸、呼吸困难、或心律失常、心肌梗死、脑血管意外的症状或体征。
临床应用要点 小于 6 岁儿童未建立安全性和有效性，短期研究可能增加儿童或青少年自杀的风险。密切监测患者的自杀倾向（自杀想法和行为）、临床恶化或行为的异常变化。建议家人和护理人员密切观察并与医生沟通。

分类 HMG-CoA 还原酶抑制剂

制剂与规格 片剂:10mg, 20mg, 40mg 和 80mg

80mg 40mg 20mg   10mg

Pfizer 供图

FDA批准适应证及用法用量

1. 家族性高胆固醇血症:口服, 10~80mg, 一日 1 次, 并结合其他降脂治疗。

2. 高胆固醇血症, 原发性和混合性血脂异常:成人, 口服, 10~20mg, 一日 1 次, 视疗效可逐步增加至 80mg, 一日 1 次;儿童(10~17 岁男孩和月经初潮的女孩), 口服, 10mg, 一日 1 次, 视疗效可逐步增加至 20mg, 一日 1 次。

3. Ⅱ型糖尿病, 心血管系统疾病或多个冠心病的危险因素:口服, 10~20mg, 一日 1 次, 视疗效可逐步增加至 80mg, 一日 1 次。

超说明书用药

急性冠脉综合征:口服, 80mg, 一日 1 次。

作用机制 HMG-CoA 还原酶抑制剂竞争性抑制 HMG-CoA 甲羟戊酸转化, 是胆固醇合成的早期限速步骤。低密度脂蛋白受体代偿性增加, 可结合和清除循环中低密度脂蛋白胆固醇, 因极低密度脂蛋白胆固醇的产生减少或增加极低密度脂蛋白, 低密度脂蛋白胆固醇通过低密度脂蛋白受体分解代谢, 低密度脂蛋白胆固醇生产也可以减少。

药物参数 阿托伐他汀 Atorvastatin

剂量调整（肝功能不全）	避免用于活动性肝病患者, 难以解释的转氨酶持续升高患者	吸收	F=14%, 食物减慢吸收速率
剂量调整（肾功能不全）	无需	分布	Vd=381L, 蛋白结合率98%
透析	不可透析	代谢	通过羟基化反应和CYP3A4/5肝脏代谢
妊娠期药品安全性等级	X级	排泄	胆汁清除, 肾清除1%~2%, 半衰期7~14h
哺乳期	权衡风险与获益	药物遗传学	药效因LDL受体不同而改变
禁忌证	阿托伐他汀过敏, 孕妇、哺乳期患者	黑框警告	无

用药安全 阿托伐他汀 Atorvastatin

后缀	大写字母提示	不要压碎	高度警惕	易混药名
无	AtorvaSTATin	无	无	AtoMOXetine, lovastatin, nystatin, pravastatin, simvastatin

药物相互作用 阿托伐他汀 Atorvastatin

代表药物	相互作用机制	注意事项
阿利吉仑	增加阿利吉仑浓度及中毒风险	监测低血压
CYP3A4/5 抑制剂	肌病或横纹肌溶解症的风险增加	避免同时使用或监测肌病并测量CK水平;最大剂量20mg/d
CYP3A4/5 诱导剂	降低阿托伐他汀有效性	监测空腹血脂水平
氯吡格雷	降低其抗血小板水平	避免同时使用
环孢霉素, HIV蛋白酶抑制剂, 丙型肝炎蛋白酶抑制剂	增加了肌病或横纹肌溶解症的风险	避免同时使用

不良反应 阿托伐他汀 Atorvastatin

常见（>10%）	少见（1%~10%）	罕见但严重（<1%）
关节痛、腹泻、头痛	肝功能指标升高、消化不良、失眠、肌肉骨骼疼痛、肌痛、鼻咽炎、恶心、糖化血红蛋白升高	横纹肌溶解症、肌腱断裂

疗效监测 总胆固醇、低密度脂蛋白胆固醇和三酰甘油的水平;高密度脂蛋白胆固醇水平。

毒性监测 关注横纹肌溶解体征/症状(肌痛、尿色深、关节痛、疲劳)或肝毒性;开始治疗 12 周后, 肝功能指标应被控制在基线水平, 自此每 6 个月复查, 对肌肉疼痛和使用其他与肌病相关药物的患者, 应测量血清肌酸激酶。

患者咨询要点 如果发现怀孕, 应立即联系医生, 避免同时饮用酒、葡萄柚、葡萄柚果汁。阿托伐他汀并不代替改变生活方式(饮食, 运动)的胆固醇水平的降低。

临床应用要点 应在开始治疗或调整剂量后 6~8 周评估血脂水平。他汀类药物已被证明能增加糖尿病的风险。

A

分类 鼻用抗组胺制剂
制剂与规格 鼻喷雾制剂：137μg/揿

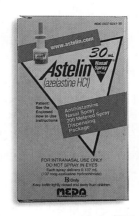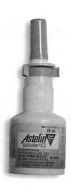

Meda 供图

FDA批准适应证及用法用量
    1. 常年性变应性鼻炎：每侧鼻孔2揿，一日2次。
    2. 季节性变应性鼻炎：每侧鼻孔1~2揿，一日2次。
    3. 血管舒缩性鼻炎：每侧鼻孔2揿，一日2次。
超说明书用药 无
作用机制 氮卓斯汀是一种选择性的H_1-受体拮抗剂，阻断组胺从细胞释放参与过敏反应。它也能抑制过敏反应介质（例如，白三烯等），并降低趋化嗜酸性粒细胞的活化。
药物参数 氮卓斯汀 Azelastine

剂量调整（肝功能不全）	无需	吸收	F=40%，经鼻给药
剂量调整（肾功能不全）	无需	分布	Vd=14.5L/kg，蛋白结合率78%~95%
透析	未知	代谢	90%通过CYP3A4/5、2D6、1A2、2C19代谢
妊娠期药品安全性等级	C级	排泄	75%经粪便排泄，半衰期22~25 h
哺乳期	权衡风险与获益	药物遗传学	未知
禁忌证	过敏	黑框警告	无

用药安全 氮卓斯汀 Azelastine

后缀	大写字母提示	不要压碎	高度警惕	易混药名
无	无	无	无	Astepro

药物相互作用 氮卓斯汀 Azelastine

代表药物	相互作用机制	注意事项
西咪替丁	抑制氮卓斯汀代谢	避免共同使用，或者监测氮卓斯汀的不良反应增加

不良反应 氮卓斯汀 Azelastine

常见（>10%）	少见（1%~10%）	罕见但严重（<1%）
苦味感、头痛、嗜睡	疲劳、鼻出血、咽炎、鼻炎、打喷嚏	

疗效监测 缓解鼻炎症状。
毒性监测 如果出现严重过敏反应，及时就医。
患者咨询要点 避免接触眼睛。有报道鼻腔给药引起嗜睡；指导患者避免饮酒，直到对镇静程度已知后，再进行如驾驶或操作机械等危险活动。
临床应用要点 也有滴眼液剂型可改善鼻炎的眼部症状。

分类 大环内酯类药物

制剂与规格 片剂:250mg, 500mg, 600mg;微球混悬液:2g/瓶;口服混悬散剂:100mg/5mL, 200mg/5mL, 1g/袋

250mg，Wockhardt 供图

500mg，Teva 供图

FDA批准适应证及用法用量

1.COPD 急性加重, 皮肤组织感染:口服, 500mg, 一日 1 次, 共 3 天, 或首日服用 500mg, 第 2~5 日 250mg, 一日 1 次。

2.细菌引起的鼻窦炎:成人, 口服, 500mg, 一日 1 次, 共 3 天;儿童, 口服, 每日 10mg/kg, 共 3 天, 或 2g, 顿服。

3.软下疳, 非淋菌性宫颈炎, 非淋菌性尿道炎:口服, 1000mg, 顿服。

4.社区获得性肺炎:口服, 500mg, 一日 1 次, 共 3 天, 或首日服用 500mg, 第 2~5 日 250mg, 一日 1 次;6 个月以上儿童, 片剂和速释混悬液, 首日 10mg/kg, 第 2~5 日 5mg/kg, 缓释混悬液, 口服, <34kg, 60mg/kg, 顿服, >34 kg, 2g, 顿服。

5.淋病性尿道炎或宫颈炎:口服, 2g, 顿服。

6.链球菌性咽炎:第一剂口服 500mg, 然后第 2~5 天, 每天口服 250mg, 一日 1 次。儿童, 口服, 每日 12mg/kg, 共 5 天。

超说明书用药

1.旅行者腹泻:成人, 口服, 1000mg, 给药 1 次, 或 500mg, 一日 1 次, 共 3 天;儿童:口服, 10mg/kg, 一日 1 次, 共 3 天。

2.细菌性心内膜炎, 预防:成人, 口服 500mg, 手术前 30~60 分钟服用;儿童, 15mg/kg, 手术前 30~60 分钟服用。

作用机制 阿奇霉素是一种大环内酯类抗生素, 对革兰阳性菌活性比红霉素略差, 但对卡他莫拉菌(布兰汉球菌属)、嗜血杆菌、军团菌、奈瑟菌属、博德特菌、支原体、沙眼衣原体作用更强。

药物参数 阿奇霉素 Azithromycin

剂量调整（肝功能不全）	无需	吸收	F=38%, 食物对吸收没有影响
剂量调整（肾功能不全）	无需	分布	疱液、支气管分泌物、宫颈、耳液、卵巢、痰、软组织
透析	不可透析	代谢	通过CYP3A4/5肝代谢
妊娠期药品安全性等级	B级	排泄	6%经肾清除, 半衰期68h
哺乳期	通常可以服用	药物遗传学	未知
禁忌证	对阿奇霉素、红霉素、或大环内酯、酮内酯类抗生素过敏	黑框警告	无

用药安全 阿奇霉素 Azithromycin

后缀	大写字母提示	不要压碎	高度警惕	易混药名
无	无	无	无	Azathioprine, erythromycin

药物相互作用 阿奇霉素 Azithromycin

代表药物	相互作用机制	注意事项
延长QT间期的药物及第Ⅲ类抗心律失常药物	增加心脏毒性	避免同时使用
他汀类药物	增加横纹肌溶解风险, 机制未知	谨慎同时使用
地高辛	地高辛在肠道内细菌代谢下降, 增加地高辛中毒	谨慎同时使用
麦角生物碱	通过抑制麦角代谢, 急性麦角中毒的风险增加	禁忌
奈非那韦	通过减少清除使阿奇霉素浓度增加	谨慎同时使用
华法林	通过抑制华法林代谢, 增加出血风险	监测INR

不良反应 阿奇霉素 Azithromycin

常见（>10%）	少见（1%~10%）	罕见但严重（<1%）
腹泻、恶心、呕吐	头痛、肝功能指标升高、呕吐	Stevens-Johnson综合征、胸痛、严重过敏、重症肌无力危象、QT间期延长

疗效监测 感染症状的改善。

毒性监测 如果出现胸痛、起疱皮疹或极度疲劳, 及时就医。

患者咨询要点 按疗程服用。避免混悬液与食物或饮料同服, 但可以考虑服药之后进食。症状应在 2~3 天改善;如果症状恶化, 及时就医。空腹服用缓释混悬液。避免同时使用铝或含镁的抗酸剂。

临床应用要点 存在严重的肾、肝或心脏疾病需谨慎应用。缓释片剂儿科应用局限于社区获得性肺炎。儿童最大剂量是 500mg。连续口服 5 天阿奇霉素治疗会使心血管死亡绝对风险小幅增加。

分类 中枢性骨骼肌松弛药
制剂与规格 片剂：10mg, 20mg

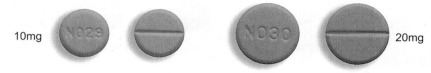

10mg　　　　　　　　　　　　　　　　　　20mg

Northstar Rx 供图

FDA批准适应证及用法用量
　　痉挛状态：口服，5mg，一日 3 次，可从 15mg/d 增加至最大剂量 80mg/d，分 3~4 次服用。
超说明书用药 顽固性打嗝：口服，5 mg，一日 2 次，增加至 15~45mg/d，分 3 次服用。
作用机制 巴氯芬在脊髓水平抑制单突触和多突触反射，可能是通过传入神经末梢发生超极化，其临床效果也可能因在脊髓神经末梢的作用。巴氯芬是 γ- 氨基丁酸(GABA)的类似物，但尚无明确证据表明 GABA 系统参与临床疗效的产生。
药物参数 巴氯芬 Baclofen

剂量调整（肝功能不全）	无需	吸收	F=100%，食物对吸收没有影响
剂量调整（肾功能不全）	肾功能不全患者，监测毒性；必要时减量	分布	Vd=59.1L，蛋白结合率30%
透析	是	代谢	肝代谢较少
妊娠期药品安全性等级	C级	排泄	60%~80%经肾清除，半衰期3~7h
哺乳期	权衡风险与获益	药物遗传学	未知
禁忌证	过敏	黑框警告	鞘内注射避免突然停药

用药安全 巴氯芬 Baclofen

后缀	大写字母提示	不要压碎	高度警惕	易混药名
无	无	无	鞘内注射	Bactroban

药物相互作用 未知
不良反应 巴氯芬 Baclofen

常见（>10%）	少见（1%~10%）	罕见但严重（<1%）
恶心、乏力、头晕、嗜睡	便秘、疲劳	

疗效监测 肌肉痉挛，肢体被动活动减少，疼痛缓解。
毒性监测 如果出现严重的混乱、头晕、镇静或再次出现痉挛，应及时就医。
患者咨询要点 因为有镇静的可能性，应该提醒患者，在同时服用巴氯芬时，应注意避免机动车辆或危险机械的操作。巴氯芬对中枢神经系统的影响可能与乙醇及其他中枢神经系统药物抑制剂叠加。
临床应用要点 巴氯芬鞘内植入式泵治疗适用于有痉挛的患者。接受鞘内注射的患者 100% 会发生便秘，突然停用(有意或无意)通常是致命的。

分类　ACEI, 抗高血压药
制剂与规格　片剂：5 mg, 10 mg, 20 mg, 40 mg

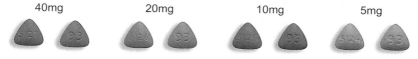

40mg　　20mg　　10mg　　5mg

Teva 供图

FDA批准适应证及用法用量
高血压：成人，口服，10mg，一日 1 次，可以增加至每日 20~40mg（最大 80mg/d）；6 岁以上儿童，口服，0.2mg/kg［最大剂量 0.6 mg/(kg·d) 或 40 mg/d］，一日 1 次。

超说明书用药
1. 糖尿病性肾病：口服，10mg，一日 1 次。
2. 慢性充血性心力衰竭：口服，5~40mg，一日 1 次。
3. 肾脏疾病：口服，10mg，一日 1 次。

作用机制
贝那普利是一种竞争性的血管紧张素转换酶抑制剂。使血浆醛固酮水平下降，导致钠潴留减少，增强血管舒张激肽系统，并且可以改变前列腺素代谢，抑制交感神经系统，抑制组织肾素 - 血管紧张素系统。

药物参数　贝那普利 Benazepril

剂量调整（肝功能不全）	无需	吸收	F=37%，食物对吸收没有影响
剂量调整（肾功能不全）	CrCl<30mL/min，起始剂量每日 5mg，视疗效可逐渐增加至最大剂量40mg/d	分布	Vd=8.7L，蛋白结合率97%
透析	不可透析	代谢	广泛的肝代谢活性代谢产物（贝那普利拉）
妊娠期药品安全性等级	D级	排泄	肾脏清除率33%，胆汁12%，半衰期0.6h（原型药物），22h（贝那普利拉）
哺乳期	权衡风险与获益	药物遗传学	未知
禁忌证	过敏、血管性水肿史、无尿、同时使用阿利吉仑的糖尿病患者	黑框警告	妊娠

用药安全　贝那普利 Benazepril

后缀	大写字母提示	不要压碎	高度警惕	易混药名
无	无	无	无	Benadryl

药物相互作用　贝那普利 Benazepril

代表药物	相互作用机制	注意事项
保钾利尿剂	低血压、高钾血症的风险增加	避免同时使用，或监测血压和血钾水平
血管紧张素 II 受体拮抗剂	低血压、高钾血症、肾毒性的风险增加	避免同时使用，或监测血压、血肌酐和血钾水平
钾补充剂、钾盐	增加高血钾、心律不齐风险	避免同时使用，或监测血钾水平
NSAID类	贝那普利的降压和利尿作用降低，肾毒性的风险增加	避免同时使用，或监测血压和血肌酐水平
硫唑嘌呤	增加骨髓抑制风险	避免同时使用，或监测贫血或白细胞
利尿剂	因低血容量，增加体位性低血压的风险	监测血压，坐位到立位需动作缓慢

不良反应　贝那普利 Benazepril

常见（>10%）	少见（1%~10%）	罕见但严重（<1%）
	腹泻、头晕、咳嗽、疲劳、头痛、高钾血症、恶心、呕吐、心动过速、肾毒性、皮疹	血管性水肿、出生缺陷、肝衰竭

疗效监测　降低血压。
毒性监测　关注血管性水肿的症状 / 体征（面部、眼睛、嘴唇、舌头或咽喉肿胀），重度持续性咳嗽，低血压；开始治疗和治疗中定期监测电解质、血肌酐、尿素氮、尿蛋白。
患者咨询要点　避免妊娠。必须在医生的监督下使用钾补充剂或钾盐。可能引起头晕，更严重者可脱水。
临床应用要点　体液不足的患者服用贝那普利初始剂量后须观察至少 2 小时。

B

分类　ACEI/ 噻嗪类复合制剂

制剂与规格　片剂：贝那普利／氢氯噻嗪 5mg/6.25mg, 10mg/12.5mg, 20mg/12.5mg, 20mg/25mg

20mg/25mg　　　　　　　　20mg/12.5mg　　　　　　　10mg/12.5mg

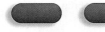

Sandoz 供图

FDA批准适应证及用法用量

　　高血压：口服, 10~20mg 贝那普利 /12.5~25mg 氢氯噻嗪, 一日 1 次。

超说明书用药　无

作用机制　贝那普利是一个竞争性的血管紧张素转换酶抑制剂。噻嗪类干扰钠和氯离子在肾皮质稀释段的重吸收增加其排泄；有轻度利尿作用。

药物参数　贝那普利 /氢氯噻嗪 Benazepril/ hydrochlorothiazide

剂量调整（肝功能不全）	谨慎使用	**吸收**	贝那普利F=37%, 氢氯噻嗪F=50%~80%, 食物对吸收没有影响
剂量调整（肾功能不全）	如果CrCl<30mL/min, 不推荐使用	**分布**	贝那普利蛋白结合率97%, 氢氯噻嗪蛋白结合率68%
透析	不可透析	**代谢**	贝那普利广泛的肝代谢活性代谢产物(贝那普利拉), 氢氯噻嗪不代谢
妊娠期药品安全性等级	D级	**排泄**	贝那普利肾清除率是33%, 半衰期为0.6h(母体药物)和22h(贝那普利拉)；氢氯噻嗪以50%~70%原型从尿中清除, 半衰期10~12h(心力衰竭或肾病患者延长)
哺乳期	权衡风险与获益	**药物遗传学**	未知
禁忌证	过敏、血管性水肿史、无尿、同时使用阿利吉仑的糖尿病患者	**黑框警告**	妊娠

用药安全　贝那普利 /氢氯噻嗪 Benazepril/ hydrochlorothiazide

后缀	大写字母提示	不要压碎	高度警惕	易混药名
Lotensin HCT	无	无	无	Lotrisone, Lotensin

药物相互作用　贝那普利 /氢氯噻嗪 Benazepril/ hydrochlorothiazide

代表药物	相互作用机制	注意事项
抗心律失常药、地高辛	室性心律失常的风险增加(尖端扭转型室速)导致低钾血症, 低镁血症	监测血清钾和镁的水平；补充电解质
抗糖尿病药	增加低血糖风险	监测血糖水平
血管紧张素Ⅱ受体拮抗剂	低血压、高钾血症、肾毒性的风险增加	避免同时使用, 或监测血压、血肌酐和血钾水平
钙补充剂	增加高血钙风险	避免同时使用, 或监测血钙水平
卡马西平	增加低血钠风险	避免同时使用, 或监测血钠水平
依普利酮	增加高血钾风险	避免同时使用, 或监测血钾水平
NSAID	增加肾毒性的风险	避免同时使用, 或监测血压和血肌酐水平
钾补充剂、盐	增加高血钾、心律不齐风险	避免同时使用, 或监测血钾水平
保钾利尿剂	增加低血压、高钾血症的风险	避免同时使用, 或监测血压和血钾水平

不良反应　贝那普利 /氢氯噻嗪 Benazepril/ hydrochlorothiazide

常见（>10%）	少见（1%~10%）	罕见但严重（<1%）
	背痛、咳嗽、头晕、疲劳、头痛、低血压、高钾血症、乏力、恶心、肾毒性、体位性低血压	血管性水肿、出生缺陷、肝衰竭

疗效监测　降低血压。

毒性监测　关注血管性水肿的症状或体征(面部、眼睛、嘴唇、舌头或咽喉肿胀), 重度持续性咳嗽, 低血压；开始治疗和治疗中定期监测电解质、血肌酐、尿素氮、尿蛋白。

患者咨询要点　避免妊娠, 避免突然停药, 高血压可出现反弹。必须在医生的监督下使用钾补充剂或钾盐。可能引起头晕, 若出现脱水, 情况可能恶化。

临床应用要点　儿科患者安全性及有效性没有建立。体液不足的患者服用初始剂量后须观察至少 2 小时。

分类 止咳药

制剂与规格 软胶囊：100mg，150mg，200mg

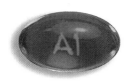

100mg，Amneal 供图

FDA批准适应证及用法用量

咳嗽：口服，100~200mg，一日 3 次，必要时服用，最大剂量600mg/d。

超说明书用药

气管插管术引起的呃逆：口服，100mg1 次，4 小时可再次服药。

作用机制 苯佐那酯具有局部麻醉作用，抑制呼吸道、肺和胸膜牵张感受器，从而阻断咳嗽反射的传入冲动，产生镇咳作用。

药物参数 苯佐那酯 Benzonatate

剂量调整（肝功能不全）	无需	吸收	未知
剂量调整（肾功能不全）	无需	分布	未知
透析	不可透析	代谢	未知
妊娠期药品安全性等级	C级	排泄	未知
哺乳期	权衡风险与获益	药物遗传学	未知
禁忌证	过敏	黑框警告	无

用药安全 苯佐那酯 Benzonatate

后缀	大写字母提示	不要压碎	高度警惕	易混药名
无	无	无	无	无

药物相互作用 苯佐那酯 Benzonatate 未知

不良反应 苯佐那酯 Benzonatate

常见（>10%）	少见（1%~10%）	罕见但严重（<1%）
胶囊破碎或者经咀嚼导致口咽部麻痹	头晕、头痛、镇静、嗜睡、异常行为（精神错乱、视幻觉）	严重过敏反应

疗效监测 咳嗽缓解。

毒性监测 如果出现皮疹、荨麻疹、瘙痒、呼吸或吞咽困难、混乱行为、幻觉，及时就医。

患者咨询要点 不要咀嚼胶囊或使胶囊在嘴里融化，否则会导致口咽部麻痹。2 岁以下儿童意外吞入 1~2 粒胶囊可导致致命后果。药品的外观（圆形光滑充液胶囊）可能对儿童有吸引力，所以应特别注意远离儿童存放。

临床应用要点 苯佐那酯 1958 年被 FDA 批准上市。该药只有很少的药理学和药代动力学数据。不要打翻药瓶，寻找散落的胶囊很费时。

B

分类 抗震颤麻痹药, 抗胆碱药

制剂与规格 片剂:0.5mg, 1mg, 2mg

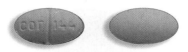

1mg，Core Pharma 供图

FDA批准适应证及用法用量

1. 锥体外系疾病, 药物引起的运动障碍:成人, 口服, 1~4mg, 每日 1 次或 2 次;3 岁及以上儿童, 1~2mg/(kg·d)

2. 帕金森症:口服, 1~2mg/d, 可以增加至口服剂量范围 0.5~6mg/d。

超说明书用药 无

作用机制 甲磺酸苯扎托品具有抗胆碱能和抗组胺作用。可抑制多巴胺的再摄取和储存。

药物参数 苯扎托品 Benztropine

剂量调整（肝功能不全）	无需	吸收	F=29%
剂量调整（肾功能不全）	无需	分布	蛋白结合率未知
透析	不可透析	代谢	未知
妊娠期药品安全性等级	B级	排泄	未知
哺乳期	权衡风险与获益	药物遗传学	未知
禁忌证	对甲磺酸苯扎托品过敏, 3岁以下儿童	黑框警告	无

用药安全 苯扎托品 Benztropine

后缀	大写字母提示	不要压碎	高度警惕	易混药名
无	无	无	无	Bromocriptine

药物相互作用 苯扎托品 Benztropine

代表药物	相互作用机制	注意事项
金刚烷胺	增加中枢神经系统毒性(混乱、幻觉)	监测毒性反应
吩噻嗪类	降低吩噻嗪类浓度, 提高抗胆碱作用	监测药效
氟哌啶醇	过度抗胆碱作用	监测毒性反应

不良反应 苯扎托品 Benztropine

常见（>10%）	少见（1%~10%）	罕见但严重（<1%）
	视力模糊、混乱、便秘、定向力障碍、排尿困难、瞳孔散大、恶心、尿潴留、口干	药物性精神病、无汗、中暑、体温升高、心动过速、视幻觉

疗效监测 锥体外系的运动、僵直、震颤、步态障碍减轻。

毒性监测 监测抗胆碱作用包括口干、便秘。

患者咨询要点 药物可能影响体温调节。建议患者谨慎进行导致人体核心温度增加的活动, 如剧烈运动、暴露于极热环境或脱水。患者应避免进行需要精神警觉或协调的活动直到药物效果的明确。指导患者报告突发性肌肉无力或僵直及迟发性运动障碍的症状 / 体征(舌震颤、面部做鬼脸 / 抽搐、肢体随意运动)。患者服用药物期间不应饮酒。

临床应用要点 苯扎托品用于帕金森病比金刚烷胺可能有更多的不良反应。

分类 前列腺素, 青光眼药, 睫毛增长药

制剂与规格 滴眼液:0.01%, 0.03%

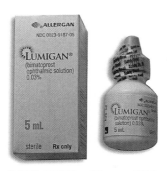

0.03% 滴眼液，Allergan 供图

FDA批准适应证及用法用量

1. 高眼压、开角型青光眼:每日晚间 1 滴, 滴于患处眼部。

2. 睫毛稀少:夜间将 1 滴用于清洁上眼睑缘睫毛底部, 用无菌棉棒吸干多余药液, 再用一根新的无菌棉棒在对侧眼睑重复, 不适用于下眼睑。

超说明书用药 无

作用机制 贝美前列素是一种人工合成的前列腺素类似物。贝美前列素通过增加房水经小梁网和葡萄膜巩膜外流, 降低眼内压。在睫毛生长作用上, 贝美前列素的确切作用机制是未知的。

药物参数 贝美前列素 Bimatoprost

剂量调整（肝功能不全）	无需	吸收	通过滴眼引起的全身吸收非常少
剂量调整（肾功能不全）	无需	分布	全身吸收后，蛋白结合率88%
透析	不可透析	代谢	肝代谢，程度未知
妊娠期药品安全性等级	C级	排泄	肾清除率是67%，半衰期为45min
哺乳期	权衡风险与获益	药物遗传学	未知
禁忌证	过敏	黑框警告	无

用药安全 贝美前列素 Bimatoprost

后缀	大写字母提示	不要压碎	高度警惕	易混药名
无	无	无	无	无

药物相互作用 贝美前列素 Bimatoprost

代表药物	相互作用机制	注意事项
拉坦前列素	增加眼内压	避免同时使用

不良反应 贝美前列素 Bimatoprost

常见（>10%）	少见（1%~10%）	罕见但严重（<1%）
眼睑、睫毛及眼周皮肤用药部位色素改变、毛发生长异常、眼睑红斑、眼干、眼刺激性	结膜充血	视网膜黄斑水肿、细菌性角膜炎

疗效监测 降低眼压。促进睫毛生长, 从而改善生活品质。

毒性监测 如果眼部刺激症状严重, 应及时就医。

患者咨询要点 使用药物之前, 洗手并取出隐形眼镜。使用卢美根时, 躺下或倾斜头部。用示指把眼睑下拉形成袋状部分。用另一只手将滴管接近眼, 滴正确滴数药液于下眼睑与眼球之间袋状部分。轻轻地闭上眼睛。用示指压住内眼角 1 分钟, 不冲洗或擦拭滴管, 不让滴管碰任何东西(包括眼睛)。盖好瓶盖。与其他滴眼液间隔 5 分钟使用。使用拉提斯时, 应先洗脸卸妆。如果溶液进入眼睛不要冲洗眼睛, 不要重复使用提供的无菌点眼器, 不要使用非提供的刷子 / 点眼器, 用于第二只眼应更换新的点眼器, 不要用于下眼睑, 15 分钟后重新戴上隐形眼镜。

临床应用要点 有与本品使用或拉提斯泄漏进入眼睛相关的永久性增加的虹膜色素沉着风险。拉提斯使上睫毛的增长长度、厚度和颜色不是永久性的, 停止使用贝美前列素后, 将回到用药之前的情况。

分类 心脏选择性的 β- 肾上腺受体拮抗剂
制剂与规格 片剂：2.5mg，5mg，10mg

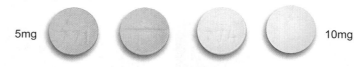

5mg 　　　　　　　　　　　　　　　　　10mg

Sandoz 供图

FDA批准适应证及用法用量
　　高血压：口服，2.5~5mg，一日 1 次，视疗效可逐步增加至20mg，一日 1 次。
超说明书用药
　　1. 心绞痛：口服，5~20mg，一日 1 次。
　　2. CHF：口服，1.25~10mg，一日 1 次。
作用机制 比索洛尔是一种选择性 β- 肾上腺素能受体拮抗剂，减少室上性心动过速的房室结传导和儿茶酚胺诱导的心律失常。降压的机制是未知的，但归纳原因可能是中枢神经系统的机制，血浆肾素活性阻断、心肌收缩力和心输出量下降。

药物参数 比索洛尔 Bisoprolol

剂量调整（肝功能不全）	起始口服日剂量2.5mg，可逐渐增加至最大口服日剂量10mg	**吸收**	F=80%，食物对吸收没有影响
剂量调整（肾功能不全）	起始口服日剂量2.5mg，可逐渐增加至最大口服日剂量10mg	**分布**	蛋白结合率30%，分布于细胞外液和肾脏
透析	不可透析	**代谢**	广泛通过CYP3A4/5肝脏代谢
妊娠期药品安全性等级	C级	**排泄**	原型50%肾脏清除，半衰期为9~12h
哺乳期	权衡风险与获益	**药物遗传学**	未知
禁忌证	过敏、严重窦性心动过缓、2或3度传导阻滞、明显的心力衰竭、心源性休克	**黑框警告**	无

用药安全 比索洛尔 Bisoprolol

后缀	大写字母提示	不要压碎	高度警惕	易混药名
无	无	无	无	DiaBeta, Zetia

药物相互作用 比索洛尔 Bisoprolol

代表药物	相互作用机制	注意事项
CYP3A4/5诱导剂	增加代谢和降低比索洛尔效果	监测并考虑增加比索洛尔剂量
CYP3A4/5抑制剂	减少代谢和增加比索洛尔毒性	监测并考虑减少比索洛尔剂量
NSAID	比索洛尔降压效果下降	避免同时使用，有必要同时使用时监测血压
降血糖药物	降低血糖控制	监测空腹血糖
钙通道阻滞剂、胺碘酮、决奈达隆	增加低血压和(或)心动过缓风险	避免同时使用
可乐定	可乐定戒断反应加强	与β-受体阻滞剂同时使用时避免可乐定突然停药
地高辛	房室传导阻滞的风险增加	监测心率、心电图、地高辛血药浓度
α-受体阻滞剂、ACEI、芬太尼	低血压的风险增加	监测血压

不良反应 比索洛尔 Bisoprolol

常见（＞10%）	少见（1%~10%）	罕见但严重（<1%）
缓慢性心律失常、四肢冰冷、头晕、疲劳、低血压	厌食症、支气管痉挛、呼吸困难、腹泻、头痛、抑郁、血糖升高、高尿酸血症、低钾血症、低钠血症、体位性低血压、皮疹、恶心、嗜睡、性功能减退、呕吐	慢性心力衰竭

疗效监测 降血压。
毒性监测 监测心力衰竭的体征或症状、心率减慢、心电图。治疗起始和治疗中定期监测血清和尿液电解质、肾功能、尿酸和空腹血糖。
患者咨询要点 指导患者报告呼吸困难、低血压、心力衰竭的症状或体征。可能引起头晕；避免饮酒和服用中枢神经系统抑制剂或从事需要警觉的活动。缓慢起身，药物可引起体位性低血压。避免突然停药，可能引起反弹性高血压。建议避免同时服用非甾体类抗炎药。
临床应用要点 儿童安全性未建立。

分类 肾上腺素受体激动剂;抗青光眼药
制剂与规格 滴眼液:0.1%, 0.15%, 0.2%

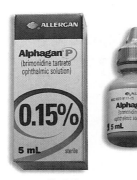

0.15% 滴眼液，Allergan 供图

FDA批准适应证及用法用量
1.高眼压:1滴用于患眼，每8小时1次，以治疗需要选择浓度。
2.开角型青光眼:1滴用于患眼，每8小时1次，以治疗需要选择浓度。
超说明书用药
晶状体后囊膜切开术:手术前1小时,0.2%药液1滴用于手术眼,手术后立即使用1滴于手术眼。
作用机制 溴莫尼定是一种相对选择性 α-肾上腺素能激动剂,可以减少房水的生成及增加葡萄膜巩膜外流。主要用于降低开角型青光眼和高眼压患者的眼内高压。

药物参数 溴莫尼定 Brimonidine

剂量调整（肝功能不全）	无需	吸收	眼部给药后全身吸收很少
剂量调整（肾功能不全）	无需	分布	溴莫尼定有效渗透进入房水
透析	不可透析	代谢	24%经酶(不详)代谢
妊娠期药品安全性等级	B级	排泄	74%经肾脏清除，半衰期为3h
哺乳期	权衡风险与获益	药物遗传学	未知
禁忌证	对溴莫尼定过敏、同时使用MAOI、年龄小于2岁	黑框警告	无

用药安全 溴莫尼定 Brimonidine

后缀	大写字母提示	不要压碎	高度警惕	易混药名
无	无	无	无	Bromocriptine

药物相互作用 溴莫尼定 Brimonidine

代表药物	相互作用机制	注意事项
MAOI类	增加中枢抑制作用	避免同时使用

不良反应 溴莫尼定 Brimonidine

常见（>10%）	少见（1%~10%）	罕见但严重（<1%）
过敏性结膜炎、结膜脱色	眼部烧灼感、高血压、口干、嗜睡、过敏反应、视觉障碍	昏厥、心律失常

疗效监测 降低眼压。
毒性监测 如果发生昏厥或严重眼部刺激症状,应及时就医。
患者咨询要点 用药物之前洗手,取下隐形眼镜,给药时,躺下或倾斜头部,用示指牵拉下眼睑形成一个袋状部分。另一只手拿滴管接近眼。向下眼睑与眼球之间的袋状部分滴正确数量药液。慢慢闭上眼睛。用示指压住内眼角1分钟,不能冲洗或擦拭滴管,也不可触碰包括眼睛在内的任何东西。把瓶盖盖好。
临床应用要点 该药物与其他的同类产品比较,在治疗慢性高眼压或青光眼已经没有特殊优势。

分类 吸入皮质激素

制剂与规格 吸入混悬剂:0.25mg/2mL, 0.5mg/2mL, lmg/2mL;定量吸入器(MDI):90μg/ 吸, 180μg/ 吸

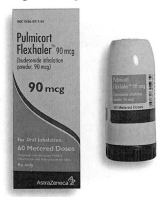

AstraZeneca 供图

FDA批准适应证及用法用量

哮喘:1~8 岁儿童未进行吸入皮质激素治疗者, 分 1~2 次雾化吸入 0.5mg, 1~8 岁儿童已进行吸入皮质激素治疗者, 雾化吸入 0.5mg, 一日 1~2 次, 可增加至最大剂量 1mg/d, 8 岁以上儿童或成人, 使用 MDI, 180~360μg, 一日 2 次, 最大剂量 720μg, 一日 2 次。

超说明书用药 无

作用机制 布地奈德是一种有抗炎作用的强效糖皮质激素, 盐皮质激素活性弱。它具有广泛的活性, 抑制涉及多种细胞类型的过敏和非过敏 / 刺激介导的炎症。

药物参数 布地奈德 Budesonide

剂量调整（肝功能不全）	无需	吸收	F=6%
剂量调整（肾功能不全）	无需	分布	蛋白结合率85%~90%, Vd = 3L/kg
透析	不可透析	代谢	广泛的肝脏代谢, 主要通过CYP3A4/5
妊娠期药品安全性等级	C级	排泄	60%经肾脏清除, 15%~29%经粪便排泄, 半衰期为2~3h
哺乳期	权衡风险与获益	药物遗传学	未知
禁忌证	对布地奈德过敏、哮喘持续状态或其他哮喘急性发作的初始治疗	黑框警告	无

用药安全 布地奈德 Budesonide

后缀	大写字母提示	不要压碎	高度警惕	易混药名
无	无	无	无	无

药物相互作用 布地奈德 Budesonide

代表药物	相互作用机制	注意事项
唑类抗真菌药、大环内酯类	增加布地奈德浓度	避免长期与布地奈德同时使用

不良反应 布地奈德 Budesonide

常见（＞10%）	少见（1%~10%）	罕见但严重（<1%）
上呼吸道感染	咳嗽、腹泻、头痛、恶心、发声困难、口腔念珠菌病、喉部刺激	白内障、影响身高生长、骨密度降低

疗效监测 监测肺功能。哮喘症状改善(症状、急性发作次数、夜间醒来、需要使用沙丁胺醇次数)。

毒性监测 长时间的治疗, 注意患儿的生长速度。

患者咨询要点 指导患者使用正确的吸入操作。打开整瓶吸入溶液后立即使用, 避免污染;喷雾器使用超过 5~15 分钟, 应戴口罩或面罩。给药后, 用清水漱口并吐出, 然后洗脸, 尽量减少口腔念珠菌病的风险。药品分装在 5 个带密封盖的小塑料容器中, 每个容器装一个剂量。药瓶放在一个密封的铝箔袋中。未使用时储存在此铝箔袋里。一旦铝箔袋打开, 药物可保存 2 周。

临床应用要点 该药不用于哮喘急性发作。普米克令舒只用于儿童;MDI 剂型可用于年龄较大的儿童和成人;也可在直肠和鼻部给药, MDI 可联合福莫特罗。片剂和胶囊可用于克罗恩病的治疗。

分类 吸入皮质激素 / 支气管扩张剂

制剂与规格 MDI：(布地奈德 / 福莫特罗)80μg/4.5μg/ 吸、160μg/4.5μg/ 吸

FDA批准适应证及用法用量

1. 哮喘：5~11 岁儿童，80μg/4.5μg，每次 2 吸，一日 2 次，12 岁以上儿童或成人，80μg/4.5μg，每次 2 吸，一日 2 次，视疗效可逐步增加至 160μg/4.5μg，每次 2 吸，一日 2 次。

2. COPD：160μg/4.5μg，每次 2 吸，一日 2 次。

超说明书用药 无

作用机制 布地奈德是一种有抗炎作用的强效糖皮质激素，盐皮质激素活性弱。它具有广泛的活性，抑制涉及多种细胞类型的过敏和非过敏 / 刺激介导的炎症。福莫特罗是一种长效的选择性 β₂- 受体激动剂，产生支气管扩张作用。

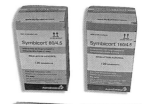

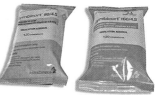

80μg/4.5μg   160μg/4.5μg
AstraZeneca 供图

药物参数 布地奈德 / 福莫特罗 Budesonide/Formoterol

剂量调整（肝功能不全）	无需	吸收	布地奈德F=39%，福莫特罗吸入剂不详
剂量调整（肾功能不全）	无需	分布	蛋白结合率85%~90%（布地奈德），31%~64%（福莫特罗）
透析	不可透析	代谢	广泛的肝脏代谢
妊娠期药品安全性等级	C级	排泄	60%肾脏清除，半衰期为2~3h（布地奈德）；1%~28%肾脏清除，半衰期为10h（福莫特罗）
哺乳期	权衡风险与获益	药物遗传学	未知
禁忌证	对布地奈德或福莫特罗过敏、哮喘持续状态或其他哮喘急性发作或COPD的初始治疗	黑框警告	哮喘死亡；患儿，住院的风险增加

用药安全 布地奈德 / 福莫特罗 Budesonide/Formoterol

后缀	大写字母提示	不要压碎	高度警惕	易混药名
无	无	无	无	无

药物相互作用 布地奈德 / 福莫特罗 Budesonide/Formoterol

代表药物	相互作用机制	注意事项
短效的拟交感神经药	可能会增强福莫特罗的效果	避免同时使用
β-受体阻滞剂	可能会减弱福莫特罗的效果，导致支气管痉挛	COPD患者避免使用非选择性β-受体阻滞剂。如果临床需要用心脏选择性β-受体阻滞剂，监测肺功能
MAOI和三环类抗抑郁药	可能会增强福莫特罗对心血管系统的影响	考虑换药或替代疗法
唑类抗真菌药、大环内酯类	增加布地奈德浓度	避免长期与布地奈德共同使用

不良反应 布地奈德 / 福莫特罗 Budesonide/Formoterol

常见（>10%）	少见（1%~10%）		罕见但严重（<1%）
上呼吸道感染	咳嗽、骨密度降低、发声困难、头痛、震颤、鼻咽炎、神经过敏、口咽念珠菌病、咽喉疼痛		哮喘相关死亡、支气管痉挛、低钾血症、心律失常

疗效监测 监测肺功能。哮喘症状改善(症状、急性发作次数，夜间醒来需要应急使用沙丁胺醇次数)。

毒性监测 长时间的治疗，注意患儿的生长速度。如果发生反常的支气管痉挛，使用替代治疗或寻求紧急治疗。

患者咨询要点 指导患者正确的吸入操作。如果处方量大于 1 吸，第一吸后等 1 分钟，再进行下一吸。给药后，用清水漱口并吐出，然后洗脸，尽量减少口腔念珠菌病的风险。至少每周 1 次洗吸嘴部分并自然晾干。

临床应用要点 长效 β- 受体激动剂(LABA)增加哮喘相关死亡的风险。布地奈德 / 福莫特罗是长期控制哮喘的药物，应只用于不能充分控制症状的患者，不用于哮喘急性发作。LABA 可能会增加患哮喘的儿童和青少年患者住院的风险。

分类 阿片受体部分激动剂和拮抗剂的复方制剂, C-III

制剂与规格 舌下含片：(丁丙诺啡 / 纳洛酮)2mg/0.5mg, 8mg/2mg；舌下片：(丁丙诺啡 / 纳洛酮)2mg/0.5mg, 8mg/2mg

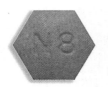 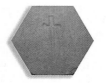

8mg/2mg，Reckitt Benckiser 供图

FDA批准适应证及用法用量

用于阿片类成瘾：成人和大于 16 岁儿童：舌下给药, 12~16mg(以丁丙诺啡计), 每日 1 次, 根据效果调整剂量典型剂量范围 4~24mg/d。

超说明书用药 无

作用机制 丁丙诺啡是 μ- 阿片受体部分激动剂和 κ- 阿片受体拮抗剂。纳洛酮是 μ- 阿片受体拮抗剂, 非肠道注射给药引起阿片戒断, 在该制剂中减少滥用的风险。

药物参数 丁丙诺啡 / 纳洛酮 Buprenorphine/Naloxone

剂量调整（肝功能不全）	谨慎使用	吸收	F=15%(丁丙诺啡), F=3%(纳洛酮)
剂量调整（肾功能不全）	无需	分布	Vd = 97~187L(丁丙诺啡)
透析	未知	代谢	丁丙诺啡肝脏代谢主要通过CYP3A4/5；纳洛酮：肝脏代谢主要通过葡萄苷酸化
妊娠期药品安全性等级	C级	排泄	30%经肾脏清除, 半衰期为33h(丁丙诺啡), 半衰期为6h(纳洛酮)
哺乳期	避免	药物遗传学	未知
禁忌证	过敏	黑框警告	无

用药安全 丁丙诺啡 / 纳洛酮 Buprenorphine/Naloxone

后缀	大写字母提示	不要压碎	高度警惕	易混药名
无	无	无	是, 需要用药指导	无

药物相互作用 丁丙诺啡 / 纳洛酮 Buprenorphine/Naloxone

代表药物	相互作用机制	注意事项
巴比妥类、苯二氮䓬类、中枢肌肉松弛剂、阿片类、吩噻嗪类	增加CNS抑制作用	监测并考虑调整剂量
阿片受体激动剂/拮抗剂、阿片受体拮抗剂	增加戒断症状	避免与阿片类药物共同作用

不良反应 丁丙诺啡 / 纳洛酮 Buprenorphine/Naloxone

常见（>10%）	少见（1%~10%）	罕见但严重（<1%）
血管舒张、出汗、头痛、失眠、便秘、胃肠道不适、戒断、头晕	呼吸困难、呼吸抑制、舌痛	Stevens-Johnson综合征、生理依赖性、耐受性、肝功能指标升高、癫痫发作

疗效监测 尿液药物筛选, 违禁药物测试呈阴性。与毒品成瘾相关的体征和症状缓解。

毒性监测 监测严重的皮疹, 嗜睡, 呼吸减弱, 严重便秘。

患者咨询要点 使用大便软化剂和(或)轻泻剂防止便秘。可能导致嗜睡；避免驾驶或其他需要协调性的工作。避免饮酒和使用其他中枢神经系统抑制剂。不要压碎或吞下舌下片。把药片放在舌下直到溶化。如果你需要 1 次服用 2 片或更多舌下片, 把药片一起放在舌下。如果这使你不舒服, 可 1 次 2 片放在舌下并重复这个过程, 直到服用所有的药片。如果您使用的是舌下含片, 把含片放在舌下直至溶化。如果你需要一个额外的含片, 把新含片放在第 1 次使用的含片的反面。不要咀嚼、吞下或放在舌下后再移动含片。

临床应用要点 服用阿片类药物会导致戒断症状。丁丙诺啡的阿片受体激动剂的性能是有限的, 在高剂量下发生天花板效应。舌下含片和普通片剂的强度是不可互换的。舌下含片药效的释放是不成线性的。例如, 一个 8mg 的舌下含片不相当于 4 个 2mg 的舌下含片。不要用多个小剂量舌下含片代替较大剂量。

分类 单环类抗抑郁药

制剂与规格 片剂(速释片):75mg, 100mg；片剂(12 小时缓释片):100mg, 150mg, 200mg；片剂(24 小时延长缓释片):150mg, 300mg, 450mg；片剂(氢溴酸, 24 小时延长缓释片):174mg, 348mg, 522mg

100mg	150mg	200mg

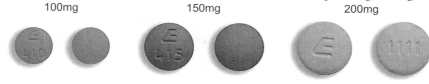

Sandoz 供图

FDA批准适应证及用法用量

1. 抑郁症:速释片, 口服, 100mg, 一日 2 次, 服用 3 天, 增加至 100mg, 一日 3 次(最大剂量 450mg/d)。缓释片, 口服, 150mg, 每日早晨服用, 服用 1 周, 增加至 150mg, 一日 2 次(最大剂量 200mg, 一日 2 次)。延长缓释片, 口服, 150mg, 一日 1 次, 服用 3 天, 增加至 300mg(最大剂量 450mg/d)。

2. 季节性情感障碍(SAD):150mg 或 174mg, 一日 1 次, 早晨服用, 可逐渐增加至 300mg 或 348mg, 一日 1 次, 早晨服用。

3. 辅助戒烟:缓释片, 口服, 150mg, 每日早晨服用, 服用 3 天, 增加至 150mg, 一日 2 次(最大剂量 300mg/d), 服用 7~12 周, 在开始戒烟治疗前 1 周服用。

超说明书用药 无

作用机制 安非他酮是一种单环类抗抑郁药, 是一种独特的温和的多巴胺和去甲肾上腺素摄取抑制剂, 对 5- 羟色胺受体或单胺氧化酶没有直接影响。

药物参数 安非他酮 Bupropion

剂量调整（肝功能不全）	轻至中度:减少给药频率和(或)剂量；严重肝脏疾病:最大日剂量75mg	吸收	食物对吸收影响很小
剂量调整（肾功能不全）	减少给药频率和(或)剂量	分布	Vd =19~21L/kg, 蛋白结合率84%
透析	不可透析	代谢	10%~15%通过CYP2B6代谢；是CYP2D6的抑制剂
妊娠期药品安全性等级	C级	排泄	87%经肾脏清除, 10%经粪便清除, 半衰期为14~37h
哺乳期	权衡风险与获益	药物遗传学	未知
禁忌证	癫痫症；厌食/暴食症史；14d内使用单胺氧化酶抑制剂；患者突然停用乙醇、苯二氮䓬类药物、巴比妥类药物或抗癫痫药物	黑框警告	自杀

用药安全 安非他酮 Bupropion

后缀	大写字母提示	不要压碎	高度警惕	易混药名
SR and XL	BuPROPion	SR and XL formulations	无	BusPIRone

药物相互作用 安非他酮 Bupropion

代表药物	相互作用机制	注意事项
乙醇	增加癫痫发作的风险	避免同时使用
CYP2B6抑制剂	增加安非他酮中毒风险	避免同时使用或考虑减少安非他酮剂量
CYP2B6诱导剂	降低安非他酮疗效	避免同时使用或考虑增加安非他酮剂量
CYP2D6底物	降低需要CYP2D6的前体药物的代谢或活化	如果底物的治疗范围窄, 避免同时使用或进行剂量调整

不良反应 安非他酮 Bupropion

常见（>10%）	少见（1%~10%）	罕见但严重（<1%）
激动、便秘、头晕、头痛、失眠、恶心、快速性心律失常、震颤、口干	焦虑、关节疼痛、混乱、敌对行为、高血压、肌肉疼痛、瘙痒、皮疹、荨麻疹	心律失常、躁狂、癫痫发作、自杀倾向、QRS波变宽

疗效监测 注意抑郁症状的改善, 可能需要 4~6 周。戒烟。

毒性监测 注意抑郁症的恶化、自杀或行为的异常改变, 特别是在治疗开始或用量增加或减少时。监测同时使用尼古丁替代疗法的患者的血压和心率变化。

患者咨询要点 避免饮酒、服用中枢神经系统抑制剂和从事需要精神警觉性活动。要在每天的同一时间服药, 如果可能的话, 在睡觉前服药。

临床应用要点 FDA 批准用于儿童。原有或无精神病史的患者均可能发生抑郁、自杀意念、企图与自杀行为。当患者从速释片或缓释片转换为延长缓释片, 尽可能给同样的每日总剂量。需要安全用药指导。

B

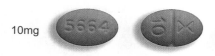 10mg 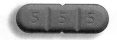 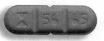 15mg

Teva 供图

分类 抗焦虑药

制剂与规格 片剂：5mg, 7.5mg, 10mg, 15mg, 30mg

FDA批准适应证及用法用量

焦虑：成人，口服，5mg，每日 2~3 次，或 7.5mg，每日 2 次，视疗效可逐步增加至 20~30 mg/d，分 2~3 次服用（最大剂量 60mg/d）。

超说明书用药

1.焦虑：儿童，口服，5mg，每日 1 次，视疗效可逐步增加至 15mg，一日 2 次（最大剂量 50mg/d）。

2.抑郁症：成人，口服，5mg，每日 3 次，视疗效可逐步增加至 40~55 mg/d，分 2~3 次服用（最大剂量 90mg/d）

作用机制 丁螺环酮是第一个选择性 5-HT$_{1A}$ 受体部分激动剂。对多巴胺 D$_2$ 自身受体也有一定作用，与抗抑有药类似，能下调 β- 肾上腺素受体，但不产生苯二氮䓬相似的遗忘、抗惊厥、肌肉松弛、催眠作用，其确切的抗焦虑作用机制是复杂的，不明确的。

药物参数 丁螺环酮 Buspirone

剂量调整（肝功能不全）	使用较低的初始剂量，根据需要和耐受情况逐步增加剂量	吸收	F=90%，食物增加AUC和Cmax
剂量调整（肾功能不全）	使用较低的初始剂量，根据需要和耐受情况逐步增加剂量	分布	Vd =5.3L/kg，蛋白结合率86%
透析	不可透析	代谢	约100%通过CYP3A4/5代谢
妊娠期药品安全性等级	B级	排泄	29%~63%经肾脏清除（主要为代谢产物），半衰期为2~3h
哺乳期	权衡风险与获益	药物遗传学	未知
禁忌证	过敏	黑框警告	无

用药安全 丁螺环酮 Buspirone

后缀	大写字母提示	不要压碎	高度警惕	易混药名
无	BusPIRone	无	无	BuPROPion

药物相互作用 丁螺环酮 Buspirone

代表药物	相互作用机制	注意事项
利奈唑胺、SSRI类、圣约翰草	增加5-羟色胺综合征的风险	监测症状（高血压、过热、肌阵挛、精神状态的变化）
CYP3A4/5抑制剂	增加丁螺环酮浓度	监测不良反应
CYP3A4/5诱导剂	降低丁螺环酮浓度	监测疗效

不良反应 丁螺环酮 Buspirone

常见（＞10%）	少见（1%~10%）		罕见但严重（<1%）
	虚弱、混乱、腹泻、头晕、兴奋、紧张、疲劳、头痛、敌对行为、恶心		躁狂症、精神障碍

疗效监测 焦虑症状的改善。

毒性监测 在突然减少剂量或停药时，注意戒断的症状和体征。

患者咨询要点 患者应避免需要精神警觉性或协调的活动直到药物作用产生。告诉患者症状的改善可能需要几周。建议患者不要突然停药。进食与否都可服药，但应该每次保持一致。服用此药的同时，患者不应该饮酒或喝大量西柚汁。避免同时使用 MAOI。

临床应用要点 小于 18 岁儿童患者未证实其安全性与有效性。

分类 联合镇痛剂

制剂与规格 胶囊:(对乙酰氨基酚/布他比妥/咖啡因)325mg/50mg/40mg;片剂:(对乙酰氨基酚/布他比妥/咖啡因)325mg/50mg/40mg, 500mg/50mg/40mg;溶液剂:每15mL(对乙酰氨基酚/布他比妥/咖啡因)325mg/50mg/40mg

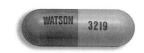

50mg/325mg/40mg，Watson 供图

FDA批准适应证及用法用量

头痛,原因不明的头痛或肌肉收缩:成人或 12 岁以上儿童, 对乙酰氨基酚 325mg/ 布他比妥 50mg/ 咖啡因 40mg, 需要时每 4 小时 1 次, 最大日剂量 6 片。

超说明书用药 无

作用机制 布他比妥是一种巴比妥酸, 咖啡因是兴奋剂。治疗头痛的机制未知。

药物参数 布他比妥 Butalbital

剂量调整（肝功能不全）	严重肝损伤者避免使用	吸收	吸收良好, 食物对吸收没有影响
剂量调整（肾功能不全）	考虑减少剂量	分布	未知
透析	未知	代谢	24%, 机制未知
妊娠期药品安全性等级	C级	排泄	59%~88%经肾脏清除, 半衰期为35h
哺乳期	权衡风险与获益	药物遗传学	未知
禁忌证	过敏或不耐受对乙酰氨基酚、布他比妥、咖啡因, 卟啉症	黑框警告	对乙酰氨基酚的肝毒性

用药安全 布他比妥 Butalbital

后缀	大写字母提示	不要压碎	高度警惕	易混药名
无	无	无	无	Fiorinal, Florical, Florinef

药物相互作用 布他比妥 Butalbital

代表药物	相互作用机制	注意事项
巴比妥类、苯二氮䓬类、中枢肌肉松弛剂、阿片类、吩噻嗪类	增加中枢抑制	监测并考虑剂量调整
白消安	对乙酰氨基酚降低谷胱甘肽在血液和组织中的水平, 白消安通过与谷胱甘肽结合排出体外	使用白消安72h内避免使用对乙酰氨基酚
异烟肼、苯妥英、齐多夫定	增加对乙酰氨基酚毒性	避免同时使用
华法林	对乙酰氨基酚可能会干扰凝血因子或华法林的代谢, 增加出血风险	对使用华法林的患者限制使用对乙酰氨基酚, 监测INR

不良反应 布他比妥 Butalbital

常见（>10%）	少见（1%~10%）	罕见但严重（<1%）
便秘、胃肠道不适、嗜睡、心动过速、震颤	皮疹、呼吸困难	Stevens-Johnson综合征、癫痫发作、呼吸抑制、胃肠道出血、肝功能变化

疗效监测 疼痛缓解。

毒性监测 如果出现严重的皮疹、嗜睡、呼吸减弱、严重的便秘、黑色柏油样便、眼睛和皮肤黄染, 应及时就医。

患者咨询要点 可能导致嗜睡;避免驾驶或进行其他需要协调的运动。避免饮酒和服用其他中枢神经系统抑制剂, 避免含咖啡因的食品。

临床应用要点 老年人谨慎使用, 老年人对该药更加敏感。含有布他比妥, 但不作为受控药品。阿司匹林也可取代对乙酰氨基酚与布他比妥形成复方制剂;商品名为 Fiorinal, 是一种Ⅲ级管制药品。谨慎使用, 对乙酰氨基酚不要使用超过 4g/d。

CANDESARTAN：Atacand
坎地沙坦：Atacand

分类 血管紧张素Ⅱ受体拮抗剂
制剂与规格 片剂：4mg, 8mg, 16mg, 32mg

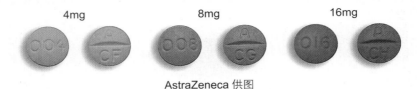

AstraZeneca 供图

FDA批准适应证及用法用量
　　1. 心力衰竭：口服，4mg，一日1次，视疗效可逐步增加至32mg/d。
　　2. 高血压：成人，口服，16mg，一日1次，或分2次服用，视疗效可逐步增加至每日8~32mg；1~5岁儿童，口服，每日0.2mg/kg，视疗效可逐步增加至每日0.4mg/kg；6~16岁且体重小于50kg儿童，口服，4~8mg，一日1次，视疗效可逐步增加至每日16mg；6~16岁且体重大于50kg儿童，口服，8~16mg，一日1次，视疗效可逐步增加至每日32mg。
超说明书用药
　　1. 脑血管意外的预防：口服，4mg，一日1次，视疗效可逐步增加至每日8~16mg。
　　2. 糖尿病性肾病：口服，8~16mg，一日1次。
　　3. 肾脏疾病：口服，2~8mg，一日1次。
作用机制 坎地沙坦是一种选择性的、可逆的竞争性血管紧张素Ⅱ受体拮抗剂（AT1）。
药物参数 坎地沙坦 Candesartan

剂量调整（肝功能不全）	中度肝损伤患者减量使用	吸收	F=15%，食物对吸收没有影响
剂量调整（肾功能不全）	CrCl 15~60mL/min，口服，每日8mg	分布	Vd=0.13L，蛋白结合率>99%
透析	不可透析	代谢	母体化合物通过肠壁吸收经酯水解活化为坎地沙坦
妊娠期药品安全性等级	C级（妊娠期前3个月），D级（妊娠期3~9个月）	排泄	33%经肾脏清除，67%经粪便排泄，半衰期为5~10h（代谢物）
哺乳期	权衡风险与获益	药物遗传学	未知
禁忌证	对坎地沙坦或其他ARB过敏、妊娠	黑框警告	妊娠

用药安全 坎地沙坦 Candesartan

后缀	大写字母提示	不要压碎	高度警惕	易混药名
无	无	无	无	Antacid

药物相互作用 坎地沙坦 Candesartan

代表药物	相互作用机制	注意事项
噻嗪类保钾利尿剂	增加低血压、高血钾风险	避免同时使用，或监测血压和血钾水平
依普利酮	增加高血钾风险	避免同时使用，或监测血钾水平
钾补充剂	增加高血钾、心律失常风险	避免同时使用，或监测血钾水平
NSAID类	坎地沙坦降压和促进尿钠排泄的作用减弱，肾毒性的风险增加	避免同时使用，或监测血压和SCr水平
利尿剂	增加因血容量降低体位性低血压风险	监测血压

不良反应 坎地沙坦 Candesartan

常见（>10%）	少见（1%~10%）	罕见但严重（<1%）
低血压	背部疼痛、便秘、头晕、消化不良、脸红、高钾血症、肾毒性、心动过速	血管性水肿、出生缺陷、肝毒性、横纹肌溶解症

疗效监测 降低血压，缓解心力衰竭，大概需要3~6周获得治疗效果。
毒性监测 报告低血压、心动过速的症状/体征。治疗开始和治疗过程中定期检查钠、钾、总的碳酸氢钠、BUN、SCr，开始治疗前进行尿液分析。
患者咨询要点 避免妊娠。必须在医生的指导下使用钾补充剂或盐替代品。可能引起头晕，如果出现脱水，会加重。如果出现血管性水肿、过度失水、高钾血症、排尿减少或黄疸，应立即就医。
临床应用要点 不适合小于1岁的儿童使用。观察血容量减少患者首剂的低血压症状。可能导致进行性肾损害和急性肾衰竭；那些预先存在肾功能损害、心力衰竭或糖尿病的患者风险会增加。

分类 抗惊厥药

制剂与规格 片剂:200 mg;咀嚼片:100mg;缓释片:100mg,200mg,400mg;混悬散剂:100mg/5mL;缓释胶囊:100mg,200mg,300mg

FDA批准适应证及用法用量

1. 双极性疾病,急性躁狂和混合性发作:缓释片,口服,200mg,一日2次,视疗效可逐步增加至1600mg/d。

2. 癫痫,部分、全身和混合型发作:成人,口服,200mg,一日2次,视疗效可逐步增加至1200mg/d。小于6岁儿童:口服,10~20mg/(kg·d),分2~3次服用,视疗效可逐步增加至250~350mg/d。6~12岁儿童,口服,100mg,一日2次,视疗效可逐步增加至800mg/d。

3. 三叉神经痛:普通片剂,口服,100mg,12小时1次,视疗效可逐步增加至1200mg/d,以控制疼痛。

超说明书用药

精神病性障碍:口服,200~400mg/d,分3~4次服用。

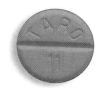

200mg,Taro 供图

C

作用机制 卡马西平在突触前阻断动作电位产生,减少兴奋性神经递质的释放,在突触后阻断细胞体引起的高频重复放电。

药物参数 卡马西平 Carbamazepine

剂量调整（肝功能不全）	避免	吸收	F=89%,食物对吸收没有影响
剂量调整（肾功能不全）	无需	分布	Vd=0.59~2L/kg,蛋白结合率75%~90%
透析	可以	代谢	通过CYP3A4/5代谢;CYP1A2、2B6、2C19、2C8、2C9和3A4/5的强诱导剂
妊娠期药品安全性等级	D级	排泄	72%经肾清除,开始阶段半衰期25~65 h,3~5周后由于自身诱导,半衰期12~17h
哺乳期	可以	药物遗传学	遗传性HLA-B*1502等位基因变异的患者避免使用,严重而致命的皮肤反应更多的发生于此基因型
禁忌证	对卡马西平过敏、有骨髓抑制史、MAOI、奈法唑酮	黑框警告	粒细胞缺乏症,皮肤反应（尤其亚洲人）,检测HLA-B*1502基因

用药安全 卡马西平 Carbamazepine

后缀	大写字母提示	不要压碎	高度警惕	易混药名
XR	CarBAMazepine, TEGretol	不要压碎或咀嚼缓释片和缓释胶囊	无	OXcarbazepine

药物相互作用 卡马西平 Carbamazepine

代表药物	相互作用机制	注意事项
对乙酰氨基酚	增加肝毒性风险	监测肝功能
CYP3A4/5抑制剂	增加卡马西平浓度	避免同时使用,或监测卡马西平浓度
CYP1A2、2B6、2C19、2C8、2C9、3A4/5底物	卡马西平增加底物药物的代谢,降低底物血药浓度,并降低其药效	避免同时使用,或监测底物药物浓度,考虑增加剂量
骨化醇	增加维生素D分解代谢	监测维生素D水平并补充
利尿剂	增加低血钠风险	监测电解质
MAOI类	增加麦角中毒风险	禁忌
奈法唑酮	抑制卡马西平代谢,诱导奈法唑酮代谢	禁忌
华法林	降低抗凝作用	监测INR

不良反应 卡马西平 Carbamazepine

常见（>10%）	少见（1%~10%）	罕见但严重（<1%）
低血钠	视力模糊、混乱、低钙血症、反胃、眼球震颤、嗜睡	心律失常、肝炎、肾毒性、胰腺炎、全血细胞减少、Stevens-Johnson综合征、昏厥、中毒性表皮坏死松懈症

疗效监测 减少发作次数,减少痛苦,癫痫治疗浓度:4~12μg/mL。

毒性监测 注意出现或加重抑郁症,自杀行为或其他异常行为改变;监测基线 CBC、血清钠、肝功能检查、尿常规和 BUN;在治疗开始和治疗间进行甲状腺功能及眼科检查。

患者咨询要点 可降低口服避孕药的效果;使用其他避孕方式。在药物起效前避免患者进行需要精神警觉或协调的活动。可与食物同服,但应避免饮酒、食用葡萄柚。避免突然停用。

临床应用要点 卡马西平是治疗癫痫的首选药物,因其药物的毒性较其他抗癫痫药物低,但药效相当。使用混悬散剂 3~4 次／日。

C

分类 抗震颤麻痹药
制剂与规格 片剂, 速释片:(卡比多巴/左旋多巴)10mg/100mg, 25mg/100mg, 25mg/250mg;片剂, 缓释片(卡比多巴/左旋多巴)25mg/100mg, 50mg/200mg;口崩片:(卡比多巴/左旋多巴)10mg/100mg, 25mg/100mg, 25mg/250mg

25mg/100mg  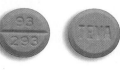   25mg/250mg

Teva 供图

FDA批准适应证及用法用量
　　帕金森病:口服, 10mg/100mg, 一日3次, 视疗效增加剂量(调整频率应间隔3天以上);患者通常每天服用400~1600 mg左旋多巴。
超说明书用药
　　多动腿综合征:口服, 25mg/100mg, 每晚睡前服用, 2小时内醒来可再次服药。
作用机制 左旋多巴口服给药时, 它在颅外组织迅速脱羧成为多巴胺, 只有给药剂量的一小部分未经代谢被输送到中枢神经系统。因为这个原因, 当单独应用时, 要达到所需的疗效, 需要使用大剂量的左旋多巴。然而, 这种剂量常引起恶心等不良反应。卡比多巴抑制左旋多巴脱羧反应, 预防恶心可以使更多的左旋多巴进入中枢神经系统。卡比多巴不穿过血脑屏障, 不影响左旋多巴在中枢神经系统的代谢。
药物参数 卡比多巴/左旋多巴 Carbidopa/Levodopa

剂量调整（肝功能不全）	无需	吸收	卡比多巴F=60%, 左旋多巴F=70%~75%
剂量调整（肾功能不全）	无需	分布	左旋多巴脑脊液浓度是血浆浓度的10%~20%
透析	不可透析	代谢	左旋多巴在肠壁、肝、肾进行广泛的脱羧成为多巴胺;卡比多巴抑制左旋多巴的外周脱羧, 增加左旋多巴脑运输供应
妊娠期药品安全性等级	C级	排泄	卡比多巴30%经肾清除, 半衰期1~2h, 左旋多巴70%~80%经肾清除, 半衰期45~90min
哺乳期	避免, 可抑制泌乳	药物遗传学	未知
禁忌证	对左旋多巴或卡比多巴过敏、闭角型青光眼	黑框警告	无

用药安全 卡比多巴/左旋多巴 Carbidopa/Levodopa

后缀	大写字母提示	不要压碎	高度警惕	易混药名
CR	无	不要压碎CR药品	无	Serevent

药物相互作用 卡比多巴/左旋多巴 Carbidopa/Levodopa

代表药物	相互作用机制	注意事项
多巴胺D$_2$受体拮抗剂(异烟肼)	降低左旋多巴治疗效果	增加卡比多巴/左旋多巴剂量
利奈唑胺	未知, 5-羟色胺中毒伴随严重高血压	禁止共同使用, 必须中断使用利奈唑胺至少2周, 再开始使用卡比多巴/左旋多巴
MAOI类	严重高血压	禁止共同使用, 必须中断使用MAOI至少2周, 再开始使用卡比多巴/左旋多巴
苯妥英	苯妥英降低左旋多巴治疗帕金森病的作用	增加卡比多巴/左旋多巴剂量

不良反应 卡比多巴/左旋多巴 Carbidopa/Levodopa

常见（>10%）	少见（1%~10%）	罕见但严重（<1%）
运动障碍	恶心	体位性低血压、抗精神病药的恶性综合征

疗效监测 帕金森病的症状减轻(锥体外系运动、强直、震颤、步态障碍)。
毒性监测 如果出现胃肠道出血和发生运动障碍, 应及时就医;青光眼患者服用本药品, 应监测眼压。
患者咨询要点 同时使用抗高血压药物的患者, 体位性低血压的风险增加。
临床应用要点 由于左旋多巴与某些氨基酸竞争穿过肠壁运输, 一些患者的高蛋白饮食可能影响左旋多巴的吸收, 帕金森病是一种进展的、锥体外系神经系统退行性疾病, 影响骨骼肌的运动性和控制性。其特点包括静止性震颤、强直、运动迟缓。类似的症状(称为"帕金森")可发生于锰或一氧化碳中毒、脑炎后遗症等情况, 所有的治疗均可采用与左旋多巴/卡比多巴用于治疗帕金森病相同的剂量。

分类 中枢性骨骼肌松弛药
制剂与规格 片剂:250mg, 350mg

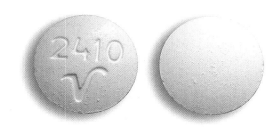

350mg, Qualitest 供图

FDA批准适应证及用法用量
　　骨骼肌肉系统疾病:口服, 250~350mg, 一日 3 次, 睡前也需服用。
超说明书用药 无
作用机制 卡立普多阻断下行网状结构和脊髓神经元间的活动, 导致肌肉松弛。
药物参数 卡立普多 Carisoprodol

剂量调整（肝功能不全）	肝衰竭患者, 起始时使用低剂量, 谨慎增加剂量	吸收	未知
剂量调整（肾功能不全）	无需	分布	未知
透析	可以	代谢	大部分通过肝脏CYP2C19代谢
妊娠期药品安全性等级	C级	排泄	肾脏清除很少, 半衰期8h
哺乳期	避免	药物遗传学	CYP2C19弱代谢者中毒风险增加
禁忌证	对卡立普多或甲丙氨酯过敏、急性间歇性卟啉病	黑框警告	无

用药安全 卡立普多 Carisoprodol

后缀	大写字母提示	不要压碎	高度警惕	易混药名
无	无	无	无	无

药物相互作用 卡立普多 Carisoprodol

代表药物	相互作用机制	注意事项
CYP2C19诱导剂	增加卡立普多代谢, 降低疗效	避免同时使用, 或考虑增加卡立普多剂量
CYP2C19抑制剂	降低卡立普多代谢, 增加毒性	避免同时使用, 或考虑减少卡立普多剂量
CNS抑制剂(阿片类、苯二氮䓬类、乙醇)	增加镇静作用	避免同时使用, 或谨慎观察中毒症状

不良反应 卡立普多 Carisoprodol

常见（>10%）	少见（1%~10%）	罕见但严重（<1%）
困倦、头晕	头痛	癫痫发作、药物依赖、长期使用停药后的戒断症状

疗效监测 减少疼痛或肌肉痉挛。
毒性监测 如果出现特殊的症状, 如极度虚弱、短暂的四肢麻痹、头晕等, 这些症状发生在初次服药数分钟或数小时后, 应及时就医。
患者咨询要点 药效明确前患者应避免进行需要精神警觉或协调性的活动, 药物可能导致头晕或镇静。患者经过长时间治疗后如停药, 应严密监测戒断症状, 包括癫痫发作。
临床应用要点 卡立普多用于缓解成人肌肉、骨骼的急性疼痛, 仅用于短时间的治疗(最多 2 周或 3 周)。该药物是 1959 年由 FDA 批准的, 药理和药代动力学数据有限。

分类 α/β- 肾上腺素受体阻滞剂

制剂与规格 片剂：3.125mg，6.25mg，12.5mg，25mg；缓释胶囊：10mg，20mg，40mg，80mg

| 3.125mg | 6.25mg | 12.5mg | 25mg |

   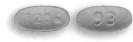

Teva 供图

FDA批准适应证及用法用量

1. 心力衰竭：片剂，口服，3.125mg，一日 2 次，体重小于 85kg 患者，最大剂量 25mg，一日 2 次。体重大于 85kg 患者，最大剂量 50mg，一日 2 次。缓释胶囊，口服，每日 10mg，早晨服用，最大剂量每日 80mg。

2. 高血压：片剂，口服，6.25mg，一日 2 次，最大剂量 25mg，一日 2 次；缓释胶囊，口服，每日 20mg，早晨服用，最大剂量每日 80mg。

3. 左心室功能受损，心肌梗死：片剂，口服，6.25mg，一日 2 次，视疗效可逐步增加至 25mg，一日 2 次；缓释胶囊，口服，每日 10~20mg，早晨服用，最大剂量每日 80mg。

超说明书用药

1. 心绞痛：口服，25~50mg，一日 2 次。

2. 心律失常：口服，6.25mg，一日 2 次，视疗效可逐步增加至 25~50mg，一日 2 次。

作用机制 卡维地洛是一种选择性 α_1 和非选择性 β- 肾上腺素受体阻滞剂，降低室上性心动过速的 AV 结传导和阻断儿茶酚胺诱导的心律失常。

药物参数 卡维地洛 Carvedilol

剂量调整（肝功能不全）	肝损害患者避免使用	吸收	F=25%~35%，食物显著增加缓释产品AUC和Cmax
剂量调整（肾功能不全）	无需	分布	Vd=115L，蛋白结合率>95%
透析	不可透析	代谢	98%，主要通过CYP2D6代谢
妊娠期药品安全性等级	C级	排泄	16%经肾脏清除，60%经类便排泄，半衰期6~10h
哺乳期	权衡风险与获益	药物遗传学	CYP2D6弱代谢者有较高的血浆浓度，考虑减少初始剂量
禁忌证	过敏、哮喘、严重窦性心动过缓、第2或第3度房室传导阻滞、病态窦房结综合征、明显的充血性心力衰竭、心源性休克、严重肝损害	黑框警告	无

用药安全 卡维地洛 Carvedilol

后缀	大写字母提示	不要压碎	高度警惕	易混药名
CR	无	无	无	Corgard, Corctef, Cozaar

药物相互作用 卡维地洛 Carvedilol

代表药物	相互作用机制	注意事项
钙离子通道阻滞剂、奎尼丁、胺碘酮、决奈达隆	增加心动过缓、心房与心室阻滞、窦性停搏的风险	病态窦房结综合征和AV传导阻滞患者避免同时使用
CYP2D6诱导剂	增加卡维地洛代谢，降低药效	监测血压，并考虑增加剂量
CYP2D6抑制剂	减少卡维地洛代谢，增加毒性	监测血压，并考虑减少剂量
胰岛素、口服降糖药	可增强磺脲类药物的降血糖作用，可能掩盖低血糖症状	监测血糖水平
NSAIDs	降低卡维地洛抗高血压作用	避免同时使用，或监测血压

不良反应 卡维地洛 Carvedilol

常见（>10%）	少见（1%~10%）	罕见但严重（<1%）
肢冷、头晕、勃起功能障碍、疲劳、低血压、体重增加	关节痛、缓慢型心律失常、支气管痉挛、腹泻、高血糖、呼吸困难、抑郁、头痛、恶心、嗜睡、昏厥、呕吐	心力衰竭、肝毒性、Stevens-Johnson综合征

疗效监测 降低血压，胸部疼痛减少，每周心绞痛发作次数减少，减少预防性使用硝酸甘油缓解胸部疼痛的次数，心力衰竭的体征 / 症状改善。

毒性监测 注意心力衰竭的体征 / 症状、心率减慢、支气管痉挛、提高糖尿病患者血糖水平，肝毒性。

患者咨询要点 卡维地洛需与食物和牛奶同服。有报道患者有心力衰竭、缓慢性心律失常、支气管痉挛、肝毒性、低血压、昏厥症状以及起始治疗及剂量改变时心绞痛可发作。避免饮酒。避免突然停药，可能引起反弹性高血压。避免驾驶、操作机械或做其他需要高警惕性的工作。糖尿病患者认真监测血糖水平，因 β- 阻滞剂可以掩盖低血糖症状。

临床应用要点 儿童治疗的安全性与有效性未建立。

分类　第三代头孢菌素
制剂与规格　混悬散剂：125mg/5mL，250mg/5mL；胶囊：300mg

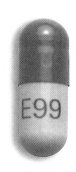

300mg，Aurobindo 供图

FDA批准适应证及用法用量
　　1.急性中耳炎：6 个月至 12 岁儿童，口服，7mg/kg，每 12 小时 1 次，服用 5~10 天。
　　2.支气管炎，急性，继发性细菌感染：成人，口服，300mg，一日 2 次，服用 5~10 天。13 岁以上儿童，口服，300mg，一日 2 次，服用 5~10 天。
　　3.社区获得性肺炎，单纯的皮肤或皮下组织感染：口服，300mg，一日 2 次，服用 10 天。
超说明书用药　无
作用机制　头孢地尼为第三代头孢菌素，对许多革兰阳性和革兰阴性细菌包括产 β- 内酰胺酶菌株具有活性。
药物参数　头孢地尼 Cefdinir

剂量调整（肝功能不全）	无需	吸收	F=25%，食物减少30%的药物吸收
剂量调整（肾功能不全）	CrCl<30 mL/min，延长给药间隔至1日1次	分布	肺、上颌窦、中耳积液、皮肤、痰
透析	血液透析后给药，延长给药间隔至隔日1次	代谢	不代谢
妊娠期药品安全性等级	B级	排泄	18%经肾脏清除，半衰期2h
哺乳期	权衡风险与获益	药物遗传学	未知
禁忌证	对头孢菌素过敏	黑框警告	无

用药安全　头孢地尼 Cefdinir

后缀	大写字母提示	不要压碎	高度警惕	易混药名
无	无	无	无	无

药物相互作用　头孢地尼 Cefdinir

代表药物	相互作用机制	注意事项
抗酸剂、铁剂、维生素	减少吸收	服用间隔2h

不良反应　头孢地尼 Cefdinir

常见（>10%）	少见（1%~10%）	罕见但严重（<1%）
腹泻	恶心、呕吐、阴道炎、头痛	肝酶升高、过敏

疗效监测　感染症状改善。
毒性监测　若发生严重腹泻应及时就医。
患者咨询要点　要完成整个治疗疗程。对于混悬液，应摇匀使用，冰箱储存。注意制成混悬液后保质期较短。避免与食物或饮料同服，服药之后可以进食。症状在 2~3 天内改善，如果恶化，应及时就医。与抗酸剂、铁剂、维生素的服用间隔 2 小时。
临床应用要点　如果不发热，使用抗生素后 24 小时可以恢复正常活动。10% 的患者对青霉素过敏也对头孢菌素过敏；青霉素过敏患者慎用。

CEFUROXIME：Ceftin，various
头孢呋辛：Ceftin 等

分类 第二代头孢菌素
制剂与规格 混悬散剂：125mg/5mL, 250mg/5mL；片剂：125mg, 250mg, 500mg

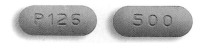

500mg，Northstar Rx 供图

FDA批准适应证及用法用量

1.COPD 急性加重，一般的皮肤或皮下组织感染，急性细菌性鼻窦炎，单纯性尿路感染：成人，口服，250~500mg，一日 2 次，疗程 10 天。

2.急性中耳炎：可以吞服药片的儿童，口服，250mg，一日 2 次，疗程 10 天。

3.支气管炎，急性、继发性细菌感染：成人，口服，250~500mg，一日 2 次，服用 5~10 天。13 岁以上儿童，口服，250~500mg，一日 2 次，服用 5~10 天。

4.单纯淋病：口服，1g 单次服用

5.脓疱性皮炎：3 个月至 12 岁儿童，口服，混悬散剂 30 mg/(kg·d)，分 2 次服用，疗程 10 天，最大剂量 1g/d。

6.莱姆病：口服，500mg，一日 2 次，疗程 14~21 天。

7.咽炎，扁桃体炎：口服，250mg，一日 2 次，疗程 10 天。3 个月至 12 岁儿童，口服，混悬散剂 20mg/(kg·d)，分 2 次服用，疗程 10 天，最大剂量 500mg/d。

超说明书用药 无

作用机制 头孢呋辛是第二代头孢菌素，其活性优于头孢唑啉，但比头孢噻肟弱，对流感嗜血杆菌有效，包括产 β-内酰胺酶的菌株。头孢呋辛钠对金黄色葡萄球菌的活性略低于头孢唑啉。对厌氧菌活性较弱，类似于第一代头孢菌素。

药物参数 头孢呋辛 Cefuroxime

剂量调整（肝功能不全）	无需	吸收	F=37%，食物增加药物吸收可达到52%，混悬散剂需与食物同服，片剂可不与食物同服
剂量调整（肾功能不全）	肾脏清除，但无特定推荐方案	分布	房水、支气管分泌物、内耳液、胎盘、窦
透析	血液透析和腹膜透析均可	代谢	头孢呋辛由血浆和GI酯酶很快水解
妊娠期药品安全性等级	B级	排泄	50%经肾脏清除，半衰期2h
哺乳期	通常可以	药物遗传学	未知
禁忌证	对头孢菌素过敏	黑框警告	无

用药安全 头孢呋辛 Cefuroxime

后缀	大写字母提示	不要压碎	高度警惕	易混药名
无	无	无	无	Cefzil, Cipro

药物相互作用 头孢呋辛 Cefuroxime

代表药物	相互作用机制	注意事项
炔雌醇和其他雌激素为基础的避孕药	改变肠道菌群，从而减少雌激素代谢产物的肠肝循环；降低避孕的效果	使用其他方式避孕

不良反应 头孢呋辛 Cefuroxime

常见（>10%）	少见（1%~10%）	罕见但严重（<1%）
腹泻	恶心、呕吐、阴道炎、肝酶升高	Stevens-Johnson综合征、肝损伤、严重的过敏反应、贫血、中性粒细胞减少、全血细胞减少、癫痫发作

疗效监测 感染症状改善。

毒性监测 监测眼睛发黄、起疱状的皮疹或极度疲劳、异常瘀伤或出血、呼吸急促。

患者咨询要点 如果患者皮疹恶化应就医。应完成整个治疗疗程。对于混悬液，应摇匀使用，冰箱储存。注意制成混悬液后保质期较短。避免与食物或饮料同服，服药之后可以进食。症状在 2~3 天内改善，如果恶化，应及时就医。

临床应用要点 如果不发热，使用抗生素后 24 小时可以恢复正常活动。10% 对青霉素过敏者也对头孢菌素过敏；青霉素过敏患者慎用。混悬散剂和片剂的剂量不可互换。

CELECOXIB：Celebrex
塞来昔布：西乐葆

分类 环氧合酶-2抑制剂

制剂与规格 胶囊:50mg, 100mg, 200mg, 400mg

FDA批准适应证及用法用量

  1.家族性多发性息肉综合征:口服, 400mg, 一日2次。

  2.骨关节炎:口服, 100mg, 一日2次, 或200mg, 一日1次。

  3.类风湿性关节炎:成人, 口服, 100~200mg, 一日2次;2岁以上儿童, 10~25kg, 50mg, 一日2次。

  4.强直性脊柱炎:口服, 100mg, 一日2次。

超说明书用药

  冠状动脉支架内狭窄预防:口服, 100mg, 一日1次。

作用机制 抑制COX-2酶, 作用于该亚型被认为是发挥非甾体类抗炎药的抗炎作用, 而抑制COX-1导致药物在消化道和其他方面产生不良反应。

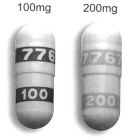

100mg 200mg

Pfizer 供图

药物参数 塞来昔布 Celecoxib

剂量调整（肝功能不全）	中度:剂量减少50%;重度:避免使用	吸收	容易吸收, 食物增加药物吸收
剂量调整（肾功能不全）	CrCl<30mL/min避免使用	分布	Vd=400L, 蛋白结合率97%
透析	未知	代谢	97%可代谢, 经CYP2C9酶代谢, CYP2C8和2D6中等抑制
妊娠期药品安全性等级	D级	排泄	27%经肾清除, 半衰期11h
哺乳期	权衡风险与获益	药物遗传学	CYP2C9弱代谢者考虑减少50%剂量
禁忌证	哮喘、荨麻疹、服用阿司匹林或其他非甾体类抗炎药后过敏;CABG手术、围术期疼痛的治疗、对磺胺类药物过敏	黑框警告	胃肠道毒性、心脏毒性、CABG

用药安全 塞来昔布 Celecoxib

后缀	大写字母提示	不要压碎	高度警惕	易混药名
无	CeleBREX	无	无	CeleXA

药物相互作用 塞来昔布 Celecoxib

代表药物	相互作用机制	注意事项
阿司匹林、SSRI类	增加胃肠道毒性	注意胃肠道毒性
ARB类、噻嗪类利尿剂	降低肾前列腺素生成, 减弱降压和利尿效果	监测并考虑替代疗法
CYP2C9诱导剂	增加塞来昔布代谢, 降低其水平	考虑增加塞来昔布剂量
CYP2C9抑制剂	抑制塞来昔布代谢, 增加其水平	考虑减少塞来昔布剂量
CYP2D6和2C8底物药物	降低底物药物代谢, 增加其毒性	考虑减少底物药物剂量
锂盐	增加锂盐水平, 机制不明	监测锂盐浓度并调整剂量
培美曲塞	降低培美曲塞肾脏清除, 增加其毒性	肾功能不全患者避免培美曲塞与NSAID合用
华法林	同为CYP2C9底物, 竞争性代谢	监测INR, 调整华法林剂量

不良反应 塞来昔布 Celecoxib

常见（>10%）	少见（1%~10%）	罕见但严重（<1%）
高血压、头痛、胃肠道不适、腹泻	心肌梗死、支气管痉挛	Stevens-Johnson综合征、胃肠道溃疡及出血、血栓、肝功能异常、急性肾衰竭

疗效监测 减轻疼痛, 改善活动范围, 肠镜下结肠吸收消退。

毒性监测 监测全血细胞计数、肝功能、血清肌酐、粪潜血、血压、严重皮疹、黑色柏油样便、肿胀或体重增加、严重疼痛、皮肤或眼睛黄染、排尿异常。

患者咨询要点 与食物或牛奶同服可减轻胃肠道不适。可打开胶囊, 将其倒入一茶勺苹果酱中服用。

临床应用要点 老年患者发生胃肠道溃疡风险增加。心脏功能不全者发生心血管疾病的风险增加。塞来昔布较之其他NSAID药物具有较低的胃肠道作用, 但心血管毒性有所增加。

CEPHALEXIN：Keflex，various
头孢氨苄：Keflex 等

分类 第一代头孢菌素
制剂与规格 混悬散剂:125mg/5mL, 250mg/5mL；片剂:250mg, 500mg；胶囊:250mg, 500mg, 750mg

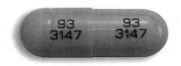

500mg，Teva 供图

FDA批准适应证及用法用量
　　1.皮肤或皮下组织感染:成人, 口服, 500mg, 每 12 小时 1 次；儿童, 25~50 mg/(kg·d) 分 2 次, 每 12 小时 1 次
　　2.骨髓炎:成人, 口服, 250mg 至 1g, 每 6 小时 1 次；儿童, 25~100 mg/(kg·d) 分 4 次, 每 6 小时 1 次, 最大剂量 4g/d。
　　3.中耳炎, 呼吸道感染, 泌尿道感染:成人, 口服, 250mg 至 1g, 每 6 小时 1 次；儿童, 25~100 mg/(kg·d) 分 4 次每 6 小时 1 次, 最大剂量 4g/d。
　　4.链球菌性咽炎:成人, 口服, 500mg, 每 12 小时 1 次, 疗程 10 天；儿童, 25~50 mg/(kgd) 分 4 次, 每 6 小时 1 次最大剂量 4g/d。
超说明书用药
　　细菌性心内膜炎, 高风险患者预防, 口腔、呼吸道、感染的皮肤 / 皮肤组织和骨骼肌肉组织手术:成人, 口服 2g, 手术前 30~60 分钟；儿童, 口服 50 mg/kg, 手术前 30~60 分钟。
作用机制 头孢氨苄是第一代头孢菌素, 通过结合到一个或多个青霉素结合蛋白(PBPs), 抑制正在分裂的细菌的细胞壁合成。对大多数革兰阳性菌有效, 包括非产青霉素酶和产青霉素酶的葡萄球菌和链球菌。对革兰阴性菌的活性小于所观察到的第二代和第三代头孢菌素, 主要限于大肠杆菌、肺炎克雷白杆菌、奇异变形杆菌。
药物参数 头孢氨苄 Cephalexin

剂量调整（肝功能不全）	无需		吸收	F=90%, 食物对吸收影响很小
剂量调整（肾功能不全）	CrCl <50mL/min, 500mg, 每12h1次		分布	胆汁、关节、胎盘、痰
透析	血液透析和腹膜透析均可		代谢	不代谢
妊娠期药品安全性等级	B级		排泄	69%~100%肾脏排泄, 半衰期1h
哺乳期	通常可以		药物遗传学	未知
禁忌证	对头孢菌素过敏		黑框警告	无

用药安全 头孢氨苄 Cephalexin

后缀	大写字母提示	不要压碎	高度警惕	易混药名
无	无	无	无	Cefaclor, ceFAZolin, ciprofloxacin

药物相互作用 头孢氨苄 Cephalexin

代表药物	相互作用机制	注意事项
考来烯胺	考来烯胺与头孢氨苄结合并减少其吸收	口服考来烯胺1h前或6h后, 口服头孢氨苄
二甲双胍	头孢氨苄减少二甲双胍肾脏排泄, 可增加二甲双胍毒性	谨慎使用；增加对二甲双胍毒性监测

不良反应 头孢氨苄 Cephalexin

常见（>10%）	少见（1%~10%）	罕见但严重（<1%）
	恶心、呕吐	Stevens-Johnson综合征、肾衰竭、严重的过敏反应、贫血、中性粒细胞减少、癫痫发作

疗效监测 感染症状改善。
毒性监测 如果出现排尿减少、起疱状的皮疹或极度疲劳、异常瘀伤或出血、呼吸急促等情况, 应及时就医。
患者咨询要点 如果皮疹恶化需就医。要完成整个治疗疗程。对于混悬液, 应摇匀使用, 冰箱储存。注意制成混悬液后保质期较短。避免与食物或饮料同服, 服药之后可以进食。症状在 2~3 天内改善, 如果恶化, 应及时就医。
临床应用要点 如果不发热, 使用抗生素后 24 小时可以恢复正常活动。10% 对青霉素过敏者也对头孢菌素过敏青霉素过敏患者慎用。

C

分类　抗组胺药
制剂与规格　糖浆：1mg/mL；片剂：5mg, 10mg；咀嚼片：5mg, 10mg；胶囊：10mg；溶液剂：1mg/mL

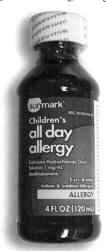

1mg/mL，Sunmark 供图

FDA批准适应证及用法用量
　　1. 常年或季节性过敏性鼻炎：6~23 个月儿童，口服，2.5mg，一日 1 次；2~5 岁儿童，口服，2.5~5mg，一日 1 次；6 岁以上儿童和成人，口服，5~10mg，一日 1 次。
　　2. 慢性荨麻疹：6~23 个月儿童，口服，2.5mg，一日 1 次；2~5 岁儿童，口服，2.5~5mg，一日 1 次；6 岁以上儿童和成人，口服，5~10mg，一日 1 次。
超说明书用药
　　特应性皮炎：6~23 个月儿童，口服，2.5mg，一日 1 次；2~5 岁儿童，口服，2.5~5mg，一日 1 次；6 岁以上儿童和成人，口服，5~10mg，一日 1 次。
作用机制　西替利嗪是一种羟嗪类代谢物，是长效 H_1 受体拮抗剂，其镇静作用弱，能竞争性抑制组胺与 H_1 受体结合，从而防止过敏反应。
药物参数　西替利嗪 Cetirizine

剂量调整（肝功能不全）	慢性肝衰竭，口服日剂量5mg	吸收	F=70%，食物对吸收影响有限
剂量调整（肾功能不全）	CrCl<30mL/min, 口服日剂量5mg	分布	Vd=0.5~0.8L/kg，蛋白结合率90%
透析	是	代谢	较少，通过CYP3A4/5代谢
妊娠期药品安全性等级	B级	排泄	70%经肾脏清除，半衰期8.3h
哺乳期	权衡风险与获益	药物遗传学	未知
禁忌证	对西替利嗪和羟嗪过敏	黑框警告	无

用药安全　西替利嗪 Cetirizine

后缀	大写字母提示	不要压碎	高度警惕	易混药名
ZyrTEC-D	ZyrTEC	无	无	ZyrTEC Itchy Eye (ketotifen)

药物相互作用　西替利嗪 Cetirizine

代表药物	相互作用机制	注意事项
中枢神经系统抑制剂(阿片类药物、苯二氮䓬类药物、乙醇)	可能增加镇静作用	同时用药需谨慎

不良反应　西替利嗪 Cetirizine

常见（>10%）	少见（1%~10%）	罕见但严重（<1%）
	镇静、头痛、口干、疲劳、恶心	

疗效监测　鼻炎或荨麻疹症状改善。
毒性监测　患者如果出现严重中枢系统毒性症状，及时就医。
患者咨询要点　药效发生前，患者应避免进行需要精神警觉性或协调活动。该药物可能导致头晕或镇静。
临床应用要点　此药有多种剂型，为非处方药。

CHLORHEXIDINE: Peridex，various
氯己定：溃疡宁等

分类 抗菌清洗剂
制剂与规格 漱口剂:0.12%;溶液剂:20%;外用溶液剂:4%

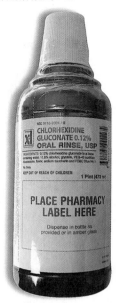

Xttrium 供图

FDA批准适应证及用法用量
　1. 牙龈炎:15mL 漱口剂(未稀释, 0.12%)，含漱 30 秒，吐出，一日 2 次(早晚)刷牙后。
　2. 皮肤或伤口清理:冲洗患区，应用少量 4% 溶液覆盖皮肤或伤口，并轻轻冲洗;然后用清水冲洗。
超说明书用药
　烧伤，医院传染病预防:冲洗患区，应用少量 4% 溶液覆盖皮肤或伤口，并轻轻冲洗;然后用清水冲洗。
作用机制 氯己定是聚双胍化合物，是具有防腐和抗微生物作用的杀菌药物。氯己定的杀菌作用是由于其所含阳离子结合到带负电荷的细菌的细胞壁，在细胞外形成配合物从而发挥药效。
药物参数 氯己定 Chlorhexidine

剂量调整（肝功能不全）	无需	吸收	无吸收
剂量调整（肾功能不全）	无需	分布	无吸收
透析	未知	代谢	无吸收
妊娠期药品安全性等级	C级	排泄	无吸收
哺乳期	通常可以	药物遗传学	未知
禁忌证	对氯己定过敏	黑框警告	无

用药安全 氯己定 Chlorhexidine

后缀	大写字母提示	不要压碎	高度警惕	易混药名
无	无	无	无	Precedex

药物相互作用 氯己定 Chlorhexidine　无
不良反应 氯己定 Chlorhexidine

常见（>10%）	少见（1%~10%）	罕见但严重（<1%）
牙齿疼痛和牙齿变色(漱口剂)	胃肠道刺激	过敏反应、皮肤刺激

疗效监测 漱口:牙龈炎好转。外用:没有细菌感染的迹象(发红、瘙痒、灼热、肿胀)。
毒性监测 注意牙齿变色、皮肤刺激。
患者咨询要点 对于漱口剂，根据药瓶上的小杯所示刻度，倒出 15mL, 溶液至少含漱 30 秒，不可吞咽。使用氯己定后等待几个小时才可饮食。可能会导致牙齿变色，这可以通过洗牙去除。外用产品，只可以用于完整的皮肤，不可吞咽，不可用在眼睛、耳朵、嘴巴、鼻子、生殖器或肛门部位。含有大量的乙醇(70%)，易燃。在通风良好的地方应用本药。药物完全干燥前不应覆盖用药部位。无毛发的皮肤，药物干燥通常需要 3 分钟或更长的时间。如果在有毛发的身体部位敷药，用毛巾擦除多余的药液。
临床应用要点 儿童不可使用。

分类 噻嗪类利尿剂

剂型与规格 片剂：25mg，50mg

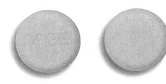

25mg，Mylan 供图

FDA批准适应证及用法用量

1. 高血压：成人，口服，25mg，一日 1 次，视疗效可逐步增加至最大口服日剂量100mg。

2. 水肿：口服，50mg，一日 1 次，视疗效可逐步增加至最大口服日剂量200mg。

超说明书用药

高血压：儿童，口服，0.3mg/kg，一日 1 次，视疗效可逐步增加至最大口服剂量 2 mg/(kg·d) 或 50 mg/d(选择剂量较小的)。

作用机制 氯噻酮干扰钠和氯在肾皮质稀释段的重吸收，增加其排泄。

药物参数 氯噻酮 Chlorthalidone

剂量调整（肝功能不全）	无需	吸收	F=65%，食物对吸收没有影响
剂量调整（肾功能不全）	CrCl< 10mL/min：增加给药间隔，每48h给药1次	分布	Vd=3~13L/kg；蛋白结合率75%
透析	不可透析	代谢	广泛肝代谢，具体代谢酶不明
妊娠期药品安全性等级	B级	排泄	50%~74%经肾脏清除，半衰期40~60h
哺乳期	权衡风险与获益	药物遗传学	未知
禁忌证	对氯噻酮或磺胺类药物过敏、无尿、严重窦性心动过缓、第2或第3度房室传导阻滞、心力衰竭，心源性休克	黑框警告	无

用药安全 氯噻酮 Chlorthalidone

后缀	大写字母提示	不要压碎	高度警惕	易混药名
无	无	无	无	无

药物相互作用 氯噻酮 Chlorthalidone

代表药物	相互作用机制	注意事项
NSAID	降低氯噻酮抗高血压作用	避免同时使用，或监测血压
钙通道阻滞剂、奎尼丁	增加低血压和(或)心动过缓和房室传导阻滞风险	避免同时使用
地高辛	增加房室传导阻滞风险	监测心率、心电图和地高辛血药浓度
ACEI	增加低位性低血压风险(首剂)	ACEI开始使用较低剂量并监测血压
多非利特	因低血钾、低血镁增加室性心律失常(尖端扭转型室性心动过速)风险	避免同时使用

不良反应 氯噻酮 Chlorthalidone

常见（>10%）	少见（1%~10%）	罕见但严重（<1%）
头晕、低血压、高尿酸血症	厌食、腹泻、头痛、低钾血症、低钠血症、体位性低血压、恶心、皮疹	心力衰竭、胰腺炎

疗效监测 降低血压，改善肿胀、水肿。

毒性监测 注意心力衰竭的体征或症状，心率减慢。开始治疗时和治疗后定期监测血清电解质，尿酸和肾功能。

患者咨询要点 指导患者报告呼吸困难、低血压、痛风或心力衰竭的症状／体征。避免饮酒和服用非甾体抗炎药。避免突然停药。此药可引起头晕。患者避免驾驶、使用机械或做其他需要高警惕性的事情。嘱咐患者从坐位／卧位缓慢站起，药物可引起体位性低血压。指导患者在治疗过程中多吃高钾食物。

临床应用要点 FDA 未批准氯噻酮用于儿童，但在指南里是允许儿童使用的，可以超说明书使用。

分类 氟喹诺酮抗菌药物

制剂与规格 微囊混悬散剂：250mg/5mL，500mg/5mL；片剂：100mg，250mg，500mg，750mg；缓释片：500mg，1000mg

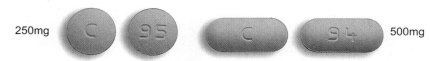

250mg   500mg

Northstar Rx 供图

FDA批准适应证及用法用量

1. 炭疽，暴露后预防：成人，口服，500mg，每 12 小时 1 次，至少服用 60 天；儿童，口服，15mg/kg，一日 2 次，至少服用 60 天，最大剂量 500mg/ 剂。

2. 慢性细菌性前列腺炎：口服，500mg，每 12 小时 1 次，服用 28 天。

3. 支气管炎，下呼吸道感染，皮肤感染或骨、软组织感染，鼻窦炎：口服，500~750mg，每 12 小时 1 次，服用 7~14 天。

4. 泌尿道感染：口服，250~500mg，每 12 小时 1 次，或缓释制剂 500mg，一日 1 次，服用 3 天。

超说明书用药

1. 软下疳：口服，500mg，一日 2 次，服用 3 天。

2. 腹股沟肉芽肿：750mg，一日 2 次，至少服用 21 天。

作用机制 环丙沙星是氟喹诺酮类，抑制细菌 DNA 回旋酶。对需氧、革兰阴性杆菌有较强活性。

药物参数 口服环丙沙星 Ciprofloxacin Oral

剂量调整（肝功能不全）	无需	吸收	F=60%~80%，食物对吸收没有影响
剂量调整（肾功能不全）	CrCl 30~50 mL/min：250~500mg，每12h1次；CrCl 5~29 mL/min：250~500mg，每18h1次	分布	胆汁、疱、脑脊液、胆囊、妇科系统、肝、肺、前列腺、腹膜、滑膜液、痰、扁桃体
透析	血液透析和腹膜透析均可，透析后给药250~500mg，每24h1次	代谢	不代谢，但是CYP1A2的强抑制剂
妊娠期药品安全性等级	C级	排泄	30%~57%经肾脏清除，半衰期3~6h
哺乳期	避免	药物遗传学	未知
禁忌证	对环丙沙星或其他氟喹诺酮类过敏；同时使用替扎尼定的患者	黑框警告	重症肌无力、肌腱炎、肌腱断裂

用药安全 口服环丙沙星 Ciprofloxacin Oral

后缀	大写字母提示	不要压碎	高度警惕	易混药名
XR	无	不要压碎缓释片	无	Ceftin

药物相互作用 口服环丙沙星 Ciprofloxacin Oral

代表药物	相互作用机制	注意事项
糖尿病药物	低血糖或高血糖发作，机制不明	同时用药需谨慎；监测血糖并考虑调整降糖药物剂量
抗酸剂含铝、钙和镁、补钙食品、去羟肌苷、铁、司维拉姆	由于螯合作用减少环丙沙星吸收	2h前或6h后服用环丙沙星
皮质激素	增加肌腱断裂的风险	建议患者停止使用环丙沙星，如果肌腱疼痛或破裂，及时就医
CYP1A2底物	环丙沙星抑制CYP1A2，导致底物代谢减少，毒性增加	监测毒性并考虑减少底物剂量或停止使用治疗指数窄的药物
华法林	增加出血风险	增加监测INR的次数，并调整剂量

不良反应 口服环丙沙星 Ciprofloxacin Oral

常见（>10%）	少见（1%~10%）	罕见但严重（<1%）
婴儿牙齿变色	恶心、呕吐、皮疹、肌痛、关节痛、肌腱炎、头痛	Stevens-Johnson综合征、肾衰竭、严重过敏、贫血、中性粒细胞减少症、血小板减少症、癫痫、影响心功能、肝衰竭、重症肌无力、肌腱断裂、精神病

疗效监测 感染症状好转。

毒性监测 监测 SCr 基线值，其水平应在 0.5μg/mL 和 5μg/mL 之间。

患者咨询要点 如果患者出现排尿减少、眼睛变黄、起水疱皮疹、极度疲劳、异常瘀伤或出血、呼吸急促或胸前肌腱疼痛，应及时就医。是否与食物同服没有要求，但不能与牛奶、酸奶或其他奶制品或钙强化产品同服。如果同时使用抗酸剂、硫糖铝、矿物质补充剂或含有钙、铁、锌的多种维生素补充剂，环丙沙星在服用这些药物的至少 2 小时前或 6 小时后服用。

临床应用要点 除了炭疽和复杂的尿路感染，未批准用于 18 岁以下的儿童。配发药品时需要进行用药指导。

分类 氟喹诺酮抗菌药物
制剂与规格 滴耳混悬散剂:0.2%, 0.5mg/0.25mL

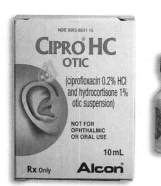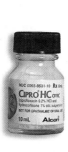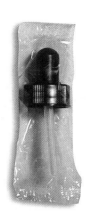

Alcon 供图

FDA批准适应证及用法用量

急性外耳道炎:成人及 1 岁以上儿童:0.25mL(全部 1 次性容器剂量)滴入患耳,一日 2 次(约 12 小时 1 次),疗程 7 天。

超说明书用药 无

作用机制 环丙沙星是氟喹诺酮类药物,抑制细菌 DNA 回旋酶,该酶负责解旋需转录的 DNA,并使 DNA 超螺旋组装成染色体亚基,对需氧、革兰阴性杆菌有较强活性,尤其是肠杆菌科,MIC 常 <0.1mg/L,对铜绿假单胞菌、葡萄球菌属的一些菌株也有活性, MIC 为 0.5~1mg/L。然而, 最近的报道表明金黄色葡萄球菌耐药菌株增加。抗链球菌和厌氧菌活性较差。

药物参数 环丙沙星滴耳剂 Ciprofloxacin Otic

剂量调整（肝功能不全）	无需	**吸收**	无全身吸收
剂量调整（肾功能不全）	无需	**分布**	无全身吸收
透析	不可透析	**代谢**	无全身吸收
妊娠期药品安全性等级	C级	**排泄**	无全身吸收
哺乳期	环丙沙星滴耳剂是否通过母乳排泄是未知的, 权衡风险与获益	**药物遗传学**	未知
禁忌证	对环丙沙星或其他氟喹诺酮类过敏	**黑框警告**	无

用药安全 环丙沙星滴耳剂 Ciprofloxacin Otic

后缀	大写字母提示	不要压碎	高度警惕	易混药名
无	无	无	无	CefTRIAXone

药物相互作用 环丙沙星滴耳剂 Ciprofloxacin Otic 无

不良反应 环丙沙星滴耳剂 Ciprofloxacin Otic

常见（>10%）	少见（1%~10%）	罕见但严重（<1%）
	应用部位疼痛和瘙痒、耳部真菌感染	过敏性反应

疗效监测 感染迹象和症状好转, 如果在治疗 1 周后感染没有改善, 需要进行细菌培养。

毒性监测 注意耳朵疼痛, 局部过敏反应, 继发真菌感染。

患者咨询要点 用药前用手握住容器至少 1 分钟, 使液体接近体温, 患者需患耳向上躺下, 滴药后, 该姿势需要保持 1 分钟, 如果需要, 另一侧耳朵重复用药。

临床应用要点 不为眼科使用, 只可滴耳。环丙沙星滴耳剂未批准用于年龄小于 1 岁的儿童。

分类　SSRI 抗抑郁药

制剂与规格　片剂：10mg，20mg，40mg；溶液剂：10mg/5mL

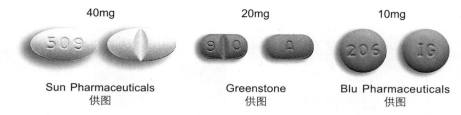

40mg	20mg	10mg
Sun Pharmaceuticals 供图	Greenstone 供图	Blu Pharmaceuticals 供图

FDA批准适应证及用法用量

　　抑郁症：口服，20mg，一日 1 次；视疗效可逐步增加至 40mg，一日 1 次。

超说明书用药

　　1. 强迫症：口服，20~60mg，一日 1 次。

　　2. 恐慌症：口服，20~30mg，一日 1 次；视疗效可逐步增加至 60mg，一日 1 次。

作用机制　西酞普兰是一种双环类抗抑郁药，是突触前 5- 羟色胺再摄取抑制剂（SSRI），具有较好的选择性。它不影响去甲肾上腺素和多巴胺的再摄取，对毒蕈碱、组胺、α_1 和 α_2 肾上腺素和 5- 羟色胺受体的亲和力相对差

药物参数　西酞普兰 Citalopram

剂量调整（肝功能不全）	发生肝功能损害最大日剂量40mg	吸收	F=80%，食物对吸收没有影响
剂量调整（肾功能不全）	严重肾功能损害谨慎使用	分布	Vd=12 L/kg，蛋白结合率80%
透析	不可透析	代谢	代谢>90%，通过CYP2C19、3A4/5代谢
妊娠期药品安全性等级	C级	排泄	20%经粪便排泄、20%经肾脏清除（12%~13%原型），半衰期33~37h
哺乳期	避免	药物遗传学	CYP2C19弱代谢者谨慎使用
禁忌证	过敏，同时使用匹莫齐特、MAOI类	黑框警告	自杀念头、未批准用于儿童

用药安全　西酞普兰 Citalopram

后缀	大写字母提示	不要压碎	高度警惕	易混药名
无	CeleXA	无	无	CelebREX, ZyPREXA

药物相互作用　西酞普兰 Citalopram

代表药物	相互作用机制	注意事项
抗凝药、抗血小板药物、非甾体类抗炎药	增加出血风险	监测出血
右苯丙胺、阿米替林、利奈唑胺、锂、MAOI类	增加5-羟色胺综合征风险	密切监测5-羟色胺综合征的症状（烦躁不安、体温过高、反射亢进、共济失调），不要使用MAOI类
CYP2C19、CYP3A4/5抑制剂	增加西酞普兰浓度	监测不良反应，考虑减少西酞普兰剂量
CYP2C19、CYP3A4/5诱导剂	降低西酞普兰浓度	监测药效减低的症状，考虑增加西酞普兰剂量

不良反应　西酞普兰 Citalopram

常见（>10%）	少见（1%~10%）	罕见但严重（<1%）
便秘、头晕、头痛、失眠、恶心、镇静、口干	激动、焦虑、出汗、腹泻、疲劳、射精障碍、阳痿、性欲减退、震颤	QT间期延长、5-羟色胺综合征、自杀的想法、尖端扭转型室性心动过速、粒细胞缺乏症

疗效监测　抑郁症、恐慌症、强迫症的症状好转。

毒性监测　在开始治疗或剂量调整时注意出现心理问题、自杀或行为异常；监测异常出血的症状 / 体征。

患者咨询要点　避免需要精神警觉或协调的活动，直到产生药效。症状的改善可能需要几周。让患者报告抑郁恶化、自杀念头、行为的异常变化或异常出血情况。避免突然停药，可能导致戒断症状。不要在服用本药期间饮酒或服用非甾体类抗炎药或阿司匹林。

临床应用要点　在药物减量或停药时，患者可能无法忍受出现的戒断综合征，可能需要恢复以前的剂量，再以一个更加平缓的速度减量。配发药物时，药师对患者需要进行用药指导。

分类 大环内酯类抗生素

制剂与规格 片剂:250mg, 500mg;混悬散剂:125mg/5mL, 250mg/5mL;缓释片:500mg

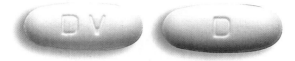

500mg，Dava 供图

FDA批准适应证及用法用量

1.COPD 急性加重期:口服, 250~500mg, 一日 2 次, 疗程 7~14 天。

2.社区获得性肺炎, 皮肤感染, 鼻窦炎, 咽炎:成人, 口服, 250mg, 一日 2 次, 疗程 7~14 天或口服缓释片 1000mg, 每日 1 次, 疗程 7 天;6 个月以上儿童, 15mg/(kg·d), 分 2 次, 每 12 小时 1 次, 疗程 10 天。

3.结核分枝杆菌播散性感染, 预防 HIV 感染, 早期的预防和治疗:口服, 500mg, 一日 2 次。

4.胃肠道幽门螺杆菌感染:500 mg, 一日 2 次, 疗程 7~14 天, 与其他种类抗菌药物和质子泵抑制剂联合治疗。

超说明书用药

高危患者细菌性心内膜炎预防:口腔、呼吸道或感染的皮肤 / 皮肤组织/骨骼肌肉组织手术:成人, 口服, 500mg, 手术前 30~60 分钟服用;儿童, 15mg/kg, 手术前 30~60 分钟服用。

作用机制 通过阻碍细胞核蛋白 50S 亚基的联结, 从而抑制 RNA 依赖的细菌蛋白质合成。

药物参数 克拉霉素 Clarithromycin

剂量调整（肝功能不全）	无需	吸收	F=50%，缓释片应该与食物同服，速释片可不考虑食物影响
剂量调整（肾功能不全）	CrCl<30mL/min, 减少50%剂量或延长一倍给药间隔	分布	胃组织、肺耳液、前列腺、痰、软组织
透析	未知	代谢	通过CYP3A4/5代谢为活性代谢产物，也是CYP3A4/5强抑制剂
妊娠期药品安全性等级	C级	排泄	20%~40%经肾脏清除，半衰期5~7h
哺乳期	权衡风险与获益	药物遗传学	未知
禁忌证	任何大环内酯类或酮内酯类抗生素过敏;联合西沙必利、匹莫齐特、阿司咪唑、特非那定、麦角碱或双氢麦角碱	黑框警告	无

用药安全 克拉霉素 Clarithromycin

后缀	大写字母提示	不要压碎	高度警惕	易混药名
XL	无	缓释制剂不可以压碎	无	Claritin

药物相互作用 克拉霉素 Clarithromycin

代表药物	相互作用机制	注意事项
QT间期延长的药物	因累加的QT间期延长导致心脏毒性风险增加	避免同时使用, 或监测心电图
CYP3A4/5底物	克拉霉素抑制CYP3A4/5, 导致底物代谢减少, 毒性增加	监测毒性或考虑减少底物剂量, 治疗指数窄或可导致QT间期延长的底物不要使用
CYP3A4/5抑制剂	抑制克拉霉素代谢	考虑减少克拉霉素剂量, 或更换抗菌药物
CYP3A4/5诱导剂	增加克拉霉素代谢	监测并考虑增加克拉霉素剂量
地高辛	增加生物利用度和地高辛毒性	同时使用需谨慎
磺脲类药物	增加低血糖风险	谨慎使用并加强血糖监测
SSRI	增加5-羟色胺综合征风险	考虑减少SSRI的剂量
华法林	因抑制华法林代谢增加出血风险	密切监测INR

不良反应 克拉霉素 Clarithromycin

常见（>10%）	少见（1%~10%）	罕见但严重（<1%）
嗅觉障碍	头痛、腹泻、恶心、呕吐、皮疹	QT间期延长、Stevens-Johnson综合征、贫血、中性粒细胞减少、血小板减少、严重的过敏反应、重症肌无力危象、肝功能检查指标升高、幻觉、肾毒性

疗效监测 感染迹象和症状好转。

毒性监测 患者如果出现心悸、起疱状皮疹、异常瘀伤或出血、皮肤、眼睛发黄或极度疲劳症状, 请及时就医。

患者咨询要点 患者应完成治疗疗程。症状应在 2~3 天改善;如果加重, 请及时就诊。

临床应用要点 若有严重的肾、肝或心脏的疾病患者应谨慎使用。缓释和速释制剂不可互换。注意多种药物的相互作用。儿童的最大剂量为, 1g/d。

分类 林可酰胺类抗生素
制剂与规格 胶囊:75mg, 150mg, 500mg；颗粒冲剂:75mg/5mL

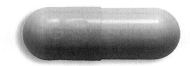

300mg，Greenstone 供图

FDA批准适应证及用法用量

1. 细菌性感染，厌氧菌、葡萄球菌、链球菌、肺炎双球菌敏感菌感染:成人，口服，150~450mg，每 6 小时 1 次。儿童，口服，8~20 mg/(kg·d)，分 3~4 次服用。

2. 皮肤和(或)皮下组织感染:成人，口服，150~450mg，每 6 小时 1 次。儿童，口服，8~20mg/(kg·d)，分 3~4 次服用。

3. 腹腔感染:成人，口服，150~450mg，每 6 小时 1 次。儿童，口服，8~20mg/(kg·d)，分 3~4 次服用。

4. 下呼吸道感染:成人，口服，150~450mg，每 6 小时 1 次。儿童，口服，8~20mg/(kg·d)，分 3~4 次服用。

5. 盆腔炎:成人，口服，150~450mg，每 6 小时 1 次。儿童，口服，8~20mg/(kg·d)，分 3~4 次服用。

6. 败血症:成人，口服，150~450mg，每 6 小时 1 次。儿童，口服，8~20mg/(kg·d)，分 3~4 次服用。

超说明书用药

1. 细菌性阴道炎，有症状的孕妇，口服治疗:口服，300mg，一日 2 次，疗程 7 天。

2. 链球菌性咽炎，青霉素过敏患者:儿童，口服，20mg/(kg·d)，分 3 次服用(最大剂量 1.8g/d)。

作用机制 克林霉素是一种半合成 7- 氯 -7- 脱氧林可霉素衍生物，对除肠球菌和难辨梭状芽孢杆菌外大多数革兰阳性菌有效。革兰阴性需氧菌有抗药性，但大多数厌氧菌敏感。它与核糖体 50S 亚基结合抑制细菌蛋白质合成，杀菌或抑菌的效果依赖于血药浓度、组织部位和菌株特性。

药物参数 克林霉素 Clindamycin

剂量调整（肝功能不全）	无需	吸收	F=90%，食物不影响吸收
剂量调整（肾功能不全）	若CrCl<30mL/min，减少50%剂量或延长一倍给药间隔	分布	阑尾、骨骼、胃组织、头部和颈部、痰、腹腔液、子宫
透析	未知	代谢	较少、通过CYP3A4/5代谢
妊娠期药品安全性等级	B级	排泄	5%~28%经肾脏清除，半衰期1.5~5h
哺乳期	避免	药物遗传学	未知
禁忌证	对克林霉素过敏	黑框警告	结肠炎

用药安全 克林霉素 Clindamycin

后缀	大写字母提示	不要压碎	高度警惕	易混药名
Pediatric	无	不要打开胶囊	无	Bleomycin, Clinoril

药物相互作用 克林霉素 Clindamycin

代表药物	相互作用机制	注意事项
阿曲库铵和非去极化型肌松药	克林霉素可能影响肌肉的收缩	监测过度的神经肌肉阻滞作用，考虑减少肌松药的剂量
环孢素A	降低环孢素A的生物利用度，机制未知	监测环孢素A血药浓度，考虑调整剂量
红霉素	竞争相同的结合位点，降低抗菌效果；理论上使QT间期延长效应增加	避免同时使用

不良反应 克林霉素 Clindamycin

常见（>10%）	少见（1%~10%）	罕见但严重（<1%）
	腹泻、恶心、呕吐、皮疹	QT间期延长、Stevens-Johnson综合征、假膜性结肠炎、食管炎

疗效监测 感染迹象和症状好转。

毒性监测 如果出现心悸、起疱状皮疹、大量水样腹泻等症状，请及时就医。

患者咨询要点 完成治疗疗程。症状应在 2~3 天改善;如果病情加重，请随时就诊。服药时整杯水送服。服药后保持直立 30 分钟，减少胃肠道溃疡的风险。

临床应用要点 使用抗生素后 24 小时且不发热可以恢复正常活动。长期使用可能导致真菌或细菌继发感染，包括艰难梭菌相关性腹泻，这些症状在使用 2 个月以上抗生素的治疗中已观察到有发生的可能性。

分类 林可酰胺类抗生素
制剂与规格 外用泡沫剂：1%；外用溶液剂：1%；外用凝胶剂：1%；外用贴剂：1%；外用洗剂：1%

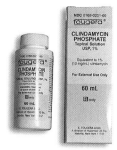

1%，外用溶液剂

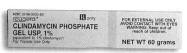

1%，外用凝胶剂

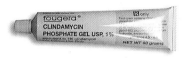

Fougera 供图

FDA批准适应证及用法用量
　　普通痤疮：局部溶液、凝胶、洗剂，一日 2 次，涂于患处。
超说明书用药 无
作用机制 克林霉素是一种半合成 7- 氯 -7- 脱氧林可霉素衍生物，对除肠球菌和难辨梭状芽孢杆菌外大多数革兰阳性菌有效。革兰阴性需氧菌有抗性，但大多数厌氧菌敏感。它与核糖体 50S 亚基结合抑制细菌蛋白质合成；它杀菌或抑菌的效果依赖于血药浓度、组织部位和菌株特性。
药物参数 克林霉素 Clindamycin

剂量调整（肝功能不全）	无需	吸收	无全身吸收
剂量调整（肾功能不全）	无需	分布	无全身吸收
透析	无全身吸收	代谢	无全身吸收
妊娠期药品安全性等级	B级	排泄	无全身吸收
哺乳期	避免	药物遗传学	未知
禁忌证	对克林霉素过敏	黑框警告	无

用药安全 克林霉素 Clindamycin

后缀	大写字母提示	不要压碎	高度警惕	易混药名
T	无	无	无	Bleomycin, Clinoril

药物相互作用 克林霉素 Clindamycin 未知
不良反应 克林霉素 Clindamycin

常见（>10%）	少见（1%~10%）	罕见但严重（<1%）
皮肤干燥	皮肤瘙痒、皮疹	

疗效监测 痤疮症状好转。
毒性监测 如果出现起疱状皮疹，请及时就医。
患者咨询要点 使用前洗净并擦干面部。只可使用在皮肤上，避免接触眼睛和黏膜，避免接触伤口或破损的皮肤。使用前应摇匀。液体是易燃物，避免使用过程中吸烟或暴露于高温或明火下。对于泡沫剂型，涂于纸巾上，然后用于面部。
临床应用要点 可能增加对日光的敏感性；可以使用防晒霜，但应在使用克林霉素外用溶液 1~2 小时后，再涂抹。

分类 抗惊厥药, C- Ⅳ
制剂与规格 片剂:5mg, 10mg, 20mg

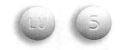

5mg，Lundbeck 供图

FDA批准适应证及用法用量
林 - 戈综合征:2 岁及以上儿童且≤ 30 kg, 口服, 5mg, 一日 1 次, 视疗效可逐步增加至 20mg, 一日 1 次, 成人和 2 岁及以上儿童且 >30 kg, 口服, 10mg, 一日 1 次, 视疗效可逐步增加至 40mg, 一日 1 次。

超说明书用药
1. 戒酒综合征:口服, 0.3~0.9mg/(kg·d), 疗程 1 周。
2. 焦虑症:口服, 每日 20~80mg, 单次或分多次给药, 疗程 5~14 天。

作用机制 氯巴占是苯二氮䓬类药物。氯巴占确切的作用机制尚不清楚, 但该药机制被认为结合于 GABA$_A$ 受体的苯二氮䓬位点, 从而增强 GABA 能神经传导。

药物参数 氯巴占 Clobazam

剂量调整（肝功能不全）	起始口服日剂量不超过5mg；视疗效可逐步增加至最大口服日剂量40mg	吸收	F=87%, 食物不影响吸收
剂量调整（肾功能不全）	无需	分布	Vd=100L, 蛋白结合率90%
透析	血液透析对原型药及代谢产物的血药浓度没有影响	代谢	大部分经过肝代谢, 通过CYP2C19代谢为活性代谢产物, 是CYP2D6抑制剂
妊娠期药品安全性等级	C级	排泄	82%经肾脏清除, 原型药半衰期36~42h, 代谢物半衰期71~82h
哺乳期	可以使用(少量乳汁排泄)	药物遗传学	CYP2C19弱代谢者慎用
禁忌证	对氯巴占过敏	黑框警告	无

用药安全 氯巴占 Clobazam

后缀	大写字母提示	不要压碎	高度警惕	易混药名
无	cloBAZam	无	无	clonazePAM

药物相互作用 氯巴占 Clobazam

代表药物	相互作用机制	注意事项
CYP2C19诱导剂	增加氯巴占代谢, 减少氯巴占药效	监测并考虑增加氯巴占剂量
CYP2C19抑制剂	减少氯巴占代谢, 增加氯巴占中毒风险	监测并考虑减少氯巴占剂量
CYP2D6底物	减少底物代谢, 可能导致底物中毒	监测并考虑减少底物剂量
乙醇、阿片类药物及其他中枢性抑制剂	增加中枢神经或呼吸系统抑制	避免使用或考虑减少两药剂量
苯妥英、磷苯妥英	减少苯妥英代谢	监测苯妥英代谢, 如果可能减少剂量

不良反应 氯巴占 Clobazam

常见（>10%）	少见（1%~10%）	罕见但严重（<1%）
便秘、流口水、共济失调、嗜睡、呼吸道感染、困倦、发烧	发音困难、失眠、镇静、攻击行为、干咳	Stevens-Johnson综合征、抑郁症、自杀倾向、中毒性表皮坏死松解症

疗效监测 减少癫痫发作的频率, 减轻焦虑症状。
毒性监测 监测中枢神经系统的抑郁症状、自杀的想法或行为、其他情绪或行为的异常变化。
患者咨询要点 常引起嗜睡、困倦。避免与酒同服。患者避免进行需要精神警觉性活动。
临床应用要点 不适合年龄小于 2 岁的儿童。该药与许多药物相互作用;同时用药需仔细监测。在给药时进行用药指导。

分类 外用皮质激素

制剂与规格 乳膏剂：0.05%；软膏(剂)：0.05%；外用溶液剂：0.05%；气溶剂：0.05%；凝胶：0.05%；洗发剂：0.05%

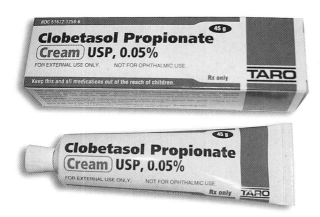

0.05% 乳膏剂，Taro 供图

FDA批准适应证及用法用量

1. 皮肤疾病，激素敏感型：12 岁及以上儿童和成人，涂于患处，一日 2 次，最长使用 2 周。
2. 斑块状银屑病：12 岁及以上儿童和成人，涂于患处，一日 2 次，最长使用 2~4 周。

超说明书用药

口腔扁平苔藓：涂于患处，一日 2 次，与抗真菌药合用。

作用机制 氯氟美松具有抗炎、止痒和收缩血管的作用。研究认为糖皮质激素通过诱导磷脂酶 A2 抑制蛋白、脂皮质蛋白起作用。推测通过抑制这些蛋白的共同前体花生四烯酸(磷脂酶 A2 从膜磷脂释放)，进而抑制炎症的有效介质如前列腺素和白三烯的生物合成。

药物参数 氯氟美松 Clobetasol

剂量调整（肝功能不全）	无需	吸收	很少吸收，除非涂布面积很大，或涂于不完整的皮肤
剂量调整（肾功能不全）	无需	分布	无吸收
透析	未知	代谢	无吸收
妊娠期药品安全性等级	C级	排泄	无吸收
哺乳期	通常可以使用	药物遗传学	未知
禁忌证	过敏	黑框警告	无

用药安全 氯氟美松 Clobetasol

后缀	大写字母提示	不要压碎	高度警惕	易混药名
无	无	无	无	无

药物相互作用 氯氟美松 Clobetasol 无

不良反应 氯氟美松 Clobetasol

常见（>10%）	少见（1%~10%）	罕见但严重（<1%）
	烧灼感、刺痛、给药部位皮肤瘙痒、头痛	已有报道当使用封闭敷料、在较大的表面区域使用时，可抑制下丘脑轴(HPA)

疗效监测 改善皮肤疾病的临床症状。

毒性监测 如果用药后出现严重的皮肤刺激或症状恶化，及时就医。

患者咨询要点 请用薄薄一层涂于皮肤患处。用药部位皮肤应清洁、完整。避免与眼睛接触，不可食用。涂药后，避免封闭敷料或穿紧身的衣服。

临床应用要点 各种剂型(气溶剂、凝胶剂、洗发水等)都可使用。高浓度糖皮质激素、大面积使用、长时间使用、包扎敷料均可能增加全身吸收和毒性风险。儿童更易系统吸收。

分类 苯二氮䓬类药物, C-IV
制剂与规格 片剂:0.5mg, 1mg, 2mg; 散剂:0.125mg, 0.25mg, 0.5mg, 1mg, 2mg

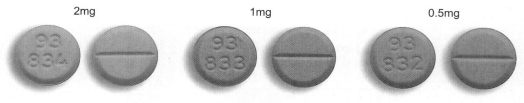

Teva 供图

FDA批准适应证及用法用量

1. 惊恐障碍:口服, 0.25mg, 一日 2 次, 以 0.125~0.25mg, 一日 2 次的口服剂量每 3 天进行 1 次, 视疗效可逐步增加至日剂量 1~4mg(分 2~3 次服用)。

2. 癫痫发作:成人, 口服, 0.5mg, 一日 3 次, 以 0.125~0.25mg, 一日 2 次的口服剂量每 3 天进行 1 次, 视疗效可逐步增加至日剂量 1~4mg(分 2~3 次服用);儿童达到 10 岁或达到 30kg, 口服, 0.01~0.03mg/(kg·d) 分 2~3 次服用, 以 0.25~0.5mg 的口服剂量每 3 天进行 1 次, 视疗效可逐步增加至日剂量 0.1~0.2 mg/(kg·d)(分 3 次服用)。

超说明书用药

多动腿综合征:口服, 0.5~2mg, 每晚睡前服用。

作用机制 增强抑制性神经递质 γ- 氨基丁酸(GABA)的突触后效应。

药物参数 氯硝西泮 Clonazepam

剂量调整(肝功能不全)	降低常用量的50%	吸收	F=90%, 食物对吸收没有影响
剂量调整(肾功能不全)	无需	分布	Vd=1.5~3L, 蛋白结合率85%
透析	无需给予补充剂量	代谢	90%以上通过CYP3A4/5肝代谢, 并进行结合反应
妊娠期药品安全性等级	D级	排泄	1%经肾脏清除, 半衰期30~40h
哺乳期	避免	药物遗传学	未知
禁忌证	对氯硝西泮过敏、闭角型青光眼、肝脏疾病	黑框警告	无

用药安全 氯硝西泮 Clonazepam

后缀	大写字母提示	不要压碎	高度警惕	易混药名
无	ClonazePAM	无	无	cloBAZam, cloNIDine, clorazepate, cloZAPine, LORazepam

药物相互作用 氯硝西泮 Clonazepam

代表药物	相互作用机制	注意事项
阿芬太尼、阿片类药物及其他呼吸抑制剂	增加呼吸抑制	避免同时使用或考虑减少两药剂量
CYP3A4/5抑制剂	减少氯硝西泮代谢, 增加毒性	避免同时使用
CYP3A4/5诱导剂	增加氯硝西泮代谢, 降低药效	监测并考虑增加氯硝西泮的剂量
茶碱	通过抑制腺苷受体, 降低氯硝西泮的药效	监测并考虑增加氯硝西泮的剂量

不良反应 氯硝西泮 Clonazepam

常见(>10%)	少见(1%~10%)	罕见但严重(<1%)
共济失调、精神不振、嗜睡、体重增加	心动过速、心悸、恶心、呕吐、视力模糊	癫痫发作、躁狂、抑郁、戒断症状

疗效监测 减少焦虑症状或癫痫发作。

毒性监测 如果用药后出现严重的嗜睡、心跳加快、减慢或漏跳、自杀的想法, 及时就医。

患者咨询要点 可能导致嗜睡;服药期间避免进行驾驶或其他需要运动协调的任务。可将口腔崩解片置于舌面溶解。避免饮酒。

临床应用要点 考虑肝损害患者减少氯硝西泮的剂量。老年人慎用, 其对药效更加敏感, 推荐减少 50% 剂量。慎用中枢神经系统抑制剂, 因其可能增加不良反应。避免长期使用后突然停药, 该药可能会导致癫痫发作。给药时需对患者进行用药指导。

分类　α$_2$- 肾上腺能受体激动剂

制剂与规格　片剂:0.1mg, 0.2mg, 0.3mg;缓释片:0.1mg, 0.2mg;透皮贴剂:0.1mg/24h, 0.2mg/24h, 0.3mg/24h

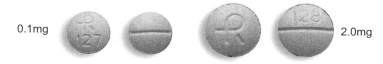

0.1mg　　　　　　　　　　　　　　　2.0mg

Actavis 供图

FDA批准适应证及用法用量

　　1.注意力缺陷障碍:大于 6 岁儿童, 口服, 0.1mg 缓释片, 每晚睡前服用, 可以 0.1mg/d 的幅度每周调整 1 次, 增加至预期效果。给药剂量大于 0.1mg/d 应分 2 次给药, 最大剂量 0.4mg/d。

　　2.特发性高血压:透皮贴剂 0.1mg/d, 每 7 天 1 次, 可以透皮贴剂 0.1mg/d 的幅度每隔 1~2 周调整 1 次, 最大剂量每 7 天 0.6mg/d。

　　3.高血压:口服, 0.1mg, 一日 2 次, 可以 0.1mg/d 的幅度每周调整 1 次, 调整至 0.2~0.6mg 应分 2 次服用, 最大剂量 2.4mg/d。

超说明书用药

　　1.出汗:口服, 透皮贴剂 0.1mg/d, 每 7 天 1 次, 或口服日剂量 0.2mg。

　　2.尼古丁依赖:透皮贴剂 0.1~0.2mg/24h, 或口服日剂量 0.1~0.45mg。

　　3.痉挛状态:口服日剂量 0.05~0.4mg, 分次服用。

作用机制　可乐定通过刺激中枢突触前 α$_2$- 肾上腺素能受体而激活抑制性神经元减少交感神经输出。可乐定是不完全激动剂, 所以它的一些作用来自于拮抗突触前 α 受体。这些作用降低外周血管阻力、肾血管阻力、心率和血压。

药物参数　可乐定 Clonidine

剂量调整（肝功能不全）	无需	吸收	缓释片F = 75%~100%, 贴剂F=60%, 食物对吸收没有影响
剂量调整（肾功能不全）	无需	分布	Vd=2.9L/kg, 蛋白结合率20%~40%
透析	不可透析	代谢	广泛的肝代谢, 途径未知
妊娠期药品安全性等级	C级	排泄	40%~60%经肾脏清除, 半衰期12.5~16h(肾脏疾病患者41h)
哺乳期	权衡风险与获益	药物遗传学	未知
禁忌证	过敏	黑框警告	硬膜外使用

用药安全　可乐定 Clonidine

后缀	大写字母提示	不要压碎	高度警惕	易混药名
TTS	CloNIDine	缓释片	无	Clomid, clomiPHENE, clonazePAM, cloZAPine, KlonoPIN, quiNIDine

药物相互作用　可乐定 Clonidine

代表药物	相互作用机制	注意事项
NSAID类	降低可乐定的降压作用	避免同时使用或监测血压
TCA类	增加去甲肾上腺素释放, 使可乐定的降压效果降低	避免同时使用或监测血压
β-受体阻滞剂、钙通道阻滞剂	增加低血压和窦性心动过缓风险	避免同时使用或监测血压和心率
环孢素	增加环孢素中毒风险	监测环孢素血压浓度

不良反应　可乐定 Clonidine

常见（>10%）	少见（1%~10%）	罕见但严重（<1%）
感觉紧张、头痛、嗜睡、红斑(贴剂)、口干	心动过缓、便秘、接触性皮炎(贴剂)、疲劳、低血压、体温升高、烦躁、恶心、心悸、皮疹、血压反弹、镇静、心动过速、荨麻疹	房室性传导阻滞

疗效监测　降低血压, 改善多动症的精神与行为。

毒性监测　注意反弹性高血压、心率增快、心悸、晕厥。

患者咨询要点　避免饮酒, 服用中枢神经系统抑制剂。患者谨慎驾驶, 进行其他需要警觉的工作时, 同样需谨慎。整片吞下缓释片, 是否与食物同服均可。应用贴剂在上臂外侧或胸部皮肤完整的无毛区, 轮换贴片位置。如果在使用的 7 天之内贴剂松动, 使用黏性物覆盖。报告有低血压的症状 / 体征、心绞痛、外周水肿、疲劳或肝功能障碍在初始治疗和剂量的变化时会加重。避免突然停药, 防止血压反弹。

临床应用要点　速释片治疗高血压的安全性和有效性在儿童中没有建立。处方中缓释片与速释片不可互换。

分类　血小板凝聚抑制剂

制剂与规格　片剂：75mg，300mg

FDA批准适应证及用法用量

1. 急性 ST 和非 ST 段抬高心肌梗死：口服，负荷剂量 300~600mg，之后日剂量 75mg，与阿司匹林同服。

2. 动脉硬化性血管病，脑卒中后，外周动脉闭塞性疾病，预防血栓形成：口服，75mg，一日 1 次。

超说明书用药

经皮冠状动脉介入术后心房纤颤或血栓形成的预防：口服，75mg，一日 1 次，与阿司匹林同服。

作用机制　氯吡格雷是一种抗血小板药物，通过直接抑制 ADP 与其受体结合位点的结合，抑制继发的糖蛋白 Ⅱ b/ Ⅲ a 复合物活化，防止血小板聚集，此过程不可逆；因此，给予氯吡格雷后血小板整个生命周期受到影响。

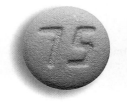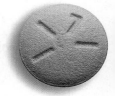

75mg，Bristol-Myers Squibb/Sanofi Aventis 供图

药物参数　氯吡格雷 Clopidogrel

剂量调整（肝功能不全）	无需	吸收	F = 50%，食物对吸收没有影响
剂量调整（肾功能不全）	无需	分布	蛋白结合率93%
透析	不可透析	代谢	前体药物，需要通过CYP2C19活化，CYP2B6中度抑制剂
妊娠期药品安全性等级	B级	排泄	氯吡格雷50%经肾脏清除，半衰期6h
哺乳期	权衡风险与获益	药物遗传学	CYP2C19弱代谢者，因氯吡格雷药效减少，增加心血管事件风险，考虑改变治疗方案或增加剂量
禁忌证	对氯吡格雷过敏，出血	黑框警告	CYP2C19弱代谢者

用药安全　氯吡格雷 Clopidogrel

后缀	大写字母提示	不要压碎	高度警惕	易混药名
无	无	无	无	Elavil, Paxil

药物相互作用　氯吡格雷 Clopidogrel

代表药物	相互作用机制	注意事项
胺碘酮、唑类抗真菌药物、钙通道阻滞剂、西咪替丁、氟西汀、氟伏沙明、质子泵抑制剂	降低氯吡格雷的血小板抑制作用	避免同时使用，或监测血栓形成症状/体征
阿司匹林、西洛他唑、直接凝血酶抑制剂、纤维蛋白溶解、磺达肝素、低分子肝素、非甾体类抗炎药、SSRI类药物、噻氯匹定、普通肝素、华法林	增加出血风险	监测出血症状/体征
CYP2B6底物	氯吡格雷通过抑制CYP2B6，减少底物代谢	监测并考虑减少底物剂量
CYP2C19抑制剂	减少氯吡格雷活化	避免同时使用
CYP2C19诱导剂	增加氯吡格雷活化	避免同时使用

不良反应　氯吡格雷 Clopidogrel

常见（>10%）	少见（1%~10%）	罕见但严重（<1%）
	关节痛、背痛、鼻出血、胃炎、头痛、高血压、皮肤瘙痒	粒细胞缺乏症、Stevens-Johnson综合征、消化道出血、消化道溃疡、全血细胞减少、血栓性血小板减少性紫癜

疗效监测　血栓形成事件的预防。

毒性监测　注意出血体征 / 症状，尤其是合并抗凝治疗。

患者咨询要点　指导患者报告出血体征 / 症状，特别是联合应用抗凝治疗。医生没有采取减少再次栓塞的风险的措施之前,不要突然停止治疗,特别是支架置入后。如果不需要抗血小板,氯吡格雷应该在择期手术前 5 天停止。

临床应用要点　儿童患者的安全性和有效性没有建立。氯吡格雷的有效性依赖于它通过 CYP2C19 激活产生的活性代谢物。CYP2C19 弱代谢者使用推荐剂量的氯吡格雷产生较少的活性代谢产物和较弱的抗血小板作用。与正常代谢者相比，CYP2C19 弱代谢者且患有急性冠状动脉综合征，或已进行经皮冠状动脉介入治疗，使用推荐剂量氯吡格雷，具有更高的发生心血管事件的概率。CYP2C19 弱代谢者考虑改变治疗方案或增加剂量。

分类　复方抗感染 / 抗炎药

制剂与规格　外用乳膏剂：(克霉唑 / 倍他米松)1%/0.05%；外用洗剂：(克霉唑 / 倍他米松)1%/0.05%

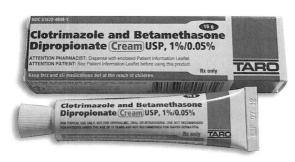

1%/0.05% 乳膏，Taro 供图

FDA批准适应证及用法用量
癣：成人和 12 岁以上儿童，每日 2 次，涂于患处，体癣或股癣最多使用 2 周，足癣最多使用 4 周。

超说明书用药　无

作用机制　克霉唑抑制麦角固醇等固醇的生物合成，破坏真菌细胞膜并改变其通透性。倍他米松是一种糖皮质激素，能够促进参与抗炎作用的相关酶的合成。

药物参数　倍他米松 / 克霉唑 Betamethasone/Ciotrimazole

剂量调整（肝功能不全）	无需	吸收	吸收甚微
剂量调整（肾功能不全）	无需	分布	吸收甚微
透析	未知	代谢	吸收甚微
妊娠期药品安全性等级	C级	排泄	吸收甚微
哺乳期	权衡风险与获益	药物遗传学	未知
禁忌证	对克霉唑或倍他米松过敏	黑框警告	无

用药安全　倍他米松 / 克霉唑 Betamethasone/Ciotrimazole

后缀	大写字母提示	不要压碎	高度警惕	易混药名
无	无	无	无	Co-trimoxazole

药物相互作用　倍他米松 / 克霉唑 Betamethasone/Ciotrimazole　未知

不良反应　倍他米松 / 克霉唑 Betamethasone/Ciotrimazole

常见（>10%）	少见（1%~10%）	罕见但严重（<1%）
	皮肤干燥	皮疹，有报道在使用儿童中发现该药对下丘脑有抑制作用，因此不推荐12岁以下儿童使用

疗效监测　治疗红疹和瘙痒。红疹和瘙痒症状通常在 3~5 天内得到改善。如果针对股癣或体癣的治疗超过 1 周未见改善，或针对足癣的治疗超过 2 周未见改善，则需考虑重新诊断。

毒性监测　患者如果发生严重皮肤刺激或皮疹需及时就医。

患者咨询要点　于患处涂上薄薄一层。使用洗剂需要用前摇匀。

临床应用要点　患者接受联合治疗时比单独使用克霉唑或倍他米松乳膏得到更快更好的疗效。联合应用克霉唑 / 倍他米松与单独使用克霉唑相比，治愈率相当或更高。避免封闭敷裹或扩大涂抹面积，防止其可能导致的全身吸收和下丘脑抑制不良反应。

C

分类 抗痛风药
制剂与规格 片剂：0.6mg

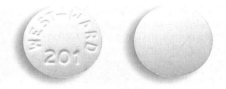

0.6mg，West-ward 供图

FDA批准适应证及用法用量
　　1.急性期痛风：初次发作口服1次1.2mg,1小时后再服用0.6mg;1小时内用量不超过1.8mg。
　　2.痛风的预防：口服，1次0.6mg，一日1~2次，日用量不超过1.2mg，否则将导致腹泻。
　　3.家族性地中海热：4~6岁儿童，口服，一日0.3~1.8mg;6~12岁儿童，口服，一日0.9~1.8mg;12岁以上儿童及成人，一日1.2~2.4mg，按照每日0.3mg逐渐增量或减量。
超说明书用药
　　1.皮肤淀粉样病变：口服，1次0.6mg，一日2次。
　　2.便秘：口服，1次0.6mg，每隔30分钟服用1次直至发生腹泻停药。
作用机制　　详细机制尚未完全明确。对于痛风患者，可能干扰尿酸盐结晶在关节组织沉积过程，从而抑制导致痛风急性发作的炎性反应。在 pH 值较低的组织中，秋水仙碱也能抑制尿酸盐结晶，可能机制是抑制白细胞中葡萄糖氧化而减少乳酸的形成。

药物参数　秋水仙碱 Colchicine

剂量调整（肝功能不全）	严重肝损害者，痛风发作每2周内不要重复用药疗程超过1次	吸收	F = 45%，食物不影响吸收
剂量调整（肾功能不全）	CrCl<30mL/min，痛风发作2周内不要重复用药超过1次	分布	Vd = 5~8 L/kg；蛋白结合率39%
透析	不可透析	代谢	部分经肝脏CYP3A4/5代谢
妊娠期药品安全性等级	C级	排泄	代谢物40%~65%经肾脏清除，半衰期26~32h
哺乳期	通常可以使用	药物遗传学	未知
禁忌证	对秋水仙碱过敏者;肝肾功能不全者同时使用CYP3A4/5强抑制剂时禁用本品	黑框警告	无

用药安全　秋水仙碱 Colchicine

后缀	大写字母提示	不要压碎	高度警惕	易混药名
无	无	无	无	Cortrosyn

药物相互作用　秋水仙碱 Colchicine

代表药物	相互作用机制	注意事项
CYP3A4/5强抑制剂	抑制CYP3A4/5作用的秋水仙碱代谢可能导致秋水仙碱毒性	肝肾功能不全者禁止同时使用;肝肾功能正常者秋水仙碱需减量
环孢素	抑制p-糖蛋白作用的秋水仙碱消除会增加体内秋水仙碱水平;对于CYP3A4/5作用的代谢过程相互竞争，体内两者水平都会增加	避免同时使用;如必须同时使用，需要严密监测秋水仙碱毒性指征和环孢素水平
降脂药(贝特类、他汀类)	同时使用秋水仙碱和降脂药可能导致肌病和横纹肌溶解症;机制不明	避免同时使用

不良反应　秋水仙碱 Colchicine

常见（>10%）	少见（1%~10%）	罕见但严重（<1%）
腹泻、恶心、呕吐		粒细胞缺乏症、横纹肌溶解症

疗效监测　　痛风临床指征和症状(疼痛、僵硬)得以解决。
毒性监测　　定期检测全血细胞计数、用药前和用药过程中的碱性磷酸酶水平。如果发现粒细胞缺乏症(严重中性粒细胞缺乏)或肌肉毒性(包括横纹肌溶解症)的指征和症状，需立即停药，并及时就医。
患者咨询要点　　痛风发作患者需要掌握合理用药剂量(调整剂量至症状缓解或出现不良反应，如腹泻)。
临床应用要点　　秋水仙碱是从诸如秋水仙和嘉兰等植物中发现的一种天然生物碱。

分类　降血脂药，胆酸螯合剂
制剂与规格　片剂：625mg；混悬颗粒剂：3.75g/袋

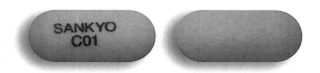

625mg，Daichi-Sankyo 供图

C

FDA批准适应证及用法用量
　　原发性高脂血症：口服，1 次 1875mg（3 片或 1.875g 袋装粉末），一日 2 次；或口服，1 次 3750mg（6 片或 3.75g 袋装粉末），一日 1 次。
超说明书用药
　　家族性高胆固醇血症：口服，1 次 1875mg（3 片或 1.875g 袋装粉末），一日 2 次；或口服，1 次 3750mg（6 片或 3.75g 袋装粉末），一日 1 次。
作用机制　考来维仑是一种非吸收性聚合物，作为降血脂药物能够与肠道胆汁酸结合，导致低密度脂蛋白胆固醇清除率增高，总胆固醇降低。与考来烯胺和考来替泊不同，考来维仑并非阴离子交换树脂但能够与胆汁酸结合并阻止其重吸收。

药物参数　考来维仑 Colesevelam

剂量调整（肝功能不全）	无需	吸收	不吸收
剂量调整（肾功能不全）	无需	分布	不吸收
透析	不可透析	代谢	不吸收
妊娠期药品安全性等级	B级	排泄	代谢物>99%经粪便清除，0.05%经肾脏清除
哺乳期	权衡风险与获益	药物遗传学	未知
禁忌证	肠梗阻、高三酰甘油血症所致的胰腺炎者；血清三酰甘油水平>500mg/dL者	黑框警告	无

用药安全　考来维仑 Colesevelam

后缀	大写字母提示	不要压碎	高度警惕	易混药名
无	无	片剂（可用颗粒替代）	无	无

药物相互作用　考来维仑 Colesevelam

代表药物	相互作用机制	注意事项
降糖药、地尔硫卓、依折麦布、贝特类、左甲状腺素、麦考酚酯、口服避孕药	相互结合导致生物利用度降低，吸收率降低	在考来维仑之前4h服用
环孢素、苯妥英钠	相互结合导致生物利用度降低，吸收率降低	在考来维仑之前4h服用；监测血药浓度
华法林	相互结合导致生物利用度降低，吸收率降低	在考来维仑之前4h服用；监测INR值

不良反应　考来维仑 Colesevelam

常见（>10%）	少见（1%~10%）		罕见但严重（<1%）
便秘	乏力、鼻咽炎、肌痛、恶心、高血压、高三酰甘油血症、低血糖		胰腺炎、肠梗阻

疗效监测　降低总胆固醇、低密度脂蛋白胆固醇和三酰甘油水平；增加高密度脂蛋白胆固醇水平。
毒性监测　注意胃肠道副反应指征/症状，维生素 A、D、E、K 缺乏。
患者咨询要点　服药期间需控制饮食适当锻炼可降低胆固醇水平。将袋装粉末倒入杯中，加入 100~200mL 水搅拌均匀后服用。不宜直接口服干混悬散剂，进餐时服用。片剂随液体（水、牛奶或果汁）送服。可以和羟甲基戊二酰辅酶 A 还原酶抑制剂联合使用。
临床应用要点　安全性和有效性在不足 10 岁儿童和经前期少女中未经验证。吞咽困难者应使用口服混悬散剂替代片剂。

分类 雌激素

制剂与规格 片剂:0.3mg, 0.45mg, 0.625mg, 0.9mg, 1.25mg, 2.5mg

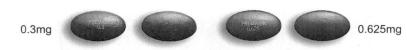

0.3mg   0.625mg

Wyeth 供图

FDA批准适应证及用法用量

1.更年期所致的血管舒缩异常,外阴和阴道萎缩,预防绝经后骨质疏松症,女性性腺功能减退综合征:口服 1 次 0.3mg,一日 1 次,采用不间断用药或周期性用药方案;剂量的调整要根据患者个体反应。

2.原发性卵巢功能减退:口服,1 次 1.25mg,一日 1 次,周期性服用(如服药三周停药一周);剂量的调整要根据患者个体反应。

超说明书用药 无

作用机制 雌激素主要作用是促成女性生殖系统及第二性征的发育和维持。对于月经周期正常的成年女性,卵泡是雌激素的主要来源。绝经后,内源性雌激素主要由雄烯二酮在外周组织转化为雌酮提供。在对雌激素有应答的组织中,雌激素通过与该受体相结合发挥作用。循环雌激素通过负反馈机制调节垂体促性腺激素、黄体生成素(LH)和尿促卵泡素(FSH)的分泌。在绝经后女性,雌激素可降低这些升高的促性腺激素水平。

药物参数 结合雌激素 Conjugated Estrogens

剂量调整（肝功能不全）	严重肝功能障碍者避免使用	吸收	吸收良好,食物不影响吸收
剂量调整（肾功能不全）	无需	分布	广泛分布;与性激素蛋白结合
透析	不可透析	代谢	主要经CYP3A4/5和1 A2代谢
妊娠期药品安全性等级	X级	排泄	主要经肾脏清除,半衰期为26h
哺乳期	避免使用	药物遗传学	未知
禁忌证	过敏、诊断不明的异常外阴出血、曾患雌激素或孕激素依赖的肿瘤、活动性或有深静脉血栓或肺栓塞史、严重肝功能障碍、已知或怀疑妊娠	黑框警告	乳腺癌、心血管疾病、子宫内膜癌、老年痴呆的风险

用药安全 结合雌激素 Conjugated Estrogens

后缀	大写字母提示	不要压碎	高度警惕	易混药名
无	无	无	无	Primaxin, Provera, Remeron

药物相互作用 结合雌激素 Conjugated Estrogens

代表药物	相互作用机制	注意事项
CYP3A4/5和1A2抑制剂	减少雌激素代谢可能增加雌激素血药浓度,导致雌激素毒性产生	严密监测不良反应,如果可能减少雌激素用量
左甲状腺素	雌激素增加血清甲状腺素结合球蛋白,减少游离甲状腺素导致甲状腺功能减退表现	监测促甲状腺激素水平,如果可能调整剂量

不良反应 结合雌激素 Conjugated Estrogens

常见（＞10%）	少见（1%~10%）	罕见但严重（＜1%）
体重异常、头痛、偏头痛、抑郁、月经不调、乳房疼痛	水肿、血管扩张、腹痛、多毛症、腹泻、恶心、胃绞痛、呕吐、背痛	心脏病、高血压、心肌梗死、乳腺癌、糖尿病、高血钙症、静脉血栓、过敏反应、脑血管意外、宫颈癌、子宫内膜恶性肿瘤、卵巢癌、肺栓塞

疗效监测 治疗如异常出血、潮热发红等临床指征,预防骨质疏松症。

毒性监测 监测骨密度;对于持续或反复阴道出血者需要进行诊断评估以排除恶性肿瘤。

患者咨询要点 考虑激素治疗的潜在长期不良反应,包括心肌梗死、中风、深静脉血栓、肺栓塞和乳腺癌。

临床应用要点 注射剂和阴道用乳膏也可用于需要雌激素替代疗法的其他适应证。雌激素联合孕激素治疗不可应用于心血管疾病的预防。对于绝经后女性,包括心肌梗死、中风、浸润性乳腺癌、肺栓塞以及深静脉血栓均有增加的风险(与安慰剂组比较)。因此,单独使用雌激素或联合孕激素治疗,需在权衡女性个体治疗目标和风险的情况下,使用最低有效剂量和最短疗程。在给予有子宫的绝经后妇女进行雌激素治疗时,应该同时加用孕激素(如甲羟孕酮),以减少发生子宫内膜癌的风险。65 岁以上女性使用雌激素时痴呆症的发病率显著增高。

分类 必需维生素 B（B$_{12}$）

剂型与规格 注射剂：1000μg/mL；薄膜衣片：50μg，100μg，250μg，500μg；片剂：50μg，100μg，250μg，500μg，1000μg；缓释片：1000μg；舌下片剂：1000μg

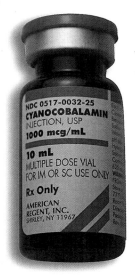

1000μg/mL，American Regent 供图

FDA批准适应证及用法用量
1. 维生素 B$_{12}$ 缺乏症，吸收正常：口服，1 次 1000μg，一日 1 次。
2. 维生素 B$_{12}$ 缺乏症，吸收不良：肌内注射或深层皮下注射，1 次 100μg，一日 1 次，持续 6~7 天，随后 1 次 100μg 一月 1 次，持续终生。

超说明书用药
高同型半胱氨酸血症：口服，1 次 400μg，一日 1 次。

作用机制 维生素 B$_{12}$ 是同型半胱氨酸体内合成甲硫氨酸的必要辅酶。缺乏维生素 B$_{12}$ 将导致高同型半胱氨酸血症和甲硫氨酸减少。由于甲硫氨酸是 DNA 合成所必需，因此维生素 B$_{12}$ 的缺乏也将导致 DNA 合成减少，当红细胞不能排出细胞核时，临床表现为巨幼细胞性贫血。

药物参数 维生素 B$_{12}$ Cyanocobalamin

剂量调整（肝功能不全）	无需	吸收	口服：吸收不佳，需要内因子，内因子缺乏患者需要肌内注射；肌内注射：接近100%
剂量调整（肾功能不全）	无需	分布	贮存在肝脏和大部分组织中
透析	不可透析	代谢	存在
妊娠期药品安全性等级	C级	排泄	剂量依赖，肌内注射100~1000μg，50%~98%经肾脏清除
哺乳期	通常可以使用	药物遗传学	未知
禁忌证	对维生素B$_{12}$或钴过敏	黑框警告	无

用药安全 维生素 B$_{12}$ Cyanocobalamin

后缀	大写字母提示	不要压碎	高度警惕	易混药名
无	无	无	无	无

药物相互作用 维生素 B$_{12}$ Cyanocobalamin 未知

不良反应 维生素 B$_{12}$ Cyanocobalamin

常见（>10%）	少见（1%~10%）	罕见但严重（<1%）
注射部位疼痛、关节痛、乏力、眩晕、头痛	水肿	过敏反应、充血性心力衰竭恶化、血管性水肿

疗效监测 定期检测用药前和用药中的维生素 B$_{12}$、叶酸和内因子的水平。红细胞平均体积（MCV）恢复正常，血红蛋白恢复正常，贫血症状（乏力、气促）改善。

毒性监测 如果发生严重气促、肿胀、皮疹或荨麻疹需及时就医。

患者咨询要点 可能需要数周才能发挥最大效应。缓释片进餐时服用。乙醇会抑制维生素 B$_{12}$ 吸收，故避免饮酒。

临床应用要点 非维生素 B 缺乏者使用干扰叶酸代谢的药物（甲氨蝶呤、羟基脲、培美曲塞）将导致红细胞平均体积（MCV）一过性升高。接受培美曲塞治疗的患者要使用维生素 B$_{12}$ 来降低毒性。二甲双胍会导致 B$_{12}$ 减少。

分类 中枢性骨骼肌松弛药
制剂与规格 片剂：5mg，10mg；缓释片：15mg，30mg

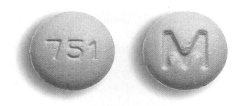

10mg，Mylan 供图

FDA批准适应证及用法用量
骨骼肌痉挛：口服，1 次 5mg，一日 3 次；可以增加口服剂量，1 次 10mg，一日 3 次，可连续服用 2~3 周。
超说明书用药
颞下颌关节紊乱症：口服，1 次 10mg，一日 1 次，连续服用 3 周。
作用机制 环苯扎林能减轻局部骨骼肌痉挛，而不影响肌肉功能，对中枢神经系统疾病引起的肌肉痉挛无效。有证据表明环苯扎林的主要作用机制是通过影响 γ 和 α 运动系统从而降低强直躯体的运动能力。

药物参数 环苯扎林 Cyclobenzaprine

剂量调整（肝功能不全）	轻度肝功能障碍，口服，1次5mg，一日1次；中度和严重肝功能障碍，避免使用	吸收	F=33%~55%，食物不影响吸收
剂量调整（肾功能不全）	无需	分布	蛋白结合率93%
透析	不可透析	代谢	主要经肝脏CYP1A2代谢
妊娠期药品安全性等级	B级	排泄	50%经肾脏清除，半衰期为18h
哺乳期	权衡风险与获益	药物遗传学	未知
禁忌证	对环苯扎林过敏、服用单胺氧化酶抑制剂期间禁用、充血性心力衰竭、心肌梗死的急性恢复期、心脏传导阻滞	黑框警告	无

用药安全 环苯扎林 Cyclobenzaprine

后缀	大写字母提示	不要压碎	高度警惕	易混药名
无	无	缓释胶囊	无	CycloSERINE

药物相互作用 环苯扎林 Cyclobenzaprine

代表药物	相互作用机制	注意事项
CYP1A2诱导剂	可能增加环苯扎林的代谢，降低药效	监测并考虑调整环苯扎林剂量
CYP1A2抑制剂	可能减少环苯扎林的代谢，增加毒性	监测并考虑调整环苯扎林剂量
中枢神经系统抑制剂（阿片类、苯二氮䓬类、乙醇）	产生额外的镇静作用	避免同时使用，或者严密监测毒性反应

不良反应 环苯扎林 Cyclobenzaprine

常见（>10%）	少见（1%~10%）	罕见但严重（<1%）
口干、头痛、嗜睡	便秘、消化不良、恶心、咽干、乏力、眩晕、精神错乱、视力模糊	心律失常、胆汁淤积、肝炎、黄疸、过敏反应

疗效监测 疼痛和肌肉痉挛缓解。
毒性监测 用药期间出现肝衰竭症状需及时就医。
患者咨询要点 药效明确前患者应避免进行需要精神警觉或协调性的活动，因药物可能导致眩晕或镇静。
临床应用要点 环苯扎林用于成人缓解急性骨骼肌疼痛反应引起的不适，仅用于短期疗程（最多 2~3 周）。因环苯扎林具有抗胆碱能作用，青光眼、眼内压增高、尿潴留等患者应慎用。老年人避免使用，危险性可能大于有效性。

分类　钙调磷酸酶抑制剂
制剂与规格　眼用乳剂:0.5%

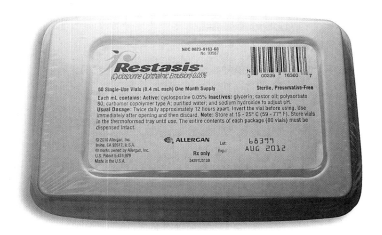

0.05% 乳剂，Allergan 供图

FDA批准适应证及用法用量
　　干燥性角膜结膜炎相关的眼内炎症所致的泪液缺乏:滴于患眼, 1 次 1 滴, 每 12 小时 1 次。
超说明书用药　无
作用机制　干燥性角膜结膜炎相关的眼内炎症导致泪液分泌减少。环孢素与亲环素(环孢素结合蛋白)结合, 后者抑制辅助性 T 淋巴细胞的抗原反应, 从而减少分泌白介素 -2 和干扰素 -γ。通过抑制免疫应答, 限制炎症的发生和发展。

药物参数　环孢素眼用乳剂 Cyclosporine Ophthalmic

剂量调整（肝功能不全）	无需	吸收	吸收甚微
剂量调整（肾功能不全）	无需	分布	吸收甚微
透析	不可透析	代谢	吸收甚微
妊娠期药品安全性等级	C级	排泄	吸收甚微
哺乳期	避免使用	药物遗传学	未知
禁忌证	对环孢素过敏、活动性眼部炎症	黑框警告	无

用药安全　环孢素眼用乳剂 Cyclosporine Ophthalmic

后缀	大写字母提示	不要压碎	高度警惕	易混药名
无	CycloSPORINE	无	无	CycloSERINE

药物相互作用　环孢素眼用乳剂 Cyclosporine Ophthalmic　未知
不良反应　环孢素眼用乳剂 Cyclosporine Ophthalmic

常见（＞10%）	少见（1%～10%）	罕见但严重（＜1%）
眼部灼烧感	结膜炎、视力模糊	过敏反应

疗效监测　泪液分泌增加。
毒性监测　监测眼部严重烧灼感、活动性眼部炎症。
患者咨询要点　本药采用 1 次性包装。打开包装后须立即使用。使用前混合均匀, 将药品倒置数次。使用前摘除隐形眼镜。用药后等待 15 分钟, 再佩戴隐形眼镜。
临床应用要点　16 岁以下儿童禁止使用。

分类 抗凝药

制剂与规格 胶囊：75mg，150mg

FDA批准适应证及用法用量

房颤患者预防血栓发生：口服，1 次 150mg，一日 2 次。

超说明书用药

1. 整形外科术后预防血栓发生：口服，1 次 150mg，一日 2 次。

2. 预防血栓复发：口服，1 次 150mg，一日 2 次。

作用机制 达比加群是一类竞争性直接凝血酶抑制剂。纤维蛋白原在凝血酶作用下通过凝血级联反应转化为纤维蛋白，因此凝血酶的抑制阻碍了血栓的形成。包括游离凝血酶、与血栓结合的凝血酶以及凝血酶引发的血小板聚集都会被本药抑制。

药物参数 达比加群 Dabigatran

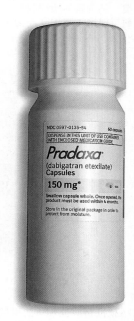

150mg，Boehringer-Ingelheim 供图

剂量调整（肝功能不全）	无需	吸收	F=3%~7%，食物不影响吸收
剂量调整（肾功能不全）	CrCl 15~30mL/min，口服，1次75mg，一日2次；CrCl<15mL/min，避免使用	分布	Vd=50~70L；蛋白结合率35%
透析	终末期肾病应避免使用；血液透析2~3h可清除60%	代谢	主要经肝脏代谢，非CYP450酶介导
妊娠期药品安全性等级	C级	排泄	80%经肾脏清除，半衰期为12~17h
哺乳期	权衡风险与获益	药物遗传学	未知
禁忌证	活动性出血、接受人工心脏瓣膜手术者	黑框警告	老年人用药；停药有中风风险

用药安全 达比加群 Dabigatran

后缀	大写字母提示	不要压碎	高度警惕	易混药名
无	无	不要打开；打开后生物利用度增加75%	是	Plavix

药物相互作用 达比加群 Dabigatran

代表药物	相互作用机制	注意事项
P-糖蛋白诱导剂	诱导作用增加达比加群的代谢，降低药效	避免同时使用
P-糖蛋白抑制剂	抑制作用减少达比加群的代谢，增加肾损害患者的出血风险	CrCl 30~50mL/min，将达比加群减量至口服，1次75mg，一日2次；CrCl<30mL/min，避免使用
抗血小板药、NSAID、抗凝药	额外的出血风险	避免同时使用，或者在严密监测下调整剂量

不良反应 达比加群 Dabigatran

常见（>10%）	少见（1%~10%）	罕见但严重（<1%）
出血	胃炎、胃食管反流	严重出血、心肌梗死、颅内出血

疗效监测 预防凝血发生或复发。活化部分凝血激酶时间（aPTT）法可作为抗凝效果的定量指标。

毒性监测 监测出血指征或症状；进行肾功能评估。

患者咨询要点 可以随食物服用或单独服用。不要打开胶囊。手术治疗期间须停药，遵照说明书提供的用药方案。停药期间有增加中风的风险。

临床应用要点 产品包装内有详细剂量转换说明，用于指导患者从华法林或其他注射抗凝药更换至达比加群所需转换的剂量。指南建议肝病晚期或 CrCl<15mL/min 患者避免使用。调剂该药须保持原始出厂包装，开封后4个月未服用药品请丢弃。调剂该药时需要给予患者用药指导。

DARBEPOETIN: Aranesp
达依泊汀：阿法达贝泊汀

分类 造血药

制剂与规格 注射剂:0.025mg/mL、0.04mg/mL、0.06mg/mL、0.1mg/mL、0.2mg/mL、0.3mg/mL、0.15mg/0.75mL；单剂预装注射器(SingleJect):0.025mg/0.42 mL、0.04mg/0.4mL、0.06mg/0.3mL、0.1mg/0.5mL、0.15mg/0.3mL、0.2mg/0.4mL、0.3mg/0.6mL、0.5mg/mL

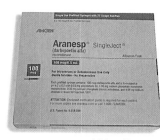 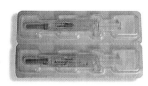

100μg/0.5mL，Amgen 供图

FDA批准适应证及用法用量
1. 化疗所致的贫血:皮下注射，1 次 2.25μg/kg，一周 1 次;或皮下注射，1 次 500μg，每 3 周 1 次。
2. 慢性肾衰竭所致的贫血:未用过阿法依泊汀的患者(未进行透析)，静脉注射或皮下注射，1 次 0.45μg/kg，一周 1 次;或皮下注射，1 次 0.75μg/kg，每 2 周 1 次。

超说明书用药
贫血 - 骨髓增生异常综合征:皮下注射，1 次 500μg，每 3 周 1 次;或皮下注射，1 次 150~300μg，一周 1 次。

作用机制 阿法达贝泊汀是一类重组人红细胞生成素的高糖基化类似物。其与红系祖细胞上的红细胞生成素受体结合，刺激成熟红细胞的增殖与分化。

药物参数 达依泊汀 Darbepoetin

剂量调整（肝功能不全）	无需	吸收	F=37%，食物不影响吸收
剂量调整（肾功能不全）	无需	分布	Vd=52mL/kg
透析	不可透析	代谢	经肝脏通过半乳糖受体代谢
妊娠期药品安全性等级	C级	排泄	极少量经肾脏清除，半衰期为46h
哺乳期	权衡风险与获益	药物遗传学	未知
禁忌证	对达依泊汀过敏、难治性高血压	黑框警告	增加的心血管、中风、致死风险;癌症复发;风险评估与降低计划(REMS)

用药安全 达依泊汀 Darbepoetin

后缀	大写字母提示	不要压碎	高度警惕	易混药名
无	无	无	无	Aricept, dalteparin

药物相互作用 达依泊汀 Darbepoetin 无

不良反应 达依泊汀 Darbepoetin

常见（>10%）	少见（1%~10%）	罕见但严重（<1%）
水肿、高血压、腹泻、注射部位血栓形成、肌痛、疲劳	血栓、心肌梗死	单纯红细胞再生障碍性贫血、免疫过敏、癫痫、肿瘤发展

疗效监测 对于贫血症，逐步增加剂量以避免输血(通常目标为保持血红蛋白 >9g/dL)，血红蛋白 >10g/dL 停止增加剂量。肾衰竭患者逐步增加剂量，使血红蛋白保持在 10~11g/dL。保证足够的铁贮存量，转铁蛋白饱和度 >20%，铁蛋白 >100mg/mL。

毒性监测 监测血压、体重，以监测水肿;肾衰竭患者的血肌酐;血栓的指征和症状;癌症的进展。

患者咨询要点 药品不要摇晃、稀释，避免光照，冷藏。不要与其他注射器残余药物混合;每支注射器单独使用。可能需要数周达到最佳疗效。

临床应用要点 通常收管于医院输液和透析部门。在某些临床研究中，对于特定的癌症患者(如乳腺癌、非小细胞肺癌、头颈部癌等)，依泊汀(重组人红细胞生成素)和达依泊汀缩短总体生存率，和(或)增加肿瘤进展或复发风险。化疗完成后应停药，8 周疗程后仍无疗效应停药。负责处方和调剂达依泊汀的医院和医疗团队对待癌症患者必须在 www.esa-apprise.com 进行登记并遵循促红细胞生成素类药品"ESC 告知−肿瘤学计划"。临床研究表明，肾衰竭患者使用促红细胞生成素类药品使血红蛋白水平升至 11g/dL 或更高，将会面临更大的致死、中风和严重心血管风险事件。对于儿童不作为首选药物，一般先使用促红细胞生成素，再过渡到达依泊汀。

分类 抗凝药
制剂与规格 胶囊：75mg，150mg

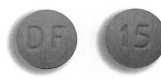

15mg，Warner Chilcott 供图

FDA批准适应证及用法用量
　　膀胱过度活动症：口服，1 次 7.5mg，一日 1 次，可以增加口服剂量，1 次 15mg，一日 1 次。
超说明书用药 无
作用机制 达非那新是一种竞争性毒蕈碱受体抑制剂。毒蕈碱受体在某些重要的胆碱能调节功能中起到重要作用，包括收缩膀胱平滑肌以及刺激唾液分泌。
药物参数 达非那新 Darifenacin

剂量调整（肝功能不全）	Child-Pugh分级B或C，用量不要超过1次7.5mg，一日1次	吸收	F=15%~25%，食物不影响吸收
剂量调整（肾功能不全）	无需	分布	Vd=163L
透析	未知	代谢	主要经肝脏的CYP3A4/5和CYP2D6酶代谢
妊娠期药品安全性等级	C级	排泄	60%经肾脏清除，半衰期为13~19h
哺乳期	权衡风险与获益	药物遗传学	未知
禁忌证	对达非那新过敏、胃潴留、青光眼、尿潴留	黑框警告	无

用药安全 达非那新 Darifenacin

后缀	大写字母提示	不要压碎	高度警惕	易混药名
无	无	不要压碎或咀嚼	无	Solifenacin

药物相互作用 达非那新 Darifenacin

代表药物	相互作用机制	注意事项
CYP3A4/5诱导剂	增加达非那新的代谢，降低药效	监测并考虑增加达非那新剂量
CYP3A4/5、CYP2D6抑制剂	降低达非那新的代谢，增加毒性风险	监测并考虑降低达非那新剂量
治疗指数窄的CYP2D6底物	对CYP2D6介导的代谢作用有竞争性，提高达非那新和其他底物的血药浓度	避免同时使用，或者严密监测各药品毒性指征
抗胆碱能药	增加胆碱能不良反应	避免同时使用，或者严密监测不良反应

不良反应 达非那新 Darifenacin

常见（＞10%）	少见（1%~10%）	罕见但严重（＜1%）
便秘、口干、视力模糊	腹痛、消化不良、尿潴留、眩晕	血管神经性水肿

疗效监测 治疗膀胱痉挛、尿失禁、尿频、尿急。
毒性监测 监测严重的抗胆碱能反应(口干、认知障碍、便秘、视力异常)。
患者咨询要点 本药可能会导致抗胆碱能反应包括便秘、尿潴留、视力模糊、消化不良或口干。在较热环境由于排汗减少可能出现中暑症状。
临床应用要点 用药可能出现认知功能减退，特别是老年患者。

DESVENLAFAXINE：Pristiq
去甲文拉法辛：倍思乐

分类 5- 羟色胺 / 去甲肾上腺素再摄取抑制剂
制剂与规格 缓释片：50mg，100mg

50mg，Pfizer 供图

FDA批准适应证及用法用量
  抑郁症：口服，1 次 50mg，一日 1 次。
超说明书用药
  绝经期潮红：口服，1 次 100mg，一日 1 次。
作用机制 去甲文拉法辛是一类强效的 5- 羟色胺和去甲肾上腺素再摄取抑制剂，与其他三环类抗抑郁药相似，但缺少对于毒蕈碱受体、α- 肾上腺素受体或组胺受体的作用。

药物参数 去甲文拉法辛 Desvenlafaxin

剂量调整（肝功能不全）	最大剂量为1次100mg，一日1次	吸收	F=80%；食物不影响吸收
剂量调整（肾功能不全）	CrCl 30~50mL/min，最大剂量为1次50mg，一日1次；CrCl <30mL/min，最大剂量为1次50mg，隔日1次	分布	Vd=3.4L/kg；蛋白结合率30%
透析	不可透析	代谢	主要经肝脏通过结合反应代谢
妊娠期药品安全性等级	C级	排泄	45%以原型经肾脏清除，半衰期为10~11h
哺乳期	权衡风险与获益	药物遗传学	未知
禁忌证	对去甲文拉法辛或文拉法辛过敏；使用MAOI	黑框警告	自杀倾向；儿童禁用；抑郁狂躁型忧郁症禁用

用药安全 去甲文拉法辛 Desvenlafaxin

后缀	大写字母提示	不要压碎	高度警惕	易混药名
无	无	片剂	无	Prilosec

药物相互作用 去甲文拉法辛 Desvenlafaxin

代表药物	相互作用机制	注意事项
抗凝药、抗血小板药、NSAID类	增加出血的风险	监测出血症状
曲坦类、SSRI类、曲马多	增加5-羟色胺综合征的风险	密切监测5-羟色胺综合征（躁动、中暑、反射亢进）症状
利奈唑胺、甲氧氯普胺、MAOI	增加5-羟色胺综合征的风险	禁止同时使用

不良反应 去甲文拉法辛 Desvenlafaxin

常见（>10%）	少见（1%~10%）	罕见但严重（<1%）
发汗、眩晕、头痛、恶心、口干	焦虑、出血、视力模糊、便秘、腹泻、射精障碍、疲劳、紧张、高血压、低钠血症、失眠、食欲缺乏、蛋白尿、血清胆固醇增加、性功能障碍、嗜睡、震颤、呕吐、体重降低	消化道出血、5-羟色胺综合征、自杀倾向

疗效监测 抑郁症状（自杀倾向、食欲改变、精神不振、睡眠模式改变）得到改善。
毒性监测 监测抑郁症状恶化、自杀倾向、行为非正常改变，特别是治疗初期或剂量增减时；非正常出血指征或症状，监测血压、肝功能检查和血清胆固醇水平，在治疗的初期和治疗中避免发生严重损害；重点监测患者的低钠血症症状，特别是同时使用利尿剂的患者、低血容量患者和老年患者。
患者咨询要点 进餐时服用，避免饮酒。数周之内可能症状无明显改善。不要突然停药，因可能造成戒断反应，如心情烦躁、易怒和激动。药物可能导致眩晕和嗜睡，所以药效消失前避免从事需要精神警觉性或协调性的活动。
临床应用要点 儿童用药的安全性和有效性未经建立。调剂药品时药师需要进行用药指导。

分类　肾上腺皮质激素

制剂与规格　片剂:0.5mg, 0.75mg, 1mg, 1.5mg, 2mg, 4mg, 6mg;溶液剂:0.5mg/5mL;酏剂:0.5mg/5mL

FDA批准适应证及用法用量

0.75mg　　0.5mg

Roxane 供图

　　下列适应证的剂量:成人,口服,每天0.75~9mg;儿童:每天0.02~0.3mg/kg,分3~4次服用;所有患者都应根据个体反应适当调整剂量。

1. 过敏状态(如哮喘等)。
2. 皮肤疾病(如剥脱性红皮病等)。
3. 内分泌紊乱(如肾上腺皮质功能不全等)。
4. 消化道疾病(如局限性肠炎、溃疡性结肠炎等)。
5. 血液病(如获得性溶血性贫血等)。
6. 肿瘤(如白血病和淋巴瘤的姑息治疗等)。
7. 神经系统(如多发性硬化、脑水肿等)。
8. 肾脏疾病(如原发性肾病综合征、系统性红斑狼疮等)。
9. 呼吸系统疾病(如嗜酸性粒细胞增多性肺炎等)。
10. 风湿性疾病(如类风湿性关节炎等)。

超说明书用药

　　化疗导致的恶心、呕吐:化疗前静脉注射,1次20mg;化疗后静脉注射或口服,1次8mg,一日2次,连续使用3日

作用机制　糖皮质激素是一类来自天然以及人工合成的肾上腺皮质甾体化合物,可产生多种代谢效应,调节机体的免疫应答应对不同的刺激,主要因其抗炎效应用于多种器官系统疾病的治疗。

药物参数　口服地塞米松 Dexamethasone Oral

剂量调整（肝功能不全）	根据反应调整剂量	吸收	F=85%
剂量调整（肾功能不全）	根据反应调整剂量	分布	Vd=2L/kg
透析	不可透析	代谢	部分经肝脏代谢
妊娠期药品安全性等级	C级	排泄	主要经肾脏清除,半衰期为2~2.5h
哺乳期	权衡风险与获益	药物遗传学	未知
禁忌证	对糖皮质激素过敏;同时使用活疫苗;真菌感染	黑框警告	无

用药安全　口服地塞米松 Dexamethasone Oral

后缀	大写字母提示	不要压碎	高度警惕	易混药名
无	无	无	无	Methadone

药物相互作用　口服地塞米松 Dexamethasone Oral

代表药物	相互作用机制		注意事项
大多数CYP底物	甾体化合物诱导CYP底物的代谢,降低后者药效		监测底物药效,必要时增加剂量
CYP3A4抑制剂	减弱地塞米松代谢,导致产生毒性		减少50%地塞米松剂量
氟喹诺酮	同时使用甾体化合物和氟喹诺酮将增加肌腱损伤的风险,特别是老年患者		避免同时使用,或严密监测肌腱损伤
苯妥英钠	苯妥英钠会增加地塞米松的代谢;地塞米松会增加或减少苯妥英钠的代谢		监测地塞米松药效以及苯妥英钠血药浓度
华法林	甾体化合物会增加或减少服用华法林患者的INR		严密监测INR

不良反应　口服地塞米松 Dexamethasone Oral

常见（＞10%）	少见（1%~10%）	罕见但严重（<1%）
肠胃不适	高血压、皮肤萎缩状况、伤口愈合功能受损、骨质疏松症、抑郁症、欣快症、肺结核、高血糖	原发性肾上腺皮质功能不全、库欣综合征、身体发育不良、感染风险增加

疗效监测　临床指征或症状得到改善或缓解;监测红细胞沉降率的降低,肺功能得到改善。

毒性监测　监测高血糖、骨质疏松症和肾上腺皮质功能不全和易感染的指征;不良反应的发生频率和严重程度取决于疗程的长短和剂量。

患者咨询要点　短期治疗应告知患者进餐时服药以免产生肠胃不适。大剂量或长期治疗应告知患者监测高血糖、骨质疏松症和肾上腺皮质功能不全和感染的指征。

临床应用要点　本药对于多种病症有着多种相适应的剂型,包括注射剂、外用剂型、滴耳剂和眼科用药。为避免严重长期的不良反应,应使用最低有效剂量并及早停药。

分类 中枢神经兴奋剂, C-Ⅱ
制剂与规格 片剂:2.5mg, 5mg, 10mg;缓释胶囊:5mg, 10mg, 15mg, 20mg, 25mg, 30mg, 40mg

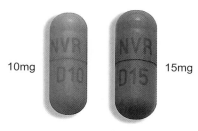

10mg   15mg

Novartis 供图

FDA批准适应证及用法用量

　　1.初次使用哌甲酯的注意力缺陷多动障碍患者:成人,口服,缓释胶囊首剂量 1 次 10mg,一日 1 次,上午服用,以每周 10mg 增量,视疗效可逐步增加至最多一日 40mg;6 岁及以上儿童,口服,缓释胶囊 1 次 5mg,一日 1 次,上午服用,以每周 5mg 增量,视疗效可逐步增加至最多一日 30mg。

　　2.目前使用哌甲酯的注意力缺陷多动障碍患者:成人和 6 岁及以上儿童,缓释消旋哌甲酯每日总剂量减半;正在服用速释右哌甲酯患者,可按照相同的每日剂量,更换缓释右哌甲酯。

　　3.初次使用哌甲酯的注意力缺陷多动障碍患者:6 岁及以上儿童,口服速释剂型,1 次 2.5mg,一日 2 次;以每周 2.5~5mg 增量,视疗效可逐步增加至最多一日 20mg。

超说明书用药 无

作用机制 苯丙胺类药物是带有中枢神经兴奋性的非儿茶酚拟交感胺类药物。苯丙胺能阻断突触前神经元中去甲肾上腺素和多巴胺的再摄取,增加这些单胺类在神经元外间隙的释放。

药物参数 右哌甲酯 Dexmethylphenidate

剂量调整（肝功能不全）	无需		吸收	F=22%~25%；食物影响小
剂量调整（肾功能不全）	无需		分布	Vd=2.6L/kg
透析	未知		代谢	主要通过脱酯作用代谢
妊娠期药品安全性等级	C级		排泄	极少量经肾脏清除, 半衰期为3h
哺乳期	避免		药物遗传学	未知
禁忌证	对苯丙胺类药物过敏、使用MAOI、药物依赖、青光眼、抽搐、Tourette综合征病史		黑框警告	耐受性和依赖性、精神疾病的风险

用药安全 右哌甲酯 Dexmethylphenidate

后缀	大写字母提示	不要压碎	高度警惕	易混药名
XL	无	缓释胶囊, 但可以打开	无	Methadone

药物相互作用 右哌甲酯 Dexmethylphenidate

代表药物	相互作用机制	注意事项
TCA类	去甲肾上腺素的释放导致苯丙胺效应增加(高血压、中枢神经刺激)	避免同时使用
MAOI类	高血压危象	14d内禁用

不良反应 右哌甲酯 Dexmethylphenidate

常见（>10%）	少见（1%~10%）	罕见但严重（<1%）
体重降低、食欲缺乏、头痛、失眠、躁动	焦虑、心动过速	癫痫、抽搐、贫血、血小板减少、精神病、躁狂、药物依赖

疗效监测 治疗注意力缺陷多动障碍的指征(注意力提高、冲动减少)。

毒性监测 监测血压,心率和体重。监测全血细胞计数。如果发生胸痛、癫痫、心悸、行为或性格改变、敌对倾向,须及时就医。关注儿童的生长速度。

患者咨询要点 避免深夜服用,因其可能导致失眠。如果不能吞服缓释胶囊,可以打开胶囊,将药物倒在一小块软性食物上(如苹果酱),混合均匀后嚼服。

临床应用要点 右哌甲酯是哌甲酯的 D- 旋光异构体。苯丙胺类药物存在潜在的高度滥用的可能,该药可能导致药物依赖,应避免长期使用。苯丙胺类药物的误用可能导致猝死以及严重心血管不良事件的发生。

D

分类 苯二氮䓬类药物，C-Ⅳ

制剂与规格 片剂：2mg，5mg，10mg；溶液剂：1mg/mL，5mg/mL；直肠凝胶：20mg/5mL

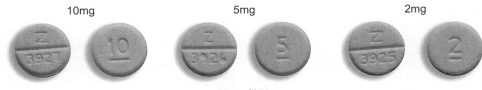

10mg　　　　5mg　　　　2mg

Teva 供图

FDA批准适应证及用法用量

1. 乙醇戒断综合征：口服，第一日 1 次 10mg，一日 3~4 次，以后按需减少到 1 次 5mg，一日 3~4 次。

2. 焦虑：成人，口服，1 次 2~10mg，1 日 2~4 次；儿童，口服，1 次 1~2.5mg，一日 3~4 次。

3. 癫痫辅助治疗：成人，口服，1 次 2~10mg，1 日 2~4 次；儿童，口服，1 次 1~2.5mg，一日 3~4 次。

超说明书用药

苯二氮䓬类药物戒断综合征：口服，第一日 1 次 10mg，一日 3~4 次，以后按需减少到 1 次 5mg，一日 3~4 次。

作用机制 增强抑制性神经递质 γ- 氨基丁酸（GABA）的突触后效应。

药物参数 地西泮 Diazepam

剂量调整（肝功能不全）	剂量减少50%	吸收	F=98%；食物不影响吸收
剂量调整（肾功能不全）	无需	分布	Vd=1L/kg；蛋白结合率99%
透析	不可透析	代谢	主要经CYP2C19和CYP3A4/5代谢
妊娠期药品安全性等级	D级	排泄	75%经肾脏清除，半衰期为24~48h
哺乳期	避免	药物遗传学	CYP2C19慢代谢者慎用
禁忌证	对苯二氮䓬类药物过敏、窄角型青光眼、重症肌无力、睡眠呼吸暂停、呼吸功能不全、不足6个月儿童	黑框警告	无

用药安全 地西泮 Diazepam

后缀	大写字母提示	不要压碎	高度警惕	易混药名
无	无	无	无	LORazepam

药物相互作用 地西泮 Diazepam

代表药物	相互作用机制	注意事项
阿芬太尼、阿片类和其他呼吸抑制剂	增加呼吸抑制作用	如可能应避免同时使用，或考虑减少每种药物剂量
CYP2C19和CYP3A4/5抑制剂	降低地西泮代谢，增加毒性	避免同时使用
CYP3A4/5诱导剂	增加地西泮代谢，降低药效	监测并考虑增加地西泮剂量
炔雌醇和其他雌激素类避孕产品	抑制地西泮代谢，增加毒性	慎用
地高辛	降低地高辛的肾清除，增加地高辛毒性	监测地高辛水平，考虑减少剂量

不良反应 地西泮 Diazepam

常见（>10%）	少见（1%~10%）	罕见但严重（<1%）
困倦、运动协调性受损	精神错乱、运动失调、恶心呕吐、视力模糊	癫痫、躁狂、抑郁、戒断症状、肝功能异常

疗效监测 监测焦虑、乙醇戒断症状和癫痫症的缓解。

毒性监测 监测严重困倦、自杀倾向、眼睛发黄、癫痫症状的出现。

患者咨询要点 服药可能导致困倦；避免驾驶及其他需要运动协调性活动。戒酒。

临床应用要点 老年人慎用，其对药物效果更敏感；推荐剂量应减少 50%。同时使用中枢神经抑制剂时应谨慎，可能产生累加效应。长期使用避免突然停药，可能导致癫痫。长效苯二氮䓬类药物相比于短效药物有产生心理和生理依赖性风险。

分类 非甾体抗炎药

制剂与规格 片 剂:50mg；缓 释 片:25mg, 50mg, 75mg,
100mg；胶囊:25mg；溶液用粉末:50mg/ 袋

FDA批准适应证及用法用量

　　1. 骨关节炎:口服，缓释剂 1 次 100mg，一日 1~2 次。

　　2. 类风湿性关节炎:口服，缓释剂 1 次 100mg，一日
1~2 次。

超说明书用药

　　疼痛:口服，缓释剂 1 次 100mg，一日 1 次。

作用机制 非选择性环氧合酶 -1(COX-1) 和环氧合酶 -2
(COX-2)抑制剂，可逆地改变血小板功能，延长出血时间。

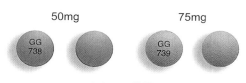

50mg　　　　75mg

Sandoz 供图

药物参数 双氯芬酸 Diclofenac

剂量调整（肝功能不全）	无需	吸收	F=50%；食物影响甚微
剂量调整（肾功能不全）	CrCl<30mL/min, 避免使用	分布	Vd=1.3L/kg
透析	未知	代谢	大部分CYP酶的弱底物
妊娠期药品安全性等级	C级，妊娠小于30周;D级，妊娠超过30周	排泄	65%经肾脏清除，半衰期为2h
哺乳期	权衡风险与获益	药物遗传学	未知
禁忌证	对双氯芬酸或磺胺类药物过敏；同时使用酮咯酸、己酮可可碱；哮喘；对其他NSAID有过敏反应；冠脉搭桥术	黑框警告	心血管、胃肠道风险、冠脉搭桥术

用药安全 双氯芬酸 Diclofenac

后缀	大写字母提示	不要压碎	高度警惕	易混药名
XR	无	缓释片不能压碎	无	Diflucan

药物相互作用 双氯芬酸 Diclofenac

代表药物	相互作用机制	注意事项
阿司匹林、低分子肝素、SSRI类、NSAID、己酮可可碱	额外的胃肠道毒性，增加出血风险	禁止同时使用酮咯酸、己酮可可碱；其他药物需监测胃肠道毒性
ACEI类、ARB类、β-受体阻滞剂、襻利尿剂和噻嗪类利尿剂	通过降低肾前列腺素生成从而降低利尿和降压疗效	监测并考虑替代疗法
考来烯胺	降低双氯芬酸的吸收	两种药物间隔1~2h服用
大部分CYP诱导剂	增加双氯芬酸代谢，降低其药效	考虑增加双氯芬酸剂量
大部分CYP抑制剂	降低双氯芬酸代谢，增加其毒性风险	考虑减少双氯芬酸剂量
环孢素、他克莫司	增加环孢素、他克莫司毒性风险，机制不明	监测环孢素、他克莫司水平，考虑剂量调整
培美曲塞	降低肾清除，增加培美曲塞毒性	肾功能不全者避免同时使用
磺脲类药物	通过抑制磺脲类代谢，增加低血糖风险	监测空腹血糖，根据需要调整
华法林	同为CYP2C9底物，竞争性代谢	监测INR，调整华法林剂量

不良反应 双氯芬酸 Diclofenac

常见（>10%）	少见（1%~10%）	罕见但严重（<1%）
头痛、胃肠不适	胃肠道溃疡	Stevens-Johnson综合征、胃肠道出血、血栓形成、肝功能异常、急性肾衰竭、心肌梗死、再生障碍性贫血、溶血性贫血

疗效监测 疼痛减轻，关节活动度提高。

毒性监测 监测全血细胞计数、肝功能检查、血清肌酐、粪便隐血试验、严重皮疹、黑便、胸痛、眼睛或皮肤黄染、排尿异常。

患者咨询要点 可伴随食物或牛奶同服，从而降低胃肠道反应。

临床应用要点 老年人用药胃肠道溃疡风险增加。潜在心脏功能障碍患者存在增加的心血管事件的风险。在最短时间使用最小剂量以减少毒性。该药存在钠盐和钾盐两种形式，可与米索前列醇配伍，也有眼部和外用药剂型。调剂该药时需要给予患者用药指导。

D

DICYCLOMINE: Bentyl, various
双环胺: Bentyl 等

分类 抗毒蕈碱药物
制剂与规格 胶囊:10mg;片剂:20mg;糖浆:10mg/5mL

  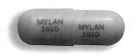

20mg,Watson 供图   10mg,Mylan 供图

FDA批准适应证及用法用量
　肠易激综合征:6个月至2岁儿童,口服,1次5mg,一日3~4次;2~12岁儿童,口服,1次10mg,一日3次,视疗效可逐步增加至一日40mg;成人,口服,1次20mg,一日4次,视疗效可逐步增加至1次40mg,一日4次
超说明书用药 无
作用机制 双环胺通过在乙酰胆碱受体部位起到特异性抗胆碱能(抗毒蕈碱)作用,可直接作用于平滑肌(肌肉亲和性高),从而缓解胃肠道平滑肌痉挛。
药物参数 双环胺 Dicyclomine

剂量调整（肝功能不全）	无需		吸收	吸收良好,食物影响甚微
剂量调整（肾功能不全）	无需		分布	Vd=3.65L/kg
透析	未知		代谢	极少量代谢
妊娠期药品安全性等级	B级		排泄	80%经肾脏清除,半衰期为2h
哺乳期	避免使用		药物遗传学	未知
禁忌证	对双环胺过敏、6个月以内婴儿、哺乳期、胃肠道梗阻、青光眼、重症肌无力、阻塞性肾病、反流性食管炎、重症溃疡性结肠炎、中毒性巨结肠、急性出血期心血管不稳定状态		黑框警告	无

用药安全 双环胺 Dicyclomine

后缀	大写字母提示	不要压碎	高度警惕	易混药名
无	无	无	无	DiphenhydrAMINE, doxycycline

药物相互作用 双环胺 Dicyclomine

代表药物	相互作用机制	注意事项
抗胆碱能作用药物	累加的抗胆碱能不良反应	避免同时使用,或者严密监测不良反应

不良反应 双环胺 Dicyclomine

常见（>10%）	少见（1%~10%）	罕见但严重（<1%）
出汗减少、口干、胃肠不适、视力模糊、眩晕、便秘、倦怠	心跳过速、尿潴留	精神错乱、精神欣快、过敏反应、药物依赖

疗效监测 改善肠道功能,减轻胀气、腹泻症状。
毒性监测 监测心跳加速,严重头晕,思维异常,气促或严重皮疹症状出现。
患者咨询要点 服药可致困倦;避免驾驶或操作重型仪器。在高热环境可使患者出现中暑(出汗减少所致)。
临床应用要点 有报道小儿使用双环胺后出现严重呼吸系统综合征(呼吸困难、气促、气喘、呼吸衰竭、呼吸暂停、窒息等)、癫痫、昏厥、脉搏起伏、肌张力减退和昏迷等症状。亦有死亡报道。

分类 洋地黄糖苷类

制剂与规格 片剂:0.125mg, 0.25mg;溶液剂:0.05mg/mL

FDA批准适应证及用法用量

1. 心房颤动:口服，每 2 小时给予 1 次负荷剂量 0.25mg，直至总剂量达到 1.5mg，然后 1 次 0.125~0.375mg，一日 1 次。

2. 充血性心力衰竭:早产儿，负荷剂量 20μg/kg，然后每日 5μg/kg;足月至 2 个月婴儿，负荷剂量 30μg/kg，然后每日 8~10μg/kg;2~23 个月小儿，负荷剂量 40~50μg/kg，然后每日 10~12μg/kg;2~10 岁儿童，负荷剂量 30~40μg/kg(溶液剂)，然后每日 8~10μg/kg;超过 10 岁儿童，口服，负荷剂量 0.75~1.5mg/kg，然后 0.125~0.5mg/kg;成人，口服，负荷剂量 0.5~0.75mg1 次，接着每 6~8 小时口服 0.125~0.375mg 达到治疗浓度，然后 1 次 0.125~0.5mg，一日 1 次。

0.125mg　　　　　0.25mg

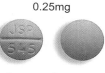

West-ward
供图

Jerome Stevens
Pharmaceuticals
供图

超说明书用药

胎心过速、室上性心动过速:口服，1 次 0.125~0.375mg，一日 1 次(母体给药)。

作用机制 洋地黄糖苷通过加强钙离子对心肌收缩成分的利用。从而发挥正性肌力作用，因此增加充血性心力衰竭患者的心输出量。抗心律失常作用主要由于迷走神经张力增加、交感神经功能减退及直接导致房室结有效不应期延长。

药物参数　地高辛 Digoxin

剂量调整（肝功能不全）	无需	吸收	F=60%~80%（片剂）;食物降低吸收率
剂量调整（肾功能不全）	轻中度肾功能障碍，口服，1 次 0.125mg，一日1次;重度肾功能障碍，口服，1次0.0625mg，一日1次;每2周视疗效逐步增加剂量	分布	Vd=4~7L/kg;蛋白结合率25%
透析	不可透析	代谢	部分经肝代谢，非CYP依赖
妊娠期药品安全性等级	C级	排泄	57%~80%经肾脏清除(原型)，半衰期为1.3~2.2h
哺乳期	可以使用	药物遗传学	未知
禁忌证	对地高辛过敏、室颤	黑框警告	心血管、胃肠道风险，冠脉搭桥术

用药安全　地高辛 Digoxin

后缀	大写字母提示	不要压碎	高度警惕	易混药名
无	无	无	是	Desoxyn, doxepin

药物相互作用　地高辛 Digoxin

代表药物	相互作用机制	注意事项
β-受体阻滞剂	增加心动过缓和房室阻滞风险	监测心率和心电图
利尿药	钾缺乏将导致地高辛毒性风险增加	监测钾水平，必要时补钾
阿普唑仑、胺碘酮、他汀类、地西泮、唑类抗真菌药、西咪替丁、环孢素、地尔硫卓、决奈达隆、大环内酯类、奈法唑酮、普罗帕酮、蛋白酶抑制剂、奎尼丁、雷诺嗪、替米沙坦、四环素类、曲唑酮、维拉帕米	增加地高辛的毒性风险	监测地高辛血清浓度、心率和心电图，考虑减少地高辛剂量
抗酸药、胆汁酸螯合剂、硫糖铝	减少地高辛吸收，降低药效	避免同时使用，或在服用降低地高辛吸收的药物前1~2h服用地高辛

不良反应　地高辛 Digoxin

常见（>10%）	少见（1%~10%）	罕见但严重（<1%）
	食欲缺乏、精神混乱、腹泻、眩晕、心电图失常、头痛、恶心、皮疹、辨色能力减弱、视觉障碍、呕吐、乏力	心律失常、精神错乱、癫痫

疗效监测 心电图、心率降低、心力衰竭指征得到改善;治疗窗浓度范围为 0.8~2ng/mL。

毒性监测 关注心电图显示心律失常、心动过缓;血清肌酐浓度和血清电解质(特别是钾、镁、钙离子)。

患者咨询要点 早餐后服药(如果分多次给药晚餐后再服药)。提醒患者注意报告心动过缓的指征或症状。不要突然停药。

临床应用要点 片剂和溶液剂不可互换，剂量随剂型不同而有差别。老年人慎用。

分类　钙通道阻滞剂

制剂与规格　片剂:30mg, 60mg, 90mg, 120mg；缓释胶囊(12 小时):60mg, 90mg, 120mg；缓释胶囊(24 小时):120mg, 180mg, 240mg, 300mg, 360mg, 420mg

FDA批准适应证及用法用量

　　1. 高血压:12 小时缓释剂, 口服, 1 次 60~120mg, 一日 2 次, 视疗效可逐步增加至每日 360mg；24 小时缓释剂, 口服, 1 次 120~240mg, 一日 1 次, 视疗效可逐步增加至每日 540mg。

　　2. 慢性稳定性心绞痛:速释剂, 口服, 1 次 30mg, 一日 4 次, 视疗效可逐步增加至每日 360mg；24 小时缓释剂, 口服, 1 次 120mg, 一日 1 次, 视疗效可逐步增加至每日 540mg。

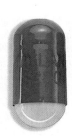
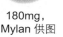
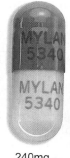
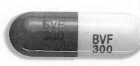

180mg, Mylan 供图　　240mg, Mylan 供图　　300mg, Teva 供图

超说明书用药

　　1. 心房性心律失常:口服, 1 次 180~360mg, 一日 1 次。

　　2. 高血压:儿童, 口服, 每天 1.5~2mg/kg, 分 3~4 次服用, 视疗效可逐步增加至每天 3.5mg/kg。

作用机制　地尔硫卓是一种钙通道阻滞剂,能降低心率,延长房室结传导过程,降低小动脉和冠状动脉血管节律 地尔硫卓还有负性肌力作用。

药物参数　地尔硫卓 Diltiazem

剂量调整（肝功能不全）	需要减少剂量	吸收	F=35%~40%（速释剂）, F=93%~95%（缓释剂）；食物降低吸收率
剂量调整（肾功能不全）	无需	分布	Vd=305~391L；蛋白结合率77%~93%
透析	不可透析	代谢	主要通过CYP3A4/5经肝代谢；对CYP3A4/5有一定抑制作用
妊娠期药品安全性等级	C级	排泄	35%经肾脏清除, 半衰期为3~6.6h
哺乳期	通常可以使用	药物遗传学	未知
禁忌证	对地尔硫卓过敏、低血压、2~3级房室传导阻滞、病态窦房结综合征	黑框警告	无

用药安全　地尔硫卓 Diltiazem

后缀	大写字母提示	不要压碎	高度警惕	易混药名
Cardizem CR, Cardizem LA	无	缓释剂	是	Cardene

药物相互作用　地尔硫卓 Diltiazem

代表药物	相互作用机制	注意事项
CYP3A4/5抑制剂	抑制CYP3A4/5代谢, 导致地尔硫卓毒性增加	避免使用强抑制剂, 对于中等或弱抑制剂进行监测并减少剂量
CYP3A4/5诱导剂	诱导CYP3A4/5代谢, 导致地尔硫卓活性降低	避免同时使用
CYP3A4/5底物	代谢减弱, 增加CYP3A4/5底物的毒性	避免使用敏感CYP3A4/5底物
β-受体阻滞剂	增加的低血压、心动过缓、房室传导障碍风险	避免同时使用, 或监测血压和心率

不良反应　地尔硫卓 Diltiazem

常见（>10%）	少见（1%~10%）	罕见但严重（<1%）
水肿、头痛	心动过缓、便秘、眩晕、疲倦、头痛、低血压、皮疹、昏厥	充血性心力衰竭、心肌梗死、肝中毒

疗效监测　血压降低, 胸痛缓解, 降低心绞痛发作次数, 降低胸痛时硝酸甘油的使用。

毒性监测　监测充血性心力衰竭, 心率降低, 肝脏毒性等症状发生；服药减量时心绞痛或急性冠状动脉功能不全加重, 特别是冠状动脉疾病患者。

患者咨询要点　注意报告低血压、心动过缓、外周性水肿或昏厥。此药有多种品牌和商品名, 特点各有不同。指导患者遵循具体品牌药物的用药说明, 安排好用药和进餐。服药期间禁止饮酒。

临床应用要点　用药期间, 除非经医疗专业人员指导, 患者应避免同时使用 β- 受体阻滞剂。

分类 止泻药, C-V

制剂与规格 片剂:苯乙哌啶 2.5mg, 阿托品 0.025mg;溶液剂:苯乙哌啶 2.5mg/5mL, 阿托品 0.025mg/5mL

2.5mg/0.025mg, Mylan 供图

D

FDA批准适应证及用法用量

腹泻:2 岁及以上儿童,口服,每日 0.3~0.4mg/kg(苯乙哌啶),一日 4 次,每日最多不超过 20mg(苯乙哌啶);成人,口服,1 次 2 片,一日 4 次,直至腹泻缓解,然后减至维持量,每日最多不超过 20mg(苯乙哌啶)。

超说明书用药 无

作用机制 苯乙哌啶是人工合成的哌替啶同类药物,无镇痛活性,可减缓胃肠道蠕动。高剂量苯乙哌啶(40~60mg)将产生全身性阿片样作用,因此加入低剂量阿托品降低潜在的滥用性。

药物参数 苯乙哌啶 /阿托品 Diphenoxylate/Atropine

剂量调整(肝功能不全)	无需	吸收	F=90%
剂量调整(肾功能不全)	无需	分布	Vd=324L
透析	不可透析	代谢	主要经肝代谢,迅速产生一种活性代谢产物
妊娠期药品安全性等级	C级	排泄	14%经肾脏清除,母体化合物半衰期为2.5h,代谢产物半衰期为12~14h
哺乳期	权衡风险与获益	药物遗传学	未知
禁忌证	对苯乙哌啶或阿托品类药物过敏、肠道产毒细菌或假膜性肠炎所致的腹泻、梗阻性黄疸	黑框警告	无

用药安全 苯乙哌啶 /阿托品 Diphenoxylate/Atropine

后缀	大写字母提示	不要压碎	高度警惕	易混药名
无	无	无	无	LaMICtal, LamLSIL, loperamide

药物相互作用 苯乙哌啶 /阿托品 Diphenoxylate/Atropine

代表药物	相互作用机制	注意事项
抗胆碱药	会产生额外的抗胆碱不良反应	避免同时使用, 或严密监测不良反应
MAOI	增加5-羟色胺综合征风险	避免同时使用

不良反应 苯乙哌啶 /阿托品 Diphenoxylate/Atropine

常见(>10%)	少见(1%~10%)	罕见但严重(<1%)
腹部不适、恶心、呕吐	眩晕、镇静、嗜睡、心神不宁、口干	胰腺炎、中毒性巨结肠、过敏性反应

疗效监测 关注排便频率和排便量、体温、便血。

毒性监测 监测阿托品毒性和腹胀症状。

患者咨询要点 此药会导致口干、视力模糊、困倦或眩晕;患者若需从事驾驶或其他需要注意力、协调性或躯体灵敏度的活动时慎用。避免同时饮酒或服用其他中枢系统抑制剂。如腹泻症状持续或产生发热、心悸、腹胀,请及时就医。不要超剂量服药,避免毒副作用。

临床应用要点 阿托品毒性指征通常包括口干、发热、面部潮红、视力模糊、神志不清等。此药对于使用伊立替康患者可以超过常规剂量使用。

D

分类 疫苗

制剂与规格 混悬肌内注射剂:成人用,与破伤风和白喉类毒素联合(Tdap 疫苗);儿童用,与破伤风和白喉类毒素合用(DTaP 疫苗),也可与其他儿科疫苗合用

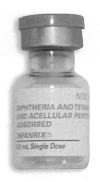

Infanrix GlaxoSmithKline 供图

FDA批准适应证及用法用量

预防白喉:儿童, 在 2、4、6 及 12~15 个月时注射, 第五剂在 4~6 岁时注射, 为 DTaP 疫苗首选;成人, 11~1 岁儿童, 注射 Tdap 疫苗。

超说明书用药 无

药物参数 白喉类毒素 Diphtheria Toxoid

妊娠期药品安全性等级	C级	吸收、分布、代谢、排泄	未知
哺乳期	建议慎用;权衡风险与获益	药物遗传学	未知
禁忌证	对白喉类毒素或疫苗中的某种成分过敏	黑框警告	无

用药安全 白喉类毒素 Diphtheria Toxoid

后缀	大写字母提示	不要压碎	高度警惕	易混药名
无	无	无	是	Adacel, Daptacel

药物相互作用 白喉类毒素 Diphtheria Toxoid

代表药物	相互作用机制	注意事项
中高剂量的糖皮质激素	免疫抑制作用	尽量推迟注射白喉类毒素,直到糖皮质激素疗程结束
免疫抑制剂	免疫抑制作用	尽量推迟注射白喉类毒素,直到免疫抑制剂疗程结束

不良反应 白喉类毒素 Diphtheria Toxoid

常见（>10%）	少见（1%~10%）	罕见但严重（<1%）
注射部位反应(包括红疹和疼痛)、发热、头痛、疲劳、肢体肿胀	消化道症状	过敏反应、手臂肿胀或严重疼痛、格林-巴利综合征

疗效监测 预防白喉, 尽管抗体浓度可测, 但不推荐做疫苗反应的常规检测。

毒性监测 无。

患者咨询要点 在治疗过程中, 按时注射疫苗。

临床应用要点 疗程中每一剂尽量使用同一品牌的疫苗。

分类　血小板聚集抑制剂
制剂与规格　片剂：25mg，50mg，75mg

75mg，Barr Labs 供图

D

FDA批准适应证及用法用量
　　心脏瓣膜置换术后预防血栓：口服，1 次 75~100mg，一日 4 次，作为华法林治疗的辅助用药。
超说明书用药　无
作用机制　抑制血小板、上皮细胞和红细胞对于腺苷的摄取，导致局部腺苷浓度增高，双嘧达莫是一类具有冠状血管扩张和抗血小板凝聚作用的药物。

药物参数　双嘧达莫 Dipyridamole

剂量调整（肝功能不全）	无需	吸收	F=37%~66%
剂量调整（肾功能不全）	无需	分布	Vd=2.43~3.38L/kg；蛋白结合率99%
透析	不可透析	代谢	广泛代谢，但非经CYP途径
妊娠期药品安全性等级	B级	排泄	经胆汁清除，半衰期为10h
哺乳期	权衡风险与获益	药物遗传学	未知
禁忌证	对双嘧达莫过敏	黑框警告	无

用药安全　双嘧达莫 Dipyridamole

后缀	大写字母提示	不要压碎	高度警惕	易混药名
无	无	无	无	Periactin, disopyramide

药物相互作用　双嘧达莫 Dipyridamole

代表药物	相互作用机制	注意事项
抗凝药、抗血小板药物、NSAID类	增加出血的风险	避免同时使用
SSRI类、SNRI类	增加出血的风险	监测出血指征或症状

不良反应　双嘧达莫 Dipyridamole

常见（>10%）	少见（1%~10%）	罕见但严重（<1%）
眩晕	腹痛、腹泻、头痛	室性心律失常、支气管痉挛

疗效监测　预防急性心肌梗死、中风和其他血栓性并发症。
毒性监测　监测眩晕、胃肠道不适症状。
患者咨询要点　从坐卧位起立应缓慢。服药期间戒酒。
临床应用要点　儿童用药的安全性和效果未确定。注射剂也用于心肌灌注核素显像。双嘧达莫和阿司匹林的口服复方制剂也得以广泛应用。老年人慎用。

DIVALPROEX：Depakote，various
双丙戊酸钠：Depakote 等

分类 抗癫痫药
制剂与规格 缓释胶囊:125mg;缓释片:125mg, 250mg, 500mg

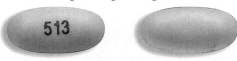

500mg，Northstar Rx 供图

FDA批准适应证及用法用量
1. 简单性及复杂性失神发作:口服, 每天 15mg/kg, 视疗效可逐步增加至每天 60mg/kg。
2. 复杂部分性癫痫发作:口服, 每天 10~15mg/kg, 视疗效可逐步增加至每天 60mg/kg。
3. 躁狂性双相情感障碍:口服, 每天 25mg/kg, 视疗效可逐步增加至每天 60mg/kg。
4. 预防偏头痛:口服, 1 次 500mg, 一日 1 次, 持续 1 周, 然后每日 1000mg。

超说明书用药 无

作用机制 双丙戊酸钠由丙戊酸钠和丙戊酸组成。丙戊酸是一种羧酸化合物, 其抗癫痫活性由抑制性神经递质 GABA 所介导。丙戊酸能够通过抑制 GABA 代谢或加强突触后 GABA 活性来增加 GABA 水平。丙戊酸也通过电位依赖性和功能依赖性钠通道, 限制神经元的反复活动。

药物参数 双丙戊酸钠 Divalproex

剂量调整（肝功能不全）	严重肝功能不全者避免使用	吸收	F=89%, 食物不影响吸收
剂量调整（肾功能不全）	无需	分布	Vd=11L; 蛋白结合率88%~90%
透析	可以透析, 但无需给予补充剂量	代谢	主要经肝代谢, 但非CYP途径
妊娠期药品安全性等级	预防偏头痛X级;其他适应证D级	排泄	30%~50%经肾脏清除, 半衰期为9~16h
哺乳期	通常可用	药物遗传学	未知
禁忌证	对双丙戊酸钠过敏、肝脏疾病、尿素循环障碍	黑框警告	肝毒性、致畸性、胰腺炎

用药安全 双丙戊酸钠 Divalproex

后缀	大写字母提示	不要压碎	高度警惕	易混药名
Depakote ER	无	缓释剂	无	Depakene

药物相互作用 双丙戊酸钠 Divalproex

代表药物	相互作用机制	注意事项
阿司匹林、大环内酯类	增加丙戊酸浓度和不良反应风险	监测丙戊酸水平
卡马西平、拉莫三嗪、三环类抗抑郁药	双丙戊酸钠抑制这些药物代谢, 增加毒性风险	尽可能监测不良反应及血清药物浓度
阿昔洛韦、碳青霉烯、蛋白酶抑制剂、利福平、利培酮	降低丙戊酸浓度, 减弱抗癫痫活性	避免同时使用, 监测丙戊酸水平
苯妥英钠、苯巴比妥	这些药物和丙戊酸浓度均有所改变	监测丙戊酸和其他药物浓度
奥氮平、奥卡西平	降低奥氮平和奥卡西平浓度	监测药效
华法林	将华法林从蛋白结合体置换成游离, 增加华法林药效	监测INR

不良反应 双丙戊酸钠 Divalproex

常见（>10%）	少见（1%~10%）	罕见但严重（<1%）
腹痛、脱发、虚弱、腹泻、复视、眩晕、头痛、恶心、嗜睡、震颤、呕吐	弱视、视力模糊、精神紧张、高血氨症、消化不良、感染、失眠、食欲缺乏	肝炎、心悸、胰腺炎、心跳过速、血小板减少

疗效监测 癫痫发作次数减少, 躁狂症状得到控制。癫痫治疗浓度有效范围 50~100μg/mL, 躁狂发作治疗浓度有效范围 50~125μg/mL。

毒性监测 监测外周性水肿、心率加快、胰腺炎(腹痛、恶心、呕吐)的指征或症状, 监测肝功能、血氨浓度、全血细胞计数、还需监测抑郁、自杀行为或倾向、行为异常等出现或加重。

患者咨询要点 用药期间患者应避免进行需要精神警觉性的活动, 因药物可能造成嗜睡或眩晕。用餐时服用以避免消化道刺激。不要突然停药, 因其可能诱发癫痫持续状态。戒酒。

临床应用要点 小于 10 周岁儿童用药的安全性和效果未确定。由丙戊酸更换药物至双丙戊酸钠, 开始使用相同的每日剂量和方案, 一旦情况稳定, 双丙戊酸钠服用一日 2~3 次。双丙戊酸钠有致畸性, 准备妊娠的女性慎用。与丙戊酸类似, 此药物存在多种剂型。

分类 胆碱酯酶抑制剂

剂型与规格 片剂：5mg，10mg，23mg；崩解片：5mg，10mg

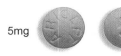 5mg   10mg

Pfizer 供图

D

FDA批准适应证及用法用量

1. 阿尔茨海默病，痴呆症（轻中度）：口服，1 次 5mg，每日睡前服用，视疗效可逐步增加至最大量每天 10mg。

2. 阿尔茨海默病，痴呆症（中重度）：口服，1 次 5mg，每日睡前服用，在 4~6 周内视疗效可逐步增加至每天 10mg，最大量每天 23mg（速释片）或每天 10mg（崩解片）。

超说明书用药

多发梗死性痴呆：口服，1 次 5~10mg，每日睡前服用。

作用机制 多奈哌齐通过可逆地抑制乙酰胆碱酯酶（AC 小时 E）而增强乙酰胆碱作用，乙酰胆碱酯酶能够水解乙酰胆碱。在中枢神经系统，多奈哌齐对于乙酰胆碱酯酶具有高度选择性，这也可能是其外周不良反应较低的原因。

药物参数 多奈哌齐 Donepezil

剂量调整（肝功能不全）	无需	吸收	F=100%，食物不影响吸收
剂量调整（肾功能不全）	无需	分布	Vd=12L/kg；蛋白结合率96%
透析	未知	代谢	主要经肝代谢，CYP3A4/5和CYP2D6途径
妊娠期药品安全性等级	C级	排泄	57%经肾脏清除，半衰期为70h
哺乳期	权衡风险与获益	药物遗传学	未知
禁忌证	对多奈哌齐或哌啶衍生物过敏	黑框警告	无

用药安全 多奈哌齐 Donepezil

后缀	大写字母提示	不要压碎	高度警惕	易混药名
ODT	无	崩解片、23mg片剂	无	AcipHex

药物相互作用 多奈哌齐 Donepezil

代表药物	相互作用机制	注意事项
托特罗定·奥昔布宁	抗胆碱药通过胆碱能受体抑制作用降低多奈哌齐药效	避免同时使用
雷美替胺	增加雷美替胺血药浓度	监测雷美替胺毒性，考虑减少剂量

不良反应 多奈哌齐 Donepezil

常见（>10%）	少见（1%~10%）	罕见但严重（<1%）
外周性水肿	虚弱、肌肉痉挛、抑郁、腹泻、眩晕、做梦、瘀斑、疲劳、头痛、高血压、失眠、食欲缺乏、恶心、昏厥、尿失禁、呕吐、体重降低	房室传导阻滞、消化道出血、尖端扭转型室性心动过速

疗效监测 阿尔茨海默病症状得到改善。

毒性监测 活动性或隐匿性消化道出血症状，特别是有溃疡病史或同时服用非甾体抗炎药的患者。

患者咨询要点 睡前服用，伴餐或直接服用均可。崩解片可在舌上溶解后饮用一杯水。增加剂量时不良反应可能会更加频繁，继续服用会得以缓解。提醒患者报告消化道出血指征或症状。

临床应用要点 儿童用药的安全性和效果未确定。尚无证据表明多奈哌齐可以改变阿尔茨海默病的病程进展。

分类 α₁- 肾上腺素受体阻滞剂

制剂与规格 片剂:1mg, 2mg, 4mg, 8mg;缓释片:4mg, 8mg

8mg   4mg   2mg   1mg

Teva 供图

FDA批准适应证及用法用量

    1.良性前列腺增生:速释片,口服,1 次 1mg,一日 1 次,视疗效可逐步增加至 1 次 1~8mg,一日 1 次;缓释片,口服,1 次 4mg,一日 1 次,视疗效可逐步增加至 1 次 8mg,一日 1 次。

    2.高血压:口服,1 次 1mg,一日 1 次,视疗效可逐步增加至 1 次 16mg,一日 1 次。

超说明书用药

    泌尿系统疾病:口服,1 次 2mg,一日 1 次,睡前服用。

作用机制 多沙唑嗪选择性阻断突触后 α₁- 肾上腺素受体,通过扩张动静脉血管降低外周阻力。因为多沙唑嗪无突触前 α₂- 肾上腺素受体阻滞作用,因此服用该药后其他血管扩张剂带来的反射性心动过速不会总是发生。通过松弛膀胱颈部和前列腺平滑肌张力提高尿液流畅度。

药物参数 多沙唑嗪 Doxazosin

剂量调整（肝功能不全）	无需	**吸收**	F=65%,食物会增加缓释剂的AUC和Cmax
剂量调整（肾功能不全）	无需	**分布**	蛋白结合率98%
透析	不可透析	**代谢**	主要经肝脏的CYP3A4/5酶代谢
妊娠期药品安全性等级	C级	**排泄**	9%经肾脏清除,63%经粪便清除,半衰期为22h
哺乳期	权衡风险与获益	**药物遗传学**	未知
禁忌证	对多沙唑嗪或其他喹唑啉类药物过敏	**黑框警告**	无

用药安全 多沙唑嗪 Doxazosin

后缀	大写字母提示	不要压碎	高度警惕	易混药名
XL	无	缓释片	无	Cardene, Cordarone, doxepin, DOXOrubicin

药物相互作用 多沙唑嗪 Doxazosin

代表药物	相互作用机制	注意事项
β-阻滞剂、硝苯地平、磷酸二酯酶抑制剂	增加低血压的风险,特别是多沙唑嗪的首剂效应	监测血压
CYP3A4/5诱导剂	增加多沙唑嗪代谢,降低药效	避免同时使用,或考虑增加多沙唑嗪剂量
CYP3A4/5抑制剂	降低多沙唑嗪代谢,增加毒性	避免同时使用,或考虑降低多沙唑嗪剂量

不良反应 多沙唑嗪 Doxazosin

常见（>10%）	少见（1%~10%）	罕见但严重（<1%）
	虚弱、头晕、水肿、疲劳、头痛、低血压、恶心、异常勃起、嗜睡、眩晕	肝毒性

疗效监测 血压降低,尿路症状得到改善。

毒性监测 监测低血压、心率增加等症状。

患者咨询要点 初次服药需要与早餐同服。避免从事需要协调性的活动,因药物可能导致头晕或眩晕。从坐卧位直立时要缓慢,因可能导致直立性低血压。首次剂量或增加剂量可能会发生昏厥或意识丧失,特别是患者处于直立位时。

临床应用要点 儿童用药的安全性和效果尚未确定。

分类 三环抗抑郁药

剂型与规格 胶囊:10mg, 25mg, 50mg, 75mg, 100mg, 150mg;片剂:3mg, 6mg;溶液剂:10mg/mL

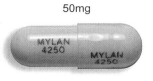
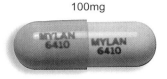

25mg　　50mg　　100mg

Mylan 供图

D

FDA批准适应证及用法用量
1. 乙醇中毒,焦虑,抑郁:轻度,口服,1 次 25~50mg,一日 1 次,视疗效可逐步增加至 1 次 300mg,一日 1 次;轻中度,口服,1 次 75mg,一日 1 次,视疗效可逐步增加至 1 次 300mg,一日 1 次。
2. 失眠:小于 65 岁成人,口服,1 次 6mg,每日睡前服用;65 岁及以上老年人,口服,1 次 3mg,视疗效可逐步增加至 1 次 6mg,每日睡前服用。

超说明书用药 无

作用机制 多塞平是一类三环抗抑郁药,通过抑制神经末端对于去甲肾上腺素的再摄取,影响突触肾上腺能活性。通过与组胺受体部位结合,竞争性抑制组胺受体生物活性。H_1 受体拮抗活性是多塞平发挥睡眠维持作用的可能机制。

药物参数 多塞平 Doxepin

剂量调整(肝功能不全)	无需	吸收	食物会增加此药的AUC和Cmax
剂量调整(肾功能不全)	无需	分布	Vd=11 930L;蛋白结合率80%
透析	不可透析	代谢	主要由CYP2C19和CYP2D6途径代谢
妊娠期药品安全性等级	C级	排泄	经肾脏清除,半衰期为15h
哺乳期	避免	药物遗传学	CYP2C19和2D6慢代谢型者慎用
禁忌证	对多塞平过敏、使用MAOI、青光眼、严重尿潴留	黑框警告	自杀倾向

用药安全 多塞平 Doxepin

后缀	大写字母提示	不要压碎	高度警惕	易混药名
无	SINEquan	无	无	SEROquel, doxazosin, digoxin

药物相互作用 多塞平 Doxepin

代表药物	相互作用机制	注意事项
MAOI类	增加5-羟色胺综合征的风险	禁止同时使用
抗胆碱能药物	增加抗胆碱能不良反应的风险	监测不良反应
延长QT间期的药物	增加心脏毒性的风险	避免同时使用
SSRI类	增加多塞平浓度和5-羟色胺综合征风险	联合用药应谨慎
CYP2C19诱导剂	增加多塞平代谢,降低药效	避免同时使用,或考虑增加多塞平剂量
CYP2C19和2D6抑制剂	降低多塞平代谢,增加毒性	避免同时使用,或考虑减少多塞平剂量

不良反应 多塞平 Doxepin

常见(>10%)	少见(1%~10%)	罕见但严重(<1%)
口干	视力模糊、精神错乱、便秘、头晕、水肿、疲劳、头痛、恶心、性功能障碍、嗜睡、皮疹、尿潴留、体重增加	心律失常、肝毒性、自杀倾向

疗效监测 改善抑郁(抑郁情绪、自杀心理或倾向、食欲变化、精神不振、睡眠模式改变等)。

毒性监测 监测抑郁、自杀倾向及异常行为的恶化,特别是疗程开始和剂量增减时。注意心电图的变化,监测肝功能。

患者咨询要点 患者避免从事需要精神警觉性的活动。抑郁症状可能不会在几周之内得到改善。避免突然停药。服药期间不要饮酒。

临床应用要点 儿童用药的安全性和效果未确定。亦有外用剂型治疗过敏性皮炎导致的皮肤瘙痒。

DOXYCYCLINE：Vibramycin，various
多西环素：强力霉素等

分类 四环素类抗生素

制剂与规格 混悬液:25mg/5mL;片剂:20mg, 50mg, 75mg, 100mg, 150mg;缓释片剂:75mg, 100mg, 150mg;胶囊50mg, 75mg, 100mg, 150mg

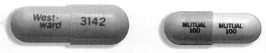

100mg，West-ward
供图

50mg，Mutual Pharmaceutical
供图

FDA批准适应证及用法用量

1. 不动杆菌感染:小于 8 岁体重不足 45kg 的儿童, 口服, 2.2~4.4mg/kg, 分 1~2 次服用;大于 8 岁体重超过 45kg 的儿童及成人, 口服, 第一日 1 次 100mg, 每 12 小时 1 次, 继以 1 次 100mg, 一日 1 次。

2. 寻常性痤疮:小于 8 岁体重不足 45kg 的儿童, 口服, 2.2~4.4mg/kg, 分 1~2 次服用;大于 8 岁体重超过 45kg 的儿童及成人, 口服, 第一日 1 次 100mg, 每 12 小时 1 次, 继以 1 次 100mg, 一日 1~2 次。

3. 单纯性淋病:口服, 1 次 100mg, 一日 2 次, 持续服用 7 天, 或者单剂量给药 300mg, 一小时后再服用 300mg。

4. 葡萄球菌皮肤感染:小于 8 岁体重不足 45kg 的儿童, 口服, 2.2~4.4mg/kg, 分 1~2 次服用;大于 8 岁体重超过 45kg 的儿童及成人, 口服, 第一日 1 次 100mg, 每 12 小时 1 次, 继以 1 次 100mg, 一日 1 次。

超说明书用药

预防莱姆病:口服, 单剂量给药 200mg。

作用机制 多西环素是一种广谱抑菌药, 通过作用于核糖体 30S 亚基抑制蛋白酶合成发挥作用。其抗菌活性覆盖革兰阳性菌、革兰阴性菌、需氧菌、厌氧菌, 还包括螺旋体、支原体、立克次体、衣原体和某些原虫。许多细菌会产生质粒介导的耐药性。

药物参数 多西环素 Doxycycline

剂量调整（肝功能不全）	无需	吸收	F=100%, 食物不影响吸收
剂量调整（肾功能不全）	无需	分布	Vd=0.75L/kg, 蛋白结合率80%
透析	不可透析	代谢	50%经肝代谢
妊娠期药品安全性等级	C级	排泄	35%~45%经肾脏清除, 半衰期为15~24h
哺乳期	避免	药物遗传学	未知
禁忌证	对多西环素过敏或同时使用维A酸	黑框警告	无

用药安全 多西环素 Doxycycline

后缀	大写字母提示	不要压碎	高度警惕	易混药名
无	无	缓释剂型	无	Doxepin, dicyclomine

药物相互作用 多西环素 Doxycycline

代表药物	相互作用机制	注意事项
维A酸	颅内压升高的风险, 机制尚不明确	禁止同时使用
双阳离子	与之结合降低药物吸收	间隔1~2h服药
地高辛	四环素类使菌群改变导致地高辛代谢降低	监测并考虑调整地高辛剂量
青霉素	四环素类可能干扰青霉素的抗菌作用	避免同时使用

不良反应 多西环素 Doxycycline

常见（>10%）	少见（1%~10%）	罕见但严重（<1%）
光敏性、8岁以下儿童牙齿变色	恶心、呕吐、腹泻	食管溃疡、过敏、肝毒性、肾毒性、难辨梭菌结肠炎、颅内压增高、儿童发育不良

疗效监测 感染症状缓解。

毒性监测 注意胃部烧灼痛感、严重头痛、出血性腹泻、牙齿变黄等症状的出现。

患者咨询要点 可与不含钙食物同服。完成全疗程治疗。症状可在用药后 2~3 天内得以改善。用药期间应涂防晒霜。服药时以 200~250mL 水送服。

临床应用要点 如果患者无发热症状, 给予抗菌治疗 24 小时后可以恢复正常活动。8 岁以下儿童禁止服用(骨骼和牙齿变色)。

分类 5-羟色胺/去甲肾上腺素再摄取抑制剂

制剂与规格 缓释胶囊:20mg, 30mg, 60mg

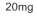

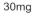

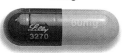

20mg　　30mg　　60mg

Lilly 供图

FDA批准适应证及用法用量

1. 焦虑:口服, 1次60mg, 一日1次, 视疗效可逐步增加至1次120mg, 一日1次。

2. 抑郁:口服, 1次20~30mg, 一日2次, 视疗效可逐步增加至1次120mg, 一日1次。

3. 糖尿病周围神经痛, 纤维肌痛, 肌肉骨骼痛:口服, 1次60mg, 一日1次, 视疗效可逐步增加至1次120mg, 一日1次。

超说明书用药

尿失禁:口服, 1次40mg, 一日2次。

作用机制 度洛西汀是一类5-羟色胺/去甲肾上腺素再摄取抑制剂, 通过增强中枢系统5-羟色胺和去甲肾上腺素活性, 发挥其抗抑郁和对疼痛的抑制作用。度洛西汀在体外对于肾上腺素受体、多巴胺受体、胆碱能受体、阿片受体、谷氨酸受体及组胺受体无明显亲和力, 也不会抑制单胺氧化酶。

药物参数 度洛西汀 Duloxetine

剂量调整（肝功能不全）	避免使用	吸收	F=30%~80%, 食物减慢药物吸收
剂量调整（肾功能不全）	起始低剂量, 视疗效逐步增加;CrCl <30mL/min避免使用	分布	Vd=1640L;蛋白结合率90%
透析	不可透析	代谢	主要由CYP1A2和CYP2D6途径代谢;CYP2D6中度抑制剂
妊娠期药品安全性等级	C级	排泄	70%经肾脏清除, 半衰期为8~17h
哺乳期	权衡风险与获益	药物遗传学	未知
禁忌证	对度洛西汀过敏;MAOI、三环抗抑郁药、利奈唑胺使用者;难治性青光眼	黑框警告	自杀;未批准用于儿童

用药安全 度洛西汀 Duloxetine

后缀	大写字母提示	不要压碎	高度警惕	易混药名
无	DULoxetine	无	无	FLUoxetine

药物相互作用 度洛西汀 Duloxetine

代表药物	相互作用机制	注意事项
抗凝、抗血小板药、NSAID类	增加出血风险	监测出血
曲坦类、SSRI类、曲马多	增加5-羟色胺活性	密切监测5-羟色胺综合征症状（躁动、体温过高、反射亢进、运动失调）
MAOI类、三环类抗抑郁药、利奈唑胺	增加5-羟色胺综合征风险	禁止同时使用
CYP2D6底物	度洛西汀抑制CYP2D6, 增加其底物浓度和毒性	避免同时使用, 或监测不良反应
CYP1A2诱导剂	增加度洛西汀代谢, 降低药效	避免同时使用, 或考虑增加度洛西汀剂量
CYP1A2和CYP2D6抑制剂	降低度洛西汀代谢, 增加毒性	避免同时使用, 或考虑降低度洛西汀剂量

不良反应 度洛西汀 Duloxetine

常见（>10%）	少见（1%~10%）	罕见但严重（<1%）
头痛、恶心	激动、焦虑、虚弱、出血、便秘、腹泻、头晕、发汗、射精障碍、疲倦、低钠血症、血压升高、失眠、食欲缺乏、肌肉痉挛、瞳孔放大、皮疹、性功能障碍、嗜睡、震颤、呕吐、口干	肝毒性、5-羟色胺综合征、自杀倾向

疗效监测 监测患者的抑郁、疼痛、焦虑症状的改善。

毒性监测 监测抑郁加重, 自杀倾向, 行为异常者;用药前和用药期间对患者监测血压、全血细胞计数、电解质、肝功能;眼内压和瞳孔放大的症状。

患者咨询要点 突然停药时有报道戒断症状（如心情忧郁、易怒、激动、感觉障碍）。此药可能增加肝毒性和出血风险（胃肠道、瘀斑、鼻出血、出血点）。药物可能需要1~4周才见症状改善。首剂量或剂量改变时有抑郁加重、自杀倾向、行为异常的报道。服药期前几个月, 儿童对于以上不良症状存在较高风险。患者应注意监测肝毒性和出血症状或指征。用药期间禁止饮酒。同时使用改变凝血功能药物的患者, 需要密切监测。

临床应用要点 度洛西汀未批准用于儿童。

DUTASTERIDE：Avodart
度他雄胺：安福达

分类 5α- 还原酶抑制剂
制剂与规格 胶囊:0.5mg

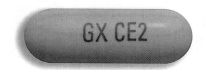

0.5mg，GlaxoSmithKline 供图

D

FDA批准适应证及用法用量
　　良性前列腺增生:口服, 1 次 0.5mg, 一日 1 次。
超说明书用药
　　1. 男性型秃发:口服, 1 次 0.5mg, 一日 1 次。
　　2. 预防前列腺癌:口服, 1 次 0.5mg, 一日 1 次。
作用机制 度他雄胺抑制 5α- 还原酶(包括 1 型同工酶和 2 型同工酶两个亚型)介导的睾酮到 5α- 二氢睾酮(DHT)的转化反应。
药物参数 度他雄胺 Dutasteride

剂量调整（肝功能不全）	无需	吸收	F=60%, 食物影响极小
剂量调整（肾功能不全）	无需	分布	Vd=300~500L
透析	未知	代谢	主要经肝脏代谢, CYP3A4/5途径
妊娠期药品安全性等级	X级	排泄	<1%经肾脏清除, 半衰期为5周
哺乳期	避免使用	药物遗传学	未知
禁忌证	对度他雄胺过敏、妊娠妇女、儿童	黑框警告	无

用药安全 度他雄胺 Dutasteride

后缀	大写字母提示	不要压碎	高度警惕	易混药名
无	无	请勿压碎	无	无

药物相互作用 度他雄胺 Dutasteride

代表药物	相互作用机制	注意事项
CYP3A4/5诱导剂	增加度他雄胺代谢, 降低药效	考虑增加度他雄胺剂量
CYP3A4/5抑制剂	降低度他雄胺代谢, 增加毒性	考虑降低度他雄胺剂量

不良反应 度他雄胺 Dutasteride

常见（>10%）	少见（1%~10%）	罕见但严重（<1%）
	男性乳房发育症、阳痿、性欲降低、头晕	心力衰竭、血管神经性水肿、皮肤过敏反应

疗效监测 美国泌尿外科学会(AUA)症状评分, 残余尿量降低, 尿流增加, 毛发生长增加。
毒性监测 监测气促、皮疹、肿胀等症状。
患者咨询要点 可能治疗开始后长达 6 个月症状不能得到改善。服药期间及停药 6 个月内禁止献血, 因血液可能用于孕妇。孕期妇女或准备妊娠者避免接触此药。此药可能会经皮肤进入体内, 对于未出生的男婴可抑制其生殖器官的发育。
临床应用要点 可与 α- 阻滞剂坦洛新合用治疗良性前列腺增生。用药前监测起始 PSA 水平, 以 PSA 水平降低 50% 为治疗目标, 评估前列腺癌患者时 PSA 应双倍处理。

分类　抗反转录病毒药物，反转录酶抑制剂
制剂与规格　胶囊：50mg，200mg；片剂：600mg

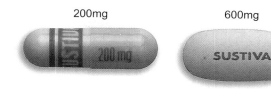

200mg　　　　600mg

Bristol-Myers Squibb 供图

E

FDA批准适应证及用法用量
　　与至少 2 种其他抗反转录病毒药物合用治疗 HIV-1 感染：成人及超过 40kg 的儿童，口服，1 次 600mg，一日 1 次；不足 40kg 的儿童，与利托那韦合用并按照利托那韦计算使用剂量。
超说明书用药　无
作用机制　与 HIV 反转录酶结合，抑制依赖 DNA 和依赖 RNA 的 DNA 聚合酶活性，包括 HIV-1 的复制。
药物参数　依法韦仑 Efavirenz

剂量调整（肝功能不全）	中度或重度肝损伤者避免使用	吸收	F=42%，食物增加20%~30%药物吸收
剂量调整（肾功能不全）	无需	分布	脑脊液
透析	不可透析	代谢	通过CYP3A4/5、2B6经肝代谢；抑制CYP3A4、2C9和2C19；诱导CYP3A4/5
妊娠期药品安全性等级	D级	排泄	16%~60%以原型经粪清除，14%~34%代谢形式经肾清除，半衰期52~76h
哺乳期	避免使用	药物遗传学	耐药性与HIV突变相关
禁忌证	过敏反应；与苄普地尔、西沙必利、咪达唑仑、匹莫齐特、三唑仑、圣约翰草或麦角生物碱类合用	黑框警告	无

用药安全　依法韦仑 Efavirenz

后缀	大写字母提示	不要压碎	高度警惕	易混药名
无	无	胶囊剂不要打开、压碎或咀嚼	无	无

药物相互作用　依法韦仑 Efavirenz

代表药物	相互作用机制	注意事项
波普瑞韦	降低吸收浓度，导致活性降低	避免使用
CYP3A4/5、2B6抑制剂	抑制CYP3A4/5或2B6代谢，增加依法韦仑毒性	避免使用强抑制剂；使用中度或弱抑制剂，监测并降低剂量
CYP3A4/5、2B6诱导剂	促进CYP3A4/5或2B6代谢，降低依法韦仑活性	避免使用
CYP2C9、2C19底物	代谢降低，底物毒性增加	避免使用敏感药物，或加强监测考虑剂量调整
CYP3A4/5底物	代谢增加，底物药效降低	避免使用敏感药物，或加强监测考虑剂量调整
西沙比利	增加心律失常的风险	禁用
口服避孕药	降低口服避孕药药效，机制不明	更换避孕方式

不良反应　依法韦仑 Efavirenz

常见（>10%）	少见（1%~10%）	罕见但严重（<1%）
焦虑、失眠、头痛、皮疹、恶心、呕吐、腹泻、高脂血症	疲倦、瘙痒、高血糖、肝功能异常、中性粒细胞减少	精神病、惊厥、肝衰竭、过敏反应、胰腺炎、自杀意念、脂肪再分配、免疫重建综合征

疗效监测　HIV 病毒量、CD4 细胞计数和 HIV 病毒耐药性检测较用药前好转。
毒性监测　监测肝功能检查、胆红素、全血细胞计数、血脂。
患者咨询要点　该药有多种潜在的严重药物相互作用，未咨询医生情况下不要额外使用药物、非处方药或中草药。睡前空腹服用，不要打开、咀嚼或压碎胶囊剂。本药不能阻止 HIV 的传播，患者生活中应进行安全性行为。服药可能导致困倦，患者避免驾驶或同时服用中枢神经抑制剂。
临床应用要点　不推荐 3 岁以下儿童服用。在初始联合抗 HIV 治疗中，依法韦仑是非核苷反转录酶抑制剂。

分类 抗偏头痛 5-羟色胺受体激动剂

制剂与规格 片剂:20mg, 40mg

FDA批准适应证及用法用量

偏头痛:口服, 1 次 20~40mg, 在偏头痛发作时服用, 需要时可以在 2 小时后重复服用;单次最大剂量 40mg, 每日最大剂量 80mg。

超说明书用药 无

作用机制 依来曲普坦以高亲和力与 5-羟色胺 1B、1D 和 1F 受体结合。对于肾上腺素 α_1、α_2 或 β 受体、多巴胺 D_1 或 D_2 受体、毒蕈碱受体、阿片类受体无明显亲和力或药理活性。5-羟色胺受体激动剂能够用于治疗偏头痛, 作用机制包括血管收缩途径(位于颅内血管 5-羟色胺受体的激活)和三叉神经感觉神经末梢 5-羟色胺受体的激活途径, 以抑制促炎性神经肽释放。

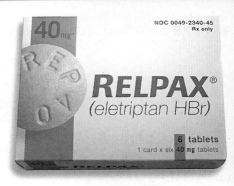

40mg, Pfizer 供图

药物参数 依来曲普坦 Eletriptan

剂量调整（肝功能不全）	严重肝功能损害者避免使用	吸收	F=50%, 高脂食物增加20%~30%生物利用度
剂量调整（肾功能不全）	无需	分布	Vd=138L
透析	未知	代谢	经肝途径代谢, CYP3A4/5
妊娠期药品安全性等级	C级	排泄	90%经过非肾途径清除, 半衰期4h
哺乳期	权衡风险和获益	药物遗传学	未知
禁忌证	对依来曲普坦过敏、脑血管综合征、偏瘫型或基底型偏头痛、缺血性肠病、缺血性心脏病、周围血管病变、严重肝损伤、难治性高血压	黑框警告	无

用药安全 依来曲普坦 Eletriptan

后缀	大写字母提示	不要压碎	高度警惕	易混药名
无	无	无	无	Sumatriptan

药物相互作用 依来曲普坦 Eletriptan

代表药物	相互作用机制	注意事项
SSRI类	增加5-羟色胺效应	避免同时使用;如不可避免, 密切监测5-羟色胺综合征指征
CYP3A4/5抑制剂	降低依来曲普坦代谢, 增加毒性风险	72h内避免给予此类药物并监测毒性;如有必要减少依来曲普坦剂量
其他5-羟色胺受体激动剂	药理作用叠加, 导致毒性风险增加	24h内禁止服用其他5-羟色胺受体激动剂

不良反应 依来曲普坦 Eletriptan

常见（>10%）	少见（1%~10%）	罕见但严重（<1%）
乏力	恶心、虚弱、头晕、嗜睡	心绞痛、心律失常、冠状动脉硬化、心脏传导阻滞、高血压、急性心肌梗死、失语症、脑缺血、中风、肌张力障碍、偏瘫、精神病、短暂性脑缺血发作、动眼神经危象

疗效监测 偏头痛症状缓解。

毒性监测 若发现缺血性肠病(如突然剧烈腹痛、出血性腹泻)、周围血管病变(如雷诺综合征)、5-羟色胺综合征(躁动、幻觉、心动过速、反射亢进、运动失调、腹泻、恶心)、心肌缺血症状或高血压危象的指征, 须及时就医。

患者咨询要点 确定药效前避免从事需要精神警觉性和协调性的活动, 因为药物可能导致头晕和嗜睡。

临床应用要点 此类药物用于治疗急性偏头痛而非预防。不同的 5-羟色胺受体激动剂(曲普坦类)虽都可用于治疗偏头痛, 但有多种给药途径(口服、吸入和注射), 在治疗开始和持续期也有差别。如果一种药物给予最大剂量仍无效, 建议更换药物或给药途径。指导患者如有需要在首次给药至少 2 小时后方可再次服药, 日剂量不超过 80mg。

分类 抗反转录病毒药物, 反转录酶抑制剂;抗反转录病毒药物, 反转录酶抑制剂
制剂与规格 片剂:恩曲他滨 / 替诺福韦 200mg/300mg

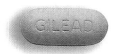 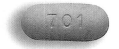

200mg/300mg，Gilead 供图

E

FDA批准适应证及用法用量
1. 与其他抗反转录病毒药物合用治疗 HIV-1 感染:成人及 12 岁以上儿童, 口服, 1 次 1 片, 一日 1 次。
2. 用于 HIV-1 感染高危人群的暴露前预防:口服, 1 次 1 片, 一日 1 次(高危指不使用安全套、囚犯、吸毒者和乙醇依赖者)。

超说明书用药
治疗乙型肝炎, 感染耐药乙肝病毒或合并感染 HIV 患者:口服, 1 次 1 片, 一日 1 次。

作用机制 恩曲他滨是胞嘧啶类似物, 替诺福韦是 5'- 单磷酸腺苷类似物, 二者均能干扰 HIV 病毒 RNA 依赖性 DNA 聚合酶活性, 从而抑制病毒复制。

药物参数 恩曲他滨 /替诺福韦 Emtricitabine/Tenofovir

剂量调整（肝功能不全）	无需	吸收	恩曲他滨F=92%, 替诺福韦F=25%, 食物不影响吸收
剂量调整（肾功能不全）	CrCl 30~49mL/min, 增加给药间隔至 48h;CrCl<30mL/min, 避免使用	分布	恩曲他滨, 唾液、精液;替诺福韦, 淋巴细胞
透析	不可透析	代谢	极少量代谢
妊娠期药品安全性等级	B级	排泄	恩曲他滨半衰期10h, 替诺福韦半衰期17h
哺乳期	权衡风险和获益	药物遗传学	耐药性与HIV突变相关
禁忌证	不可用于未知或已感染HIV-1患者暴露前预防, 只能与其他抗反转录病毒药物联合使用	黑框警告	乙型肝炎、乳酸酸中毒、暴露前预防

用药安全 恩曲他滨 /替诺福韦 Emtricitabine/Tenofovir

后缀	大写字母提示	不要压碎	高度警惕	易混药名
无	无	无	无	无

药物相互作用 恩曲他滨 /替诺福韦 Emtricitabine/Tenofovir

代表药物	相互作用机制	注意事项
阿扎那韦	阿扎那韦减少, 机制不明	同时给药需要使用利托那韦增效
地达诺新	地达诺新的生物利用度和毒性增加, 机制不明	避免同时使用
洛匹那韦、利托那韦、替拉那韦	替诺福韦生物利用度增加, 机制不明	监测替诺福韦毒性, 考虑减少剂量

不良反应 恩曲他滨 /替诺福韦 Emtricitabine/Tenofovir

常见（>10%）	少见（1%~10%）	罕见但严重（<1%）
色素沉着、皮疹、低磷血症、恶心、腹泻、头晕、失眠、乏力	高血糖、高脂血症、贫血、中性粒细胞缺乏、肝功能异常、神经病、血尿	乳酸酸中毒、乙肝病毒发作、肾衰竭

疗效监测 治疗前需进行 HIV 耐药性和 HBV 检测, 已有中断抗反转录病毒药物的患者出现乙型肝炎病情急性、严重恶化的报道。HIV 病毒载量和 CD4 细胞计数作为药效评估。如用于暴露前预防, 患者须为 HIV 阴性。接受暴露前预防的 HIV 感染者可能已产生耐药性。同时检测其他性传播疾病, 必要时给予治疗。

毒性监测 监测肝功能、胆红素、全血细胞计数、血糖、肾功能、磷含量、骨质疏松症的评估。使用核苷及核苷类似物药物时, 有报道发生乳酸酸中毒、严重肝大, 有时会发生致命的脂肪变性。

患者咨询要点 是否与食物同服均可。

临床应用要点 12 岁以下儿童不推荐使用。推荐作为未经过抗反转录病毒药物治疗患者的首选治疗方案(与阿扎那韦 / 利托那韦或地瑞那韦 / 利托那韦或依法韦仑或雷特格韦合用)之一。

ENALAPRIL：Vasotec，various
依那普利：Vasotec 等

分类　ACEI, 降压药
制剂与规格　片剂:2.5mg, 5mg, 10mg, 20mg

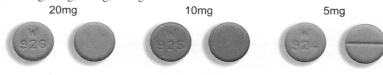

20mg　　　　　10mg　　　　　5mg

Wockhardt 供图

FDA批准适应证及用法用量

1. 充血性心力衰竭:出生 4 天及以上的小儿, 口服, 1 次 0.1~0.5mg/kg, 一日 1 次, 每日最大量 0.94mg/kg;成人口服, 1 次 2.5mg, 一日 1~2 次, 每日最大量 40mg, 分次服用。

2. 高血压:6~16 岁儿童, 口服, 1 次 0.08mg/kg(不超过 5mg), 一日 1 次, 每日最大量 0.58mg/kg 或 40mg;成人口服, 1 次 5mg, 一日 1 次, 每日最大量 40mg, 分次服用。

3. 非糖尿病性肾病:7~18 岁儿童, 口服, 1 次 0.1~0.5mg/kg, 一日 1 次, 每日最大量 20mg;成人, 口服, 1 次 5mg, 一日 1 次, 每日最大量 20mg。

超说明书用药

1. 糖尿病肾病:口服, 1 次 5~20mg, 一日 1 次。

2. 心肌梗死:口服, 1 次 2.5mg, 一日 1 次, 视疗效可逐步增加至 1 次 20mg, 一日 1 次。

作用机制　依那普利是前体药物, 在体内迅速转化为其活性代谢物依那普利拉, 是血管紧张素转换酶(ACE)竞争性抑制剂, 能降低血清醛固酮, 从而减少钠潴留, 加强血管扩张性的激肽释放酶 - 激肽系统, 抑制交感神经系统, 抑制组织肾素 - 血管紧张素系统, 最终效果是降低高血压患者的总外周血管阻力和血压, 减轻充血性心力衰竭患者后负荷。

药物参数　依那普利 Enalapril

剂量调整（肝功能不全）	无需	吸收	F=60%, 食物不影响吸收
剂量调整（肾功能不全）	CrCl<30mL/min, 起始剂量1次2.5mg, 一日1次, 每日最大量40mg	分布	蛋白结合率50%~60%
透析	可以透析	代谢	主要经肝代谢为活性代谢物
妊娠期药品安全性等级	D级	排泄	61%经肾脏清除, 半衰期1.3h(原型药物), 11h(代谢物)
哺乳期	权衡风险和获益	药物遗传学	未知
禁忌证	对依那普利过敏者、有血管神经性水肿病史、妊娠期	黑框警告	妊娠期

用药安全　依那普利 Enalapril

后缀	大写字母提示	不要压碎	高度警惕	易混药名
无	无	无	无	Elavil

药物相互作用　依那普利 Enalapril

代表药物	相互作用机制	注意事项
保钾利尿药、血管紧张素受体拮抗剂、补钾剂	增加低血压、高血钾、肾毒性的风险	避免同时使用, 或监测血压、血清肌酐和血清钾水平
NSAID、阿司匹林	降低依那普利的降压效果, 增加肾毒性风险	避免同时使用, 或监测血压、血清肌酐
阿利吉仑	增加高血钾的风险	禁止同时使用
硫唑嘌呤	增加骨髓抑制的风险	避免同时使用;监测贫血或白细胞减少症状
环孢素	增加肾毒性的风险	避免同时使用, 或监测血清肌酐

不良反应　依那普利 Enalapril

常见（>10%）	少见（1%~10%）		罕见但严重（<1%）
血清肌酐值增加	腹泻、头晕、干咳、疲劳、头痛、低血压、高血钾、恶心、肾毒性、皮疹、心动过速		血管神经性水肿、先天畸形、肝衰竭

疗效监测　血压降低, 充血性心力衰竭症状减轻。
毒性监测　血管神经性水肿特征(面部、眼部、唇部、舌或喉部肿胀), 患者出现严重持续性咳嗽、低血压症状;监测用药前和用药中电解质、血清肌酐、尿素氮和尿蛋白水平。
患者咨询要点　非经医嘱不得使用补钾剂或钾盐替代品。
临床应用要点　依那普利治疗期间患者可能出现进行性肾损害(包括急性肾衰竭)。该药亦有注射剂型和依那普利拉形式。注射与口服剂型不可相互替换。

ENOXAPARIN：Lovenox，various
依诺肝素：克赛等

分类 抗凝剂
制剂与规格 预充注射器:30mg/0.3mL, 40mg/0.4mL, 60mg/0.6mL, 80mg/0.8mL, 100mg/1mL, 120mg/0.8mL, 150mg/1mL;多剂量瓶:300mg/3mL
FDA批准适应证及用法用量
　1.腹部外科手术患者,预防深静脉血栓:皮下注射, 1 次 40mg, 术前 2 小时单次注射,以后每日 1 次, 持续 7~10 天。
　2.髋关节或膝关节置换手术患者,预防深静脉血栓:皮下注射, 术后12~24 小时开始使用, 1 次 30mg, 每 12 小时 1 次, 持续 7~14 天。
　3.急性内科疾病患者, 预防深静脉血栓:皮下注射, 1 次 40mg, 一日 1 次, 持续 6~11 天。
　4.治疗深静脉血栓:皮下注射, 1 次 1mg/kg, 每 12 小时 1 次;初始应尽快用华法林治疗, 后用依诺肝素至少持续 5 天, 直到达到目标 INR 值。
　5.急性 ST 段抬高型心肌梗死:小于 75 岁患者, 单次静脉注射 30mg, 同时皮下注射 1mg/kg, 以后每 12 小时皮下注射 1mg/kg(仅前两次给予最大剂量 100mg);75 岁及以上患者, 皮下注射, 1 次 0.75mg/kg, 每 12 小时 1 次(不用初始负荷剂量)。
　6.不稳定型心绞痛和无 Q 波型心肌梗死:皮下注射, 1 次 1mg/kg, 每 12 小时 1 次, 持续 2~8 天, 同时口服阿司匹林, 1 次 100~325mg, 一日 1 次。
超说明书用药 无
作用机制 依诺肝素是一种低分子量肝素, 具有抗 Xa 和 IIa 因子活性。
药物参数 依诺肝素 Enoxaparin

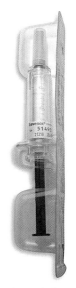

100mg/mL,
Sanofi-Aventis
供图

剂量调整（肝功能不全）	无需	吸收	皮下注射F=100%
剂量调整（肾功能不全）	CrCl<30mL/min:避免使用或减量50%	分布	Vd=4.3L
透析	不可透析	代谢	经肝代谢
妊娠期药品安全性等级	B级	排泄	40%经肾脏清除, 半衰期7h
哺乳期	权衡风险和获益	药物遗传学	未知
禁忌证	对依诺肝素、肝素或猪肉制品过敏者;活动性大出血;同时使用腰椎硬膜外镇痛治疗	黑框警告	腰椎硬膜外麻醉可能导致血肿

用药安全 依诺肝素 Enoxaparin

后缀	大写字母提示	不要压碎	高度警惕	易混药名
无	无	无	无	Lasix, Lotronex

药物相互作用 依诺肝素 Enoxaparin

代表药物	相互作用机制	注意事项
NSAID类、抗血小板药、溶栓药	与血小板功能的联合作用增加出血风险	如可能应避免或停止同时使用;密切监测出血并发症

不良反应 依诺肝素 Enoxaparin

常见（>10%）	少见（1%~10%）	罕见但严重（<1%）
贫血、出血	腹泻、恶心、血小板减少、肝功能异常、发热	房颤、心力衰竭、湿疹型药疹、颅内出血

疗效监测 血栓的预防或治愈, 取决于临床指征。
毒性监测 监测出血症状或指征、全血细胞计数及肝功能检查。肾衰竭、肥胖、妊娠患者, 及其他具有出血并发症风险的患者须密切监测, 进行抗 Xa 因子测试。
患者咨询要点 如自主用药(医疗机构外), 指导患者掌握正确的注射方式。监测血栓和出血并发症的指征。
临床应用要点 不同于普通肝素, 低分子肝素不能用标准活化部分凝血活酶时间(aPTT)作为监测手段。须监测抗 Xa 因子水平。患者在腰椎穿刺或放置硬膜外导管进行椎管内麻醉时, 使用低分子肝素可能出现硬膜外或椎管内血肿。

分类 抗反转录病毒药物, 反转录酶抑制剂

制剂与规格 片剂:0.5mg, 1mg;溶液剂:0.5mg/1mL

1mg，Bristol-Myers Squibb 供图

FDA批准适应证及用法用量

治疗慢性乙型肝炎病毒(HBV)感染:成人, 口服, 1 次 0.5~1mg, 一日 1 次。

超说明书用药

预防慢性乙型肝炎病毒再感染:成人, 口服, 1 次 0.5~1mg, 一日 1 次。

作用机制 通过鸟苷三磷酸在细胞内磷酸化, 与底物竞争, 从而有效抑制乙肝病毒聚合酶, 阻断反转录酶活性, 减少病毒 DNA 合成。

药物参数 恩替卡韦 Entecavir

剂量调整（肝功能不全）	无需	吸收	F接近100%, 食物降低50%药物吸收
剂量调整（肾功能不全）	CrCl<50mL/min, 延长给药间隔	分布	主要分布在组织
透析	可以透析, 透析后给药	代谢	无法代谢
妊娠期药品安全性等级	C级	排泄	60%~70%经肾脏清除, 半衰期140h
哺乳期	权衡风险和获益	药物遗传学	耐药性与HBV突变相关
禁忌证	无	黑框警告	未查明或感染HIV未经治疗的慢性乙肝患者存在HIV耐药性;中断疗程可能导致疾病恶化;导致乳酸酸中毒

用药安全 恩替卡韦 Entecavir

后缀	大写字母提示	不要压碎	高度警惕	易混药名
无	无	无	无	无

药物相互作用 恩替卡韦 Entecavir

代表药物	相互作用机制	注意事项
利巴韦林	肝毒性增加	避免同时使用
更昔洛韦	血液系统毒性增加	避免同时使用

不良反应 恩替卡韦 Entecavir

常见（>10%）	少见（1%~10%）	罕见但严重（<1%）
水肿、肝功能异常	恶心、呕吐、腹泻、头痛、血尿、高血糖、肝性脑病	过敏症、肝大、肾衰竭、血小板减少

疗效监测 注意乙肝病毒 DNA、肝功能检查。

毒性监测 监测 HIV 感染情况(在开始治疗前);肝功能、肾功能检查。若发现黄尿、皮肤或眼睛黄染, 须及时就医。

患者咨询要点 完成整个用药疗程;空腹服药。

临床应用要点 停药可能导致肝炎恶化;停药后监测乙肝病毒 DNA。如治疗未达到预期最佳效果, 考虑 HBV 基因检测。

分类　抗速发型过敏反应药

制剂与规格　自动注射器套装:0.3mL 含 0.3mg 肾上腺素(1:1000 溶液),或 0.3mL 含 0.15mg 肾上腺素(1:2000 溶液)

FDA批准适应证及用法用量

　　急性速发型过敏反应的抢救:15~30kg 儿童,肌内注射或皮下注射,0.15mg(0.3mL,1:2000 溶液);大于 30kg 儿童及成人,肌内注射或皮下注射,0.3mg(0.3mL,1:1000 溶液);如严重过敏症状持续可重复使用。

超说明书用药　无

作用机制　肾上腺素可以治疗蚊虫叮咬、食物、药物及其他过敏源所致的严重变态反应,作用于 α 和 β- 肾上腺素受体。通过与 α 受体作用,肾上腺素能减少血管舒张和过敏反应时增加的血管通透性,导致血管内容量和血压均降低。通过与 β- 受体作用,肾上腺素使得支气管平滑肌舒张,帮助减轻过敏反应中出现的支气管痉挛、哮喘及呼吸困难。肾上腺素亦能够减轻瘙痒、荨麻疹和血管神经性水肿症状。

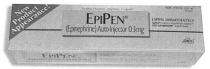
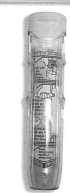

0.3mg,Dey 供图

药物参数　肾上腺素 Epinephrine

剂量调整(肝功能不全)	无需	吸收	皮下注射后20%迅速吸收,剩余80%在6~8h吸收
剂量调整(肾功能不全)	无需	分布	无
透析	不可透析	代谢	迅速、完全经肝代谢
妊娠期药品安全性等级	C级	排泄	无活性代谢产物经肾清除
哺乳期	权衡风险和获益	药物遗传学	未知
禁忌证	非急救情况	黑框警告	无

用药安全　肾上腺素 Epinephrine

后缀	大写字母提示	不要压碎	高度警惕	易混药名
Jr.	EPINEPHrine	无	是	Epifrin, ePHEDrine

药物相互作用　肾上腺素 Epinephrine

代表药物	相互作用机制	注意事项
强心苷	合用可能导致心律失常	密切监测心律失常指征
β-受体阻滞剂、α-受体阻滞剂	拮抗肾上腺素作用	密切监测肾上腺素是否产生效应
三环抗抑郁药、MAOI类、左甲状腺素、利奈唑胺	因抑制去甲肾上腺素再摄取,导致肾上腺素作用增强	密切监测高血压、心律失常

不良反应　肾上腺素 Epinephrine

常见(>10%)	少见(1%~10%)	罕见但严重(<1%)
心悸、面色苍白、发汗、恶心、呕吐、乏力、头晕、头痛、震颤、焦虑、恐惧、躁动	腹泻、恶心、血小板减少、肝功能异常、发热	心绞痛、自主神经反射亢进、心律失常、室颤、肺水肿

疗效监测　缓解速发型过敏症状(呼吸困难、荨麻疹、瘙痒、血管神经性水肿)。

毒性监测　急救使用后应及时就医,监测心脏毒性和高血压指征。

患者咨询要点　此药可导致心悸、心率加快、皮肤苍白、发汗、恶心、呕吐、乏力、头晕、头痛、震颤、眼睛疼痛、焦虑、恐惧、紧张或呼吸困难。指导患者掌握正确的给药方法。及时用药后患者感觉好转,也应及时就诊。

临床应用要点　肾上腺素自动注射器仅用于作为紧急支持疗法时的即时自主给药,而非急救医疗用替代品。在急诊救护中,肾上腺素有着宽泛的适应证,包括心脏复苏术,以及与表面麻醉药合用于缝合及小型外科手术时减少出血。亦有眼用及吸入剂型用于其他适应证。

分类 红细胞生成促进剂

制剂与规格 注射液：2000 单位 /mL，3000 单位 /mL，4000 单位 /mL，10 000 单位 /mL，20 000 单位 /mL

FDA批准适应证及用法用量

1. 癌症化疗所致贫血症：儿童，静脉注射，1 次 600 单位 /kg（最大量40 000 单位），一周 1 次；成人，皮下注射，每周 40 000 单位。

2. 慢性肾衰竭所致贫血症：儿童，静脉注射或皮下注射，1 次 50 单位 /kg，一周 3 次；成人，非透析治疗者，皮下注射，每周 10 000 单位，每 2 周 20 000 单位，每 3 周 30 000 单位，或每 4 周 40 000 单位；成人，透析治疗者，静脉注射或皮下注射，1 次 50~100 单位 /kg，一周 3 次。

3. 需要异体输血手术的围术期的红细胞动员：皮下注射，每天 300 单位 /kg，术前持续 10 天并且手术当天使用，术后再使用 4 天。

超说明书用药

骨髓增生异常综合征所致贫血症：皮下注射，每周 40 000 单位。

作用机制 阿法依泊汀是重组人红细胞生成素，与红系造血祖细胞的红细胞生成素受体结合，促进成熟红细胞的增殖和分化。

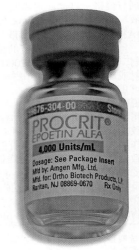

4000 单位 /mL，Amgen 供图

药物参数 重组人红细胞生成素 Epoetin

剂量调整（肝功能不全）	无需	**吸收**	F=22%~33%
剂量调整（肾功能不全）	无需	**分布**	Vd=52mL/kg
透析	不可透析	**代谢**	通过半乳糖受体经肝代谢
妊娠期药品安全性等级	C级	**排泄**	极少经肾清除，半衰期27h
哺乳期	权衡风险和获益	**药物遗传学**	未知
禁忌证	对重组人红细胞生成素或清蛋白过敏、难治性高血压	**黑框警告**	心血管事件、中风及致死风险增加、癌症复发、REMS计划（Risk Evaluation and Mitigation Strategies，风险评估和减灾策略）

用药安全 重组人红细胞生成素 Epoetin

后缀	大写字母提示	不要压碎	高度警惕	易混药名
无	无	无	无	Neupogen, darbepoetin

药物相互作用 重组人红细胞生成素 Epoetin

代表药物	相互作用机制	注意事项
沙利度胺	导致血栓栓塞风险	尽量避免同时使用；如必须联合使用，考虑抗凝治疗

不良反应 重组人红细胞生成素 Epoetin

常见（>10%）	少见（1%~10%）	罕见但严重（<1%）
水肿、高血压、腹泻、注射部位血栓、肌痛、疲劳	血栓、心肌梗死	纯红细胞再生障碍、免疫过敏反应、癫痫、肿瘤发展

疗效监测 密切监测血红蛋白，视疗效逐步增加剂量，以避免输血。如果血红蛋白达到 10g/dL 应停药。保证足够的铁贮存量，转铁蛋白饱和度 >20%，铁蛋白 >100ng/mL。

毒性监测 监测血压，体重。监测水肿以及肾衰竭患者的血肌酐。

患者咨询要点 不要摇晃、稀释，避免光照。应冷藏。不要与其他注射器中的残余药物混合；每支注射器单独使用。可能需要数周达到最佳疗效。

临床应用要点 通常仅在住院或诊所使用。对于特定的癌症患者（如乳腺癌、非小细胞肺癌、头颈部癌、淋巴癌宫颈癌），依泊汀（重组人红细胞生成素）和达贝泊汀降低总体生存率，和（或）增加肿瘤发展或复发风险。化疗完成后应停药，8 周疗程后仍无反应应停药。负责处方和调剂达依泊汀的医院和医疗团队对待癌症患者必须在 www.esa-apprise.com 进行登记并遵循促红细胞生成素类药品"ESC 告知——肿瘤学计划"。临床研究表明，肾衰竭患者使用促红细胞生成素类药品使血红蛋白水平升至 13g/dL 或更高，将会面临更大的致死、中风和严重心血管事件的风险。临床试验表明，重组人红细胞生成素对于生活质量、疲劳或幸福程度并没有改善作用。

分类 选择性 5- 羟色胺再摄取抑制剂类抗抑郁药

制剂与规格 片剂：5mg，10mg，20mg；溶液剂：5mg/5mL

20mg 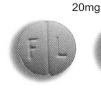 10mg 5mg

Forest Laboratories 供图

FDA批准适应证及用法用量
1. 抑郁症：12 岁及以上儿童和成人，口服，1 次 10mg，一日 1 次，视疗效可逐步增加至 1 次 20mg，一日 1 次。
2. 广泛性焦虑症：口服，1 次 10mg，一日 1 次，视疗效可逐步增加至 1 次 20mg，一日 1 次。

超说明书用药
1. 强迫症：口服，1 次 20~60mg，一日 1 次。
2. 惊恐症：口服，1 次 20~30mg，一日 1 次，视疗效可逐步增加至 1 次 60mg，一日 1 次。

作用机制 艾司西酞普兰是西酞普兰的 S 对映异构体，是一种选择性强效抑制突触前膜 5- 羟色胺再摄取（SSRI）的抗抑郁药。此药不影响去甲肾上腺素或多巴胺的再摄取，对毒蕈碱受体、组胺受体、α$_1$ 和 α$_2$- 受体，及 5- 羟色胺受体相对缺乏亲和力。

药物参数 艾司西酞普兰 Escitalopram

剂量调整（肝功能不全）	口服每日剂量为10mg	吸收	F=80%，食物不影响吸收
剂量调整（肾功能不全）	严重肾损害慎用	分布	Vd=12L/kg，蛋白结合率56%
透析	不可透析	代谢	主要通过CYP3A4/5和CYP2C19经肝代谢
妊娠期药品安全性等级	C级	排泄	肾清除率10%，半衰期22~32h
哺乳期	避免	药物遗传学	未知
禁忌证	对西酞普兰或艾司西酞普兰过敏；同时使用MAOI	黑框警告	自杀倾向；未批准用于儿童

用药安全 艾司西酞普兰 Escitalopram

后缀	大写字母提示	不要压碎	高度警惕	易混药名
无	无	无	无	Loxitane

药物相互作用 艾司西酞普兰 Escitalopram

代表药物	相互作用机制	注意事项
抗凝药、抗血小板药、NSAID	增加出血的风险	监测出血指征
曲坦类	增加5-羟色胺综合征的风险	密切监测5-羟色胺综合征症状（躁动、过热、反射亢进、共济失调）
利奈唑胺、MAOI	增加5-羟色胺综合征的风险	禁止同时使用
锂盐	增加体内锂盐浓度	监测锂盐副反应，考虑减少剂量
CYP3A4/5、2C19诱导剂	增加艾司西酞普兰代谢，降低药效	避免同时使用，或考虑增加艾司西酞普兰剂量
CYP3A4/5、2C19抑制剂	降低艾司西酞普兰代谢，增加毒性	避免同时使用，或考虑减少艾司西酞普兰剂量

不良反应 艾司西酞普兰 Escitalopram

常见（>10%）	少见（1%~10%）	罕见但严重（<1%）
头痛、恶心、镇静作用	便秘、发汗、腹泻、射精障碍、头晕、疲劳、阳痿、消化不良、失眠、皮疹、性欲减退、嗜睡、呕吐、体重增加、口干	QT间期延长、5-羟色胺综合征、自杀倾向、尖端扭转型室性心动过速

疗效监测 改善抑郁症、惊恐症（呼吸困难、心悸、震颤、经历不受控制的感觉等）、强迫症（毫无意义、反复入侵的冲动重复持续出现、或因强迫性思想做出有意识的重复性行为）、或广泛性焦虑症状。

毒性监测 初始治疗或改变剂量时监测抑郁症状恶化、出现自杀倾向或行为异常；监测异常出血的症状或指征。

患者咨询要点 药效明确前避免从事需要警觉或协调性的活动。症状在几周内可能得不到明显改善。对于该药有抑郁症恶化、自杀倾向、行为异常或异常出血的报道。避免患者突然停药，可能产生戒断症状。服用此药期间避免饮酒、同时使用非甾体抗炎药或阿司匹林。

临床应用要点 如果患者不能承受药物减量或中止治疗导致的戒断反应，可以恢复至先前剂量然后采用更加平缓的减量方案。

ESOMEPRAZOLE：Nexium
艾司奥美拉唑：耐信

分类　质子泵抑制剂

制剂与规格　缓释胶囊：20mg，40mg；颗粒剂：2.5mg，5mg，10mg，20mg，40mg

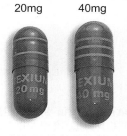

20mg　40mg

AstraZeneca 供图

FDA批准适应证及用法用量

1. 胃肠道幽门螺杆菌感染：口服，1 次 40mg，一日 1 次，与阿莫西林(1 次 1000mg，一日 2 次)和克拉霉素(1 次 500mg，一日 2 次)合用，疗程 10~14 天。

2. 糜烂性食管炎伴胃食管反流性疾病的治疗：1~11 岁及 <20kg 儿童，口服，1 次 10mg，一日 1 次，疗程 8 周；≥ 20kg 儿童，口服，1 次 10~20mg，一日 1 次，疗程 8 周；成人，口服，1 次 20~40mg，一日 1 次，疗程 4~8 周。

3. 糜烂性食管炎伴胃灼热：1~11 岁儿童，口服，1 次 10mg，一日 1 次，疗程 8 周；12 岁以上儿童及成人，口服，1 次 20~40mg，疗程不超过 8 周。

4. 预防非甾体抗炎药导致的胃病：口服，1 次 20~40mg，一日 1 次，疗程不超过 6 个月。

5. 卓艾综合征：口服，1 次 40mg，一日 2 次，每日最大剂量 240mg。

超说明书用药　无

作用机制　艾司奥美拉唑是一种质子泵抑制剂，在壁细胞泌酸微管处质子化(浓集并转化为活性形式)，并与胃酸分泌的最终途径 H^+/K^+-ATP 酶(质子泵)共价结合。艾司奥美拉唑产生持续强效的抗分泌作用，抑制基础分泌夜间分泌、五肽胃泌素及食物刺激等胃酸分泌途径。

药物参数　艾司奥美拉唑 Esomeprazole

剂量调整（肝功能不全）	严重者，每日最大剂量20mg	吸收	F=90%，食物降低50%生物利用度
剂量调整（肾功能不全）	无需	分布	Vd=16L，蛋白结合率97%
透析	不可透析	代谢	主要通过CYP2C19经肝代谢
妊娠期药品安全性等级	B级	排泄	肾清除率80%，半衰期60~90min
哺乳期	权衡风险和获益	药物遗传学	3%的白种人是CYP2C19的弱代谢型；如确认，考虑剂量改为20mg；中度CYP2C19抑制剂
禁忌证	对奥美拉唑或艾司奥美拉唑过敏	黑框警告	无

用药安全　艾司奥美拉唑 Esomeprazole

后缀	大写字母提示	不要压碎	高度警惕	易混药名
无	NexIUM	胶囊	无	NexAVAR

药物相互作用　艾司奥美拉唑 Esomeprazole

代表药物	相互作用机制	注意事项
氯吡格雷	竞争性抑制氯吡格雷代谢成为活性形式，降低氯吡格雷药效	避免同时使用
CYP2C19抑制剂	降低艾司奥美拉唑代谢，增加毒性	考虑减少艾司奥美拉唑剂量
CYP2C19诱导剂	增加艾司奥美拉唑代谢，降低药效	考虑增加艾司奥美拉唑剂量
CYP2C19底物	降低底物代谢，增加毒性	避免同时使用，或减少底物剂量
pH值依赖型药物	胃酸下降，减少药物吸收	监测相应药物疗效，降低指征，考虑调整剂量
华法林	增加抗凝效果	监测INR，并相应调整华法林剂量

不良反应　艾司奥美拉唑 Esomeprazole

常见（>10%）	少见（1%~10%）	罕见但严重（<1%）
头痛	腹痛、腹泻、恶心、胀气	中毒性表皮坏死松解症、胰腺炎、肝毒性、骨折、横纹肌溶解、急性间质性肾炎

疗效监测　解决胃肠道不适，内镜下可视溃疡的治愈；治疗幽门螺杆菌感染，尿素呼气试验阴性。

毒性监测　监测严重头痛或发疱型皮疹。

患者咨询要点　应于饭前 1 小时服用。

临床应用要点　幽门螺杆菌联合治疗方案包括抗菌药物与质子泵抑制剂的多种不同搭配；如确诊幽门螺杆菌感染应完成整个治疗方案。许多质子泵抑制剂和 H_2 受体拮抗剂有非处方药上市；警示患者不要同时服用多重此类药物。其亦有注射剂型。服药会增加骨折风险，存在骨质疏松症风险患者应使用最小有效剂量。

分类 雌激素
制剂与规格 片剂:0.5mg, 1mg, 2mg

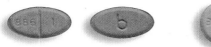

1mg, Barr 供图   0.5mg, Watson 供图

E

FDA批准适应证及用法用量
1. 更年期血管舒缩功能异常(中重度):口服, 1 次 1~2mg, 一日 1 次, 连续使用 21 天后, 停药 7 天。
2. 更年期外阴或阴道萎缩(中重度):口服, 1 次 1~2mg, 一日 1 次, 周期性服药(服药 3 周, 停药 1 周)。
3. 转移性乳癌, 仅用于缓解:口服, 1 次 10mg, 一日 3 次, 疗程 300 个月。
4. 雄激素依赖性晚期前列腺癌, 仅用于缓解:口服, 1 次 1~2mg, 一日 3 次。
5. 继发于性腺功能减退、卵巢切除、或原发性卵巢衰竭的雌激素水平下降:口服, 1 次 1~2mg, 一日 1 次。
6. 预防绝经后骨质疏松症:口服, 1 次 0.5mg, 一日 1 次, 连续使用 23 天后, 停药 5 天。

超说明书用药 无

作用机制 雌二醇(17-β- 雌二醇;E2) 是天然存在的最强效的雌激素, 是生育期分泌的主要雌激素。雌二醇及其他雌激素对于特定的组织(如乳腺)会产生特异性作用, 促进阴道和子宫黏膜细胞增殖, 增加骨钙沉积, 加速初始生长刺激后的骨骺闭合。

药物参数 口服雌二醇 Estradiol Oral

剂量调整（肝功能不全）	无需	吸收	F=40%, 食物不影响吸收
剂量调整（肾功能不全）	无需	分布	广泛分布, 蛋白结合率98%
透析	可透析	代谢	主要通过CYP3A4/5、1A2经肝代谢
妊娠期药品安全性等级	X级	排泄	经肾清除, 半衰期21h
哺乳期	避免	药物遗传学	未知
禁忌证	对雌二醇过敏、血栓异常病史、乳腺癌、任何雌激素依赖性肿瘤、确定或怀疑妊娠	黑框警告	子宫内膜和乳腺肿瘤风险, 痴呆风险;不可用于降低心血管疾病风险

用药安全 口服雌二醇 Estradiol Oral

后缀	大写字母提示	不要压碎	高度警惕	易混药名
无	无	无	无	Aldara

药物相互作用 口服雌二醇 Estradiol Oral

代表药物	相互作用机制	注意事项
CYP3A4/5、1A2诱导剂	增加雌二醇代谢, 降低药效	考虑增加雌二醇剂量
CYP3A4/5、1A2抑制剂	降低雌二醇代谢, 增加毒性	考虑减少雌二醇剂量

不良反应 口服雌二醇 Estradiol Oral

常见（>10%）	少见（1%~10%）	罕见但严重（<1%）
	体重改变、恶心、呕吐、情绪障碍、乳房肿胀、抑郁	心脏病、心肌梗死、糖尿病、静脉血栓、过敏反应、脑血管意外、肺栓塞、乳腺癌、子宫内膜癌或乳腺癌

疗效监测 更年期症状得以改善;绝经后骨质疏松症治疗后, 骨密度增加。

毒性监测 监测每年体检, 包括宫颈细胞学检查(子宫颈抹片检查)和乳腺检查(此外还应每月自查)。

患者咨询要点 有阴道异常出血或血栓指征 / 症状的报道。治疗期间禁止吸烟, 吸烟会增加血栓事件发生风险。

临床应用要点 雌激素增加子宫内膜肿瘤发生风险;监测阴道异常出血。有报道称此药增加绝经后女性心肌梗死、中风、侵入性乳腺癌、肺栓塞和深静脉血栓风险, 增加 65 岁以上女性罹患痴呆风险。雌激素(不论是否联合孕激素), 应以最小有效剂量使用尽可能短的疗程。此药亦有多种外用和阴道剂型。

分类 雌激素

制剂与规格 透皮贴剂:0.025mg/d, 0.0375mg/d, 0.05mg/d, 0.075mg/d, 0.1mg/d

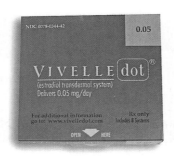
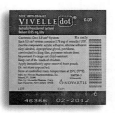

0.05mg/d，Novartis 供图

FDA批准适应证及用法用量

1.更年期血管舒缩功能异常,外阴或阴道萎缩(中重度):使用 0.0375mg/d 规格的贴剂,每周 2 次贴于皮肤。

2.预防绝经后骨质疏松症:使用 0.025mg/d 规格贴剂,每周 2 次贴于皮肤。

超说明书用药 无

作用机制 雌二醇(17-β-雌二醇;E2) 是天然存在最强效的雌激素,是生育期分泌的主要雌激素。雌二醇及其他雌激素对于特定的组织(如乳腺)会产生特异性作用,促进阴道和子宫黏膜细胞增殖,增加骨钙沉积,加速初始生长刺激后的骨骺闭合。

药物参数 雌二醇透皮贴剂 Estradiol Transdermal Patch

剂量调整（肝功能不全）	无需	吸收	通过避免首过效应使生物利用度提高
剂量调整（肾功能不全）	无需	分布	广泛分布, 蛋白结合率98%
透析	可透析	代谢	主要通过CYP3A4/5、CYP1A2经肝代谢
妊娠期药品安全性等级	X级	排泄	经肾清除, 半衰期21h
哺乳期	避免	药物遗传学	未知
禁忌证	对雌二醇过敏、有血栓异常病史、乳腺癌、任何雌激素依赖性肿瘤、确定或怀疑妊娠的女性	黑框警告	可产生子宫内膜和乳腺肿瘤风险, 痴呆风险;不可用于降低心血管风险

用药安全 雌二醇透皮贴剂 Estradiol Transdermal Patch

后缀	大写字母提示	不要压碎	高度警惕	易混药名
无	无	无	无	Aldara

药物相互作用 雌二醇透皮贴剂 Estradiol Transdermal Patch

代表药物	相互作用机制	注意事项
CYP3A4/5、1A2诱导剂	增加雌二醇代谢, 降低药效	考虑增加雌二醇剂量
CYP3A4/5、1A2抑制剂	降低雌二醇代谢, 增加毒性	考虑减少雌二醇剂量

不良反应 雌二醇透皮贴剂 Estradiol Transdermal Patch

常见（>10%）	少见（1%~10%）	罕见但严重（<1%）
水肿、使用部位皮肤不适	体重改变、恶心、呕吐、情绪障碍、乳房肿胀、抑郁	心脏病、心肌梗死、糖尿病、静脉血栓、过敏性反应、脑血管意外、肺栓塞、乳腺癌、子宫内膜癌或乳腺癌

疗效监测 更年期症状得以改善;绝经后骨质疏松症治疗后骨密度增加。

毒性监测 监测每年体检,包括宫颈细胞学检查(子宫颈抹片检查)和乳腺检查(此外还应每月自查)。

患者咨询要点 有阴道异常出血或血栓指征 / 症状的报道。治疗期间禁止吸烟,吸烟会增加血栓事件发生风险。将贴剂贴于清洁干燥皮肤,以下腹部、上侧或外侧臀部为宜;不可贴于乳房或腰部,用药部位应隔周更换 1 次。

临床应用要点 雌激素增加子宫内膜肿瘤发生风险;监测阴道异常出血。有报道称此药增加绝经后女性心肌梗死、中风、侵入性乳腺癌、肺栓塞和深静脉血栓风险,增加 65 岁以上女性罹患痴呆风险。雌激素,不论是否联合孕激素,应以最小有效剂量使用并且尽可能短的疗程。亦有口服和阴道剂型。贴剂中含有金属,MRI 检查前应先移除贴剂。

分类 非巴比妥类催眠剂，C- Ⅳ

制剂与规格 片剂：1mg，2mg，3mg

2mg   1mg

Sunovian Pharmaceutical 供图

FDA批准适应证及用法用量

失眠：口服，1 次 2mg，临睡前服用，可调整起始剂量或增加到 3mg。

超说明书用药 无

作用机制 右佐匹克隆作为一种非苯二氮䓬类催眠药，确切机制尚不清楚，但认为是其可结合或特异性作用于GABA 受体复合物。

药物参数 右佐匹克隆 Eszopiclone

剂量调整（肝功能不全）	严重损害者，口服，1mg，每晚睡前服用，最大剂量为2mg/d	吸收	F=75%，高脂饮食延缓药物吸收
剂量调整（肾功能不全）	无需	分布	蛋白结合率52%~59%
透析	未知	代谢	主要通过CYP3A4/5经肝代谢
妊娠期药品安全性等级	C级	排泄	肾清除率75%，半衰期5~6h
哺乳期	权衡风险与获益	药物遗传学	未知
禁忌证	对右佐匹克隆过敏	黑框警告	无

用药安全 右佐匹克隆 Eszopiclone

后缀	大写字母提示	不要压碎	高度警惕	易混药名
无	无	无	无	Neulasta

药物相互作用 右佐匹克隆 Eszopiclone

代表药物	相互作用机制	注意事项
CYP3A4/5诱导剂	增加右佐匹克隆代谢，降低药效	可能需要给3mg剂量
CYP3A4/5抑制剂	降低右佐匹克隆代谢，增加毒性	首剂量1mg，监测副反应
阿片类	增加对中枢或呼吸系统的抑制作用	避免同时使用

不良反应 右佐匹克隆 Eszopiclone

常见（>10%）	少见（1%~10%）	罕见但严重（<1%）
头痛	行为或思维异常、意识混乱、腹泻、头晕、恶心、皮疹、嗜睡、嗅觉障碍、呕吐、口干	过敏、血管神经性水肿

疗效监测 入睡、睡眠时间、睡眠质量得以改善。

毒性监测 监测患者过度镇静，协调性受损症状。

患者咨询要点 指导患者在睡前立即服药，避免高脂饮食。有报道该药会产生严重甚至致命过敏／类过敏反应。警示该药可致患者"梦游驾驶"或其他复杂行为（如做饭和饮食、打电话）的风险，是此类风险会因药物与饮酒或其他中枢抑制剂合用而增加。药效明确前患者须避免从事需要警觉或协调性的活动。患者须说明失眠症状恶化或持续长达 7~10 天。建议患者报告思维或行为异常（意识混乱、激动、幻觉、自杀想法、发生抑郁或抑郁恶化）、健忘或焦虑症状。指导患者仅当失眠时才可服药。未发生失眠时此药不可作为常规用药。服药期间禁止饮酒。

临床应用要点 儿童用药的安全性和有效性尚未确立。老年人可能对药物较敏感，指导患者从小剂量开始服药。给药时药师须进行用药指导。

分类 避孕药

制剂与规格 阴道环:释放炔雌醇 15μg/d, 依托孕烯 0.12mg/d

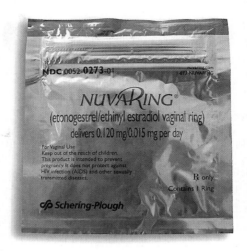

Schering-Plough 供图

FDA批准适应证及用法用量

避孕:将一只阴道环放入阴道, 3 周后摘除, 接着 1 周后再放入新环(不管月经是否停止)。

超说明书用药

1. 治疗经血过多(用法用量同避孕)。

2. 功能失调性子宫出血(用法用量同避孕)。

作用机制 见前言 3:基本内容同所有口服避孕药。

药物参数 炔雌醇依托孕烯阴道环 Ethinyl Estradiol and Etonogestrel Ring

剂量调整（肝功能不全）	无需		吸收	炔雌醇F=40%, 依托孕烯F=100%
剂量调整（肾功能不全）	无需		分布	炔雌醇Vd=45L/kg, 依托孕烯Vd=201~245L/kg;蛋白结合率高
透析	不可透析		代谢	两种成分均通过CYP3A4/5经肝代谢
妊娠期药品安全性等级	X级		排泄	经肾清除, 炔雌醇半衰期24h, 依托孕烯半衰期23~28h
哺乳期	避免		药物遗传学	未知
禁忌证	对炔雌醇或黄体酮成分过敏;有血栓异常、子宫内膜癌、难治性高血压病史;已知或怀疑妊娠、每日吸烟15支以上者		黑框警告	吸烟存在风险

药物相互作用及不良反应 炔雌醇依托孕烯阴道环 Ethinyl Estradiol and Etonogestrel Ring 见前言 3:基本内容同所有口服避孕药。

疗效监测 没有妊娠。

毒性监测 应注意每年体检, 包括宫颈细胞学检查(子宫颈抹片检查)和乳腺检查(此外还应每月自查)。

患者咨询要点 见前言 3:药物相关咨询要点的基本内容同所有口服避孕药。如果阴道环意外脱落或不经意取出, 将其用冷水或温水冲洗, 尽快放回体内, 最迟不超过 3 小时。如果阴道环停药间隔超过 7 天, 或者放置体内超过 4 周, 须采用其他的避孕方法直到新的阴道环连续使用 7 天。

临床应用要点 用药期间禁止吸烟, 否则可增加严重心血管不良反应的风险。

分类 非甾体抗炎药

制剂与规格 速释片:400mg,500mg;缓释片:400mg,500mg,600mg;速释胶囊:200mg,300mg

FDA批准适应证及用法用量

1. 骨关节炎及一般疼痛:速释片,口服,1次300~500mg,一日2~3次,或1次400~500mg,一日2次;缓释片,口服,1次400~1000mg,一日1次;每日不超过1200mg。

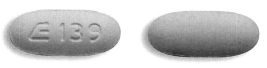

500mg，Sandoz 供图

2. 类风湿性关节炎:速释片,口服,1次200~400mg,一日2~3次;缓释片,1次400~1000mg,一日1次;每日不超过1200mg。

3. 青少年类风湿性关节炎:缓释片,口服,6~16岁及20~30kg儿童,1次400mg,一日1次;31~45kg,1次600mg,一日1次;46~60kg者,1次800mg,一日1次;大于60kg者,1次1000mg,一日1次。

超说明书用药 无

作用机制 非选择性环氧合酶-1(COX-1)和环氧合酶-2(COX-2)抑制剂,可逆地改变血小板功能,延长出血时间。

药物参数 依托度酸 Etodolac

剂量调整（肝功能不全）	无需	吸收	F=80%,食物对吸收影响甚微
剂量调整（肾功能不全）	严重肾衰竭避免使用	分布	Vd=393mL/kg(速释),Vd=570mL/kg(缓释),蛋白结合率99%
透析	不可透析	代谢	主要经肝代谢,非CYP450途径
妊娠期药品安全性等级	C级	排泄	肾清除率72%,半衰期6~7h
哺乳期	权衡风险与获益	药物遗传学	未知
禁忌证	对依托度酸过敏;同时使用酮咯酸或己酮可可碱;服用阿司匹林或其他NSAID药物产生过敏反应;冠脉搭桥术围术期疼痛的治疗	黑框警告	心血管和胃肠道风险

用药安全 依托度酸 Etodolac

后缀	大写字母提示	不要压碎	高度警惕	易混药名
CR	无	缓释剂	无	Lopid

药物相互作用 依托度酸 Etodolac

代表药物	相互作用机制	注意事项
阿司匹林、低分子肝素、SSRI类、NSAID类、己酮可可碱	额外的胃肠道毒性,增加出血风险	禁止同时使用酮咯酸或己酮可可碱;其他药物监测胃肠道毒性
ACEI类、ARB类、β-阻滞剂、袢利尿剂和噻嗪类利尿剂	降低肾前列腺素生成,从而降低利尿和降压效果	监测并考虑更改治疗方案
环孢霉素、他克莫司	增加环孢霉素、他克莫司毒性,机制不明	监测环孢霉素、他克莫司水平,考虑调整剂量
培美曲塞	降低肾清除率,增加培美曲塞毒性	肾功能障碍患者避免同时使用培美曲塞
磺酰脲类	抑制磺酰脲类药物代谢,从而增加低血糖风险	监测空腹血糖,必要时调整剂量
华法林	竞争代谢途径	监测INR,调整华法林剂量

不良反应 依托度酸 Etodolac

常见（>10%）	少见（1%~10%）	罕见但严重（<1%）
	水肿、瘙痒、皮疹、胃肠道不适、头晕、耳鸣、耳毒性	Stevens-Johnson综合征、胃肠道出血、血栓、肝功能异常、急性肾损伤、充血性心力衰竭、再生障碍性贫血

疗效监测 疼痛减轻,运动幅度增加。

毒性监测 如长期使用,需监测全血细胞计数、肝功能检查、血清肌酐和粪便隐血、严重皮疹、黑色柏油样便、胸痛、皮肤和眼睛黄染、排尿障碍。

患者咨询要点 与食物或牛奶同时服用,减轻胃肠道不适。

临床应用要点 老年人发生胃肠道溃疡风险增加。使用最小有效剂量,并尽量缩短用药时间;观察到初始反应后,调整剂量和使用频率以满足患者个体化需求。

分类 胰高血糖素样肽-1受体激动剂

制剂与规格 皮下注射溶液：5µg/0.02mL，10µg/0.04mL；皮下注射混悬液：2mg

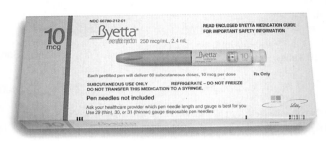

Lilly 供图

FDA批准适应证及用法用量

2型糖尿病：速释剂，皮下注射，1次5~10µg，一日2次；缓释剂，皮下注射，1次2mg，一周1次。

超说明书用药 无

作用机制 艾塞那肽作为肠促胰岛素类似物，能够促进葡萄糖依赖的胰岛素分泌过程和肠促胰岛素的其他降糖途径。肠促胰岛素由肠道释放进入循环，可增强葡萄糖依赖性胰岛素分泌，并具有其他抗高血糖作用。

药物参数 艾塞那肽 Exenatide

剂量调整（肝功能不全）	无需	吸收	皮下注射后F=65%~76%
剂量调整（肾功能不全）	CrCl 30~50mL/min，剂量为5µg，加量须谨慎；CrCl<30mL/min，避免使用	分布	皮下注射后Vd=28.3L
透析	未知	代谢	未知
妊娠期药品安全性等级	C级	排泄	经肾清除，半衰期2.4h
哺乳期	权衡风险与获益	药物遗传学	未知
禁忌证	对艾塞那肽过敏	黑框警告	甲状腺C细胞腺瘤（Bydureon）

用药安全 艾塞那肽 Exenatide

后缀	大写字母提示	不要压碎	高度警惕	易混药名
无	无	无	无	无

药物相互作用 艾塞那肽 Exenatide

代表药物	相互作用机制	注意事项
华法林	增加出血风险	监测INR，考虑调整华法林剂量

不良反应 艾塞那肽 Exenatide

常见（>10%）	少见（1%~10%）	罕见但严重（<1%）
低血糖、腹泻、恶心	出汗、食欲减退、胃食管反流、抗体产生、头痛、虚弱	胰腺炎、过敏反应、急性肾损伤、已有肾脏疾病恶化

疗效监测 餐前血糖控制在 70~130mg/dL；HbA$_{1c}$<7%。

毒性监测 低血糖症状包括恶心、出汗、丧失意识；如果发生胃肠道严重不适、排尿障碍、气促或严重皮疹须及时就医。

患者咨询要点 速释药品预装于注射笔，包括60次注射的药量。餐前1小时使用。新的未使用的注射笔应保持原包装存放于冰箱内。当开启包装首次使用一支注射笔后，应将其放置于密闭容器室温保存。存放前移除笔上的针头。使用30天后，即使注射笔内尚余药液也应丢弃。经常监测空腹血糖（每日2~4次）。随身携带糖果或其他形式的糖类以防止低血糖发作，尤其是外出时。缓释药品为分散在预装注射器中的混悬颗粒。须给予患者每周剂量和用药的指导。

临床应用要点 二甲双胍是2型糖尿病的一线药物。如果单用二甲双胍HbA$_{1c}$不能达标可以合用艾塞那肽。相比于艾塞那肽，许多临床医生会优先尝试口服磺酰脲类药物。剂量和时间依赖的甲状腺C细胞腺瘤发现于Bydureon的动物实验研究中；人类相关性尚不清楚。可能增加胰管上皮化发生的风险。发药时需要给予用药指导。

分类　抗高血脂药、胆固醇吸收抑制剂

制剂与规格　片剂：10mg

10mg，Merck 供图

E

FDA批准适应证及用法用量

1. 纯合子型家族性高胆固醇血症：与阿托伐他汀或辛伐他汀联合使用：成人及超过 10 岁儿童，口服，1 次10mg，一日 1 次。

2. 混合型高脂血症：口服，1 次 10mg，一日 1 次，与非诺贝特合用。

3. 原发性高胆固醇血症：口服，1 次 10mg，一日 1 次，单独使用或联合羟甲基戊二酰辅酶 A 还原酶抑制剂(他汀类)。

超说明书用药　无

作用机制　依折麦布作用于小肠刷状缘，抑制胆固醇的吸收，减少小肠胆固醇向肝脏中的转运。因此导致肝脏胆固醇含量减少，血液胆固醇清除增加，这一独特机制可与他汀类和非诺贝特发挥互补作用。

药物参数　依折麦布 Ezetimibe

剂量调整（肝功能不全）	中重度肝功能障碍避免使用	吸收	生物利用度差异较大，食物不影响吸收
剂量调整（肾功能不全）	无需	分布	Vd=105L，蛋白结合率90%
透析	未知	代谢	在小肠和肝脏代谢，非经CYP450途径
妊娠期药品安全性等级	C级	排泄	肾清除率11%，半衰期9~30h
哺乳期	避免	药物遗传学	未知
禁忌证	对依折麦布过敏、胆囊疾病、严重肝功能障碍、妊娠或哺乳期妇女联合使用他汀类药物	黑框警告	无

用药安全　依折麦布 Ezetimibe

后缀	大写字母提示	不要压碎	高度警惕	易混药名
无	无	无	无	Zestril

药物相互作用　依折麦布 Ezetimibe

代表药物	相互作用机制	注意事项
考来烯胺、考来替泊	降低依折麦布的吸收	给药时间间隔2~4h
贝特类	增加胆结石风险	避免同时使用，或监测胆结石症状
华法林	增加出血风险	监测INR，考虑调整剂量

不良反应　依折麦布 Ezetimibe

常见（＞10%）	少见（1%~10%）	罕见但严重（＜1%）
	腹痛、便秘、腹泻、头痛、肝脏酶升高、肌病、恶心	横纹肌溶解、胆结石、肝毒性、粒性白细胞缺乏症、胰腺炎

疗效监测　总胆固醇、低密度脂蛋白胆固醇、三酰甘油水平降低；高密度脂蛋白胆固醇水平升高。

毒性监测　监测横纹肌溶解(肌痛、尿色深、关节痛、疲劳)、眼睛或皮肤黄染、严重腹痛的指征／症状,肝功能检查、全血细胞计数和血清肌酐。

患者咨询要点　是否与食物同服均可，可以与他汀类同时服用。如果患者联合使用胆酸螯合剂，依折麦布应在服用胆酸螯合剂之前 2 小时或之后 4 小时服用。

临床应用要点　他汀类是降低低密度脂蛋白胆固醇最有效的首选调脂药。依折麦布单独使用活性较弱，应与他汀类或非诺贝特联合使用。依折麦布也有与辛伐他汀组成固定剂量复方制剂的剂型。

分类 组胺 H_2 受体拮抗剂
制剂与规格 片剂：10mg，20mg，40mg；混悬粉末：40mg/5mL

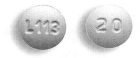

20mg，Northstar Rx 供图

FDA批准适应证及用法用量

1. 十二指肠溃疡，急性期：超过 1 岁儿童，口服，每日 0.5mg/kg，睡前服用，每日最大剂量 40mg；成人，口服，1 次 20mg，一日 2 次或 1 次 40mg，一日 1 次，睡前服用。

2. 十二指肠溃疡，维持期：成人，口服，1 次 20mg，一日 1 次，睡前服用。

3. 胃食管反流病：超过 1 岁儿童，口服，每日 1mg/kg，睡前服用，每日最大剂量 80mg，根据效果决定用药时间；成人，口服，1 次 20~40mg，一日 2 次，疗程维持 12 周。

4. 胃溃疡，急性期：超过 1 岁儿童，口服，每日 0.5mg/kg，睡前服用，每日最大剂量 40mg；成人，口服，1 次 40mg，一日 1 次，睡前服用。

5. 消化不良：口服，1 次 10~20mg，一日 2 次。

超说明书用药 无

作用机制 法莫替丁是组胺 H_2 受体竞争性拮抗剂。临床上主要药理活性是抑制胃液分泌。既可降低胃酸浓度，也可抑制胃液分泌量，并相应调节胃蛋白酶分泌。

药物参数 法莫替丁 Famotidine

剂量调整（肝功能不全）	无需	吸收	F=40%~45%，食物不影响吸收
剂量调整（肾功能不全）	成人，CrCl<50mL/min，减量50%或增加给药间隔至36~48h；儿童，CrCl 30~60mL/min/1.73m², 给予50%剂量；儿童，CrCl<30mL/min/1.73m²，给予25%剂量	分布	Vd=1.3L/kg，蛋白结合率10%~20%
透析	不可透析	代谢	极少量代谢
妊娠期药品安全性等级	B级	排泄	肾清除率60%，半衰期2.5~3.5h
哺乳期	权衡风险与获益	药物遗传学	未知
禁忌证	对法莫替丁或其他H_2拮抗剂过敏	黑框警告	无

用药安全 法莫替丁 Famotidine

后缀	大写字母提示	不要压碎	高度警惕	易混药名
无	无	无	无	FLUoxetine

药物相互作用 法莫替丁 Famotidine

代表药物	相互作用机制	注意事项
头孢泊肟	H_2拮抗剂使胃液pH值增加，导致头孢泊肟吸收减少	选择其他抗生素
pH值依赖型药物	较低的胃液pH值减少吸收	监测pH值依赖型药物，必要时调整剂量

不良反应 法莫替丁 Famotidine

常见（>10%）	少见（1%~10%）	罕见但严重（<1%）
便秘、腹泻、恶心、皮疹		Stevens-Johnson综合征、肝脏酶升高、惊厥

疗效监测 胃肠道不适缓解，内镜下溃疡的治愈。

毒性监测 监测严重发疱性皮疹。

患者咨询要点 睡前服用。如有必要，与食物或抗酸药物同服。

临床应用要点 其他质子泵抑制剂和 H_2 受体拮抗剂的非处方药物；警示患者不要同时服用多种同类药物，避免额外的不良反应风险。亦有注射剂型；使用静脉途径应尽快转为口服，避免静脉治疗不必要的成本和风险。

分类 钙通道阻滞剂
制剂与规格 缓释片：2.5mg，5mg，10mg

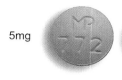

5mg   2.5mg

Mutual Pharmaceutical 供图

FDA批准适应证及用法用量
  高血压：儿童，口服，每天 0.1~0.6mg/kg；成人，口服，1 次 2.5~10mg，一日 1 次。
超说明书用药
  1. 心绞痛：口服，1 次 2.5~5mg，一日 2 次。
  2. 充血性心力衰竭：口服，1 次 5mg，一日 2 次。
  3. 雷诺氏现象：口服，1 次 10~20mg，一日 1 次。
作用机制 非洛地平是二氢吡啶类钙通道阻滞剂，对动脉和冠脉血管有强效扩张作用。交感神经张力反射性增加(血管扩张的反应)抵消对于窦房结和房室结传导的直接抑制作用。因此非洛地平对于治疗室上性心动过速无效。

药物参数 非洛地平 Felodipine

剂量调整（肝功能不全）	肝衰竭，减量至1次2.5mg，一日1次	吸收	F=13%~20%，食物不影响吸收
剂量调整（肾功能不全）	无需	分布	Vd=10L/kg，蛋白结合率99%
透析	不可透析	代谢	主要通过CYP3A4/5经肝代谢；CYP2C8中度抑制剂
妊娠期药品安全性等级	C级	排泄	肾清除率70%，半衰期26~33h
哺乳期	权衡风险与获益	药物遗传学	未知
禁忌证	对非洛地平过敏	黑框警告	无

用药安全 非洛地平 Felodipine

后缀	大写字母提示	不要压碎	高度警惕	易混药名
无	无	缓释片不要咀嚼或压碎	无	lsordil, pindolol, Pletal, PriLOSEC, Prinivil

药物相互作用 非洛地平 Felodipine

代表药物	相互作用机制	注意事项
胺碘酮	胺碘酮浓度升高，心动过缓、心脏传导阻滞、窦性停搏的风险增加	病态窦房结综合征或房室传导阻滞患者避免同时使用
β-阻滞剂	低血压、心动过缓的风险增加	避免同时使用或监测血压和心率
氯吡格雷	非洛地平降低氯吡格雷的抗血小板活性	避免同时使用
CYP3A4/5抑制剂	增加非洛地平毒性风险	避免同时使用
CYP2C8底物	降低代谢，增加底物毒性	避免同时使用或减少底物剂量
环孢素	增加环孢素毒性风险	监测血清环孢素水平
芬太尼	增加低血压风险	避免与非洛地平同时使用

不良反应 非洛地平 Felodipine

常见（>10%）	少见（1%~10%）		罕见但严重（<1%）
外周性水肿	腹痛、关节痛、便秘、头晕、疲劳、脸红、头痛、低血压、高钾血症、阳痿、肌痛、恶心、心悸、瘙痒、皮疹、心动过速、荨麻疹		肝毒性、血小板减少

疗效监测 血压降低，胸痛缓解，每周心绞痛发作次数减少，减少硝酸甘油缓解胸痛的使用，心力衰竭的指征 / 症状得到改善。
毒性监测 监测外周性水肿的指征 / 症状，心率增加，肝损伤的指征 / 症状。
患者咨询要点 指导患者报告首次服药或剂量调整时低血压的指征 / 症状或心绞痛的恶化；报告外周性水肿、疲劳、低血压或肝功能障碍的指征 / 症状。服药期间禁止饮酒。不要突然停药，可能导致血压反跳性增高。此药可能导致头晕，避免驾驶、操作机械装置或从事其他缺乏警觉性导致危险的活动。因出汗过多、腹泻、呕吐所致体内失水过多可能引起头晕加重。
临床应用要点 如果长期伴随葡萄柚汁服用药物可以将剂量减半，并监测药效(血压、心绞痛频率)。

FENOFIBRATE：Lofibra，various
非诺贝特：Lofibra 等

分类 抗高血脂药
制剂与规格 片剂:40mg, 48mg, 50mg, 54mg, 67mg, 120mg, 145mg, 160mg;胶囊:43mg, 50mg, 67mg, 130mg, 134mg, 150mg, 200mg

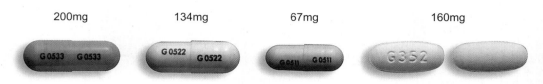

Global Pharmaceutical 供图

FDA批准适应证及用法用量
　1.高胆固醇血症,原发性高胆固醇血症,或混合型血脂异常(Frederickson 分型 2a、2b):口服, 1 次 160mg, 一日 1 次。
　2.高三酰甘油血症, Frederickson 分型 4、5 高脂血症:口服, 1 次 54~160mg, 一日 1 次。
超说明书用药
　冠状动脉硬化:口服, 1 次 54~100mg, 一日 1 次。
作用机制 纤维酸类衍生物能够激活过氧化物增殖体激活受体 α(PPARα), 激活脂解酶和减少载脂蛋白 C- Ⅲ合成(一种脂蛋白脂酶活性抑制剂), 使血浆中脂类降解和三酰甘油清除明显增加。因此改变三酰甘油大小和低密度脂蛋白成分, 从小的致密颗粒, 转变为大的漂浮性粒子。这些较大粒子与胆固醇受体亲和力较强, 可以迅速分解代谢。
药物参数 非诺贝特 Fenofibrate

剂量调整（肝功能不全）	严重肝损伤避免使用	吸收	F=60%, 食物影响甚微
剂量调整（肾功能不全）	严重肾损伤避免使用	分布	Vd=60L, 蛋白结合率>99%
透析	不可透析	代谢	前药, 酯键迅速水解生成非诺贝特酸, 后者在肝脏发生葡萄糖醛酸化
妊娠期药品安全性等级	C级	排泄	肾清除率60%~93%, 半衰期24h
哺乳期	避免	药物遗传学	未知
禁忌证	过敏、胆囊疾病、严重肝肾功能不全、哺乳期	黑框警告	无

用药安全 非诺贝特 Fenofibrate

后缀	大写字母提示	不要压碎	高度警惕	易混药名
无	无	胶囊	无	Fibricor, Tracleer

药物相互作用 非诺贝特 Fenofibrate

代表药物	相互作用机制	注意事项
阿托伐他汀、HMG-CoA还原酶抑制剂、秋水仙素	增加肌病或横纹肌溶解风险	避免同时使用, 或监测肌病, 考虑减少剂量
考来烯胺、考来替泊	减少非诺贝特吸收	给药时间间隔2h
依折麦布	增加依折麦布浓度, 增加胆结石风险	避免同时使用, 或监测胆结石
格列苯脲	增加低血糖风险	避免同时使用
华法林	增加出血风险	监测INR, 考虑剂量调整

不良反应 非诺贝特 Fenofibrate

常见（>10%）	少见（1%~10%）	罕见但严重（<1%）
高同型半胱氨酸血症	腹痛、便秘、腹泻、头痛、肝脏酶升高、肌病、恶心、皮疹、血栓性静脉炎	横纹肌溶解、胆结石、肝毒性、心境障碍性阳痿、粒性白细胞缺乏症、肾毒性、胰腺炎

疗效监测 总胆固醇、低密度脂蛋白胆固醇及三酰甘油水平降低;高密度脂蛋白胆固醇水平上升。
毒性监测 监测横纹肌溶解的指征/症状(肌痛、尿色深、关节痛、疲劳), 皮肤或眼睛黄染, 严重腹痛;在治疗前、疗程开始后 12 周或剂量调整时监测肝功能检查、全血细胞计数;感觉有肌痛或服用与肌病相关其他药物的患者需要检测血清肌酸激酶。
患者咨询要点 Fenoglide 片剂和 Lipofen R 胶囊需要与餐同服;服用其他时可以不考虑食物因素。在服用胆酸螯合剂(胆酸结合树脂)之前 1 小时或之后 4~6 小时服用非诺贝特。不同产品间不能互相更换。
临床应用要点 纤维酸衍生物(吉非贝齐、氯贝丁酯和非诺贝特)推荐作为烟酸类治疗Ⅱb、Ⅲ、Ⅳ和Ⅴ型高脂血症的替代药物。吉非贝齐与其他纤维酸衍生物相比具有较低的肾毒性。氯贝丁酯有较大的心血管毒性。

分类　阿片类镇痛剂, C-Ⅱ

制剂与规格　透皮贴剂：12μg/h, 25μg/h, 50μg/h, 75μg/h, 100μg/h

FDA批准适应证及用法用量

　　慢性疼痛（中重度），成人及大于 2 岁儿童：阿片类耐受型，无法使用其他镇痛方法，芬太尼透皮贴剂剂量根据患者当前 24 小时口服吗啡剂量计算；每 72 小时更换 1 次贴剂；未达到满意镇痛效果的患者可 48 小时更换 1 次。

超说明书用药　无

作用机制　芬太尼是苯哌啶类阿片受体拮抗剂，主要作用于 μ 受体，镇痛作用强度是吗啡的 50~100 倍。

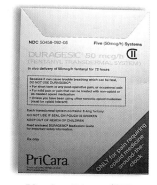

50μg/h，Pricara 供图

药物参数　芬太尼透皮贴剂 Fentanyl Transdermal

剂量调整（肝功能不全）	无需	吸收	经皮给药 F=92%
剂量调整（肾功能不全）	CrCl<10mL/min, 剂量减少50%	分布	Vd=6L/kg, 蛋白结合率80%~85%
透析	不可透析	代谢	主要经肝代谢，CYP3A4/5途径
妊娠期药品安全性等级	C级	排泄	肾清除率75%，半衰期20~24h
哺乳期	通常可用	药物遗传学	未知
禁忌证	急性或术后疼痛、支气管哮喘、对芬太尼过敏、轻度或间歇性疼痛治疗、阿片类非耐受的患者、麻痹性肠梗阻	黑框警告	CYP3A4/5抑制剂；呼吸抑制；透皮贴剂不用于术后镇痛；有报道对于儿童有致死性；不同剂型之间不可更换；发热；废弃时应谨慎处理；REMS计划

用药安全　芬太尼透皮贴剂 Fentanyl Transdermal

后缀	大写字母提示	不要压碎	高度警惕	易混药名
后缀说明芬太尼释放量μg/h, 芬太尼透皮贴剂应使用μg/h表示，而非尺寸	FentaNYL	无	是	Alfentanil, SUFentanil

药物相互作用　芬太尼透皮贴剂 Fentanyl Transdermal

代表药物	相互作用机制	注意事项
巴比妥类、苯二氮䓬类、中枢性肌肉松弛剂、阿片类、吩噻嗪类	额外的中枢抑制作用	监测并考虑剂量调整
β-阻滞剂和钙通道阻滞剂	联合芬太尼麻醉作用造成额外的低血压	避免同时使用
丁丙诺啡、阿片受体激动/拮抗剂、阿片受体拮抗剂	产生戒断症状	避免同时使用阿片受体激动剂和拮抗剂
CYP3A4/5诱导剂	促进芬太尼代谢, 降低芬太尼水平	考虑增加芬太尼剂量
CYP3A4/5中/强抑制剂	抑制芬太尼代谢, 增加芬太尼水平	避免同时使用
MAOI类	额外的呼吸抑制作用	避免同时使用

不良反应　芬太尼透皮贴剂 Fentanyl Transdermal

常见（>10%）	少见（1%~10%）	罕见但严重（<1%）
用药部位反应、发汗、便秘、胃肠道不适、意识混乱、头痛、焦虑、尿潴留、上呼吸道感染、疲劳	心律失常、胸痛、呼吸困难、呼吸抑制	Stevens-Johnson综合征、生理依赖、耐受性

疗效监测　疼痛缓解。

毒性监测　监测严重皮疹、过度嗜睡、呼吸减弱、顽固性便秘、胸痛、排尿困难、便秘。

患者咨询要点　使用大便软化剂和(或)泻药防止便秘。服药可能导致嗜睡；避免从事驾驶或其他需要运动协调性的活动。避免饮酒或服用其他中枢抑制剂。贴在清洁干燥皮肤。皮肤破损可能会增加药物吸收。移除旧贴剂后再使用新的贴剂。发热患者可能增加药物吸收。密切监测。

临床应用要点　老年人应谨慎使用，因其对于药物更加敏感。长期使用可能出现耐药性和生理依赖性，避免突然停药。有潜在成瘾性，应妥善储存和丢弃。该药在 REMS 计划中，向患者提供用药指导。对于未使用过阿片类药物的患者可能导致致命的呼吸抑制。芬太尼的不同制剂存在药代动力学的本质差异。不要根据"μg 到 μg"从一种芬太尼产品更换为另一种；如此更换可能导致超剂量的致命后果。

分类 抗组胺药

制剂与规格 片剂：30mg，60mg，180mg；崩解片：30mg；混悬散剂：30mg/5mL

180mg   60mg

Teva 供图

FDA批准适应证及用法用量

　　1.季节性过敏性鼻炎：2~11 岁儿童，口服，1 次 30mg，一日 2 次；12 岁以上儿童及成人，1 次 60mg，一日 2 次，或 1 次 180mg，一日 1 次。

　　2.慢性特发性荨麻疹：6 个月至 2 岁儿童，口服，1 次 15mg，一日 2 次；2~11 岁儿童，1 次 30mg，一日 2 次；12 岁以上儿童及成人，1 次 60mg，一日 2 次，或 1 次 180mg，一日 1 次。

超说明书用药

　　常年性过敏性鼻炎：2~11 岁儿童，口服，1 次 30mg，一日 2 次；12 岁以上儿童及成人，1 次 60mg，一日 2 次，或 1 次 180mg，一日 1 次。

作用机制 非索非那定是特非那定的主要活性代谢物，特非那定是具有选择性外周 H_1- 受体拮抗作用的抗组胺成分。非索非那定的两种异构体表现出大体上相当的抗组胺活性。

药物参数 非索非那定 Fexofenadine

剂量调整（肝功能不全）	无需	吸收	迅速吸收，生物利用度尚未建立
剂量调整（肾功能不全）	慎用	分布	Vd=5.4~5.8L/kg
透析	不可透析	代谢	很少经肝代谢，或经肝外代谢
妊娠期药品安全性等级	C级	排泄	粪清除率80%，半衰期14~18h
哺乳期	通常可用	药物遗传学	未知
禁忌证	对非索非那定过敏	黑框警告	无

用药安全 非索非那定 Fexofenadine

后缀	大写字母提示	不要压碎	高度警惕	易混药名
无	无	无	无	Viagra

药物相互作用 非索非那定 Fexofenadine

代表药物	相互作用机制	注意事项
中枢抑制剂(阿片类、苯二氮䓬类、乙醇)	可能增加镇静作用效果	慎用，监测镇静作用
抗酸剂	含铝或镁产品降低非索非那定生物利用度	给药时间间隔2h

不良反应 非索非那定 Fexofenadine

常见（>10%）	少见（1%~10%）	罕见但严重（<1%）
头痛	镇静、口干、疲劳、恶心	过敏反应、失眠

疗效监测 鼻炎或荨麻疹症状改善。

毒性监测 若发现严重中枢神经系统毒性指征须及时就医。

患者咨询要点 药效明确前患者应避免从事需要精神警觉性或协调性的活动，因药物可能导致头晕或镇静效果。

临床应用要点 此药品为非处方药，存在多种剂型。

分类　大环内酯类抗生素
制剂与规格　片剂:200mg

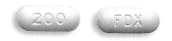

200mg，Optimer 供图

FDA批准适应证及用法用量
　　艰难梭菌感染:口服，1 次 200mg，一日 2 次，连续服用 10 天。
超说明书用药　无
作用机制　非达霉素是一种抗菌药物，通过抑制 RNA 聚合酶，与艰难梭菌在胃肠道发生作用。
药物参数　非达霉素 Fidaxomicin

剂量调整（肝功能不全）	无需	吸收	口服生物利用度极低，食物对吸收无影响
剂量调整（肾功能不全）	无需	分布	无法达到全身吸收
透析	未知	代谢	极少量吸收后经肝代谢
妊娠期药品安全性等级	B级	排泄	粪清除率92%，以原型排泄，半衰期11.7h
哺乳期	权衡风险与获益	药物遗传学	未知
禁忌证	无	黑框警告	无

用药安全　非达霉素 Fidaxomicin

后缀	大写字母提示	不要压碎	高度警惕	易混药名
无	无	无	无	无

药物相互作用　非达霉素 Fidaxomicin　无
不良反应　非达霉素 Fidaxomicin

常见（>10%）	少见（1%~10%）	罕见但严重（<1%）
恶心	腹痛、呕吐、贫血、中性粒细胞减少	肠梗阻、消化道出血

疗效监测　改善艰难梭菌感染症状，包括腹泻、呕吐的缓解。
毒性监测　监测肠梗阻和血便指征。
患者咨询要点　可与食物同服或单独服用。
临床应用要点　作为口服万古霉素治疗艰难梭菌相关腹泻的价格较高的替代药物。

F

分类 5α- 还原酶抑制剂
制剂与规格 片剂:1mg, 5mg

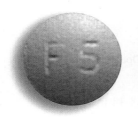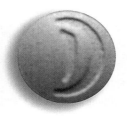

5mg，Northstar Rx 供图

F

FDA批准适应证及用法用量
1. 良性前列腺增生:口服, 1 次 5mg, 一日 1 次。
2. 男性脱发:口服, 1 次 1mg, 一日 1 次。

超说明书用药
预防前列腺癌:口服, 1 次 5mg, 一日 1 次。

作用机制 非那雄胺为 Ⅱ 型 5α- 还原酶抑制剂, 抑制睾酮转化为 5α- 二氢睾酮(DHT)。

药物参数 非那雄胺 Finasteride

剂量调整（肝功能不全）	无需	吸收	F=63%, 食物影响甚微
剂量调整（肾功能不全）	无需	分布	Vd=76L, 蛋白结合率90%
透析	未知	代谢	<20%, CYP3A4/5途径
妊娠期药品安全性等级	X级	排泄	肾清除率40%, 半衰期6h
哺乳期	避免	药物遗传学	未知
禁忌证	对非那雄胺过敏、妊娠期、儿童	黑框警告	无

用药安全 非那雄胺 Finasteride

后缀	大写字母提示	不要压碎	高度警惕	易混药名
无	无	无	无	ProSom, Provera, PROzac

药物相互作用 非那雄胺 Finasteride

代表药物	相互作用机制	注意事项
CYP3A4/5诱导剂	促进非那雄胺代谢, 降低其水平	监测药效, 考虑增加非那雄胺剂量

不良反应 非那雄胺 Finasteride

常见（>10%）	少见（1%~10%）	罕见但严重（<1%）
阳痿、性欲减退	男性乳房发育、头晕	心力衰竭、血管神经性水肿、皮肤过敏反应、男性乳腺癌

疗效监测 美国泌尿外科学会(AUA)症状评分, 治疗良性前列腺增生症残余尿减少, 尿流增加;治疗男性脱发, 促进毛发生长。

毒性监测 监测气促、肿胀、乳房肿痛。

患者咨询要点 治疗脱发症需要服药 3 个月或更久才能产生疗效。治疗前列腺增生需要服药长达 6 个月才能达到完整的治疗效果。此药可透过皮肤进入体内, 抑制男性胎儿生殖器发育, 妊娠期或准备怀孕女性应避免接触此药, 亦应避免接触服用此药男性的精液。

临床应用要点 用于治疗前列腺癌无效, 对于降低前列腺癌总体发病率有效, 但发现会增加恶性前列腺癌发生率。初次用药前测定前列腺特异性抗原(PSA), 考虑治疗会使 PSA 降低 50%, 评估前列腺癌时应将 PSA 测定值加倍。危险药品:接触或丢弃时应采用合适的防护措施。

FLUCONAZOLE: Diflucan, various
氟康唑：大扶康等

分类 咪唑类抗真菌药

制剂与规格 混悬粉末：10mg/mL，40mg/mL；片剂：50mg，100mg，150mg，200mg

FDA批准适应证及用法用量

1. 单纯性外阴阴道念珠菌病：口服，150mg，1次单剂量。

2. 复杂性外阴阴道念珠菌病：口服，1次150mg，间隔72小时，连续服用3次。

3. 系统性念珠菌病：成人，口服，1次400mg，一日1次；儿童(6个月及以上)，每日6~12mg/kg。

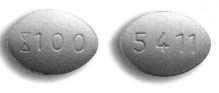

100mg，Teva 供图

4. 隐球菌脑膜炎：成人，口服，1次400~800mg，一日1次，持续8周，以后每日200mg，持续6~12个月；6个月及以上儿童，第一日12mg/kg，以后每日6mg/kg(最大12mg/kg)，持续10~12周。

5. 口咽部念珠菌病：成人，口服，1次100~200mg，一日1次，持续7~14天；6个月及以上儿童，第一日6mg/kg，以后每日3mg/kg，持续2周。

超说明书用药

1. 皮肤真菌引起的甲癣：口服，1次200mg，一周1次，持续3个月(手指甲)，持续6个月(脚趾甲)。

2. 皮肤真菌病：口服，1次200mg，一周1次，连续服用3次。

作用机制 氟康唑抑制麦角固醇及其他甾醇类的生物合成，破坏真菌细胞壁膜，改变其通透性。

药物参数 氟康唑 Fluconazole

剂量调整（肝功能不全）	无需	吸收	F=90%，食物不影响吸收
剂量调整（肾功能不全）	单剂量使用无需调整；CrCl 21~50mL/min，增加给药间隔至48h，或减量50%；CrCl<10mL/min，延长给药间隔至48h，或减量50%	分布	水疱、脑脊液、指甲、皮肤、唾液、痰、阴道组织、尿液
透析	血液透析可清除100%的药物	代谢	极少量代谢，但为CYP2C19和CYP3A4/5中度抑制剂，CYP2C9强抑制剂
妊娠期药品安全性等级	C级	排泄	80%以原型经肾清除，半衰期30h
哺乳期	通常可用	药物遗传学	未知
禁忌证	对氟康唑过敏、与麦角生物碱合用、延长QT间期的CYP3A4/5底物	黑框警告	无

用药安全 氟康唑 Fluconazole

后缀	大写字母提示	不要压碎	高度警惕	易混药名
无	无	无	无	Flecainide, FLUoxetine, furosemide, itraconazole, voriconazole

药物相互作用 氟康唑 Fluconazole 无

代表药物	相互作用机制	注意事项
延长QT间期的药物	增加QT间期延长风险	避免同时使用，禁止同时使用阿司咪唑或西沙比利
阿托伐他汀、HMG-CoA还原酶抑制剂	增加横纹肌溶解风险	监测肌病或横纹肌溶解的指征和症状
CYP3A4/5诱导剂	降低血浆氟康唑水平	避免同时使用，考虑增加氟康唑剂量
CYP2C19、CYP2C9、CYP3A4/5底物	降低底物代谢，增加毒性	避免同时使用，监测并考虑减少底物剂量
磺酰脲类	增加低血糖风险	避免同时使用，监测并考虑减少剂量

不良反应 氟康唑 Fluconazole

常见（>10%）	少见（1%~10%）	罕见但严重（<1%）
	恶心	Stevens-Johnson综合征、心律失常、肾上腺抑制、粒细胞缺乏症、惊厥、肝功能异常、低血钾

疗效监测 感染指征和症状的缓解。

毒性监测 监测严重皮肤刺激或皮疹、异常瘀伤或出血、心跳加速、皮肤或眼睛黄染；监测血钾浓度。

患者咨询要点 多种药物(包括非处方药)都与氟康唑产生相互作用。不经过医师或药师咨询请勿服用任何新药。如果采用每周服药方案，服药时间固定在每周同一天同一时间。

临床应用要点 口服和注射剂型可相互替换。治疗严重真菌感染时两性霉素比氟康唑更有效；氟康唑通常用作辅助治疗或维持治疗。治疗阴道念珠菌病，单剂量氟康唑至少与口服酮康唑5天或阴道内使用克霉唑3天效果相当。

分类 外用皮质类固醇

制剂与规格 外用乳膏:0.05%, 0.1%;外用软膏:0.05%;外用溶液:0.05%;外用凝胶:0.05%

FDA批准适应证及用法用量

1. 皮肤病,皮质类固醇敏感:12 岁及以上儿童和成人,在患处涂一薄层,一日 1~4 次,最多使用 2 周。

2. 斑块型银屑病:12 岁及以上儿童和成人,在患处涂一薄层,一日 1~4 次,最多使用 2~4 周。

3. 特应性皮炎:12 岁及以上儿童和成人,在患处涂一薄层,一日 1~4 次,最多使用 2 周。

超说明书用药

口腔扁平苔藓:在患处涂一薄层,一日 2 次,与抗真菌药物合用。

作用机制 醋酸氟轻松具有抗炎、止痒、收缩血管的作用。皮质类固醇的作用机制认为是诱导生成磷脂酶 A2 抑制性蛋白——脂皮素。普遍认为此类蛋白通过抑制一些强大炎性介质功能前体——花生四烯酸的释放,来控制前列腺素、白三烯等炎性介质的生物合成,而花生四烯酸在磷脂酶 A2 作用下从膜磷脂释放。

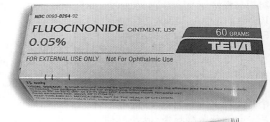
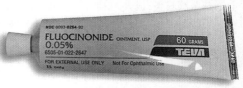

0.05% 软膏，Teva 供图

药物参数 醋酸氟轻松 Fluocinonide

剂量调整（肝功能不全）	无需	吸收	极少吸收，除非覆盖大面积皮肤，或涂抹处皮肤破损
剂量调整（肾功能不全）	无需	分布	不能吸收
透析	未知	代谢	不能吸收
妊娠期药品安全性等级	C级	排泄	不能吸收
哺乳期	通常可用	药物遗传学	未知
禁忌证	对醋酸氟轻松或其他皮质类固醇过敏	黑框警告	无

用药安全 醋酸氟轻松 Fluocinonide

后缀	大写字母提示	不要压碎	高度警惕	易混药名
无	无	无	无	Lasix, Videx

药物相互作用 醋酸氟轻松 Fluocinonide　未知

不良反应 醋酸氟轻松 Fluocinonide

常见（>10%）	少见（1%~10%）	罕见但严重（<1%）
	给药部位皮肤干燥、烧灼感、刺痛、瘙痒;头痛	有报道大面积使用封闭敷料产生下丘脑轴抑制

疗效监测 皮肤疾病的临床指征得到改善(炎症、瘙痒减退)。

毒性监测 监测严重皮肤刺激,或用药后症状加重。

患者咨询要点 在患处涂一薄层。用药部位皮肤应清洁无破损。避免接触眼睛,不得口服。给药部位不要用封闭敷料,不要穿着紧身衣。

临床应用要点 本药为强效皮质类固醇。大面积涂抹、长期使用、使用封闭敷料会增加系统性吸收及毒性;儿童患者对全身吸收会较为敏感。

分类　SSRI 类抗抑郁药

制剂与规格　胶囊:10mg, 20mg, 40mg;缓释胶囊:90mg;片剂:10mg, 20mg, 60mg;糖浆溶液:20mg/5mL

FDA批准适应证及用法用量

1. 抑郁症:成人和 8 岁以上儿童, 口服, 1 次 20mg, 一日 1 次;视疗效可逐步增加至 1 次 80mg, 一日 1 次。
2. 强迫症:成人, 口服, 1 次 20mg, 一日 1 次;视疗效可逐步增加至 1 次 80mg, 一日 1 次;7 岁及以上儿童, 口服, 1 次 10mg, 一日 1 次;视疗效可逐步增加至 1 次 30mg, 一日 1 次。
3. 恐慌症:口服, 1 次 10mg, 一日 1 次;视疗效可逐步增加至 1 次 60mg, 一日 1 次。
4. 经前焦虑症:口服, 1 次 20mg, 一日 1 次或预计月经开始前服用 14 天;视疗效可逐步增加至 1 次 80mg, 一日 1 次。

超说明书用药

创伤后应激障碍:口服, 1 次 20~80mg, 一日 1 次。

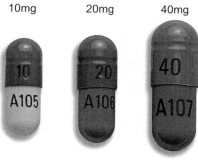

10mg　20mg　40mg

Northstar Rx 供图

作用机制　氟西汀是双环类抗抑郁药,是强效的选择性 5- 羟色胺突触前再摄取抑制剂(SSRI)。

药物参数　氟西汀 Fluoxetine

剂量调整（肝功能不全）	使用低剂量	吸收	F=100%, 食物对吸收无影响
剂量调整（肾功能不全）	无需	分布	Vd=12~43L/kg, 蛋白结合率95%
透析	不可透析	代谢	>90%经CYP2C9和CYP2D6代谢;CYP2D6 的强抑制剂, CYP2C19的中度抑制剂
妊娠期药品安全性等级	C级	排泄	肾清除率60%, 半衰期4~6d
哺乳期	避免	药物遗传学	CYP2D6弱代谢者慎用
禁忌证	过敏反应, 同时使用匹莫齐特、硫利哒嗪或MAOI	黑框警告	自杀倾向;7岁以上儿童批准使用

用药安全　氟西汀 Fluoxetine

后缀	大写字母提示	不要压碎	高度警惕	易混药名
PROzac Weekly	FLUoxetine PROzac	缓释胶囊	无	Paxil, Prelone, PriLOSEC, Prograf, Proscar, ProSom

药物相互作用　氟西汀 Fluoxetine

代表药物	相互作用机制	注意事项
抗血小板药、NSAID	增加出血风险	监测出血
延长QT间期药物	增加QT间期延长、尖端扭转、心搏骤停风险	避免同时使用
CYP2C9和CYP2D6底物	减少底物代谢, 增加毒性	监测不良反应;考虑减少剂量。若治疗指数窄则避免同时使用
CYP2C9和CYP2D6诱导剂	增加氟西汀代谢	监测药效, 考虑增加氟西汀剂量
CYP2C9和CYP2D6抑制剂	降低氟西汀代谢	监测毒性, 考虑减少氟西汀剂量
曲坦类、右苯丙胺、曲马多、利奈唑胺、MAOI	增加5-羟色胺综合征风险	密切监测5-羟色胺综合征症状;禁用利奈唑胺、MAOI

不良反应　氟西汀 Fluoxetine

常见（>10%）	少见（1%~10%）	罕见但严重（<1%）
腹泻、头痛、恶心、嗜睡、震颤、口干	焦虑、虚弱、出血、出汗、射精障碍、疲劳、失眠、食欲减退、皮疹、性功能障碍、体重增加	QT间期延长、5-羟色胺综合征、自杀想法、尖端扭转型室性心动过速

疗效监测　抑郁、恐慌、强迫症及经前综合征症状改善。

毒性监测　监测抑郁加重、自杀倾向、或行为异常,特别是在治疗开始或剂量增减时;监测异常出血的指征或症状。

患者咨询要点　药效明确前避免从事需要精神警觉性或协调性的活动。几周可能看不到症状改善。有抑郁症恶化、自杀意念、行为异常或异常出血的报道。服药期间禁止饮酒或服用非甾体抗炎药(包括阿司匹林)。

临床应用要点　如果减量或停药时产生无法忍受的戒断症状,需要恢复至先前剂量,然后以更平缓的方式减量。发药时须进行用药指导。周服用剂型较日服用剂型的药代动力学变化复杂。

分类 鼻内肾上腺糖皮质激素

制剂与规格 鼻喷雾剂:25μg/喷, 50μg/喷

FDA批准适应证及用法用量

　　1.过敏性鼻炎:4岁及以上儿童和成人,每个鼻孔2喷,一日1次,或1次1喷,一日2次;每日最大剂量为每鼻孔2喷(200μg)。

　　2.非过敏性鼻炎:4岁及以上儿童和成人,每个鼻孔2喷,一日1次,或1次1喷,一日2次;每日最大剂量为每鼻孔2喷(200μg)。

超说明书用药

　　鼻息肉:每个鼻孔1喷,一日2次。

作用机制 氟替卡松具有抗炎、止痒和血管收缩作用。皮质类固醇的作用机制认为是诱导生成磷脂酶A2抑制性蛋白——脂皮素。普遍认为此类蛋白通过抑制一些强大炎性介质功能前体——花生四烯酸的释放,来控制前列腺素、白三烯等炎性介质的生物合成,而花生四烯酸在磷脂酶A2作用下从膜磷脂释放。

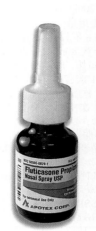
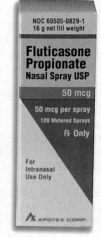

50μg，Apotex Corp 供图

药物参数 氟替卡松鼻喷雾剂 Fluticasone Nasal Inhaler

剂量调整（肝功能不全）	无需	**吸收**	经鼻给药后<2%系统性吸收
剂量调整（肾功能不全）	无需	**分布**	经鼻给药后Vd约为4L/kg
透析	不可透析	**代谢**	完全首过代谢
妊娠期药品安全性等级	C级	**排泄**	主要经粪清除, 半衰期（以静脉给药计算）5~7h
哺乳期	通常可用	**药物遗传学**	未知
禁忌证	过敏反应	**黑框警告**	无

用药安全 氟替卡松鼻喷雾剂 Fluticasone Nasal Inhaler

后缀	大写字母提示	不要压碎	高度警惕	易混药名
无	无	无	无	Flovent

药物相互作用 氟替卡松鼻喷雾剂 Fluticasone Nasal Inhaler

代表药物	相互作用机制	注意事项
CYP3A4/5抑制剂	氟替卡松主要以CYP3A4/5途径代谢, CYP3A4/5强抑制剂增加氟替卡松暴露, 可能增加毒性	避免同时给药, 监测毒性;如果需要用减少氟替卡松剂量

不良反应 氟替卡松鼻喷雾剂 Fluticasone Nasal Inhaler

常见（>10%）	少见（1%~10%）	罕见但严重（<1%）
鼻部刺激感、烧灼感	鼻出血	严重过敏反应、青光眼、肺炎、继发性肾上腺皮质功能减退、骨质疏松症

疗效监测 鼻炎的指征和症状得到控制。

毒性监测 尽管仅有少量氟替卡松进入体循环,儿童的骨密度和生长发育仍需监测。须进行常规眼科检查。监测肾上腺抑制或感染的指征和症状。

患者咨询要点 建议患者掌握此产品恰当的给药方式。指导患者监测毒性指征,特别是肾上腺功能不全。

临床应用要点 氟替卡松亦有口腔吸入和局部用药剂型,用于治疗其他过敏性疾病。口服抗组胺药(包括处方和非处方药)仍然是治疗鼻炎的支柱药物,鼻用类固醇仅作为症状较重、口服抗组胺药无法解决、或口服抗组胺药产生的不良反应无法耐受时的推荐选择。

分类　吸入性肾上腺皮质激素

制剂与规格　定量吸入器:44μg/喷, 110μg/喷, 220μg/喷

FDA批准适应证及用法用量

哮喘:4~11岁儿童, 无论先前采用何种疗法, 起始剂量为88μg, 一日2次, 最大剂量为88μg, 一日2次;12岁以上儿童及成人, 先前单独使用吸入性支气管扩张药, 88μg, 一日2次, 逐步增加剂量至哮喘控制, 最大剂量为440μg, 一日2次;先前使用吸入性皮质类固醇, 起始剂量为88~220μg, 一日2次, 逐步增加剂量至哮喘控制, 最大剂量为440μg, 一日2次;先前使用口服皮质类固醇, 起始剂量为440μg, 一日2次, 逐步增加剂量至哮喘控制, 最大剂量为880μg, 一日2次。

超说明书用药　无

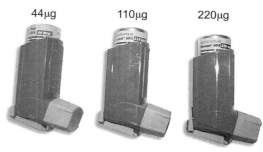

44μg　　110μg　　220μg

GlaxoSmithKiine 供图

作用机制　氟替卡松是合成类三氟皮质类固醇, 具有抗炎作用, 作为糖皮质激素受体激动剂, 抑制多种细胞类型及哮喘相关介质的产生和分泌。糖皮质激素包括天然存在的和合成肾上腺皮质类固醇, 代谢活性有所差别, 使机体对于不同刺激的免疫应答发生改变, 主要利用其抗炎效应治疗多种器官系统的疾病。

药物参数　氟替卡松气雾剂 Fluticasone Oral Inhaler

剂量调整（肝功能不全）	无需	吸收	定量吸入器给药F=18%~30%
剂量调整（肾功能不全）	无需	分布	经口腔吸入后Vd约为4L/kg
透析	不可透析	代谢	完全首过代谢, CYP3A4/5途径
妊娠期药品安全性等级	C级	排泄	肾清除率<5%, 半衰期11~12h
哺乳期	权衡风险与获益	药物遗传学	未知
禁忌证	过敏反应或对乳蛋白(存在于吸入粉末中)严重过敏, 不用于哮喘持续状态或需要强化干预的哮喘急性发作期	黑框警告	无

用药安全　氟替卡松气雾剂 Fluticasone Oral Inhaler

后缀	大写字母提示	不要压碎	高度警惕	易混药名
无	无	无	无	Flonase

药物相互作用　氟替卡松气雾剂 Fluticasone Oral Inhaler

代表药物	相互作用机制	注意事项
CYP3A4/5抑制剂	氟替卡松主要以CYP3A4/5途径代谢, CYP3A4/5强抑制剂增加氟替卡松暴露, 可能增加毒性	避免同时给药, 监测毒性;如果需要使用减少氟替卡松剂量

不良反应　氟替卡松气雾剂 Fluticasone Oral Inhaler

常见（>10%）	少见（1%~10%）	罕见但严重（<1%）
咽部念珠菌病	鼻出血	严重过敏反应、青光眼、白内障、肺炎、继发性肾上腺皮质功能减退、骨质疏松症

疗效监测　经肺功能检测, 哮喘症状得到控制。

毒性监测　尽管仅有小量氟替卡松进入体循环, 儿童的骨密度和生长发育仍需监测。须进行常规眼科检查。监测肾上腺抑制或感染(包括口腔念珠菌病)的指征和症状。

患者咨询要点　掌握吸入制剂正确的给药方式。用药后用水漱口, 预防口腔感染。监测毒性指征, 特别是肾上腺功能不全、口腔念珠菌病, 以及肺功能的恶化。

临床应用要点　氟替卡松干粉吸入器也可以治疗哮喘;类似定量雾化吸入剂, 以粉末形式载药。氟替卡松亦有鼻内和局部用药剂型, 用于治疗其他过敏性疾病。

F

分类　吸入性皮质类固醇 / 长效 β₂- 肾上腺素受体激动剂

制剂与规格　吸入准纳器：100/50（每掀氟替卡松 0.1mg 和沙美特罗 0.05mg），250/50（每掀氟替卡松 0.25mg 和沙美特罗 0.05mg），500/50（每掀氟替卡松 0.5mg 和沙美特罗 0.05mg）；定量雾化吸入器：45/21（每喷氟替卡松 45μg 和沙美特罗 21μg），115/21（每喷氟替卡松 115μg 和沙美特罗 21μg），230/21（每喷氟替卡松 230μg 和沙美特罗 21μg）。

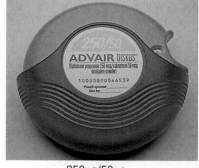

250μg/50μg，
GlaxoSmithKiine 供图

FDA批准适应证及用法用量

　　1. 哮喘：1 剂吸入准纳器或 2 剂定量雾化吸入器剂量，每 12 小时 1 次，根据患者反应调整剂量。

　　2. 慢性阻塞性肺病（慢阻肺）：1 剂吸入准纳器剂量，每 12 小时 1 次，根据患者反应调整剂量。

超说明书用药　无

作用机制　氟替卡松是合成类三氟皮质类固醇，具有抗炎作用，作为糖皮质激素受体激动剂，抑制哮喘和慢阻肺相关的多种细胞类型的介质的产生和分泌。沙美特罗是长效 β₂- 肾上腺素受体激动剂，刺激细胞内腺苷酸环化酶，催化三磷腺苷（ATP）转化为环 -3'，5'-单磷腺苷（环磷腺苷）。环磷腺苷水平升高导致支气管平滑肌舒张，并抑制肥大细胞速发型超敏反应介质的释放。

药物参数　氟替卡松 / 沙美特罗 Fluticasone/Salmeterol

剂量调整（肝功能不全）	无需	吸收	吸入后，氟替卡松F=18%，无法检测出沙美特罗
剂量调整（肾功能不全）	无需	分布	氟替卡松和沙美特罗均具有高蛋白结合率（>90%）
透析	不可透析	代谢	氟替卡松经过完全首过代谢，沙美特罗主要经肝脏代谢，CYP3A4/5途径
妊娠期药品安全性等级	C级	排泄	两者肾清除率均<5%，吸入后氟替卡松半衰期 5~7h，口服给药后沙美特罗5.5h
哺乳期	权衡风险与获益	药物遗传学	未知
禁忌证	对产品中任一组分过敏，包括乳蛋白（存在于吸入粉末中），不用于持续性哮喘或哮喘、慢阻肺急性发作的首选治疗，同时服用泊沙康唑	黑框警告	哮喘致死，儿科

用药安全　氟替卡松 / 沙美特罗 Fluticasone/Salmeterol

后缀	大写字母提示	不要压碎	高度警惕	易混药名
HFA	无	无	无	Adcirca, Advicor

药物相互作用　氟替卡松 / 沙美特罗 Fluticasone/Salmeterol

代表药物	相互作用机制	注意事项
CYP3A4/5抑制剂	抑制CYP3A4/5代谢途径可增加氟替卡松水平	同时用药须谨慎，监测毒性

不良反应　氟替卡松 / 沙美特罗 Fluticasone/Salmeterol

常见（>10%）	少见（1%~10%）	罕见但严重（<1%）
头痛、咽炎、上呼吸道感染、讲话困难	恶心、口腔念珠菌病、肌肉骨骼痛、咽部刺激、支气管炎、头晕	房颤、心肌梗死、过敏反应、骨质疏松症、支气管痉挛、哮喘恶化、矛盾性支气管痉挛

疗效监测　经肺功能检测，哮喘或慢阻肺症状得到控制。

毒性监测　尽管仅有少量氟替卡松和更少量的沙美特罗进入体循环，儿童的骨密度和生长发育仍需监测。须进行常规眼科检查。监测肾上腺抑制或感染（包括口腔念珠菌病）的指征和症状。

患者咨询要点　掌握吸入制剂正确的给药方式。用药后用水漱口，预防口腔感染。监测毒性指征，特别是肾上腺功能不全、口腔念珠菌病，以及肺功能的恶化。

临床应用要点　长效 β₂- 受体激动剂（LABAs），如沙美特罗，增加哮喘相关死亡风险；氟替卡松和沙美特罗仅用于长期哮喘控制药物方案下（如吸入用皮质类固醇）症状未能完全控制，或疾病严重程度需要开始两种维持疗法时使用。一旦哮喘治疗得到控制并维持，尽可能停用氟替卡松 / 沙美特罗，但不要停止其原有的长期哮喘控制药物方案。发药时需进行用药指导。

分类 必需 B 族维生素

制剂与规格 片剂:0.4mg, 0.8mg, 1mg;胶囊:5mg, 20mg

1mg，Amneal 供图

FDA批准适应证及用法用量

1. 叶酸缺乏:成人, 口服, 1 次 0.4~1mg, 一日 1 次;婴儿, 每日 0.1mg;4 岁以下儿童, 每日最大剂量 0.3mg;4 岁以上儿童, 每日 0.4~1mg。

2. 妊娠期预防给药:口服, 1 次 0.4~1mg, 一日 1 次。

超说明书用药

高同型半胱氨酸血症:口服, 1 次 0.4~5mg, 一日 1 次。

作用机制 叶酸是脱氧尿苷酸转化为胸苷酸的必需物质, 而这一转化是 DNA 合成的限速步骤, 当叶酸缺乏时, 红细胞无法分裂出细胞核, 临床表现为巨幼红细胞贫血。

药物参数 叶酸 Folic Acid

剂量调整（肝功能不全）	无需	吸收	F=76%~93%
剂量调整（肾功能不全）	无需	分布	存在于肝脏和大多数组织中
透析	可以透析, 血液透析	代谢	在肝脏代谢为活性代谢产物5-甲基四氢叶酸
妊娠期药品安全性等级	A级	排泄	肾清除率30%
哺乳期	通常可用	药物遗传学	未知
禁忌证	过敏反应	黑框警告	无

用药安全 叶酸 Folic Acid

后缀	大写字母提示	不要压碎	高度警惕	易混药名
无	无	无	无	无

药物相互作用 叶酸 Folic Acid

代表药物	相互作用机制	注意事项
巴比妥类	减少叶酸吸收;增加巴比妥类代谢, 降低药效	监测巴比妥类药效
苯妥英钠	降低叶酸血清水平;降低苯妥英钠药效	监测癫痫发作的控制

不良反应 叶酸 Folic Acid

常见（>10%）	少见（1%~10%）	罕见但严重（<1%）
食欲减退、精神错乱、消化道刺激	鼻出血	过敏反应

疗效监测 B_{12} 和叶酸水平, 平均红细胞体积正常化, 血红蛋白正常化, 贫血症状(疲劳、气促)得到解决。

毒性监测 如果发生严重气促、皮疹或荨麻疹应及时就医。

患者咨询要点 需要持续服药几周才能达到最大疗效。服药期间禁止饮酒, 因酒精会抑制叶酸吸收。

临床应用要点 影响叶酸代谢药物(甲氨蝶呤、羟基脲、培美曲塞)在维生素 B 缺乏情况下会导致平均红细胞体积一过性升高。准备怀孕及妊娠早期女性服用叶酸以降低神经管畸形和其他先天畸形(肛门闭锁、唇裂)的风险。培美曲塞治疗的患者可服用叶酸降低培美曲塞毒性。强化面粉、面包、玉米面、意粉、大米及其他谷物制品内含有额外的叶酸, 通过增加叶酸摄入可帮助降低神经管畸形风险。其他含叶酸食物包括深色绿叶蔬菜、柑橘类水果和果汁, 以及扁豆等。

分类 ACEI 类降压药

制剂与规格 片剂：10mg，20mg，40mg

FDA批准适应证及用法用量

1. 充血性心力衰竭：口服，1 次 5~10mg，一日 1 次，视疗效可逐步增加至 1 次 40mg，一日 1 次。

2. 高血压：成人，口服，1 次 10mg，一日 1 次，视疗效可逐步增加至 1 次 80mg，一日 1 次；6~16 岁及体重超过 50kg 儿童，1 次 5~10mg，一日 1 次，视疗效可逐步增加至 1 次 40mg，一日 1 次。

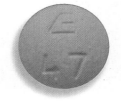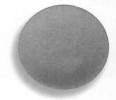

40mg，Sandoz 供图

超说明书用药

1. 糖尿病肾病：口服，1 次 20~40mg，一日 1 次。

2. 肾病：口服，1 次 10~30mg，一日 1 次，或者分次给药。

3. 心肌梗死：口服，1 次 5mg，一日 1 次，视疗效可逐步增加至 1 次 20mg，一日 1 次。

作用机制 福辛普利是竞争性血管紧张素转换酶抑制剂。其可以降低血清醛固酮，减少钠潴留，加强参与血管扩张的激肽释放酶 - 激肽系统，改善前列腺素代谢，抑制交感神经系统和组织肾素血管紧张素系统。

药物参数 福辛普利 Fosinopril

剂量调整（肝功能不全）	无需	吸收	F=36%，食物降低吸收速率（而非程度）
剂量调整（肾功能不全）	CrCl 10~30mL/min，1次5mg，一日1次；CrCl<10mL/min，1次2.5mg，一日1次	分布	蛋白结合率99%
透析	血液透析可清除	代谢	在肝脏代谢为活性代谢产物（福辛普利拉），非经CYP450途径
妊娠期药品安全性等级	C级（妊娠前3个月），D级（妊娠6~9个月）	排泄	肾清除率50%，半衰期12h（福辛普利拉）
哺乳期	权衡风险与获益	药物遗传学	未知
禁忌证	过敏反应，ACEI引起的血管神经性水肿、遗传或原发性血管神经性水肿病史	黑框警告	妊娠

用药安全 福辛普利 Fosinopril

后缀	大写字母提示	不要压碎	高度警惕	易混药名
无	无	无	无	FLUoxetine, Fosamax, furosemide, lisinopril

药物相互作用 福辛普利 Fosinopril

代表药物	相互作用机制	注意事项
抗酸药	相互结合减少药物吸收	给药时间间隔2h
保钾利尿药	增加低血压、高血钾风险	避免同时使用，或监测血压、血清钾水平
血管紧张素受体阻滞剂	增加低血压、高血钾、肾毒性风险	避免同时使用，或监测血压、血清肌酐、血清钾水平
钾补充剂	增加高血钾、心律失常风险	避免同时使用，或监测血清钾水平
NSAID	降低福辛普利降压效果，增加肾毒性风险	避免同时使用，或监测血压、血清肌酐水平
阿利吉仑	增加高血钾风险	监测血清钾水平
硫唑嘌呤	增加骨髓抑制风险	避免同时使用，监测贫血或白细胞减少
利尿药	血容量减少会增加体位性低血压风险	监测血压，从坐位起身需缓慢

不良反应 福辛普利 Fosinopril

常见（>10%）	少见（1%~10%）		罕见但严重（<1%）
头晕	腹泻、干咳、头痛、低血压、高血钾、恶心、肾毒性、皮疹、心动过速、呕吐		血管神经性水肿、出生缺陷、肝衰竭

疗效监测 血压降低，充血性心力衰竭症状改善。

毒性监测 监测血管神经性水肿的指征 / 症状（面部、眼部、唇部、舌部或喉部肿胀），严重持续性咳嗽，低血压；监测用药前及用药期间电解质、血清肌酐、尿素氮和尿蛋白。

患者咨询要点 需要 2~4 周达到最大疗效。避免妊娠。仅在医嘱下方可使用钾补充剂或钾盐替代品。可能导致头晕，缺水会导致头晕加重。

临床应用要点 体液缺乏患者首次服用福辛普利后须至少观察 2 小时。出现肾功能恶化立即停药。

分类　襻利尿剂

制剂与规格　片剂：20mg, 40mg, 80mg；溶液剂：40mg/5mL, 10mg/mL

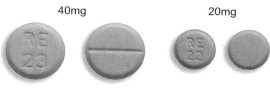

40mg　　20mg

Ranbaxy 供图

FDA批准适应证及用法用量

　　1. 充血性心力衰竭相关水肿，肾衰竭：成人，起始剂量为口服 20~40mg/d；逐渐增加至维持量（一日最大量可达 600mg）。早产儿（<29 周），口服每日剂量为 1~2 mg/kg，可增加至 6mg/kg；早产儿（>29 周），单次口服剂量为 1~2mg/kg，必要时可增加至 6mg/kg，每天 1~2次给药。新生儿，口服每次1~3mg/kg，必要时每8小时1次。婴儿和儿童，开始剂量每次口服2mg/kg，增至维持量（每次最大量6mg/kg）。

　　2. 高血压：成人，初始剂量为 12.5~25mg，逐步增加剂量至维持量 50~100mg，每日 1 次或分次服用；儿童：口服 1~2 mg/kg，单次或分次服用。6 个月以内的婴儿，可能需要每日口服 3mg/kg，分 2 次服用；小于 2 岁婴儿，最大剂量 37.5mg/d；2~12 岁儿童，最大剂量为 100mg/d。

超说明书用药　无

作用机制　呋塞米是一种襻利尿剂。能通过非特异性有机酸转运系统主动分泌到髓祥升支粗段，竞争 Na$^+$-K$^+$-2Cl$^-$ 转运蛋白的 Cl$^-$ 结合位点，进而减少钠的重吸收。

药物参数　呋塞米 Furosemide

剂量调整（肝功能不全）	无需，肝衰竭患者可能需要加大剂量以达到利尿效果	吸收	F = 47%~70%，食物可降低Cmax和Tmax
剂量调整（肾功能不全）	无需，肾衰竭患者可能需要加大剂量以达到利尿效果	分布	蛋白结合率91%~99%
透析	不可透析	代谢	极少经肝脏代谢（10%）
妊娠期药品安全性等级	C级	排泄	60%~90%以原型经尿液排泄，7%~9%经粪便清除，6%~8%经胆汁清除，半衰期30~120min
哺乳期	避免使用	药物遗传学	未知
禁忌证	对本品过敏者；无尿者	黑框警告	体液和电解质丢失

用药安全　呋塞米 Furosemide

后缀	大写字母提示	不要压碎	高度警惕	易混药名
无	无	无	无	Lanoxin, Lidex, Lomotil, Lovenox, Luvox

药物相互作用　呋塞米 Furosemide

代表药物	相互作用机制	注意事项
ACEI类	首剂服用时体位性低血压的风险增加	开始时服用低剂量的ACEI并监测血压
氨基糖苷类	升高氨基糖苷类血药浓度，增加耳毒性和(或)肾毒性	避免同时使用，监测SCr和听力
降糖药	减弱降糖作用	监测降糖水平
抗心律失常药、地高辛	因其易致低钾血症、低镁血症、故而增加室性心律失常(尖端扭转型)风险	监测血清钾和镁的水平，补充电解质
胆汁酸树脂	降低呋塞米的疗效	服用考来烯胺4h后服用呋塞米，监测利尿效果
利尿剂	增加呋塞米的利尿作用	监测血清电解质和SCr
锂盐	增加锂的浓度和中毒风险	降低锂盐剂量并监测血清锂水平
NSAID类	减低降压和利尿作用，增加肾毒性的风险	避免同时使用，监测血压和SCr水平

不良反应　呋塞米 Furosemide

常见（>10%）	少见（1%~10%）	罕见但严重（<1%）
高尿酸血症	乏力、便秘、头痛、高血糖、低血钙、低血钾、低镁血症、肌肉痉挛、体位性低血压、皮疹、呕吐	肾毒性、耳毒性、血小板减少症、耳鸣

疗效监测　监测血压下降，尿量增多，水肿减轻，每日体重。用于治疗肾衰竭，需监测尿量增加、肌酐清除率、尿素氮和电解质。

毒性监测　可发生严重血容量不足。需监测血、尿电解质，尿酸，首次使用前及治疗中每 3~6 月监测血糖。如怀疑耳毒性需做听力测试。

患者咨询要点　服药期间避免饮酒和服用非甾体抗炎药。服用本品会增加光敏性，应使用防晒霜，避免日晒。药物达到疗效前避免从事需身体协调性的活动，因服药可能会引起头晕、眼花、或视力模糊。当出现低血压、尿量减少、耳毒性、严重皮肤反应的症状或体征时应及时向医生报告。听从专业人士指导，多吃高钾食物。

临床应用要点　水肿和高血压的首选药物。

F

分类　γ-氨基丁酸类抗癫痫药
制剂与规格　胶囊:100mg, 300mg, 400mg;片剂:300mg, 600mg, 800mg;溶液剂:250mg/5mL

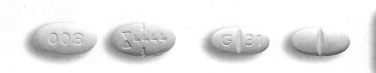
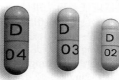

400mg　300mg　100mg

800mg，Teva 供图　　　600mg，Glenmark 供图　　Northstar Rx 供图

FDA批准适应证及用法用量
1. 癫痫部分性发作的辅助治疗:12 岁及以上的儿童和成人,起始剂量为 300mg,口服,一日 3 次;可增加剂量至每日 1800mg,分 3 次服用(极量为 2400~3600mg/d);3~12 岁儿童,起始剂量为每日 10~15mg/kg,分 3 次服用,其中 3~4 岁儿童,在 3 天内剂量逐步增加至每日 40mg/kg,分 3 次服用,5~12 岁儿童,在 3 天内剂量逐步增加至每日 25~35mg/kg,分 3 次服用。
2. 带状疱疹后遗神经痛:成人,首日口服 300mg,第 2 天 300mg,一日 2 次,第 3 天 300mg,一日 3 次;随后(根据疼痛缓解的情况)剂量可增加至每日 1800mg,分 3 次服用。

超说明书用药
1. 糖尿病周围神经病变:成人,900~3600mg/d。
2. 不宁腿综合征:每晚口服 300mg。

作用机制　加巴喷丁是环己烷化合物,其结构与 GABA 相近;目前作用机理尚未明确。加巴喷丁既不与 GABA 受体产生相互作用,也不能改变 GABA 的形成、释放、降解或再摄取。

药物参数　加巴喷丁 Gabapentin

剂量调整（肝功能不全）	无需	吸收	F = 27%~60%, 食物可增加吸收
剂量调整（肾功能不全）	CrCl ≥ 60mL/min, 每日900~3600mg, 分3次服用;CrC1 30~59mL/min, 每日 400~1400mg,分2次服用;CrCl 15~29mL/min, 每日200~700mg,1次服用	分布	Vd =58 L;蛋白结合率<3%
透析	血液透析:日剂量100~300mg,透析后需给予补充剂量	代谢	不代谢
妊娠期药品安全性等级	C级	排泄	76%~81%以原型经尿液排泄, 10%~23%经粪便清除,半衰期5~7h
哺乳期	权衡风险与获益	药物遗传学	未知
禁忌证	过敏	黑框警告	无

用药安全　加巴喷丁 Gabapentin

后缀	大写字母提示	不要压碎	高度警惕	易混药名
无	无	无	无	Motrin, Neoral, Nitrofurantoin, Noroxin

药物相互作用　加巴喷丁 Gabapentin

代表药物	相互作用机制	注意事项
抗酸剂	降低加巴喷丁的吸收	相隔2h服用

不良反应　加巴喷丁 Gabapentin

常见（>10%）	少见（1%~10%）	罕见但严重（<1%）
头晕、嗜睡	共济失调、视力模糊、腹泻、乏力、敌对行为、血管神经性水肿、恶心、眼球震颤、呕吐、体重增加、口干症	Stevens-Johnson综合征、自杀倾向

疗效监测　癫痫发作频率减少或带状疱疹后遗神经痛减轻。
毒性监测　监测出现抑郁症、自杀倾向和(或)任何异常的行为或情绪变化(如焦虑、情绪激动、敌意、躁狂症和轻躁狂)。
患者咨询要点　服药期间患者应避免从事需要警觉和身体协调性的工作,因该药可能引起头晕和嗜睡。有报道该药会加重抑郁、自杀倾向或行为异常。服用期间突然停药可能导致癫痫持续状态。服用抗酸剂 2 小时后才可服用本药。
临床应用要点　12 岁以下肾功能受损患者尚未进行加巴喷丁使用的研究。两次服药之间的间隔时间最长不能超过 12 小时。在治疗过程中,加巴喷丁减量、停药或以其他药物进行替代均需逐渐进行,时间至少为 1 周。发药时需有用药指导。

分类 氟喹诺酮类抗菌药
制剂与规格 滴眼液:0.3%, 0.5%

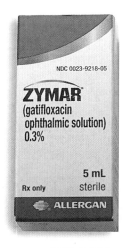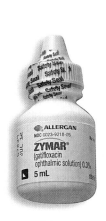

0.3% 滴眼液，Allergan 供图

FDA批准适应证及用法用量
　　细菌性结膜炎:成人和 1 岁以上儿童,0.3% 的滴眼液,第 1~2 天,清醒状态下每 2 小时 1 次,1 次 1 滴于患眼,第 3~7 天,每天 4 次,每次 1 滴;0.5% 的滴眼液,第 1 天,清醒状态下每 2 小时 1 次,1 次 1 滴于患眼,第 2~7 天,每天 2~4 次,每次 1 滴。
其他用途 无
作用机制 加替沙星是氟喹诺酮类抗菌药物,通过抑制细菌拓扑异构酶 Ⅱ 和 Ⅳ 发挥作用。对需氧 G ¯ 杆菌,尤其肠杆菌科细菌具有高度抗菌活性。此外对链球菌和厌氧菌具有微弱抗菌活性。
药物参数 加替沙星滴眼剂 Gatifloxacin Ophthalmic

剂量调整（肝功能不全）	无需	吸收	滴眼剂不吸收入血液循环
剂量调整（肾功能不全）	无需	分布	不吸收
透析	不可透析	代谢	不吸收
妊娠期药品安全性等级	C级	排泄	不吸收
哺乳期	权衡风险与收益	药物遗传学	未知
禁忌证	对加替沙星或其他氟喹诺酮类药物过敏者	黑框警告	无

用药安全 加替沙星滴眼剂 Gatifloxacin Ophthalmic

后缀	大写字母提示	不要压碎	高度警惕	易混药名
无	无	无	无	无

药物相互作用 加替沙星滴眼剂 Gatifloxacin Ophthalmic 未知
不良反应 加替沙星滴眼剂 Gatifloxacin Ophthalmic

常见（>10%）	少见（1%~10%）		罕见但严重（<1%）
	结膜炎、眼干、眼痛、结膜下出血、流泪和眼灼烧感、视力下降		结膜出血

疗效监测 观察眼部感染的症状和体征。
毒性监测 监测出现剧烈眼痛、眼痒、眼红或烧灼感。
患者咨询要点 治疗一旦开始应坚持整个疗程。症状在用药 2~3 天内应该得到改善;如症状恶化应向医生寻求帮助。使用前和使用后要用肥皂洗手。点药前躺下或向后仰头。用示指牵拉下眼睑,使之与眼球之间形成一个"小口袋"。用另一只手持滴管将正确滴数的药水滴入"小口袋"中,注意瓶口不要接触眼睛。轻轻地闭上眼睛。用示指压住内眼角 1 分钟。不要冲洗或擦拭滴管或使其接触任何东西(包括你的眼睛)。
临床应用要点 细菌性结膜炎具有很强的传染性,主要通过直接接触传染。

GEMFIBROZIL：Lopid，various
吉非贝齐：诺衡等

分类 抗高血脂药

制剂与规格 片剂：600mg

FDA批准适应证及用法用量

　　1.冠状动脉粥样硬化，预防家族性混合型高脂血症：600mg，口服，一日2次。

　　2.家族型（Ⅴ型）和Fredrickson型（Ⅳ型）高脂蛋白血症：600mg，口服，一日2次。

600mg，Teva供图

超说明书用药

　　1.冠状动脉粥样硬化：600mg，口服，一日2次。

　　2.预防脑血管意外：600mg，口服，一日2次。

　　3.高脂血症：600mg，口服，一日2次。

作用机制 吉非贝齐是纤维酸衍生物，通过激活过氧化物酶体增殖物激活受体 α（PPARα）而激活脂蛋白脂酶和减少载脂蛋白C-Ⅲ（脂蛋白脂酶活性抑制剂）的生成，进而促进脂肪分解并清除血浆中富含三酰甘油的微粒。PPARα 的激活也诱导增加载脂蛋白A-Ⅰ、A-Ⅱ和高密度脂蛋白胆固醇的合成。

药物参数 吉非贝齐 Gemfibrozil

剂量调整（肝功能不全）	避免用于严重肝损害患者	吸收	口服吸收好，食物减少吸收，建议空腹服用
剂量调整（肾功能不全）	CrCl 10~50 mL/min，剂量减少50%；CrCl <10 mL/min，剂量减少75%	分布	Vd=60L；蛋白结合率99%
透析	未知	代谢	<20%经CYP3A4/5代谢。本药是CYP1A2（中度）、CYP2C19（强）、CYP2C8（强）、CYP2C9（强）的抑制剂
妊娠期药品安全性等级	C级	排泄	70%经肾脏清除，半衰期2h
哺乳期	权衡风险与获益	药物遗传学	未知
禁忌证	对本品过敏者；合用瑞格列奈者；胆囊疾病患者；严重肝、肾功能不全患者	黑框警告	无

用药安全 吉非贝齐 Gemfibrozil

后缀	大写字母提示	不要压碎	高度警惕	易混药名
无	无	无	无	Levbid, Lipitor, Lodine

药物相互作用 吉非贝齐 Gemfibrozil

代表药物	相互作用机制	注意事项
阿托伐他汀、HMG-CoA还原酶抑制剂、秋水仙素、贝特类、烟酸	肌病或横纹肌溶解症的风险增加	避免同时使用，或注意观察肌病的症状，同时适当减量
考来烯胺、考来替泊	减少吉非贝齐的吸收	相隔2h服用
CYP1A2、CYP2C19、CYP2C8、CYP2C9底物	吉非贝齐通过抑制以上CYP酶系导致其底物血药浓度上升	如果（底物）药物治疗窗较窄，应避免与吉非贝齐同时使用，或在密切监测下减量使用
CYP3A4/5抑制剂	吉非贝齐的代谢下降	监控其毒性并考虑降低吉非贝齐的剂量
CYP3A4/5诱导剂	吉非贝齐的代谢增加	监测疗效，并考虑增加吉非贝齐的剂量
格列本脲	两者竞争肾小管排泌，可能增加低血糖的风险	避免同时使用

不良反应 吉非贝齐 Gemfibrozil

常见（>10%）	少见（1%~10%）		罕见但严重（<1%）
消化不良	腹痛、便秘、腹泻、头痛、肝酶增高、肌病、恶心、皮疹		横纹肌溶解症、胆石症、肝毒性、情绪障碍、阳痿、粒细胞缺乏症

疗效监测 总胆固醇、LDL-胆固醇和三酰甘油的水平降低；HDL-胆固醇水平增加。检测基线水平并在治疗开始后每6个月监测1次。

毒性监测 如果发现横纹肌溶解（如肌肉疼痛、尿黄、关节痛、疲劳）、皮肤或眼球黄染、严重腹痛的症状或指征时，应及时就医。在治疗开始时、用药12周后和增加剂量时应监测肝功能和全血细胞计数。在患者出现肌肉痛的症状和服用易致肌病的药物时应监测血清肌酸激酶。

患者咨询要点 嘱患者及时报告横纹肌溶解症、黄疸（皮肤或眼睛发黄）、或肾衰竭的指征或症状。

临床应用要点 纤维酸衍生物类降脂药（包括吉非贝齐、氯贝丁酯和非诺贝特）被推荐为替代烟酸用于Ⅱb型、Ⅲ型、Ⅳ型和Ⅴ型高脂血症的治疗。

分类　第二代磺酰脲类降血糖药
制剂与规格　片剂：1mg，2mg，4mg

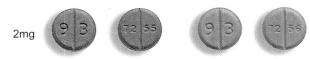

2mg　　　　　　　　　　　　　　　　4mg

Teva 供图

FDA批准适应证及用法用量
　　Ⅱ型糖尿病：每日口服 1~4mg，视降糖效果滴定剂量，最大日剂量为 8mg。
超说明书用药　无
作用机制　磺酰脲类通过促进胰腺 β- 细胞分泌胰岛素并促进肝外组织的胰岛素样作用而发挥作用。长效磺酰脲类增加葡萄糖的外周利用，抑制肝糖原异生，并有可能增加外周胰岛素受体的敏感性和(或)数量。

药物参数　格列美脲 Glimepiride

剂量调整（肝功能不全）	避免用于严重肝功能不全患者	吸收	F=100%，食物减少药物吸收
剂量调整（肾功能不全）	起始剂量从每日1mg开始	分布	Vd=8.8L；蛋白结合率>99%
透析	不可透析	代谢	>90%经CYP2C9代谢
妊娠期药品安全性等级	C级	排泄	60%经肾脏清除，半衰期5~9h
哺乳期	权衡风险与获益	药物遗传学	未知
禁忌证	对本品过敏者、糖尿病酮症酸中毒者	黑框警告	无

用药安全　格列美脲 Glimepiride

后缀	大写字母提示	不要压碎	高度警惕	易混药名
无	无	无	是	GlipiZIDE

药物相互作用　格列美脲 Glimepiride

代表药物	相互作用机制	注意事项
β-受体阻滞剂	改变糖代谢，增加低血糖风险。掩盖低血糖症状	避免同时使用普萘洛尔，与其他β-受体阻滞剂同时使用需谨慎并加强监测
CYP2C9诱导剂	加快磺酰脲类代谢，降低磺酰脲类血药浓度	监测血糖，并适当调整磺脲类药物的剂量
CYP2C9抑制剂	抑制磺酰脲类代谢，升高磺酰脲类血药浓度	监测血糖，并适当调整磺脲类药物的剂量
氟喹诺酮类药物、NSAID类、非诺贝特、SSRI类、生长抑素类似物	改变糖代谢，增加低血糖和高血糖的风险	尽可能避免同时使用；如同时使用需监测血糖并调整剂量
MAOI类	刺激胰岛素分泌，引起低血糖	尽可能避免同时使用；如同时使用需监测血糖并调整剂量
车前子	车前子可能延迟膳食中葡萄糖的吸收	尽可能避免同时使用；如同时使用需监测血糖并调整剂量
磺胺类药物	增加低血糖的风险	监测血糖，并考虑调整磺脲类药物的剂量

不良反应　格列美脲 Glimepiride

常见（>10%）	少见（1%~10%）	罕见但严重（<1%）
	低血糖、恶心、头痛、头晕、乏力	皮肤过敏症、溶血性贫血、肝毒性、双硫仑反应

疗效监测　餐前血糖 70~130mg/dL，HbA1c <7%。
毒性监测　监测低血糖的症状(包括恶心、出汗、意识丧失)。如果出现皮肤或巩膜黄染、严重的皮疹、不正常的瘀伤或出血时，及时就医。
患者咨询要点　监测血糖的频率应为每天 2~4 次；如果血糖 <70mg/dL，应立即吃糖或糖果并联系医生。早晨应进早餐或牛奶。服药期间应使用防晒霜，避免紫外线直射(包括用太阳灯和晒黑床等进行美黑)。避免饮酒，其可引起双硫仑反应。
临床应用要点　二甲双胍是治疗Ⅱ型糖尿病的一线药物，如果 HbA1c 不达标则需在单用二甲双胍的基础上加用一个磺脲类药物。儿童不能使用本药。G6PD 缺乏者服用本药极易发生溶血性贫血。

G

分类 第二代磺酰脲类降血糖药

制剂与规格 片剂:5mg, 10mg;缓释片:2.5mg, 5mg, 10mg

FDA批准适应证及用法用量

糖尿病:速释片,起始剂量每日口服 5~10mg,可视疗效逐步加量至最大日剂量 40mg,如单次剂量 >15mg,则分 2 次服用;缓释片,起始剂量每日口服 5~10mg,可视疗效逐步增至最大日剂量 20mg。

超说明书用药 无

作用机制 磺酰脲类通过促进胰腺 β-细胞分泌胰岛素并促进肝外组织的胰岛素样作用而发挥作用。长效磺酰脲类增加葡萄糖的外周利用,抑制肝糖原异生,并有可能增加外周胰岛素受体的敏感性和(或)数量。

5mg, Sandoz 供图　5mg 缓释片, Watson 供图　2.5mg 缓释片, Greenstone 供图

10mg, Sandoz 供图　10mg 缓释片, Watson 供图　5mg 缓释片, Greenstone 供图

药物参数　格列吡嗪 Glipizide

剂量调整（肝功能不全）	起始剂量从每日2.5mg开始	吸收	速释与缓释片:F=100%,食物延迟吸收40min
剂量调整（肾功能不全）	起始剂量从每日2.5mg开始	分布	Vd=11L;蛋白结合率99%
透析	不可透析	代谢	80%经CYP2C9代谢
妊娠期药品安全性等级	C级	排泄	70%经肾脏清除,半衰期2~5h
哺乳期	权衡风险与获益	药物遗传学	未知
禁忌证	对本品过敏者、糖尿病酮症酸中毒者、I型糖尿病患者	黑框警告	无

用药安全　格列吡嗪 Glipizide

后缀	大写字母提示	不要压碎	高度警惕	易混药名
XL（缓释）	GlipiZIDE	请勿咬碎缓释剂型	是	Glimepiride, glyBURIDE

药物相互作用　格列吡嗪 Glipizide

代表药物	相互作用机制	注意事项
β-受体阻滞剂	改变糖代谢,增加低血糖风险。掩盖低血糖症状	避免同时使用普萘洛尔,与其他β-受体阻滞剂同时使用需谨慎并加强监测
CYP2C9诱导剂	加快磺酰脲类代谢,降低磺酰脲类血药浓度	监测血糖,并适当调整磺酰脲类药物的剂量
CYP2C9抑制剂	抑制磺酰脲类代谢,升高磺酰脲类血药浓度	监测血糖,并适当调整磺酰脲类药物的剂量
氟喹诺酮类药物、NSAID类、非诺贝特、SSRI类、生长抑素类似物	改变糖代谢,增加低血糖和高血糖的风险	尽可能避免同时使用;如同时使用需监测血糖并调整剂量
MAOI类	刺激胰岛素分泌,引起低血糖	尽可能避免同时使用;如同时使用需监测血糖并调整剂量
车前子	车前子可能延迟膳食中葡萄糖的吸收	尽可能避免同时使用;如同时使用需监测血糖并调整剂量
磺胺类药物	增加低血糖的风险	监测血糖,并考虑调整磺脲类药物的剂量

不良反应　格列吡嗪 Glipizide

常见（>10%）	少见（1%~10%）	罕见但严重（<1%）
乏力	低血糖、恶心、头痛、震颤、便秘、腹泻、头晕、紧张	皮肤过敏症、溶血性贫血、肝毒性、双硫仑反应

疗效监测 餐前血糖 70~130 mg/dL, HbA1c <7%。

毒性监测 监测低血糖的症状(包括恶心、出汗、意识丧失)。如果出现皮肤或巩膜黄染、严重的皮疹、不正常的瘀伤或出血应及时就医。

患者咨询要点 监测血糖的频率应为每天 2~4 次;如果血糖 <70mg/dL,应立即吃糖或糖果并联系医生。早餐应进早餐或牛奶。服药期间应使用防晒霜,避免紫外线直射(包括用太阳灯和晒黑床等进行美黑)。避免饮酒,其可引起双硫仑反应。早餐前 30 分钟服药。不要咀嚼或咬碎缓释制剂。

临床应用要点 二甲双胍是治疗 II 型糖尿病的一线药物,如果 HbA1c 不达标则需在单用二甲双胍的基础上加用一个磺脲类药物。儿童不能使用本药。G6PD 缺乏者服用本药极易发生溶血性贫血。同时接受胰岛素治疗的患者:当开始加用格列吡嗪时,应减少 50% 胰岛素剂量,如每天胰岛素用量 <20 单位时可暂时停用胰岛素。

分类 第二代磺脲类降血糖药

制剂与规格 片剂：1.25mg，2.5mg，5mg；微粉化片剂：1.5mg，3mg，6mg

5mg　　　　　　2.5mg　　　　　　12.5mg

Teva 供图

FDA批准适应证及用法用量

Ⅱ型糖尿病：每日口服 1.25~20mg；逐步加量至起效，最大日剂量 20mg。

超说明书用药 无

作用机制 磺脲类药物通过促进胰腺 β- 细胞分泌胰岛素并促进胰岛素对肝外组织的作用而发挥作用。长效磺脲类增加葡萄糖的外周利用，抑制肝糖原异生，并有可能增加外周胰岛素受体的敏感性和(或)数量。

药物参数 格列本脲 Glyburide

剂量调整（肝功能不全）	起始剂量从每日1.25mg开始	吸收	吸收良好，不受食物影响
剂量调整（肾功能不全）	起始剂量从每日1.25mg开始	分布	Vd=9~10 L；蛋白结合率99%
透析	不可透析	代谢	50%经CYP2C9代谢
妊娠期药品安全性等级	B级	排泄	50%经肾脏清除，半衰期2~4h
哺乳期	权衡风险与获益	药物遗传学	未知
禁忌证	对本品过敏者、糖尿病酮症酸中毒者、Ⅰ型糖尿病者、合用波生坦者	黑框警告	无

用药安全 格列本脲 Glyburide

后缀	大写字母提示	不要压碎	高度警惕	易混药名
无	GlyBURIDE	无	是	GlipiZIDE, Glucotrol

药物相互作用 格列本脲 Glyburide

代表药物	相互作用机制	注意事项
β-受体阻滞剂	改变糖代谢，增加低血糖风险。掩盖低血糖症状	避免同时使用普萘洛尔，与其他β-受体阻滞剂合用需谨慎且加强监测
波生坦	格列本脲可增强波生坦的肝毒性作用。波生坦可能增加格列本脲的代谢	禁忌同时使用
CYP2C9诱导剂	加快磺酰脲类代谢，降低磺酰脲类血药浓度	监测血糖，并适当调整磺脲类药物的剂量
CYP2C9抑制剂	抑制磺酰脲类代谢，升高磺酰脲类血药浓度	监测血糖，并适当调整磺脲类药物的剂量
氟喹诺酮类药物、NSAID类、非诺贝特、SSRI类、生长抑素类似物	改变糖代谢，增加低血糖和高血糖的风险	尽可能避免同时使用；如合用需监测血糖并调整剂量
MAOI类	刺激胰岛素分泌，引起低血糖	尽可能避免同时使用；如合用需监测血糖并调整剂量
车前子	车前子可能延迟膳食中葡萄糖的吸收	尽可能避免同时使用；如合用需监测血糖并调整剂量
磺胺类药物	增加低血糖的风险	监测血糖，并考虑调整磺脲类药物的剂量

不良反应 格列本脲 Glyburide

常见（>10%）	少见（1%~10%）		罕见但严重（<1%）
夜尿症	低血糖、恶心、肌肉痛、皮疹、胃灼热		皮肤过敏、溶血性贫血、双硫仑反应

疗效监测 餐前血糖 70~130 mg/dL，HbA1c <7%。

毒性监测 监测低血糖的症状(包括恶心、出汗、意识丧失)。如果出现皮肤或巩膜黄染、严重的皮疹、不正常的瘀伤或出血应及时就医。

患者咨询要点 监测血糖的频率应为每天 2~4 次；如果血糖 <70mg/dL，应立即吃糖或糖果并联系医生。服药期间应使用防晒霜，避免紫外线直射(包括用太阳灯和晒黑床等进行美黑)。避免饮酒，其可引起双硫仑反应。早餐前 30 分钟服药。

临床应用要点 二甲双胍是治疗Ⅱ型糖尿病的一线药物，如果 HbA1c 不达标则需在单用二甲双胍的基础上加用一个磺脲类药物。儿童不能服用本药。G6PD 缺乏者服用本药极易发生溶血性贫血。接受胰岛素治疗的患者：当从单纯胰岛素治疗切换至格列本脲联合胰岛素治疗时，胰岛素每日用量 <20 单位时，格列本脲日剂量为 2.5~5mg；胰岛素每日用量为 20~40 单位时，格列本脲日剂量为 5mg；胰岛素用量为每日 >40 单位时，格列本脲日剂量为 5mg，并且在过渡期需减少 50% 胰岛素剂量。Glynase 是微粉化制剂。

G

分类 止咳药, 阿片类 / 祛痰药混合制剂, C-V

制剂与规格 糖浆剂:(可待因 / 愈创甘油醚)10mg/5mL~100mg/5mL

FDA批准适应证及用法用量
　　由于轻微咽喉和支气管刺激引起的咳嗽:成人和 12 岁及以上儿童, 每次 5~10mL(可待因 10~20mg/ 愈创甘油醚 100~200mg), 必要时每 4~6 小时口服 1 次; 每日最多不超过 60mL;6~12 岁儿童:每次 2.5~5mL(可待因 10~20mg/ 愈创甘油醚 100~200mg), 必要时每 4~6 小时口服 1 次;每日最多不超过 30mL。

超说明书用药 无

作用机制 可待因是 3- 甲氧基吗啡, 与阿片受体亲和力非常低。它的药理机制为通过抑制咳嗽反射直接影响延髓咳嗽中枢而起镇咳作用。愈创甘油醚可使支气管分泌物变稀薄, 增加痰量, 从而推动下呼吸道排出污物和稀释黏液。

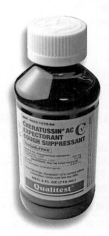

Qualitest 供图

药物参数 愈创甘油醚 / 可待因 Guaifenesin/Codeine

剂量调整（肝功能不全）	无需	吸收	吸收良好, 食物影响甚微
剂量调整（肾功能不全）	CrCl 10~50mL/min时, 减少25%可待因剂量；CrCl<10mL/min时, 减少50%可待因剂量;剂量增加时务请审慎	分布	Vd=2.6 L
透析	未知	代谢	可待因是前体药物, 需经CYP2D6代谢为吗啡, 发挥镇痛作用
妊娠期药品安全性等级	C级	排泄	可待因90%经肾脏清除, 半衰期2~4h
哺乳期	权衡风险与收益; 如果母亲或新生儿怀疑是CYP2D6超快代谢型, 请谨慎使用, 防止吗啡过量	药物遗传学	CYP2D6的活化似乎并非可待因的镇咳作用所必需。超快代谢型患者可能面临更大毒性
禁忌证	对愈创甘油醚和可待因过敏者、哮喘患者	黑框警告	无

用药安全 愈创甘油醚 / 可待因 Guaifenesin/Codeine

后缀	大写字母提示	不要压碎	高度警惕	易混药名
AC	无	无	无	无

药物相互作用 愈创甘油醚 / 可待因 Guaifenesin/Codeine

代表药物	相互作用机制	注意事项
巴比妥类、苯二氮䓬类、中枢性肌肉松弛剂、阿片类药物	中枢抑制作用累加	加强监测, 并调整剂量
丁丙诺啡、阿片受体激动/拮抗剂、阿片受体拮抗剂	戒断症状加重	避免与阿片类药物同时使用

不良反应 愈创甘油醚 / 可待因 Guaifenesin/Codeine

常见（>10%）	少见（1%~10%）	罕见但严重（<1%）
恶心、呕吐、便秘、嗜睡	瘙痒、兴奋	Stevens-Johnson综合征、生理依赖性、耐药性、呼吸抑制

疗效监测 咳嗽缓解。

毒性监测 如果出现严重的皮疹、过度嗜睡、呼吸抑制的症状应及时就医。

患者咨询要点 如果长期服用, 应使用大便软化剂和(或)通便药以预防便秘。本品可能引起嗜睡, 应避免从事驾驶或需要动作协调的工作。避免饮酒。

临床应用要点 在使用可待因缓解扁桃体切除术后疼痛的儿童病例中发生 3 名儿童死亡事故;这 3 人均为CYP2D6 超快代谢型。老年人对这类药物更加敏感, 应谨慎使用。与中枢神经系统抑制剂同时使用应谨慎, 可能有累加效应。长期使用可能会发生耐受性和生理依赖性, 避免突然停药。CYP2D6 抑制剂可以阻止可待因活化成为吗啡。市售有各种不同浓度的愈创甘油醚 / 可待因溶液成品。

分类 疫苗

剂剂与规格 肌内注射用冻干粉:重构后 0.5mL;也可与其他小儿疫苗联用

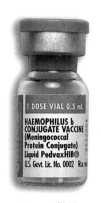

Merck 供图

FDA批准适应证及用法用量

用于儿童免疫,预防侵袭性 B 型流感嗜血杆菌感染:剂量与给药方案取决于不同疫苗产品的使用要求与开始治疗时间。安尔宝(ActHib),在 2、4、6 和 12~15 个月各给予 1 剂作为基础接种。普泽欣(PedvaxHib),在 2、4 和 12~15 个月各注射 1 剂。如果开始接种已经超过 2 个月龄,则相应给药剂量及给药方案均需调整。贺百克(Hiberix),作为加强免疫只能用于 12 个月至 4 岁儿童。

超说明书用药

用于成人免疫,预防侵袭性 B 型流感嗜血杆菌感染:对于 5 岁及以上患白血病、恶性肿瘤、解剖或功能性无脾(包括镰状细胞病)、人类免疫缺陷病毒(HIV)感染,或其他免疫功能受损的未接种或部分接种的患者可以使用任何的 B 型流感嗜血杆菌结合疫苗注射 1 剂。

药物参数 B型流感嗜血杆菌结合疫苗 Haemophilus influenzae，Type B，Conjugate

妊娠期药品安全性等级	C级	吸收、分布、代谢、排泄	未知
哺乳期	一般不在哺乳期使用,通常被认为在哺乳期间使用安全	药物遗传学	未知
禁忌证	对流感嗜血杆菌疫苗或其组成成分过敏者	黑框警告	无

用药安全 B型流感嗜血杆菌结合疫苗 Haemophilus influenzae Type B，Conjugate

后缀	大写字母提示	不要压碎	高度警惕	易混药名
无	无	无	无	无

药物相互作用 B型流感嗜血杆菌结合疫苗 Haemophilus influenzae，Type B，Conjugate

代表药物	相互作用机制	注意事项
中-高剂量糖皮质激素	免疫抑制	尽量将B型流感嗜血杆菌结合疫苗接种推迟到糖皮质激素治疗结束后
免疫抑制剂	免疫抑制	尽量将B型流感嗜血杆菌结合疫苗接种推迟到免疫抑制剂治疗结束后

不良反应 B型流感嗜血杆菌结合疫苗 Haemophilus influenzae，Type B，Conjugate

常见（>10%）	少见（1%~10%）	罕见但严重（<1%）
注射部位反应(包括红斑和疼痛)、头疼、烦躁不安、嗜睡	发热、恶心、全身乏力	血小板减少、过敏反应、格林-巴利综合征

疗效监测 预防侵袭性 B 型流感嗜血杆菌感染。

毒性监测 给药后 15 分钟注意监测低血压。

患者咨询要点 不同系列疫苗的用法用量应参考药品说明书。

临床应用要点 医生可以在主要品牌的疫苗系列之间进行切换。注射 1 剂后血清学转换是 75%~90%。起效时间为 1~2 周,免疫力维持 1.5 年。

H

分类 疫苗

制剂与规格 肌内注射混悬散剂:贺福立适, 720ELISA 单位 /0.5mL, 1440ELISA 单位 /mL;维康特, 25 单位 /0.5mL, 50 单位 /1mL;也可与乙肝疫苗结合。

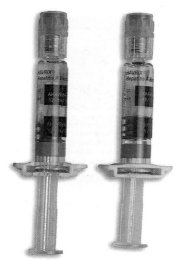

GlaxoSmithKline 供图

FDA批准适应证及用法用量

预防甲型肝炎:成人,贺福立适, 单剂量肌内注射 1440 ELISA 单位,初免 1 次,6~12 个月后进行第二剂接种维康特, 50 单位肌内注射,初免 1 次,6~18 个月后进行第二剂接种;12 个月到 18 岁儿童:贺福立适, 单剂量肌内注射 720 ELISA 单位,初免 1 次,6~12 个月后进行第二剂接种,维康特, 25 单位肌内注射,6~18 个月后再加强接种 1 次。

超说明书用药

用于 1~40 岁患者甲型肝炎暴露后预防:剂量和疗程与预防方案相同;疫苗接种应在甲肝暴露后 2 周内开始

药物参数 甲型肝炎灭活疫苗 Hepatitis A Vaccine，Inactivated

妊娠期药品安全性等级	C级	吸收、分布、代谢、排泄	未知
哺乳期	对婴儿的危险性非常小	药物遗传学	未知
禁忌证	对甲型肝炎疫苗或其任何一种成分过敏者	黑框警告	无

用药安全 甲型肝炎灭活疫苗 Hepatitis A Vaccine，Inactivated

后缀	大写字母提示	不要压碎	高度警惕	易混药名
无	无	无	无	无

药物相互作用 甲型肝炎灭活疫苗 Hepatitis A Vaccine，Inactivated

代表药物	相互作用机制	注意事项
中-高剂量糖皮质激素	免疫抑制	尽量将甲型肝炎疫苗接种推迟到糖皮质激素治疗结束后
免疫抑制剂	免疫抑制	尽量将甲型肝炎疫苗接种推迟到免疫抑制剂治疗结束后

不良反应 甲型肝炎灭活疫苗 Hepatitis A Vaccine，Inactivated

常见（＞10％）	少见（1%~10%）	罕见但严重（<1%）
注射部位反应(包括红斑和疼痛), 头疼、烦躁不安、嗜睡	发热、恶心、全身乏力	血小板减少、过敏反应、格林-巴利综合征

疗效监测 预防甲型肝炎病毒感染;尽管抗体浓度可以被检测,但不推荐对疫苗的反应进行常规检测。

毒性监测 推荐对成人进行肝功能监测及时发现肝衰竭的风险。

患者咨询要点 根据最初使用产品不同,提醒患者在初次免疫后 6~12 个月, 或 6~18 个月后加强免疫。

临床应用要点 未满周岁儿童不能使用。该疫苗是可以互换的,因此第二剂接种可使用其他品牌的疫苗。2 周之前甲肝暴露者推荐接种疫苗(如旅行或国际收养的儿童)。推荐所有高感染甲肝风险的人(>12 个月儿童与成人)应接种甲肝疫苗:包括男性同性恋者、静脉吸毒者、患有慢性肝病、国际旅客,以及那些与来自流行地区(非洲、印度等)的人密切接触者。甲肝传播途径为经粪口途径传播。接种疫苗后 1 个月之内血清转换率 94%~100%。

分类 疫苗

制剂与规格 肌内注射混悬散剂:安在时(Engerix)，10μg/0.5mL，20μg/1mL；Recombivax，5μg/0.5mL，10μg/1mL，40μg/1mL；也可与甲肝疫苗，其他儿童疫苗制成联合疫苗

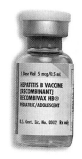 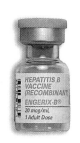

GlaxoSmithKline
供图   Merck 供图

H

FDA批准适应证及用法用量
　　预防乙肝病毒感染:≥ 20 岁成人:在 0、1、6 个月各肌内注射一剂，安在时注射 20μg/ 次，或 Recombivax 注射 10μg/ 次；儿童:在 0、1、6 个月各肌内注射一剂，安在时注射 10μg/ 次，或 Recombivax 注射 5μg/ 次；接受血液透析的患者，在 0、1、6 个月需各肌内注射一剂，每次 40μg；此外还有几种治疗方案被批准供成人和不同年龄段的儿童选择。

超说明书用药 无

药物参数 重组乙型肝炎疫苗 Hepatitis B Vaccine，Recombinant

妊娠期药品安全性等级	C级	吸收、分布、代谢、排泄	未知
哺乳期	对婴儿的危险性非常小	药物遗传学	无临床相关资料
禁忌证	对乙型肝炎疫苗或其任何一种成分(包括酵母菌)过敏者	黑框警告	无

用药安全 重组乙型肝炎疫苗 Hepatitis B Vaccine，Recombinant

后缀	大写字母提示	不要压碎	高度警惕	易混药名
Engerix-B, Recombivax HB	无	无	无	成人与儿童剂型易混

药物相互作用 重组乙型肝炎疫苗 Hepatitis B Vaccine，Recombinant 无

不良反应 重组乙型肝炎疫苗 Hepatitis B Vaccine，Recombinant

常见（>10%）	少见（1%~10%）	罕见但严重（<1%）
注射部位反应(包括红斑和注射部位疼痛)	发热	过敏症、全血细胞减少

疗效监测 预防乙型肝炎病毒感染；推荐用于有疫苗无应答风险和乙肝暴露高风险职业者，在注射完第三剂后 1~2 个月监测乙肝抗体表面抗原(抗 -HBs)。

毒性监测 给药后 15 分钟注意监测低血压。

患者咨询要点 不同系列疫苗的用法用量应参考各自药品说明书。

临床应用要点 不同品牌系列的疫苗是可以互换的。应使用适当长度的针，以确保肌内给药。建议接种人群:所有婴幼儿，青少年，医护人员，肾衰竭患者，丙型肝炎患者，智障治疗机构的患者与工作人员，与慢性乙型肝炎患者接触者，经常接触血液制品者，国际旅客，由于性行为、监禁、注射吸毒而使感染风险增加者。初次免疫应答者即可实现终身免疫。

分类　疫苗

制剂与规格　肌内注射混悬散剂:卉妍康, HPV-16 L1 蛋白 20μg/0.5mL 和 HPV-18 L1 蛋白 20μg/0.5mL;加卫苗, HPV-6 L1 蛋白 20μg/0.5mL, HPV-11 L1 蛋白 40μg/0.5mL, HPV-16 L1 蛋白 40μg/0.5mL, HPV-18 L1 蛋白 20μg/0.5mL

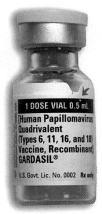

Merck 供图

FDA批准适应证及用法用量

1. 人乳头瘤病毒二价疫苗(HPV2;16 和 18 型):适用于 10~25 岁女性, 预防原位宫颈腺癌、宫颈癌、宫颈上皮内瘤变, 在 0, 1 和 6 个月分别注射一剂。

2. 人乳头瘤病毒四价疫苗(HPV4;6、11、16、和 18 型):预防原位宫颈腺癌、宫颈癌、宫颈上皮内瘤变、肛门癌、阴道或外阴上皮内瘤变或恶性肿瘤、尖锐湿疣。适于 9~26 岁人群接种, 在 0、2、和 6 个月分别注射一剂。

3. 女性常规接种建议在 11~12 岁, 可接种任一种疫苗制剂。13~26 岁女性建议加强免疫。

4. 男性常规接种建议在 11~12 岁, 接种 HPV4 疫苗, 13~21 岁建议加强免疫, 那些与同性发生性关系的 22~26 岁男性建议接种 HPV4 疫苗。

超说明书用药　无

药物参数　人乳头瘤病毒疫苗 Human Papillomavirus Vaccine

妊娠期药品安全性等级	B级;建议在妊娠结束后再开始接种	吸收、分布、代谢、排泄	未知
哺乳期	建议慎重, 权衡风险与收益	药物遗传学	未知
禁忌证	对HPV疫苗或其任何一种成分过敏者;卉妍康禁用于酵母过敏者;加卫苗禁用于乳胶过敏者	黑框警告	无

用药安全　人乳头瘤病毒疫苗 Human Papillomavirus Vaccine

后缀	大写字母提示	不要压碎	高度警惕	易混药名
无	无	无	无	二价与四价产品经常被混淆

药物相互作用　人乳头瘤病毒疫苗 Human Papillomavirus Vaccine

代表药物	相互作用机制	注意事项
中-高剂量糖皮质激素	免疫抑制	尽量将疫苗接种推迟到糖皮质激素治疗结束后
免疫抑制剂	免疫抑制	尽量将疫苗接种推迟到免疫抑制治疗结束后

不良反应　人乳头瘤病毒疫苗 Human Papillomavirus Vaccine

常见（＞10%）	少见（1%~10%）	罕见但严重（<1%）
注射部位反应(包括红斑和注射部位疼痛), 关节痛、肌痛、头痛、发热	皮疹、胃肠道症状	过敏症、格林-巴利综合征

疗效监测　宫颈癌及其他由 HPV 病毒引起的疾病的预防。

毒性监测　监测晕厥;持续地进行常规宫颈癌筛查;HPV 检测阴性不需要接种。

患者咨询要点　不同系列疫苗的用法用量应参考各自药品说明书。

临床应用要点　尽可能使用同品牌疫苗完成免疫。晕厥是疫苗接种后常见的不良反应, 因此接种后 15 分钟内应密切观察。已经感染 HPV 的个体不受疫苗保护。不能治疗已经感染 HPV 的也不能预防本疫苗不包含的 HPV 其他亚型的病毒感染。70%的子宫颈癌由 HPV16、18 引起;卉炎康仅预防子宫颈癌。90%的生殖器疣由 HPV6、11 引起;加卫苗同时预防宫颈癌和生殖器疣。总体而言, HPV 疫苗可有效地预防 93%的宫颈癌并可获得终身免疫。

分类 外周血管扩张药

制剂与规格 片剂:10mg, 25mg, 50mg, 100mg;溶液剂:20mg/mL。

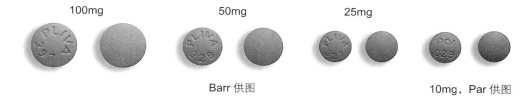

100mg　　　　50mg　　　　25mg

Barr 供图　　　　　　10mg，Par 供图

FDA批准适应证及用法用量

　　高血压:成人,起始剂量口服 10mg,每日 4 次;2~4 天后加至 25mg,每日 4 次;3~5 天后剂量增加至 50mg,每日 4 次;1 周后视疗效逐步增加至最低有效剂量(最大日剂量不超过 300mg)。儿童,口服 0.75mg/(kg·d),分 4 次服用;3~4 周内逐渐增加到最大量, 7.5mg/kg 或每日 200mg。

超说明书用药

　　充血性心力衰竭:成人每天口服 200~300mg,分 2~4 次服用。

作用机制 肼屈嗪是一种血管扩张剂,通过直接扩张血管平滑肌减少总外周阻力,对小动脉的扩张作用比小静脉更明显。

药物参数 肼屈嗪 Hydralazine

剂量调整（肝功能不全）	无需	吸收	F=38%~50%, 食物对吸收没有影响
剂量调整（肾功能不全）	轻度至中度肾衰竭, 加大给药间隔8h; CrCl<10mL/min, 加大给药间隔, 至8~16h	分布	蛋白结合率88%~90%
透析	不可透析	代谢	广泛肝脏代谢为2个代谢产物
妊娠期药品安全性等级	C级	排泄	3%~14%经肾脏清除, 3%~12%经粪便排泄, 半衰期3~5h
哺乳期	可以服用	药物遗传学	未知
禁忌证	对肼屈嗪过敏者;主动脉夹层动脉瘤者	黑框警告	无

用药安全 肼屈嗪 Hydralazine

后缀	大写字母提示	不要压碎	高度警惕	易混药名
无	HydrALAZINE	无	无	HydrOXYzine

药物相互作用 肼屈嗪 Hydralazine

代表药物	相互作用机制	注意事项
NSAID类	使肼屈嗪降压作用减弱	避免同时使用, 如同时使用注意监测血压
呋塞米	会增强呋塞米的利尿效果	监测血清电解质、尿量、CrCl
美托洛尔、普萘洛尔	增加β-受体阻滞剂的毒性(心动过缓、乏力、气短)	如确需同时使用, 可与食物同服或改服缓释β-受体阻滞剂;监测血压

不良反应 肼屈嗪 Hydralazine

常见（>10%）	少见（1%~10%）	罕见但严重（<1%）
	厌食、胸痛、腹泻、头晕、头痛、低血压、鼻塞、心悸、反射性心动过速、呕吐	粒细胞缺乏症、肝毒性、白细胞减少症、系统性红斑狼疮

疗效监测 降低收缩压和舒张压, 改善心力衰竭的症状或体征。

毒性监测 监测低血压或肝功能损害的症状或体征。在治疗开始和治疗一段时间后应定期检查血常规和抗核抗体滴度。

患者咨询要点 患者服药期间应禁酒。建议不要突然停药, 因为可能会导致反跳性高血压。此药可能引起头晕,服药期间应避免从事驾驶、操纵机器, 或其他危险工作。发现以下症状或体征时患者应及时就医, 包括:胸痛、心悸、快速性心律失常、低血压、粒细胞缺乏症、系统性红斑狼疮或肝毒性。

临床应用要点 肼屈嗪可能对不能耐受 ACEI 类或 ARB 类药物治疗的患者是有益的, 对同时使用 ACEI 或 ARB 的非洲裔美国人可能带来益处。

分类 噻嗪类利尿降压药
制剂与规格 胶囊:12.5mg;片剂:12.5mg, 25mg, 50mg

50mg　　　25mg　　　12.5mg

Teva 供图　　　　　Watson 供图

FDA批准适应证及用法用量

1. 水肿性疾病:成人,每天口服 25~100mg,单次或分次服用;儿童,每次口服 1~2mg/kg,单次或分次服用;<6 个月婴儿,每日剂量需增加到 3mg/kg,分 2 次服用;<2 岁婴儿,每日最大剂量为 37.5mg;2~12 岁儿童,每日最大剂量 100mg。

2. 高血压:成人,初始剂量为每日口服 12.5~25mg,视疗效可逐步增加至维持量 50~100mg,单次或分次服用;儿童,每日口服 1~2mg/kg,单次或分次服用;<6 个月婴儿,每日剂量可能需要增加到 3mg/kg,分 2 次服用;<2 岁婴儿,每日最大剂量为 37.5mg;2~12 岁儿童,每日最大剂量 100mg。

超说明书用药

1. 高钙尿症:成人,口服每次 25mg,每日 2 次;儿童,每日 1~2mg/kg。

2. 骨质疏松症:成人,每日口服 12.5~25mg。

作用机制 噻嗪类通过干扰肾皮质稀释段对钠和氯的重吸收从而增加钠和氯的排泄。

药物参数 氢氯噻嗪 Hydrochlorothiazide

剂量调整（肝功能不全）	无需	吸收	F=60%~80%，患肝、肾或心脏（心力衰竭）疾病者吸收会减少
剂量调整（肾功能不全）	CrCl<25 mL/min避免使用	分布	Vd=3.6~7.8L/kg;蛋白结合率40%
透析	不可透析	代谢	不代谢
妊娠期药品安全性等级	B级	排泄	50%~70%以原型经尿液排泄，半衰期10~12h(心力衰竭或肾脏疾病者会延长)
哺乳期	避免使用	药物遗传学	未知
禁忌证	对氢氯噻嗪或磺胺药过敏者、同时服用多非利特者、无尿患者	黑框警告	无

用药安全 氢氯噻嗪 Hydrochlorothiazide

后缀	大写字母提示	不要压碎	高度警惕	易混药名
无	无	无	无	HCTZ是容易出错的缩写

药物相互作用 氢氯噻嗪 Hydrochlorothiazide

代表药物	相互作用机制	注意事项
ACEI类	体位性低血压的风险增加(首剂)	从低剂量开始服用并监测血压
抗心律失常药物,地高辛	因低钾血症、低镁血症导致室性心律失常(尖端扭转型)风险增加	监测血清钾和镁的水平;如有必要补充电解质
降糖药物	减弱降糖作用	监测血糖水平
补钙药	增加高钙血症风险	避免同时使用,如同时服用应监测血钙水平
卡马西平	低钠血症的风险增加	避免同时使用,如同时服用应监测血钠水平
NSAID类	减弱本药降压和利尿作用,增加肾毒性风险	避免同时使用,如同时服用应监测血压、血清肌酐水平
托吡酯、锂剂	增加托吡酯与锂剂的血药浓度与中毒的风险	监测药物浓度并适当减少剂量

不良反应 氢氯噻嗪 Hydrochlorothiazide

常见（>10%）	少见（1%~10%）	罕见但严重（<1%）
低血压、头晕、头痛	便秘、高血钙、高血糖、高尿酸血症、低钾血症、低镁血症、低钠血症、阳痿、食欲缺乏、恶心、光敏性、皮疹	心律失常、肝炎、胰腺炎、Stevens-Johnson综合征

疗效监测 血压下降,水肿减轻。

毒性监测 监测血清和尿电解质下降、肾功能减退、血尿酸和血糖升高。如果出现皮疹、皮肤或巩膜黄染、尿量减少或痛风症状应及时就医。

患者咨询要点 可引起头晕。应避免从事驾驶、操纵机器,或从事其他易发生危险的事情。及时向医生报告低血压的症状或体征。治疗期间多吃高钾食物。避免饮酒和服用 NSAID 类药物。

临床应用要点 呈现稳定的降压效果可能需要 2~3 周。

分类 阿片类镇痛药 / 对乙酰氨基酚复方制剂, C- Ⅲ

制剂与规格 片剂:(氢可酮/对乙酰氨基酚)5mg/325mg,7.5mg/325mg,10mg/325mg,5mg/500mg,7.5mg/500mg, 10mg/500mg, 7.5mg/650mg, 10mg/650mg, 7.5mg/750mg, 10mg/750mg；胶囊:(氢可酮 / 对乙酰氨基酚) 5mg/500mg；溶液剂:(氢可酮 / 对乙酰氨基酚)10mg/325mg/15mL

5mg/325mg　　7.5mg/325mg　　10mg/325mg　　10mg/500mg　　7.5mg/500mg

Mallinckrodt 供图

FDA批准适应证及用法用量

中至中重度疼痛:成人，必要时每 4~6 小时服 1~2 片；24 小时对乙酰氨基酚的总用量不超过 4000mg，或每 4~6 小时服用 15mL(含 7.5mg 氢可酮 /500mg 对乙酰氨基酚)，24 小时总用量不超过 6 个单次剂量(90mL)。儿 童，(≥ 2 岁)平均 0.27 mL/kg(7.5mg 氢可酮 /500mg 对乙酰氨基酚 /15mL)或 0.135mg/kg 氢可酮，9mg/kg 对乙 酰氨基酚必要时每 4~6 小时服用 1 次；日最大剂量为 6 个单次剂量。

超说明书用药 无

作用机制 对乙酰氨基酚是前列腺素合成的中枢性抑制剂。氢可酮是阿片类镇痛止咳药，作用机制未知，但一 般认为与中枢神经系统中阿片受体存在有关。

药物参数 氨酚氢可酮 Hydrocodone/Acetaminophen

剂量调整（肝功能不全）	肝脏严重受损者避免使用	吸收	吸收很好，极少受食物影响
剂量调整（肾功能不全）	中度受损，应降低50%的剂量；严重肾功能不全的，应避免同时使用	分布	未知
透析	不可透析	代谢	氢可酮:60%经CYP3A4/5、CYP2D6代谢
妊娠期药品安全性等级	C级	排泄	氢可酮:半衰期4h；对乙酰氨基酚:半衰期1~3h
哺乳期	权衡风险与获益	药物遗传学	未知
禁忌证	对本品过敏者	黑框警告	对乙酰氨基酚的肝毒性

用药安全 氨酚氢可酮 Hydrocodone/Acetaminophen

后缀	大写字母提示	不要压碎	高度警惕	易混药名
无	无	无	是	Hycodan, Indocin

药物相互作用 氨酚氢可酮 Hydrocodone/Acetaminophen

代表药物	相互作用机制	注意事项
巴比妥类、苯二氮䓬类、中枢性肌肉松弛剂、阿片类、吩噻嗪类	中枢抑制作用叠加	注意监测并考虑调整剂量
丁丙诺啡、阿片受体激动剂/拮抗剂、阿片受体拮抗剂	突发戒断症状	避免与阿片类药物同时使用
白消安	对乙酰氨基酚降低血液和组织中谷胱甘肽水平，白消安经由与谷胱甘肽结合从机体消除	72h内避免合用
MAOI类	呼吸抑制作用叠加	避免同时使用
异烟肼、苯妥英、齐多夫定	增加对乙酰氨基酚的肝毒性	避免同时使用
华法林	对乙酰氨基酚可干扰凝血因子或干扰华法林代谢，使出血的风险增加	服用华法林的患者限制使用对乙酰氨基酚；监测INR

不良反应 氨酚氢可酮 Hydrocodone/Acetaminophen

常见（>10%）	少见（1%~10%）	罕见但严重（<1%）
便秘、胃肠道不适、嗜睡	皮疹、呼吸抑制、欣快、瘙痒	Stevens-Johnson综合征、生理依赖性、耐药性、呼吸抑制、胃肠道出血、肝酶升高

疗效监测 疼痛缓解。

毒性监测 如果出现严重皮疹、过度嗜睡、呼吸抑制、严重便秘、黑色柏油样大便或皮肤与巩膜黄染应及时就医。

患者咨询要点 对长期用药的患者应使用大便软化剂和(或)轻泻剂以预防便秘。本药可能引起嗜睡，应避免 从事驾驶或要求动作协调的工作。避免饮酒和服用其他中枢神经抑制剂。

临床应用要点 老年人对本品更加敏感，应谨慎使用。长期使用会产生生理依赖和药物耐受，避免突然停药。 本品所含的对乙酰氨基酚日剂量不应超过 4g。

分类 镇咳药, 阿片类 / 抗组织胺复方制剂, C-Ⅲ

制剂与规格 糖浆剂:(氢可酮 / 氯苯那敏) 10mg/5mL-8mg/5mL

FDA批准适应证及用法用量

咽喉和支气管轻微发炎引起的咳嗽:成人和 12 岁以上儿童:必要时, 每 12 小时口服 5mL(氢可酮 10~20mg/ 氯苯那敏 100~200mg), 24 小时内不要超过 10mL;6~12 岁儿童:必要时, 每 12 小时口服 2.5mL, 24 小时不要超过 5mL。

超说明书用药 无

作用机制 酒石酸氢可酮是阿片类镇痛止咳药, 其作用机制未知, 但一般认为与中枢神经系统中阿片受体存在有关。其镇咳作用主要通过直接影响延髓的咳嗽中枢抑制咳嗽反射发挥作用。氯苯那敏则通过特异性阻断 H_1- 受体抑制组胺的过敏作用。

药物参数 氢可酮 / 氯苯那敏 Hydrocodone/Chlorpheniramine

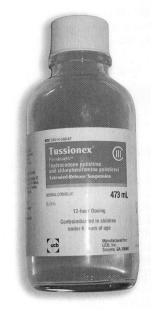

UCB 供图

剂量调整(肝功能不全)	无需	吸收	吸收很好, 极少受食物影响
剂量调整(肾功能不全)	无需	分布	未知
透析	不可透析	代谢	氢可酮60%经CYP3A4/5、CYP2D6代谢
妊娠期药品安全性等级	C级	排泄	氢可酮:半衰期4h;对乙酰氨基酚:半衰期1~3h
哺乳期	权衡风险与收益	药物遗传学	未知
禁忌证	对阿片类药物或抗组胺药过敏者	黑框警告	无

用药安全 氢可酮 / 氯苯那敏 Hydrocodone/Chlorpheniramine

后缀	大写字母提示	不要压碎	高度警惕	易混药名
无	无	无	是	无

药物相互作用 氢可酮 / 氯苯那敏 Hydrocodone/Chlorpheniramine

代表药物	相互作用机制	注意事项
巴比妥类、苯二氮䓬类、中枢性肌肉松弛剂、阿片类药物	中枢抑制作用叠加	注意监测并考虑调整剂量
丁丙诺啡、阿片受体激动剂/拮抗剂、阿片受体拮抗剂	突发的戒断症状	避免与阿片类药物同时使用

不良反应 氢可酮 / 氯苯那敏 Hydrocodone/Chlorpheniramine

常见(>10%)	少见(1%~10%)	罕见但严重(<1%)
便秘、胃肠道不适、嗜睡	皮疹、呼吸抑制、低血压、瘙痒症	Stevens-Johnson综合征、生理依赖性、耐药性、呼吸抑制

疗效监测 咳嗽缓解。

毒性监测 如果出现严重皮疹、过度嗜睡、呼吸抑制应及时就医。

患者咨询要点 对长期用药的患者应使用大便软化剂和(或)轻泻剂以预防便秘。本药可能引起嗜睡, 应避免从事驾驶或要求动作协调的工作。避免饮酒。

临床应用要点 老年人对本品更加敏感, 应谨慎使用。服药期间使用中枢神经抑制剂应谨慎, 可能有累加效应。长期使用会产生生理依赖和药物耐受, 避免突然停药。

分类 外用皮质类固醇
制剂与规格 直肠乳膏剂:1%, 2.5%;外用乳膏剂:0.5%, 1%, 2.5%;外用洗剂:1%, 2.5%;外用软膏:0.5%, 1%, 2.5%

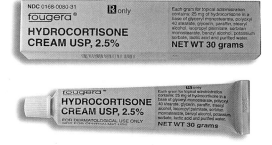

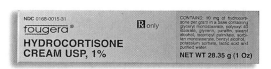

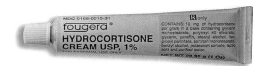

| 2.5% 乳膏剂 | 1% 乳膏剂 |

Fougera 供图

FDA批准适应证及用法用量
糖皮质激素敏感的皮肤疾病:每日 2 次, 将本品薄薄涂于局部患处。
超说明书用药 无
作用机制 氢化可的松具有抗炎、止痒、收缩血管的作用。皮质类固醇被认为是通过诱导磷脂酶 A2 抑制蛋白脂皮质素的产生而发挥作用。有观点认为这些蛋白质通过抑制它们的共同的前体, 花生四烯酸的释放从而使炎症的强效介质如前列腺素 S 和白三烯的生物合成减少发挥抗炎作用。花生四烯酸正是在磷脂酶 A2 作用下从膜磷脂释放。

药物参数 外用氢化可的松 Hydrocortisone Topical

剂量调整（肝功能不全）	无需	吸收	几乎不吸收。除非涂抹面积很大, 或涂在破损皮肤上
剂量调整（肾功能不全）	无需	分布	不被吸收
透析	不可透析	代谢	不被吸收
妊娠期药品安全性等级	C级	排泄	不被吸收
哺乳期	通常可以服用	药物遗传学	未知
禁忌证	对氢化可的松或其他皮质类固醇药物过敏者	黑框警告	无

用药安全 外用氢化可的松 Hydrocortisone Topical

后缀	大写字母提示	不要压碎	高度警惕	易混药名
无	无	无	无	HCT(氢化可的松的缩写形式)是容易出错的缩写

药物相互作用 外用氢化可的松 Hydrocortisone Topical 未知
不良反应 外用氢化可的松 Hydrocortisone Topical

常见（＞10%）	少见（1%~10%）	罕见但严重（<1%）
	用药部位皮肤干燥、灼热感、刺痛、瘙痒;头痛	有报道作为封闭敷料使用时, 或用于较大面积皮肤时, 会发生下丘脑-垂体-肾上腺轴(HPA)抑制

疗效监测 皮肤疾病的症状改善。
毒性监测 如出现严重皮肤刺激症状或用药后症状加重应及时就医。
患者咨询要点 应薄薄一层涂于皮肤患处, 涂药部位应清洁无破损。避免接触眼睛和口唇。涂药部位不要包扎敷料, 不要穿紧身衣服。
临床应用要点 本品多种剂型有售(包括泡沫剂、凝胶剂、香波等), 处方药和非处方药均有。口服剂型和直肠制剂给药可发挥全身作用, 也可与其他口服皮质类固醇药物用于相似适应证(如泼尼松)。大面积、长时间使用及包扎敷料可以增加患者全身吸收和毒性的危险。儿童患者更容易全身吸收。

分类　氨基喹啉类
制剂与规格　片剂：200mg

200mg，Goldline 供图

FDA批准适应证及用法用量
　　1.红斑狼疮：维持治疗，每天口服 200~400mg。
　　2.抑制疟疾：成人，每周同一天口服 400mg；儿童，5mg/kg（以羟氯喹计）(200mg 硫酸羟氯喹 =155mg 羟氯喹）从进入疫区前 2 周开始到离开疫区后持续 8 周治疗。
　　3.类风湿性关节炎：维持治疗，每天口服 200~400mg。
超说明书用药　无
作用机制　羟氯喹的作用机制不明。可有效治疗间日疟、三日疟和恶性疟原虫的敏感菌株。
药物参数　羟氯喹 Hydroxychloroquine

剂量调整（肝功能不全）	严重肝功能不全者避免使用	吸收	F=74%，儿童不受食物影响
剂量调整（肾功能不全）	严重肾功能不全者避免使用	分布	红细胞中浓度高于血浆浓度5倍
透析	不可透析	代谢	40%通过未知的酶代谢
妊娠期药品安全性等级	D级	排泄	16%~25%经肾脏清除，半衰期40d
哺乳期	通常可以服用	药物遗传学	未知
禁忌证	对羟氯喹过敏者，在使用羟氯喹前即存在视网膜或视野病变者，儿童长期用药者	黑框警告	有经验的医生指导下使用

用药安全　羟氯喹 Hydroxychloroquine

后缀	大写字母提示	不要压碎	高度警惕	易混药名
无	无	无	无	Platinol

药物相互作用　羟氯喹 Hydroxychloroquine

代表药物	相互作用机制	注意事项
金硫葡萄糖	发生血恶液质的风险增加	禁止合用
地高辛	升高血浆中地高辛的水平	避免同时使用，如同用应监测地高辛水平
贝特类药物	患胆石症的危险性增加	避免同时使用，如同用应定期检查胆石症
美托洛尔	新陈代谢下降，增加美托洛尔毒性	避免同时使用

不良反应　羟氯喹 Hydroxychloroquine

常见（>10%）	少见（1%~10%）	罕见但严重（<1%）
	腹痛、便秘、腹泻、头痛、恶心、头晕、视力障碍、色素沉着	心律失常、心肌病、Stevens-Johnson综合征、粒细胞缺乏症、癫痫发作、视网膜病、精神病

疗效监测　类风湿性关节炎：疼痛减轻、活动受限改善。红斑狼疮：关节疼痛减轻、蝶形红斑消退、精神改善。疟疾：预防疟疾。
毒性监测　如出现心悸、严重皮疹、不寻常的瘀伤或出血、视力模糊或视野改变应及时就医。在开始使用本品治疗前及治疗中应定期进行眼科检查。
患者咨询要点　如果每周服用本药，应在每星期同一天服用。服药时应与食物或牛奶同服。
临床应用要点　一片 200mg 硫酸羟氯喹相当于 155mg 羟氯喹。如出现严重中毒症状，给予氯化铵（成人每日 8g，分几次服用）每周给药 3~4 天，数月后可能会增加羟氯喹的肾脏排泄。

分类　抗组胺药

制剂与规格　片剂:10mg, 25mg, 50mg;胶囊:25mg, 50mg, 100mg;糖浆剂:10mg/5mL;溶液剂:10mg/5mL

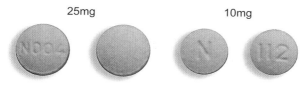

25mg　　10mg

Northstar Rx 供图

FDA批准适应证及用法用量

　　1. 焦虑:口服 50~100mg, 每日 4 次。

　　2. 瘙痒:口服 25mg, 每日 3~4 次。

　　3. 镇静:必要时, 每 4 小时口服 50~100mg。

超说明书用药

　　季节性过敏性鼻炎:口服每次 10~25mg, 每日 3~4 次。

作用机制　盐酸羟嗪是一种快速起效制剂, 可能作用于中枢神经大脑皮质下关键区域抑制其活性。其原发性骨骼肌松弛作用、支气管扩张活性、止吐作用, 和抗组胺与镇痛作用已被实验室和临床实践所证实。

药物参数　羟嗪 Hydroxyzine

剂量调整（肝功能不全）	慢性肝衰竭患者只能接受较低的剂量;每天只能服用1次最低有效剂量, 谨慎提高剂量, 避免中毒	吸收	口服后迅速吸收
剂量调整（肾功能不全）	无需	分布	Vd=16L/kg
透析	不可透析	代谢	在肝脏代谢为西替利嗪
妊娠期药品安全性等级	C级	排泄	70%经肾清除, 半衰期3~20h
哺乳期	权衡风险与收益	药物遗传学	未知
禁忌证	对本品和西替利嗪过敏者	黑框警告	无

用药安全　羟嗪 Hydroxyzine

后缀	大写字母提示	不要压碎	高度警惕	易混药名
无	HydrOXYzine	无	无	HydrALAZINE, hydroxyurea

药物相互作用　羟嗪 Hydroxyzine

代表药物	相互作用机制	注意事项
中枢神经系统抑制剂(阿片类、苯二氮䓬类、乙醇)	镇静作用可能增加	谨慎合用

不良反应　羟嗪 Hydroxyzine

常见（>10%）	少见（1%~10%）	罕见但严重（<1%）
	镇静、头痛、口干、乏力	

疗效监测　改善焦虑、皮肤瘙痒、失眠的症状。

毒性监测　出现严重中枢神经系统中毒症状时应及时就医。

患者咨询要点　由于服药可引起头晕或镇静作用, 因此患者服药期间应避免从事需要警觉性与身体协调性的活动。

临床应用要点　本药的多种制剂作为非处方药品销售。注射剂型可作为辅助止痛药和抗呕吐药用于治疗围术期疼痛、恶心、呕吐, 也可单独作为镇静剂使用。

分类 双磷酸盐
制剂与规格 片剂：150mg

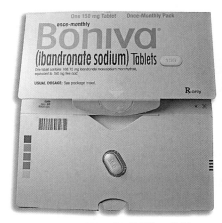

150mg，GlaxoSmithKline 供图

FDA批准适应证及用法用量
   1. 绝经后骨质疏松症：每月 1 次，每次口服 150mg。
   2. 预防绝经后骨质疏松症：每月 1 次，每次口服 150mg。
超说明书用药 无
作用机制 伊班磷酸在细胞水平上与骨内羟基磷灰石结合，抑制破骨细胞的活性，从而起到调节骨代谢的作用。
药物参数 伊班磷酸 Ibandronate

剂量调整（肝功能不全）	无需	吸收	F<1%，食物会影响吸收，建议餐前30~60min服药
剂量调整（肾功能不全）	CrCl<30mL/min者避免使用	分布	Vd=90L；蛋白结合率85%~99%
透析	不可透析	代谢	不被代谢
妊娠期药品安全性等级	C级	排泄	50%经肾清除，半衰期37~157h
哺乳期	权衡风险与收益	药物遗传学	未知
禁忌证	食管异常、食管排空延迟、低钙血症、不能保持上身直立至少60min者	黑框警告	无

用药安全 伊班磷酸 Ibandronate

后缀	大写字母提示	不要压碎	高度警惕	易混药名
无	无	无	无	无

药物相互作用 伊班磷酸 Ibandronate

代表药物	相互作用机制	注意事项
含铝、钙的药物	减少双磷酸盐的吸收	相隔1~2h给药
H_2-受体阻滞剂和质子泵抑制剂	减少双磷酸盐的吸收	相隔1~2h给药

不良反应 伊班磷酸 Ibandronate

常见（>10%）	少见（1%~10%）	罕见但严重（<1%）
消化不良、背痛、呼吸道感染	高血压、腹泻、腹痛、头痛、肌痛	颚骨坏死、食管癌、食管溃疡、超敏反应、心律失常、骨折、严重的肌肉疼痛

疗效监测 骨密度增高。骨折发生率下降。
毒性监测 治疗前检查血清肌酐、钙、磷水平。如出现严重皮疹、吞咽困难、牙齿肿胀或剧烈疼痛时应及时就医。
患者咨询要点 本品需在早上起床后尽早服用，并且需在进食任何食物或饮料前。本品需整片吞服，用一大杯（约200mL）白水送服（不能用矿泉水、咖啡、果汁或其他任何液体送服）。不能咀嚼或吸吮药片。不要在床上服药，不要在睡前服药。服药前后至少 60 分钟不应进食任何东西或服用其他药物，以助本药更好地吸收。服用此药后直至进食前至少保持 60 分钟不要躺卧。
临床应用要点 同期化疗、口腔卫生差会增加颚骨坏死的风险。已经有报道称，使用双磷酸盐治疗骨质疏松症的患者发生非典型大腿骨折（粗隆和骨干股骨骨折）；那些发现股骨干骨折迹象的患者应停止本药治疗。鉴于本药的毒性，FDA 建议治疗 3~5 年后骨质疏松风险较低的患者，应考虑停止伊班磷酸的治疗。发药时需进行用药指导。

分类 非甾体抗炎药

制剂与规格 片剂:200mg, 400mg, 600mg, 800mg;混悬散剂:100mg/5mL, 50mg/1.25mL

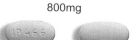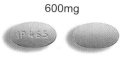

800mg　600mg　400mg

Amneal 供图

FDA批准适应证及用法用量

　　1. 发热:儿童, 6 个月至 12 岁儿童, 必要时每 6~8 小时口服5~10mg/kg;12岁以上儿童和成人, 必要时每4~6小时口服200~400mg;作为非处方药使用的最大日剂量为1200mg。

　　2. 疼痛, 头痛:儿童:6 个月至 12 岁儿童, 必要时每 6~8 小时口服 5~10mg/kg;12 岁以上儿童和成人, 必要时每 4~6 小时口服 200~400mg;作为非处方药使用的最大日剂量为 1200mg。

　　3. 骨关节炎和类风湿性关节炎:每日口服剂量为 1200~3200mg, 分 3~4 次服用。

　　4. 青少年类风湿性关节炎:每日口服剂量为 30~50mg/kg, 分 4 次服用, 最大日剂量为 2400mg。

超说明书用药 无

作用机制 非选择性抑制环氧化酶 -1(COX-1)和环氧化酶 -2(COX-2), 可逆地改变血小板功能, 延长出血时间。

药物参数　布洛芬 Ibuprofen

剂量调整（肝功能不全）	无需	吸收	F=90%, 食物影响很少
剂量调整（肾功能不全）	严重肾功能不全者, 避免使用	分布	Vd=0.1L/kg;蛋白结合率99%
透析	不可透析	代谢	20%通过CYP2C19肝脏代谢
妊娠期药品安全性等级	C级（妊娠前6个月）;D级（妊娠最后3个月）	排泄	45%~80%经肾清除, 半衰期1.8~2.2h
哺乳期	可以服用	药物遗传学	未知
禁忌证	对布洛芬过敏者;合用酮咯酸或己酮可可碱者;哮喘、荨麻疹或对阿司匹林或其他非甾体类抗炎药过敏者;冠状动脉旁路移植围术期患者	黑框警告	心血管事件, 胃肠道毒性、冠状动脉旁路移植术

用药安全　布洛芬 Ibuprofen

后缀	大写字母提示	不要压碎	高度警惕	易混药名
无	无	无	无	无

药物相互作用　布洛芬 Ibuprofen

代表药物	相互作用机制	注意事项
阿司匹林、低分子肝素、SSRI类	增加胃肠道毒性并增加出血风险	监测胃肠道毒性
ACEI类、血管紧张素Ⅱ受体拮抗剂、β-受体阻滞剂、髓袢利尿剂、噻嗪类利尿剂	通过减少肾脏前列腺素的合成而降低利尿药和降压药的疗效	注意观察疗效并考虑替代疗法
环孢菌素、他克莫司、锂	增加环孢素、锂剂中毒风险, 机制未明	监测环孢素、他克莫司或锂的血药浓度并考虑调整剂量
酮咯酸、己酮可可碱	增加胃肠道毒性并增加出血风险	禁止同时使用
培美曲塞	降低培美曲塞肾清除率从而增加其毒性	肾功能障碍患者应避免非甾体类抗炎药与培美曲塞联合使用
磺酰脲类降糖药	通过抑制磺酰脲类药物的代谢而增加低血糖的风险	监测血糖并根据需要调整剂量
华法林	竞争代谢	监测INR并调整华法林的剂量

不良反应　布洛芬 Ibuprofen

常见（>10%）	少见（1%~10%）	罕见但严重（<1%）
	水肿、瘙痒、皮疹、胃肠道不适、头晕、耳鸣、耳毒性	Stevens-Johnson综合征、胃肠道出血、血栓形成、肝酶升高、急性肾衰竭、充血性心力衰竭、再生障碍性贫血

疗效监测 关节炎和类风湿性关节炎:减少疼痛和关节活动范围变大。

毒性监测 如果长期使用需监测血常规、肝功能、SCr、粪便隐血试验。如出现严重皮疹、黑色柏油样大便、胸痛、眼睛或皮肤黄染、或排尿变化时, 应及时就医。

患者咨询要点 与食物或牛奶同服以减少胃肠不适。

临床应用要点 老年患者胃肠道溃疡的风险增加。非甾体类抗炎药与心血管血栓性不良事件风险增加密切相关, 包括致命的心肌梗死和中风。在最短治疗时间内使用最低有效剂量;观察初始反应后, 调整剂量和频率来满足患者的需求。市售多种非处方布洛芬制剂可供选择, 提醒患者含布洛芬制剂不要重复使用。发本药时需进行用药指导。

分类 免疫反应调节剂
制剂与规格 外用乳膏:2.5%, 3.75%, 5%

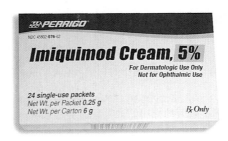

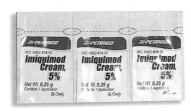

5% 乳膏，Perrigo 供图

FDA批准适应证及用法用量
1. 光化性角化病:外用于患处,每周 2 次,临睡前用药,持续 16 周。
2. 尖锐湿疣:外用于患处,每周 3 次,直至疣体完全清除或达到最长持续用药时间 16 周。
3. 躯干、颈部或四肢的浅表性基底细胞癌,用于不适宜手术和后续疗效有保证时:外用,每天 1 次,每周 5 次,持续 6 周。
超说明书用药 尖锐湿疣, 表面 HIV 感染:外用于患处,睡前给药,每周 3 次,隔天给药,持续 16 周 ;每次用药 6~10 小时后用肥皂和水清洗。
作用机制 Toll 样受体 -7 激动剂, 可以诱导细胞因子,包括 α- 干扰素等。
药物参数 咪喹莫特 Imiquimod

剂量调整（肝功能不全）	无需	吸收	吸收呈剂量依赖性;75 mg乳膏产生的Cmax =3.5ng/mL
剂量调整（肾功能不全）	无需	分布	未知
透析	不可透析	代谢	未知
妊娠期药品安全性等级	C级	排泄	很少(<1%)清除, 半衰期为20h
哺乳期	权衡风险与收益	药物遗传学	未知
禁忌证	无	黑框警告	无

用药安全 咪喹莫特 Imiquimod

后缀	大写字母提示	不要压碎	高度警惕	易混药名
Zyclara Pump	无	无	无	Alora

药物相互作用 咪喹莫特 Imiquimod 未知
不良反应 咪喹莫特 Imiquimod

常见（＞10%）	少见（1%~10%）	罕见但严重（<1%）
局部瘙痒、烧灼感和疼痛	头痛、肌痛	剥脱性皮炎

疗效监测 皮肤损伤消退。
毒性监测 如果出现严重的皮疹、皮肤烧灼感或瘙痒的体征 / 症状时, 应及时就医。
患者咨询要点 睡前用药, 并在皮肤上保留 8 小时;起床后用中性肥皂和水清洗用药部位。不要用绷带包扎用药部位。在疣患处上不要使用化妆品或其他护肤产品。每周应在同一天使用。本品可能会增加涂药处对阳光的敏感性。
临床应用要点 尖锐湿疣也被称为生殖器疣, 是性传播疾病。应建议患者在治疗期间禁止性行为。咪喹莫特不能治愈生殖器或肛门疣 ;患者使用此乳膏的同时可能产生新的疣或传播疣。

INDOMETHACIN: Indocin, various
吲哚美辛：消炎痛等

分类 非甾体抗炎药

制剂与规格 速释胶囊:25mg, 50mg;缓释胶囊:75mg;直肠栓剂:50mg;混悬散剂:25mg/5mL

FDA批准适应证及用法用量

1. 强直性脊柱炎, 骨关节炎, 类风湿性关节炎:速释剂型, 口服 25~50mg/ 次, 每日 2~3 次, 最大剂量 200mg/d;缓释剂型, 口服 75mg/ 次, 每日 2 次。

2. 疼痛:速释剂型, 75~150mg/d, 分 3~4 次服用, 服用 7~14 天。

超说明书用药

预防早产:每 6~12 小时口服 25mg。

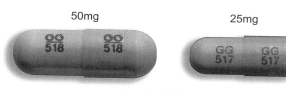

50mg　　　　25mg

Sandoz 供图

作用机制 非选择性抑制环氧酶 -1(COX-1) 和环氧酶 -2(COX-2), 可逆地改变血小板功能并延长出血时间。

药物参数 吲哚美辛 Indomethacin

剂量调整（肝功能不全）	严重肝衰竭者, 慎用	吸收	F=90%, 不受食物影响
剂量调整（肾功能不全）	CrCl<15mL/min者, 慎用	分布	Vd=0.34~1.57L/kg;蛋白结合率99%
透析	不可透析	代谢	40%通过CYP2C9和CYP2C19代谢
妊娠期药品安全性等级	C级	排泄	60%经肾清除, 半衰期4.5h
哺乳期	通常不受影响	药物遗传学	未知
禁忌证	对本品过敏者、与酮咯酸或己酮可可碱合用者;哮喘、荨麻疹、或对阿司匹林或其他非甾体类抗炎药过敏者;冠状动脉旁路移植术期围患者	黑框警告	心血管疾病、胃肠道毒性、冠状动脉旁路移植术

用药安全 吲哚美辛 Indomethacin

后缀	大写字母提示	不要压碎	高度警惕	易混药名
无	无	无	无	Imodium, Lincocin, Minocin, Vicodin

药物相互作用 吲哚美辛 Indomethacin

代表药物	相互作用机制	注意事项
阿司匹林、低分子量肝素、SSRI类	增加胃肠道毒性并增加出血风险	监测胃肠道毒性
ACEI类、血管紧张素Ⅱ受体拮抗剂、β-受体阻滞剂、髓袢利尿剂、噻嗪类利尿剂	通过减少肾脏前列腺素的合成而降低利尿药和降压药的效果	注意观察疗效并考虑替代疗法
环孢素、他克莫司、锂	增加环孢素、锂剂中毒风险, 机制未明	监测环孢素、他克莫司或锂的血药浓度并考虑调整剂量
酮咯酸、己酮可可碱	增加胃肠道毒性并增加出血风险	禁止同时使用
培美曲塞	降低培美曲塞的肾清除率从而增加其毒性	肾功能障碍患者应避免同时使用非甾体类抗炎药和培美曲塞
磺酰脲类降糖药	通过抑制磺酰脲类药物的代谢而增加低血糖的风险	监测血糖并根据需要调整剂量
华法林	竞争代谢	监测INR并调整华法林的剂量

不良反应 吲哚美辛 Indomethacin

常见（>10%）	少见（1%~10%）	罕见但严重（<1%）
头痛	水肿、瘙痒、皮疹、胃肠道不适、头晕、耳鸣、耳毒性	Stevens-Johnson综合征、胃肠道出血、血栓症、肝酶升高、急性肾衰竭、充血性心力衰竭、再生障碍性贫血

疗效监测 骨关节炎和类风湿性关节炎:减少疼痛和关节活动范围变大。

毒性监测 如果长期使用需监测血常规、肝功能、SCr、粪便隐血试验。如出现严重皮疹、黑色柏油样大便、胸痛、眼睛或皮肤黄染、或排尿变化时, 应及时就医。

患者咨询要点 与食物或牛奶同服以减少胃肠不适。

临床应用要点 老年患者胃肠道溃疡的风险增加。非甾体类抗炎药与心血管血栓性不良事件的风险增加密切相关, 包括致命的心肌梗死和中风。在最短治疗时间内使用最低有效剂量;观察最初反应后, 调整剂量和频率以满足患者的需要。有多种非处方的非甾体类抗炎药产品, 提醒患者不要与含非甾体类抗炎药的复方制剂重复使用。吲哚美辛可以有效地阻止早产并延迟分娩数周, 但由于它可能会对婴儿有害应谨慎使用。发本药时需进行用药指导。

分类 疫苗

制剂与规格 肌内注射混悬散剂:0.5mL 小瓶(含有两株甲型流感病毒和一株乙型流感病毒株的三价产品和含有两株甲型流感病毒和两株乙型流感病毒株的四价产品);皮内注射混悬散剂:0.1mL(预装好的皮内注射系统

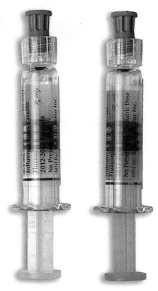

Sanofi 供图

FDA批准适应证及用法用量

预防流感感染:成人,在流感季节之前或期间使用,每年注射一个剂量 ;之前没有接种流感疫苗的 6 个月至8 岁儿童;需要接种 2 个剂量,应该在接种第一剂至少 4 周后接受第二次注射。

超说明书用药 无

药物参数 灭活流感病毒疫苗 Influenza Virus Vaccine，Inactivated

妊娠期药品安全性等级	C级	吸收、分布、代谢及排泄	未知
哺乳期	对婴儿的风险极小	药物遗传学	未知
禁忌证	对流感疫苗、鸡蛋蛋白或疫苗的任何成分过敏者;哮喘、慢性疾病,免疫抑制者;孕妇	黑框警告	无

用药安全 灭活流感病毒疫苗 Influenza Virus Vaccine，Inactivated

后缀	大写字母提示	不要压碎	高度警惕	易混药名
无	无	无	无	Flumazenil;小瓶和注射器经常被误认为破伤风类毒素或结核菌素皮试剂

药物相互作用 灭活流感病毒疫苗 Influenza Virus Vaccine，Inactivated

代表药物	相互作用机制	注意事项
中到高剂量糖皮质激素	免疫抑制并增加疫苗感染的风险	活性流感病毒疫苗应延期给药,直到糖皮质激素的治疗结束
免疫抑制剂(包括环孢素、肿瘤化疗药)	免疫抑制并增加疫苗感染的风险	活性流感病毒疫苗应延期给药,直到免疫抑制剂的治疗结束

不良反应 灭活流感病毒疫苗 Influenza Virus Vaccine，Inactivated

常见（>10%）	少见（1%~10%）	罕见但严重（<1%）
注射部位反应(包括红斑和疼痛)、瘙痒、疲劳、头痛、鼻塞	发热、肌痛、关节痛	过敏症、格林-巴利综合征、高热惊厥

疗效监测 预防流感感染。

毒性监测 晕厥。

患者咨询要点 推荐每年季节性接种。

临床应用要点 为适当的年龄段选择疫苗剂型。仅使用当年的疫苗(每年的病毒毒株和疫苗有所不同)。并不是所有的流感疫苗都被批准适用于幼儿。皮内注射流感疫苗适用于 18~64 岁,大剂量流感疫苗适用于 65 岁以上和免疫功能不全或慢性病患者。Flubok 是一种适用于 18~49 岁的成年人的重组流感疫苗,它不是经鸡蛋培养而是在细胞中培养,因此鸡蛋过敏不影响使用。基于年龄段的推荐剂量每年都有所不同。Flucelvax 也未经鸡蛋培养,适用于蛋类过敏者。由于 Afuria 有高热惊厥的风险,建议 9 岁以下的儿童不要使用。

分类 疫苗

制剂与规格 鼻腔喷雾剂:0.2mL(含有两株甲型流感病毒和一株乙型流感病毒株的三价产品和含有两株甲型流感病毒和两个乙型流感病毒株四价的产品)

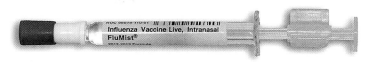

MedImmune 供图

FDA批准适应证及用法用量
预防流感感染:18~49 岁的健康成人,每年喷 1 次;2~18 岁的健康儿童,每年喷 1 次。

超说明书用药 无

药物参数 活性流感病毒疫苗 Influenza Virus Vaccine，Live

妊娠期药品安全性等级	B级	吸收、分布、代谢及排泄	未知
哺乳期	对婴儿的风险极小	药物遗传学	未知
禁忌证	对流感疫苗、鸡蛋蛋白或疫苗的任何成分过敏者;哮喘、慢性疾病、免疫抑制者;孕妇	黑框警告	无

用药安全 活性流感病毒疫苗 Influenza Virus Vaccine，Live

后缀	大写字母提示	不要压碎	高度警惕	易混药名
无	无	无	无	Flumazenil

药物相互作用 活性流感病毒疫苗 Influenza Virus Vaccine，Live

代表药物	相互作用机制	注意事项
阿司匹林、水杨酸类	增加患Reye综合征的风险	注射儿童活性流感病毒疫苗后6周内避免使用水杨酸类药物
中到高剂量糖皮质激素	免疫抑制并增加疫苗感染的风险	活性流感病毒疫苗应延期给药,直到糖皮质激素的治疗结束
免疫抑制剂(包括环孢素、肿瘤化疗药)	免疫抑制并增加疫苗感染的风险	活性流感病毒疫苗应延期给药,直到免疫抑制剂的治疗结束
抗流感病毒药物:金刚烷胺、神经氨酸酶抑制剂	干扰流感病毒疫苗的免疫反应	停用抗病毒药物至少2周

不良反应 活性流感病毒疫苗 Influenza Virus Vaccine，Live

常见（>10%）	少见（1%~10%）	罕见但严重（<1%）
头痛、鼻塞	发热	过敏症、格林-巴利综合征、贝尔氏麻痹

疗效监测 预防流感病毒感染。

毒性监测 监测晕厥,鼻涕。

患者咨询要点 推荐每年季节性疫苗接种。

临床应用要点 仅使用当年的疫苗(每年的病毒毒株和疫苗有所不同)。没有记录证明疫苗病毒向易感人群传播能造成严重后果。避免免疫功能严重低下的人接触,他们需要防护隔离。如果给药后打喷嚏,不需重复给予疫苗。保护性抗体激活后大约 3 周可以起作用,并持续 6 个月。

分类 胰岛素，速效(R)；中效(N)

制剂与规格 注射液：优泌林 R(常规)：100 单位 /mL；50 单位 /mL；优泌林 N(中效)：100 单位 /mL；优泌林 70/30(中效 / 常规)：70 单位中效 /30 单位常规 /mL

FDA批准适应证及用法用量
　Ⅰ型和Ⅱ型糖尿病：根据患者的需求个体化皮下注射给药。

超说明书用药 无

作用机制 胰岛素促进细胞对葡萄糖、脂肪、氨基酸的摄取并促进它们向糖原、三酰甘油和蛋白质转化。

药物参数 胰岛素 Insulin

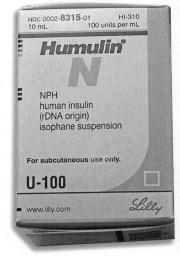

NDC 0002-8315-01　HI-310
10 mL　100 units per mL
Humulin® N
NPH
human insulin
(rDNA origin)
isophane suspension
For subcutaneous use only.
U-100
www.lilly.com　Lilly

100 单位 /mL，Lilly 供图

剂量调整（肝功能不全）	无需	吸收	常规：30min起效，2h达峰，持续时间：3~8h；中效：1h起效，4~6h达峰，持续时间：24h；
剂量调整（肾功能不全）	无需	分布	蛋白结合率5%
透析	不可透析	代谢	50%经肝脏，30%经肾脏，20%经脂肪组织代谢
妊娠期药品安全性等级	没有分类，但可以在孕期使用	排泄	30%经肾脏清除，半衰期1~5h
哺乳期	通常不受影响	药物遗传学	未知
禁忌证	对本品过敏者	黑框警告	无

用药安全 胰岛素 Insulin

后缀	大写字母提示	不要压碎	高度警惕	易混药名
R代表常规，N代表中效，70/30代表70%中效/30%常规，U-500（高浓度）	HumuLIN，NovoLIN	无	是	HumaLOG，HumuLIN，NovoLIN，NovoLOG

药物相互作用 胰岛素 Insulin

代表药物	相互作用机制	注意事项
β-受体阻滞剂	改变葡萄糖代谢，增加低血糖的风险	避免使用普萘洛尔；使用该类其他药时应谨慎并加强监测
氟喹诺酮类	改变葡萄糖代谢，增加低血糖和高血糖的风险	尽量避免同时使用；监测并考虑调整剂量
MAOI类	刺激胰岛素分泌，有降血糖作用	尽量避免同时使用；监测并考虑调整剂量
生长激素抑制素类似物	改变葡萄糖代谢，增加低血糖的风险	尽量避免同时使用；监测并考虑调整剂量
车前草	车前草可能会延迟食物中葡萄糖的吸收，导致餐后血糖下降并潜在的需减少降糖尿病药物的剂量	尽量避免同时使用；监测并考虑调整剂量

不良反应 胰岛素 Insulin

常见（>10%）	少见（1%~10%）	罕见但严重（<1%）
注射部位反应、体重增加	低血糖症、脂肪代谢障碍	严重过敏、胰岛素抵抗、严重的低血糖

疗效监测 餐前血糖在 70~130mg/dL 之间，HbA_{1c}< 7%。

毒性监测 低血糖症状包括恶心、出汗、意识丧失。

患者咨询要点 应密切监测血糖（频率为每天 2~4 次）；如果血糖 <70mg/dL，立即吃糖或糖果并联系医生。本品需在冰箱中存放。在防刺穿的锐器容器内销毁针头。不要与其他人共用针头，会增加传染性疾病的传播风险。建议患者轮换注射部位。

临床应用要点 牛和猪胰岛素是从动物胰腺中提取纯化获得。人胰岛素是通过重组 DNA 技术或者由猪胰岛素经酶转换而获得。在人胰岛素和高度纯化的猪胰岛素之间，人们已经观察到它们在不良反应或糖尿病的长期控制上没有差异。调配 500 单位 /mL 胰岛素溶液时应谨慎，它可能会导致意外性胰岛素过量和低血糖。常规胰岛素是速效，NPH 是中效。

分类　速效胰岛素
制剂与规格　注射液:100 单位 /mL;笔和预充笔芯(给药装置):100 单位 /mL

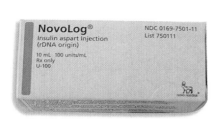
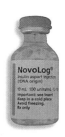

Novo Nordisk 供图

FDA批准适应证及用法用量
Ⅰ型和Ⅱ型糖尿病:根据患者的需求个体化给药。
超说明书用药　无
作用机制　胰岛素促进细胞对葡萄糖、脂肪、氨基酸的摄取并促进它们向糖原、三酰甘油和蛋白质转化。

药物参数　门冬胰岛素 Insulin Aspart

剂量调整（肝功能不全）	无需	吸收	15min起效, 30~70min达峰, 持续时间:3~5h
剂量调整（肾功能不全）	无需	分布	蛋白结合率5%
透析	不可透析	代谢	50%经肝脏代谢
妊娠期药品安全性等级	B级	排泄	30%经肾脏清除, 半衰期1.5h
哺乳期	通常不受影响	药物遗传学	未知
禁忌证	对本品过敏者	黑框警告	无

用药安全　门冬胰岛素 Insulin Aspart

后缀	大写字母提示	不要压碎	高度警惕	易混药名
FlexPen, FlexFill	NovoLOG	无	是	HumaLOG, HumuLIN, Nimbex, NovoLIN, NovoLOG Mix 70/30

药物相互作用　门冬胰岛素 Insulin Aspart

代表药物	相互作用机制	注意事项
β-受体阻滞剂	改变葡萄糖代谢, 增加低血糖的风险	避免使用普萘洛尔;使用该类其他药时应谨慎并加强监测
氟喹诺酮类	改变葡萄糖代谢, 增加低血糖和高血糖的风险	尽量避免同时使用;监测并考虑调整剂量
MAOI类	刺激胰岛素分泌, 有降血糖作用	尽量避免同时使用;监测并考虑调整剂量
生长激素抑制素类似物	改变葡萄糖代谢, 增加低血糖的风险	尽量避免同时使用;监测并考虑调整剂量
车前草	车前草可能会延迟食物中葡萄糖的吸收, 导致餐后血糖下降并潜在的需减少降糖尿病药物的剂量	尽量避免同时使用;监测并考虑调整剂量

不良反应　门冬胰岛素 Insulin Aspart

常见（>10%）	少见（1%~10%）	罕见但严重（<1%）
注射部位反应、体重增加、低血糖	瘙痒、皮疹、脂肪代谢障碍	严重过敏、胰岛素抵抗

疗效监测　餐前血糖在 70~130 mg/dL 之间, HbA_{Ic}< 7%。
毒性监测　低血糖症状包括恶心、出汗、意识丧失。
患者咨询要点　需密切监测血糖（频率为每天 2~4 次）;如果血糖 <70mg/dL, 应立即吃糖或糖果并联系医生。
本品需在冰箱中存放。在防刺穿的锐器容器内销毁针头。不要与其他人共用针头,会增加传染性疾病的传播风险。
建议患者轮换注射部位。
临床应用要点　胰岛素的需求量可能会在压力(疾病)时期或随活动量增加而改变,注意监测并调整剂量。本品是最快起效的胰岛素。

分类 中长效胰岛素

制剂与规格 注射液:100 单位 /mL;笔(给药装置):100 单位 /mL

FDA批准适应证及用法用量

Ⅰ型和Ⅱ型糖尿病:根据患者的需求个体化给药。

超说明书用药 无

作用机制 胰岛素促进细胞对葡萄糖、脂肪、氨基酸的摄取并促进它们向糖原、三酰甘油和蛋白质转化。

药物参数 地特胰岛素 Insulin Detemir

剂量调整（肝功能不全）	无需	吸收	F=60%
剂量调整（肾功能不全）	无需	分布	蛋白结合率98%
透析	不可透析	代谢	50%经肝脏代谢
妊娠期药品安全性等级	C级	排泄	30%经肾脏清除, 半衰期5~7h
哺乳期	通常不受影响	药物遗传学	未知
禁忌证	过敏者	黑框警告	无

100 单位 /mL，Novo Nordisk 供图

用药安全 地特胰岛素 Insulin Detemir

后缀	大写字母提示	不要压碎	高度警惕	易混药名
FlexPen	无	无	是	无

药物相互作用 地特胰岛素 Insulin Detemir

代表药物	相互作用机制	注意事项
β-受体阻滞剂	改变葡萄糖代谢, 增加低血糖的风险	避免使用普萘洛尔；使用该类其他药时应谨慎并加强监测
氟喹诺酮类	改变葡萄糖代谢, 增加低血糖和高血糖的风险	尽量避免同时使用；监测并考虑调整剂量
MAOI类	刺激胰岛素分泌, 有降血糖作用	尽量避免同时使用；监测并考虑调整剂量
生长激素抑制素类似物	改变葡萄糖代谢, 增加低血糖的风险	尽量避免同时使用；监测并考虑调整剂量
车前草	车前草可能会延迟食物中葡萄糖的吸收, 导致餐后血糖下降并潜在的需减少降糖尿病药物的剂量	尽量避免同时使用；监测并考虑调整剂量

不良反应 地特胰岛素 Insulin Detemir

常见（＞10%）	少见（1%~10%）	罕见但严重（<1%）
注射部位反应、体重增加、低血糖	瘙痒、皮疹	严重过敏、胰岛素抵抗

疗效监测 餐前血糖在 70~130 mg/dL 之间, HbA_{1c}< 7%。

毒性监测 低血糖症状包括恶心、出汗、意识丧失。

患者咨询要点 需密切监测血糖（频率为每天 2~4 次）；如果血糖 <70mg/dL, 应立即吃糖或糖果并联系医生。本品时需在冰箱中存放。在防刺穿的锐器容器内销毁针头。不要与其他人共用针头，会增加传染性疾病的传播风险。建议患者轮换注射部位。

临床应用要点 胰岛素的需求量可能会在压力(疾病)时期或随活动量增加而改变, 注意监测并调整剂量。

分类 长效胰岛素
制剂与规格 注射液:100 单位 /mL

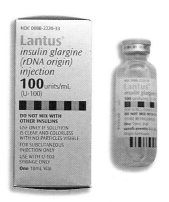

Sanofi-Aventis 供图

FDA批准适应证及用法用量
Ⅰ型和Ⅱ型糖尿病:根据患者的需求个体化给药。

超说明书用药 无

作用机制 胰岛素促进细胞对葡萄糖、脂肪、氨基酸的摄取并促进它们向糖原、三酰甘油和蛋白质转化。

药物参数 甘精胰岛素 Insulin Glargine

剂量调整（肝功能不全）	无需	吸收	起效时间3~4h
剂量调整（肾功能不全）	无需	分布	未知
透析	不可透析	代谢	代谢形成活性代谢物:M1（21A-甘氨酸-胰岛素）和M2（21A-甘氨酸-脱-30B-苏氨酸-胰岛素）50%
妊娠期药品安全性等级	C级	排泄	维持时间10~24h
哺乳期	通常不受影响	药物遗传学	未知
禁忌证	对本品过敏者	黑框警告	无

用药安全 甘精胰岛素 Insulin Glargine

后缀	大写字母提示	不要压碎	高度警惕	易混药名
SoloStar	无	无	是	Latanoprost, Latuda, Xalatan

药物相互作用 甘精胰岛素 Insulin Glargine

代表药物	相互作用机制	注意事项
β-受体阻滞剂	改变葡萄糖代谢, 增加低血糖的风险	避免使用普萘洛尔;使用该类其他药时应谨慎并加强监测
氟喹诺酮类	改变葡萄糖代谢, 增加低血糖和高血糖的风险	尽量避免同时使用;监测并考虑调整剂量
MAOI类	刺激胰岛素分泌, 有降血糖作用	尽量避免同时使用;监测并考虑调整剂量
生长激素抑制素类似物	改变葡萄糖代谢, 增加低血糖的风险	尽量避免同时使用;监测并考虑调整剂量
车前草	车前草可能会延迟食物中葡萄糖的吸收, 导致餐后血糖下降并潜在的需减少降糖尿病药物的剂量	尽量避免同时使用;监测并考虑调整剂量

不良反应 甘精胰岛素 Insulin Glargine

常见（>10%）	少见（1%~10%）	罕见但严重（<1%）
注射部位反应、体重增加、低血糖	瘙痒、皮疹、脂肪代谢障碍	严重过敏、胰岛素抵抗

疗效监测 餐前血糖在 70~130 mg/dL 之间, HbA$_{1c}$< 7%。

毒性监测 低血糖症状包括恶心、出汗、意识丧失。

患者咨询要点 需密切监测血糖（频率为每天 2~4 次）;如果血糖 <70mg/dL, 应立即吃糖或糖果并联系医生。本品需在冰箱中存放。在防刺穿的锐器容器内销毁针头。不要与其他人共用针头, 会增加传染性疾病的传播风险。建议患者轮换注射部位。

临床应用要点 胰岛素的需求量可能会在压力(疾病)时期或随活动量增加而改变, 注意监测并调整剂量。皮下给药后, 甘精胰岛素在脂肪组织中形成微沉淀, 小量的胰岛素从中缓慢释放出来, 出现一个相对稳定的药 /时曲线, 超过 24 小时无明显的峰值。

分类 胰岛素，超长效
制剂与规格 注射液：100 单位 /mL；笔（给药装置）：100 单位 /mL

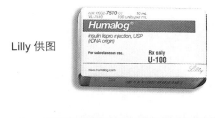

Lilly 供图   100 单位 /mL

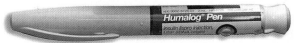

FDA批准适应证及用法用量
Ⅰ型和Ⅱ型糖尿病：根据患者的需求个体化给药。
超说明书用药 无
作用机制 胰岛素促进细胞对葡萄糖、脂肪、氨基酸的摄取并促进它们向糖原、三酰甘油和蛋白质转化。
药物参数 赖脯胰岛素 Insulin Lispro

剂量调整（肝功能不全）	无需	吸收	起效时间30~90 min，持续时间3~4 h
剂量调整（肾功能不全）	无需	分布	Vd=0.26 L/kg
透析	不可透析	代谢	50%肝脏代谢
妊娠期药品安全性等级	C级	排泄	半衰期0.5~1h
哺乳期	通常不受影响	药物遗传学	未知
禁忌证	对本品过敏者	黑框警告	无

用药安全 赖脯胰岛素 Insulin Lispro

后缀	大写字母提示	不要压碎	高度警惕	易混药名
Mix 50/50, KwikPen	HumaLOG	无	是	Humira, HumaLIN N, HumaLIN R, NovoLOG

药物相互作用 赖脯胰岛素 Insulin Lispro

代表药物	相互作用机制	注意事项
β-受体阻滞剂	改变葡萄糖代谢，增加低血糖的风险	避免使用普萘洛尔；使用该类其他药时应谨慎并加强监测
氟喹诺酮类	改变葡萄糖代谢，增加低血糖和高血糖的风险	尽量避免同时使用；监测并考虑调整剂量
MAOI类	刺激胰岛素分泌，有降血糖作用	尽量避免同时使用；监测并考虑调整剂量
生长激素抑制素类似物	改变葡萄糖代谢，增加低血糖的风险	尽量避免同时使用；监测并考虑调整剂量
车前草	车前草可能会延迟食物中葡萄糖的吸收，导致餐后血糖下降并潜在的需减少降糖尿病药物的剂量	尽量避免同时使用；监测并考虑调整剂量

不良反应 赖脯胰岛素 Insulin Lispro

常见（>10%）	少见（1%~10%）	罕见但严重（<1%）
注射部位反应、体重增加、低血糖	低钾血症、脂肪代谢障碍	严重过敏、胰岛素抵抗

疗效监测 餐前血糖在 70~130 mg/dL 之间，HbA$_{1c}$< 7%。
毒性监测 低血糖症状包括恶心、出汗、意识丧失。
患者咨询要点 需密切监测血糖（频率为每天 2~4 次）；如果血糖 <70mg/dL，应立即吃糖或糖果并联系医生。本品需在冰箱中存放。在防刺穿的锐器容器内销毁针头。不要与其他人共用针头，会增加传染性疾病的传播风险。建议患者轮换注射部位。
临床应用要点 胰岛素的需求量可能会在压力（疾病）时期或随活动量增加而改变，注意监测并调整剂量。在腹部与三角肌或大腿处注射赖脯胰岛素会导致更高的血药浓度以及较短的作用持续时间。赖脯胰岛素比常规胰岛素起效更快。

分类 抗胆碱能药/选择性 β_2-受体激动剂合剂

制剂与规格 定量吸入剂:每吸 18μg/90μg 异丙托溴铵/沙丁胺醇;吸入溶液剂:每 3mL 含 0.5mg/3mg 异丙托溴铵/沙丁胺醇

FDA批准适应证及用法用量

　　慢性阻塞性肺病:成人,气雾剂,每次吸 2 喷,每天 4 次(一天最多 12 喷);雾化溶液剂,通过雾化器吸入,每天 4 次,每次 3mL(一天最多 6 剂)。

超说明书用药

　　哮喘急性发作:成人:每次通过雾化器给予 0.5mg 异丙托溴铵和 2.5mg 沙丁胺醇。

作用机制 沙丁胺醇是一种选择性 β_2-受体激动剂,可引起支气管扩张,血管舒张,子宫平滑肌松弛,骨骼肌兴奋,外周血管扩张,并且心跳加速。异丙托溴铵是外周而非中枢毒蕈碱受体的竞争性拮抗剂。它通过抑制支气管平滑肌上的胆碱能受体产生支气管扩张作用。

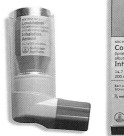
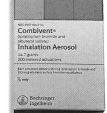

Boehringer Ingelheim 供图

药物参数 异丙托溴铵/沙丁胺醇 lpratropium/Aibuterol

剂量调整（肝功能不全）	无需	吸收	吸入量约90%被吞咽;吸入后F = 6.9%
剂量调整（肾功能不全）	无需	分布	沙丁胺醇的蛋白结合率10%
透析	不可透析	代谢	沙丁胺醇被共轭代谢为一种活性代谢产物;异丙托溴铵被部分代谢为8种无活性代谢产物。
妊娠期药品安全性等级	C级	排泄	沙丁胺醇80%~100%经肾清除,半衰期4h;异丙托溴铵有极少量经肾清除,48%经粪便排泄,半衰期2h
哺乳期	权衡风险与获益	药物遗传学	未知
禁忌证	对沙丁胺醇、异丙托溴铵或者本产品中的任何其他成分,阿托品及其衍生物、左旋沙丁胺醇过敏者;对大豆卵磷脂或相关食品过敏(如大豆、花生制品)者	黑框警告	无

用药安全 异丙托溴铵/沙丁胺醇 lpratropium/Aibuterol

后缀	大写字母提示	不要压碎	高度警惕	易混药名
无	无	无	无	Combivir, Serevent

药物相互作用 异丙托溴铵/沙丁胺醇 lpratropium/Aibuterol

代表药物	相互作用机制	注意事项
其他抗胆碱能药物	与异丙托溴铵的叠加效应	避免同时使用
其他短效拟交感神经药	与沙丁胺醇的叠加效应	避免同时使用
β-受体阻滞剂	可能减低沙丁胺醇的疗效并产生支气管痉挛	有哮喘的患者避免使用非选择性β-受体阻滞剂;如果有使用心脏选择性β-受体阻滞剂的临床指征,应监测肺功能
利尿剂(非保钾)	可能增加低钾血症的风险	监测钾浓度
地高辛	可能降低地高辛的浓度	监测地高辛浓度
MAOI及三环类抗抑郁药	可能加强沙丁胺醇对于心血管的作用	考虑替代疗法

不良反应 异丙托溴铵/沙丁胺醇 lpratropium/Aibuterol

常见（>10%）	少见（1%~10%）	罕见但严重（<1%）
支气管炎、上呼吸道感染	心绞痛、心动过速、恶心、咳嗽、头痛、呼吸困难、震颤、紧张、失眠、尿潴留、视力模糊	闭角型青光眼、肺炎、过敏反应、支气管痉挛

疗效监测 消除慢性阻塞性肺病症状,改善肺功能检测指标。

毒性监测 如果发生矛盾性支气管痉挛,请使用替代疗法或寻求紧急治疗。

患者咨询要点 指导患者使用正确的吸入方法。每次使用后用温水冲洗吸嘴并且彻底风干。如果吸嘴被阻塞可能导致药物释放受阻。在室温下存放吸入器,避免过湿,不可冷冻。每罐有 200 吸。注意吸入次数的记录,当 200 吸用完后丢弃吸入器。雾化使用技巧:打开一整瓶吸入溶液后立即吸入以避免污染,吸入至少 5~15 分钟。如果使用规定剂量后症状不能被改善或症状恶化请寻求医生帮助。

临床应用要点 由于异丙托溴铵的抗胆碱能作用,有膀胱颈部梗阻、闭角型青光眼或前列腺肥大的患者使用本品需谨慎。

分类　血管紧张素Ⅱ受体拮抗剂
制剂与规格　片剂:75mg, 150mg, 300mg

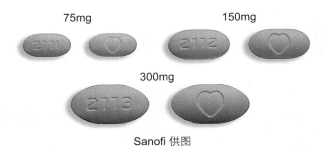

75mg　　150mg

300mg

Sanofi 供图

FDA批准适应证及用法用量
　　1. 糖尿病肾病:成人, 口服, 每日 75~300mg。
　　2. 高血压:成人, 口服, 初始每日 150~300mg。
超说明书用药
　　1. 左心室肥厚:成人, 口服, 每日 150~300mg。
　　2. 高血压伴肾损害:成人, 口服, 每日 150~300mg。
作用机制　厄贝沙坦是一种选择性的、可逆的、血管紧张素Ⅱ受体竞争性拮抗剂, 血管紧张素Ⅱ的生理效应包括血管收缩、醛固酮的调节、交感神经的传出, 刺激肾小管对钠的重吸收。
药物参数　厄贝沙坦 lrbesartan

剂量调整（肝功能不全）	无需	吸收	F =80%；食物不影响吸收
剂量调整（肾功能不全）	接受血液透析的患者初始剂量每日75mg	分布	Vd=53~93L；蛋白结合率90%
透析	不可透析	代谢	次要底物为CYP2C9, 适度抑制 CYP2C8和CYP2C9
妊娠期药品安全性等级	C级（妊娠期前3个月）；D级（妊娠期的第4~9个月）	排泄	20%经肾清除, 80%经粪便清除, 半衰期11~15h
哺乳期	权衡风险与获益	药物遗传学	未知
禁忌证	过敏、妊娠	黑框警告	妊娠

用药安全　厄贝沙坦 lrbesartan

后缀	大写字母提示	不要压碎	高度警惕	易混药名
无	无	无	无	Anaproxt

药物相互作用　厄贝沙坦 lrbesartan

代表药物	相互作用机制	注意事项
保钾利尿剂	增加低血压、高钾血症的风险	避免同时使用, 或者监测血压和血钾浓度
CYP2C8 和 2C9底物	降低代谢、增加底物的毒性	避免同时使用, 或者考虑降低底物剂量
ACEI类	增加低血压、高钾血症、肾毒性的风险	避免同时使用, 或者监测血压, SCr和钾浓度
补钾、替代盐	增加高钾血症和心律失常的风险	避免同时使用, 或者监测血钾水平
NSAID类	降低厄贝沙坦的抗高血压和促尿钠排泄的作用	避免同时使用, 或者监测血压和SCr水平
利尿剂	由于血容量不足增加体位性低血压的风险	监测血压;从坐位慢慢升高体位
锂盐	增加锂盐毒性的风险	监测血锂水平

不良反应　厄贝沙坦 lrbesartan

常见（>10%）	少见（1%~10%）		罕见但严重（<1%）
头痛	腹泻、头晕、乏力、烧心、高钾血症、低血压、肾毒性、心动过速		血管性心肿、出生缺陷、肝毒性、横纹肌溶解

疗效监测　降低血压。每周监测血压, 出现理想效果可能需要 2~4 周。
毒性监测　报告低血压、心动过速的症状或体征。建议定期检测肾脏功能和尿蛋白。
患者咨询要点　如果出现血管性水肿（脸、眼睛、嘴唇、舌头、或喉咙肿胀）, 过多的体液丢失（呕吐、腹泻、或过度排汗）, 血钾过高（意识混乱、身体无力、心跳不均匀、或手脚麻木 / 刺痛）, 排尿减少, 黄疸, 或出现皮疹请就医。
临床应用要点　对于儿童的安全性及有效性没有被证实。

分类 长效硝酸盐，抗心绞痛药
制剂与规格 缓释片:30mg, 60mg, 120mg;速释片 (ISMO, Monoket):10mg, 20mg

20mg，Kremers Urban 供图

FDA批准适应证及用法用量

心绞痛，预防:成人，(缓释)起始，每天 30~60 mg, 口服;(维持):每天 120~240mg, 口服;(速释)20 mg, 每天 2 次，间隔 7 小时。

超说明书用药 无

作用机制 单硝酸异山梨酯(ISMN)是硝酸异山梨酯的 5- 单硝酸活性代谢物。硝酸甘油和其他有机硝酸酯通过血管内皮被转化为氧化亚氮 (NO)。NO 激活鸟苷酸环化酶。单硝酸异山梨增加环磷鸟苷(cGMP)，从而降低细胞内钙离子浓度，导致直接松弛血管平滑肌。

药物参数 单硝酸异山梨酯 Isosorbide Mononitrate

剂量调整（肝功能不全）	无需	吸收	F = 93%;食物减慢吸收速率(而非吸收程度)
剂量调整（肾功能不全）	无需	分布	Vd =0.6L;蛋白结合率<5%
透析	可透析(血液透析)	代谢	>95% 并经 CYP3A4/5代谢
妊娠期药品安全性等级	C级	排泄	96%经肾清除, 半衰期6h
哺乳期	权衡风险与获益	药物遗传学	未知
禁忌证	对单硝酸异山梨酯过敏, 合并使用勃起功能障碍药物时	黑框警告	无

用药安全 单硝酸异山梨酯 Isosorbide Mononitrate

后缀	大写字母提示	不要压碎	高度警惕	易混药名
无	无	缓释制剂	无	lmuran, lnderal LA, K-Dur

药物相互作用 单硝酸异山梨酯 Isosorbide Mononitrate

代表药物	相互作用机制	注意事项
CYP3A4/5诱导剂	增加单硝酸异山梨酯的代谢	监测毒性，并考虑增加单硝酸异山梨酯的剂量
CYP3A4/5抑制剂	降低单硝酸异山梨酯的代谢	监测疗效，并考虑降低单硝酸异山梨酯的剂量
磷酸二酯酶抑制剂(勃起功能障碍药物)	极度低血压	避免同时使用;将西地那非、伐地那非与硝酸酯类分开24h服用;他达那非与硝酸酯类分开48h

不良反应 单硝酸异山梨酯 Isosorbide Mononitrate

常见（＞10%）	少见（1%~10%）	罕见但严重（<1%）
头晕、头痛	心动过缓、脸红、低血压、恶心、直立性低血压、心动过速、呕吐	严重的低血压、晕厥

疗效监测 减少舌下硝酸甘油的使用，降低心绞痛发作。

毒性监测 若出现低血压、异常头痛或疗效降低 (药物耐受性) 症状或体征，需向医生报告。

患者咨询要点 最好用至少半杯水空腹服此药。缓释片整片服用，不能破坏、粉碎或咀嚼。此药会导致头痛，这也表明药物正在起作用。对乙酰氨基酚可以用来缓解头痛。如果头痛严重要告诉医生。本药可引起头晕，避免开车、使用机械或做任何其他需要警觉的工作。如果本药由于直立性低血压引起头晕，要缓慢站起来。如果没有询问医务人员请不要突然停药。彻底停药前需慢慢减量。避免同时使用治疗勃起功能障碍药物，由于该药可能会增加严重低血压的风险。服用此药物时避免饮酒。

临床应用要点 儿童的安全性和有效性数据尚未建立。长效硝酸酯类药物与抗高血压药物合用可以增加低血压的风险。为了避免耐药，在用药每 24 小时期间应有一个 8 小时硝酸酯类的洗脱期。

分类 咪唑类抗真菌药

制剂与规格 外用乳膏：2%；外用泡沫：2%；外用凝胶：2%；外用洗发水：1%（OTC），2%（处方药）

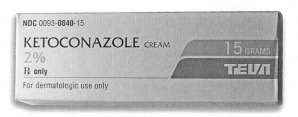
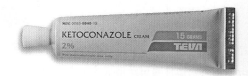

2% 乳膏，Teva 供图

FDA批准适应证及用法用量

1. 皮肤念珠菌病：每日 1 次 2% 的乳膏，连用两周。

2. 头皮屑：1% 外用洗发水涂抹到湿发，起泡后彻底清洗，然后重复；每 3~4 天使用 1 次，连用 8 周，此后按照需要控制头屑。

3. 花斑癣：2% 外用洗发水涂到潮湿的皮肤和周边，保持 5 分钟，然后冲洗，或者用 2% 乳膏涂至病变部位，每天 1 次，使用 2 周。

4. 脂溢性皮炎：乳膏、凝胶或者泡沫，局部涂到病变区域，一天 2 次，使用 4 周或者直到症状消失。

5. 体癣：使用 2% 外用乳膏，每日 1 次，连用 2 周。

6. 股癣：使用 2% 外用乳膏，每日 1 次，连用 2 周。

7. 脚癣：使用 2% 外用乳膏，每日 1 次，连用 6 周。

超说明书用药 无

作用机制 酮康唑抑制麦角固醇和其他甾醇的生物合成，破坏真菌的细胞膜并改变其通透性。

药物参数 外用酮康唑 Ketoconazole Topical

剂量调整（肝功能不全）	无需	吸收	极少吸收
剂量调整（肾功能不全）	无需	分布	极少消除
透析	不可透析	代谢	极少代谢
妊娠期药品安全性等级	C级	排泄	极少消除
哺乳期	通常可用	药物遗传学	未知
禁忌证	对本品过敏者	黑框警告	无

用药安全 外用酮康唑 Ketoconazole Topical

后缀	大写字母提示	不要压碎	高度警惕	易混药名
A-D	无	无	无	Nasarel, Neoral, Nitrol

药物相互作用 外用酮康唑 Ketoconazole Topical 局部使用未知；与口服制剂有很多相互作用

不良反应 外用酮康唑 Ketoconazole Topical

常见（＞10%）	少见（1%~10%）	罕见但严重（<1%）
使用泡沫剂有局部反应	使用部位皮肤干燥、灼烧、刺痛	皮疹、脱发

疗效监测 红斑和瘙痒缓解。通常在 3 ~ 5 天后红斑和瘙痒症状改善。如果股癣和体癣在治疗 1 周之后或者脚癣治疗 2 周之后没有改善，应重新诊断。

毒性监测 如果出现严重的皮肤刺激或皮疹请就医。

患者咨询要点 在被感染皮肤处涂抹薄薄一层。皮肤应该完好无损。避免药物进入眼睛、鼻子、口或阴道。在使用本药 3 小时之内不要清洗用药部位。在使用本药 20 分钟后可以使用化妆品（化妆或防晒霜）。外用产品含酒精使用后易燃。

临床应用要点 外用产品通常对趾甲真菌病无效。耐药感染通常需要口服治疗。

分类　α/β- 肾上腺素受体阻滞剂
制剂与规格　片剂:100mg, 200mg, 300mg

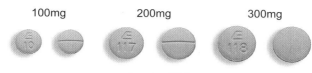

100mg　　　　200mg　　　　300mg

Sandoz 供图

FDA批准适应证及用法用量
　　高血压:成人, 初始计量 100mg, 口服, 1 日 2 次;每 2~3 天可按需增量, 增量为每次 100mg, 1 日 2 次;维持剂量 200~400mg, 口服, 1 日 2 次。
超说明书用药
　　1. 高血压:儿童:起始, 1~3mg/(kg·d), 口服, 分 2 次服用;最大 10~12mg/(kg·d), 口服, 至 600mg, 1 日 2 次。
　　2. 急性高血压:200~400mg, 口服, 取决于起始血压。
作用机制　拉贝洛尔是一种肾上腺素受体阻滞剂, 选择性阻断 α₁ 和非选择性阻断 β- 肾上腺素受体。
药物参数　拉贝洛尔 Labetolol

剂量调整（肝功能不全）	如果肝功能受损, 剂量降低50%	吸收	F = 25%;食物增加吸收
剂量调整（肾功能不全）	无需	分布	Vd =3~16L/kg;蛋白结合率50%
透析	不可透析	代谢	>90% 主要通过葡萄糖醛酸苷结合作用
妊娠期药品安全性等级	C级	排泄	55%~60%经肾（5%原型）清除、50%（<4%原型）经粪便清除, 半衰期5~8h
哺乳期	可用	药物遗传学	未知
禁忌证	过敏;支气管哮喘或者支气管痉挛、严重的窦性心动过缓、2或3度房室传导阻滞;明显心力衰竭、心源性休克、条件相关的严重和长期低血压	黑框警告	无

用药安全　拉贝洛尔 Labetolol

后缀	大写字母提示	不要压碎	高度警惕	易混药名
无	无	无	是(仅Ⅳ)	Betaxolol, lamoTRIgine, Lipitor

药物相互作用　拉贝洛尔 Labetolol

代表药物	相互作用机制	注意事项
α/β-激动剂	拉贝洛尔可以增加α/β-激动剂的血管加压效应	避免同时使用, 或者注意监测
α-阻滞剂, 芬太尼	产生直立性低血压	避免同时使用, 或者监测血压
β-阻滞剂、胺碘酮、决奈达隆	增加心动过缓、心肌梗死、窦性停搏的风险	避免同时使用于有病态窦房结综合征或者房室传导阻滞的患者
抗糖尿病药物	降低血糖的控制	监测血糖水平
钙通道阻滞剂	增加低血压和(或)心动过缓和房室传导阻滞的风险	避免同时使用, 或者注意监测

不良反应　拉贝洛尔 Labetolol

常见（>10%）	少见（1%~10%）	罕见但严重（<1%）
头晕、疲劳、恶心	心动过缓、便秘、出汗、腹泻、葡萄糖监管障碍、呼吸困难、头痛、阳痿、肝酶增加、直立性低血压、嗜睡、喘息	肝毒性、支气管痉挛

疗效监测　降低血压。
毒性监测　监测外周水肿症状 / 体征, 心率增加, 肝损伤症状 / 体征。
患者咨询要点　初始使用和剂量改变时报告低血压症状 / 体征。服药期间避免饮酒。可能会引起头晕。避免开车、使用机械或做任何其他需要警觉的工作。指导患者从坐 / 仰卧位慢慢起身, 因为拉贝洛尔可能引起直立性低血压。指导患者报告支气管痉挛, 心率减慢, 肝毒性或晕厥的症状 / 体征。建议糖尿病患者仔细监测血糖水平, 因为 β- 受体阻滞剂可能掩盖低血糖的症状。建议患者不要突然停药, 因为这可能会引起高血压反弹。
临床应用要点　年龄小于 6 岁的儿科患者的安全性和有效性尚未建立。

L

LAMOTRIGINE：Lamidal，various
拉莫三嗪：Lamidal 等

分类 苯基三嗪类抗痉挛药
制剂与规格 咀嚼片剂:2mg, 5mg, 25mg；片剂:25mg, 100mg, 150mg, 200mg；缓释片:25mg, 50mg, 100mg, 200mg, 250mg, 300mg

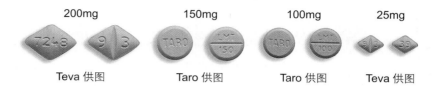

200mg	150mg	100mg	25mg
Teva 供图	Taro 供图	Taro 供图	Teva 供图

FDA批准适应证及用法用量
1. 双相I型障碍:成人, 每天口服 100~400mg。
2. 部分性发作, 辅助或者单药治疗, 强直阵挛性发作:成人和 12 岁以上儿童, 速释剂, 100~500mg/d, 分 2 次服用;缓释剂, 200~600mg/d;2~12 岁儿童, 速释剂, 1~15mg/(kg·d), 分 1 或 2 次服用, 最大量400mg/d。
超说明书用药
1. 预防偏头痛:成人, 每天 50~300mg, 口服。
2. 肥胖症:成人, 每天 50~400mg, 口服。
3. 三叉神经痛:成人, 每天 200~400mg, 口服。
作用机制 拉莫三嗪是一种与其他上市的抗癫痫药物结构无关的苯基三嗪衍生物。拉莫三嗪抑制电压敏感性钠通道, 从而增强神经元的稳定性, 减少兴奋性神经介质(如谷氨酸和天冬氨酸)的释放。
药物参数 拉莫三嗪 Lamotriging

剂量调整（肝功能不全）	肝功能中重度受损, 没有腹水, 剂量降低25%;肝功能严重受损有腹水, 剂量降低50%	吸收	F = 98%；食物不影响吸收
剂量调整（肾功能不全）	无需	分布	Vd =0.9~1.3L;蛋白结合率55%
透析	可透析(血液透析), 20%被清除	代谢	90%主要通过葡萄糖醛酸苷结合作用
妊娠期药品安全性等级	C级	排泄	94%经肾清除, 半衰期25~70h
哺乳期	权衡风险与获益	药物遗传学	未知
禁忌证	过敏	黑框警告	皮肤反应

用药安全 拉莫三嗪 Lamotriging

后缀	大写字母提示	不要压碎	高度警惕	易混药名
ODT, XR	LamoTRIgine, LaMICtal	缓释剂型	无	Labetalol, LamJSIL, lamiVUDine, Jevothyroxine, Lomotil

药物相互作用 拉莫三嗪 Lamotriging

代表药物	相互作用机制	注意事项
酶诱导剂、利福平、卡马西平	酶诱导剂通过酶诱导的葡醛酸结合反应降低拉莫三嗪的浓度	监控癫痫发作并且考虑降低拉莫三嗪的剂量
艾司西酞普兰	通过钙通道的累加效应增加肌阵挛的风险	同时使用需谨慎
炔雌醇等以雌激素为基础的避孕药	通过增加代谢降低拉莫三嗪的浓度	使用其他的避孕措施或者考虑增加拉莫三嗪的剂量
利培酮	增加利培酮的血浆药物浓度并且通过未知的机制产生不良反应	监测, 慎用

不良反应 拉莫三嗪 Lamotriging

常见（>10%）	少见（1%~10%）	罕见但严重（<1%）
眩晕、焦虑、抑郁、痛经	皮疹、共济失调、嗜睡、头痛、复视、鼻炎、恶心、呕吐、失眠	Stevens-Johnson综合征、贫血、白细胞减少症、血小板减少、肝衰竭、无菌性脑膜炎、自杀企图

疗效监测 用于治疗癫痫后监测癫痫的严重程度和发作频率是否减少。如果用于治疗双相情感障碍则减少躁狂或抑郁症状。
毒性监测 如果出现皮肤或眼睛发黄, 异常瘀伤或出血, 水疱皮疹或气短, 请就医。
患者咨询要点 如果皮疹加重请就医。必要时缓慢滴定剂量减少不良反应。避免饮酒。如果计划或者已经怀孕请告诉健康保健师。对于有癫痫的患者检查驾驶限制条件。口腔崩解片(ODT)置于舌上使其溶解。
临床应用要点 儿童常发生皮疹, 特别是快速调整剂量或高剂量开始使用时更常见。皮疹通常发生在开始治疗的2~8 周。缓释制剂不批准用于 13 岁以下儿童。在治疗的前 24 周双相情感障碍患者自杀风险增加。避免突然停药, 增加癫痫发作的风险。调整剂量时需进行用药指导。

分类 质子泵抑制剂

制剂与规格 缓释胶囊:15mg, 30 mg;口崩片:15mg, 30mg;混悬散剂:3mg/mL

FDA批准适应证及用法用量

1. 十二指肠溃疡病:15mg/d, 口服, 最多 4 周。
2. 胃溃疡疾病, 治疗:30mg/d, 口服, 最多 8 周。
3. 胃肠道感染幽门螺杆菌, 三联疗法:30mg, 口服, 一日 2 次, 使用 10~14 天联合阿莫西林 1000mg 和克拉霉素 500mg, 口服, 一日 2 次。
4. 治疗糜烂性食管炎, 胃食管反流性疾病:儿童 1~11 岁 30kg 以下, 15mg/d, 口服, 使用 12 周;大于 30kg 的儿童, 30mg/d, 口服, 使用 12 周;大于 12 岁的儿童和成人, 30mg/d, 口服, 使用 8~16 周。
5. Zollinger-Ellison综合征:60mg, 口服, 一日 2 次, 最多 180mg/d。

超说明书用药

1. 胃痛:15mg/d, 口服, 使用 14 天。
2. 药物引起的胃肠道紊乱:15mg/d, 口服。

作用机制 兰索拉唑是一种质子泵抑制剂 (PPI), 当壁细胞的分泌小管被质子化, 共价结合到 H^+/K^+-ATP 酶 (质子泵), 抑制胃酸分泌的最后途径。

药物参数 兰索拉唑 Lansoprazole

剂量调整（肝功能不全）	肝功能严重受损需考虑调整剂量	吸收	F = 80%;食品使达峰时间短暂延迟,但食物对整体吸收无影响
剂量调整（肾功能不全）	无需	分布	Vd =14~18L;蛋白结合率97%
透析	不可透析	代谢	70%~75%, 通过CYP2C19 与 CYP3A4/5代谢
妊娠期药品安全性等级	B级	排泄	15%~25%经肾清除, 半衰期90min
哺乳期	权衡风险与获益	药物遗传学	CYP2C19弱代谢者需谨慎
禁忌证	过敏	黑框警告	无

用药安全 兰索拉唑 Lansoprazole

后缀	大写字母提示	不要压碎	高度警惕	易混药名
24HR, SouTab	无	请勿挤压、咀嚼或打开缓释胶囊或SoluTab	无	Aripiprazole, dexlansoprazole

药物相互作用 兰索拉唑 Lansoprazole

代表药物	相互作用机制	注意事项
抗酸药	增加胃的pH值, 影响兰索拉唑颗粒溶解, 降低兰索拉唑生物利用度	在抗酸剂治疗后至少1h使用兰索拉唑
氯吡格雷	可能会降低氯吡格雷对血小板的抑制;导致心血管事件(MI、中风、死亡)	避免同时使用, 考虑选择使酸性降低药物(如H₂-受体抑制剂)
CYP2C19和CYP3A4/5诱导剂	使兰索拉唑代谢增加, 降低疗效	避免同时使用, 或者增加兰索拉唑的剂量
pH值依赖药物(埃罗替尼、霉酚酸酯等)	兰索拉唑降低胃的pH值, 需要酸性环境的药物吸收被降低	避免同时使用

不良反应 兰索拉唑 Lansoprazole

常见（>10%）	少见（1%~10%）	罕见但严重（<1%）
	腹泻、头痛	Stevens-Johnson综合征、横纹肌溶解、急性间质性肾炎、C.difficle腹泻、血镁过少

疗效监测 胃肠不适及内镜下溃疡缓解;治疗幽门螺杆菌感染, 尿素呼吸试验阴性。

毒性监测 如果发生严重头痛或疱疹, 需就医。

患者咨询要点 应在用餐 1 小时前空腹服药。不与抗酸药同服。

临床应用要点 调整剂量时需要进行用药指导, 有多种不同质子泵抑制剂联合抗生素治疗幽门螺杆菌的方案, 指导患者按疗程用药以达到根治幽门螺杆菌的作用。质子泵抑制剂和 H₂ 受体阻滞剂是 OTC 药物, 请勿服用多种同类药物, 避免增加不良反应。长期使用骨折的风险增加, 骨质疏松症患者使用需谨慎。调整剂量时需要进行用药指导。

分类　前列腺素, 抗青光眼药物
制剂与规格　滴眼液:0.005%

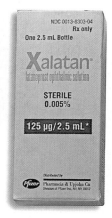 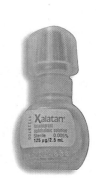

0.005% 滴眼液，Pfizer 供图

FDA批准适应证及用法用量
　　眼高血压、开角型青光眼:每晚 1 滴于有问题的眼睛。
超说明书用药　无
作用机制　拉坦前列素是一种前列腺素 F2α 类似物, 目前认为通过增加房水外流降低眼压。有研究表明主要的作用机制是增加葡萄膜巩膜流出, 但具体机制未明。
药物参数　拉坦前列素 Latanoprost

剂量调整（肝功能不全）	无需	吸收	通过角膜吸收, 经过异丙酯前体药物水解为酸的形式变为具有生物活性的物质。滴眼剂的吸收非常低
剂量调整（肾功能不全）	无需	分布	Vd =0.16L/kg
透析	不可透析	代谢	在角膜代谢;一些进入体循环在肝脏代谢, 程度不明
妊娠期药品安全性等级	C级	排泄	88%~98%经肾清除, 半衰期17min
哺乳期	权衡风险与获益	药物遗传学	未知
禁忌证	过敏	黑框警告	无

用药安全　拉坦前列素 Latanoprost

后缀	大写字母提示	不要压碎	高度警惕	易混药名
无	无	无	无	Lantus, Travatan, Xalacom

药物相互作用　拉坦前列素 Latanoprost

代表药物	相互作用机制		注意事项
毛果芸香碱	同时使用阻碍拉坦前列素与受体结合和增加通过葡萄膜巩膜途径流动阻力		催眠剂量的毛果芸香碱至少应该在给拉坦前列素10min后(最好1h)服用。

不良反应　拉坦前列素 Latanoprost

常见（>10%）	少见（1%~10%）	罕见但严重（<1%）
视力模糊、瘙痒、异物在眼的感觉、眼睑过度色素沉着、虹膜色素沉着	眼干、眼睑水肿	黄斑视网膜水肿、复视、角膜炎

疗效监测　降低眼内压
毒性监测　如果出现严重眼部过敏症状请就医。
患者咨询要点　在使用药物之前洗手, 并且要摘除隐形眼镜。躺下或向后仰头用药。用示指拉起下眼睑形成一个口袋, 用另一只手拿住滴管靠近眼睛。滴入相应滴数在眼睑口袋和眼球之间。轻轻闭上眼睛。示指置于眼角 1 分钟。不要清洗或擦拭滴管或接触任何物品, 包括眼睛。用后立刻盖上瓶盖。
临床应用要点　如与毛果芸香碱合用, 尽可能使两药间隔 1 小时。与其他眼用制剂使用间隔至少 5 分钟。告知患者使用本药增加永久性虹膜色素沉着的风险。每天使用不要超过 1 次, 以避免失去疗效。

分类　选择性 β_2- 受体激动剂；支气管扩张剂
制剂与规格　定量雾化吸入器:0.045mg/ 喷

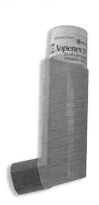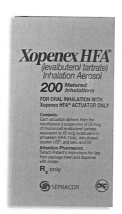

Sepracor 供图

FDA批准适应证及用法用量

　　1.哮喘、急性恶化:4 岁及以上儿童，前 3 剂每剂 4~8 吸，间隔 20 分钟，之后按需使用间隔 1~4 小时;成人，前 4 小时，每次 4~8 吸，间隔 20 分钟，之后按需使用间隔 1~4 小时。

　　2.哮喘，支气管痉挛:成人和 4 岁及以上儿童，必要时 2 吸间隔 4~6 小时。

超说明书用药　无

作用机制　激动气管平滑肌上的 β_2- 肾上腺素受体，导致腺苷酸环化酶被激活，并且增加细胞内环磷酸腺苷的浓度。环磷酸腺苷的增加与蛋白激酶 A 的激活有关，它抑制肌球蛋白的磷酸化并且降低了细胞内钙离子浓度，导致肌肉松弛。左旋沙丁胺醇松弛作用于从气管到终末端细支气管的所有平滑肌。

药物参数　左旋沙丁胺醇 Levalbuterol

剂量调整（肝功能不全）	无需	吸收	F=30%，口服吸收
剂量调整（肾功能不全）	无需	分布	吸入之后Vd ≈1900L
透析	不可透析	代谢	口服制剂快速在胃肠道进行代谢;吸入剂在肝脏代谢
妊娠期药品安全性等级	C级	排泄	80%~100%经肾清除，半衰期5~7min
哺乳期	权衡风险与获益	药物遗传学	未知
禁忌证	过敏	黑框警告	无

用药安全　左旋沙丁胺醇 Levalbuterol

后缀	大写字母提示	不要压碎	高度警惕	易混药名
HFA	无	无	无	Xanax

药物相互作用　左旋沙丁胺醇 Levalbuterol

代表药物	相互作用机制	注意事项
其他短效拟交感神经药物	可能增强沙丁胺醇的药效	避免同时使用
β-受体阻滞剂	可能会降低沙丁胺醇的药效和产生支气管痉挛	哮喘患者避免使用非选择性β-受体阻滞剂;如果有使用心脏β-受体阻滞剂的临床指证，监测肺功能

不良反应　左旋沙丁胺醇 Levalbuterol

常见（>10%）	少见（1%~10%）		罕见但严重（<1%）
呕吐	胸痛、心悸、心跳加快、震颤、咽炎、鼻炎		支气管痉挛、过敏反应、心律失常之类的作用

疗效监测　缓解哮喘症状和改善肺功能。
毒性监测　监测血压和心率。
患者咨询要点　指导患者正确的吸入技术。彻底洗吸嘴并风干至少一周 1 次（如果吸嘴被阻塞可能无法喷出药物）。吸入器储存在室温下，远离高温和直射光，不要冻结。不要将本药放在车内，因为可能被暴露在极热或极冷环境内。如果需要较正常使用更大剂量的左旋沙丁胺醇去控制症状，这可能说明哮喘恶化。
临床应用要点　美国国家心肺和血液研究所哮喘指南建议短效 β- 受体激动剂 (SABS) 作为药物治疗急性哮喘症状和发作的首选。SABA 不建议定期、每日、长期使用。

分类 镇静剂

制剂与规格 片剂：250mg，500mg，750mg；1000mg；缓释片：500mg，750mg；口服溶液剂：100mg/mL

    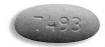 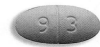

250mg，Mylan 供图　　　　　500mg，Mylan 供图　　　　　1000mg，Teva 供图

FDA批准适应证及用法用量

1. 肌阵挛发作，辅助用药：成人和 12 岁及以上儿童，最初，500mg，口服，一日 2 次，目标剂量 3000mg/d。

2. 部分发作，辅助用药：成人和 16 岁及以上儿童（速释），最初，500mg，口服，一日 2 次，最大剂量 3000mg/d（缓释），最初，1000mg，口服，最大剂量 3000mg/d；4~15 岁儿童（速释）：最初，10mg/kg 口服，一日 2 次，最大剂量 60mg/(kg·d)。

3. 原发性全身强直阵挛性发作，辅助用药：成人和 16 岁及以上儿童，最初 500mg，口服，1 日 2 次，目标剂量 3000mg/d；6~15 岁儿童，最初，10mg/kg，口服，1 日 2 次，目标剂量 60mg/(kg·d)。

超说明书用药

双相情感障碍：500mg，口服，一日 2 次。

作用机制 左乙拉西坦是一种吡咯烷类衍生物，在结构上与其他抗癫痫药物无关。其作用机制尚不清楚，与任何已知的神经机制激发或抑制无关。左乙拉西坦的作用在癫痫发作和癫痫动物模型不同于其他抗癫痫药物。

药物参数　左乙拉西坦 Levetiracetam

剂量调整（肝功能不全）	无需	吸收	F=100%；食物对吸收影响轻微
剂量调整（肾功能不全）	CrCl <30mL/min，剂量降低67%；CrCl 30~50mL/min，剂量降低50%	分布	蛋白结合率<10%
透析	CrCl <30mL/min，剂量降低67%；CrCl 30~50mL/min，剂量降低50%	代谢	极少量的通过水解代谢
妊娠期药品安全性等级	C级	排泄	66%以原型经肾清除，20%~25%经粪除，半衰期6~8h
哺乳期	权衡风险与获益	药物遗传学	未知
禁忌证	过敏	黑框警告	无

用药安全　左乙拉西坦 Levetiracetam

后缀	大写字母提示	不要压碎	高度警惕	易混药名
Keppra Keppra XR	LevETIRAcetam	勿压碎缓释片	无	LevOCARNitine, levofloxacin

药物相互作用　左乙拉西坦 Levetiracetam

代表药物	相互作用机制	注意事项
卡马西平	增强卡马西平的毒性	谨慎联合用药；监测不良反应

不良反应　左乙拉西坦 Levetiracetam

常见（>10%）	少见（1%~10%）	罕见但严重（<1%）
衰弱、疲劳、头痛、嗜睡、呕吐	异常行为、焦虑、抑郁、腹泻、头晕、敌对行为、易怒、食欲缺乏、情绪波动、恶心、鼻咽炎、颈部疼痛	全血细胞减少症、肝毒性、自杀倾向、自杀

疗效监测 减少癫痫发作的频率和严重程度。

毒性监测 抑郁症出现或恶化，自杀行为或意念，或异常行为改变、白细胞、肝功能变化。

患者咨询要点 指导患者将缓释片整个吞下，不可嚼碎、打破或粉碎。药效消失前避免从事需要警觉和身体协调性的工作。指导患者报告情绪波动、焦虑、敌对行为、自杀意念或异常行为改变。避免突然停药，可能会增加癫痫发作。

临床应用要点 片剂和口服溶液在 4 岁以下儿童的安全性和有效性没有被证实。缓释片在 16 岁以下儿童的安全性和有效性没有被证实。患者体重 ≤ 20 千克服用口服溶液。数据显示患者接受抗癫痫药物 (AEDs) 治疗自杀行为或倾向的风险可能增加。怀孕：第三阶段剂量增加 50%，在分娩后可能需要减少剂量。不要突然停药，因增加癫痫发作的风险。需药物安全指导。

分类　抗组胺药
制剂与规格　口服溶液剂:0.5mg/mL；片剂:5mg

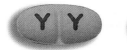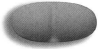

5mg，Sanofi-Aventis 供图

FDA批准适应证及用法用量

特发性荨麻疹，常年或季节性过敏性鼻炎:6 个月至 5 岁儿童:1.25mg/d，口服；6~11 岁儿童:2.5mg/d，口服；12 岁以上儿童及成人:每天 5mg；晚上给药。

超说明书用药　无

作用机制　左西替利嗪是西替利嗪的一种对映异构体，是镇静作用弱的长效 H$_1$- 受体拮抗剂，是羟嗪的代谢产物。竞争性抑制组胺与 H$_1$ 受体的相互作用，从而防止过敏反应。

药物参数　左西替利嗪 Levocetirizine

剂量调整（肝功能不全）	无需	吸收	F=85%，食物对吸收影响有限
剂量调整（肾功能不全）	CrCl 30~50mL/min, 2.5mg口服, 每隔1天；CrCl 10~29mL/min, 2.5mg口服, 每周2次；CrCl<10mL/min, 禁用	分布	Vd=0.4L/kg，蛋白结合率95%
透析	不可透析	代谢	肝脏代谢，<14%
妊娠期药品安全性等级	B级	排泄	85%经肾清除(80%原型)，半衰期7~8h
哺乳期	权衡风险与获益	药物遗传学	未知
禁忌证	对西替利嗪、左西替利嗪、羟嗪过敏者；CrCl<10mL/min, 12岁以下有任何肾损害的，血液透析的患者	黑框警告	无

用药安全　左西替利嗪 Levocetirizine

后缀	大写字母提示	不要压碎	高度警惕	易混药名
无	无	无	无	西替利嗪

药物相互作用　左西替利嗪 Levocetirizine

代表药物	相互作用机制	注意事项
CNS抑制剂(阿片类药物、苯二氮䓬类、乙醇)	可能增强镇静作用	谨慎合用

不良反应　左西替利嗪 Levocetirizine

常见（>10%）	少见（1%~10%）	罕见但严重（<1%）
	镇静、头痛、口干、疲劳和恶心	震颤、癫痫

疗效监测　改善鼻炎或荨麻疹症状。

毒性监测　若出现严重的中枢神经系统毒性的症状需就医；监测 SCr。

患者咨询要点　药效消失前避免从事需要警觉和身体协调性的工作，因为药物可能引起头晕或镇静的效果。

临床应用要点　本药是外消旋体(西替利嗪)的价格更高的替代品，是 OTC 药物，有仿制药上市。有限的证据表明左旋体比外消旋化合物有一些优势。

分类 氟喹诺酮类抗生素

制剂与规格 口服溶液剂:25mg/mL;口服片剂:250mg, 500mg, 750mg

750mg   500mg 250mg

Ortho-McNeil-Janssen 供图

FDA批准适应证及用法用量
1. 细菌性前列腺炎, 慢性:500mg/d, 口服, 服用 28 天。
2. 细菌性鼻窦炎, 急性:750mg/d, 口服, 服用 5 天。
3. 支气管炎, 慢性、急性细菌性恶化:500mg/d, 口服, 服用 7 天。
4. 社区获得性肺炎:500~750mg/d, 口服, 服用 7~14 天。
5. 皮肤或皮下组织感染:(简单的)500mg/d, 口服, 服用 7~14 天。
6. 肾盂肾炎, 急性:250mg/d, 口服, 服用 10 天。

超说明书用药
1. 衣原体感染:500mg/d, 口服, 服用 7 天。
2. 腹泻:500mg/d, 口服, 服用 1~3 天。

作用机制 左氧氟沙星属于氟喹诺酮类, 可以抑制细菌 DNA 螺旋酶。DNA 螺旋酶负责 DNA 解螺旋进行转录, 以及后续 DNA 超螺旋包装成染色体的二级结构。它对厌氧菌、革兰阴性杆菌具有高度活性。

药物参数 左氧氟沙星 Levofloxacin

剂量调整（肝功能不全）	无需	吸收	F=99%, 食物不影响吸收, 无需考虑饮食
剂量调整（肾功能不全）	CrCl 20~50 mL/min, 剂量降低50%; CrCl 15~19 mL/min, 延长间隔到48h	分布	胆汁、水疱、脑脊液、妇科组织、肺组织、前列腺、滑液、痰、扁桃体
透析	不可透析	代谢	不被代谢
妊娠期药品安全性等级	C级	排泄	87%经肾清除, 半衰期6~8h
哺乳期	禁用	药物遗传学	未知
禁忌证	对环丙沙星或者其他喹诺酮类过敏者; 同时使用替扎尼定	黑框警告	重症肌无力;肌腱破裂

用药安全 左氧氟沙星 Levofloxacin

后缀	大写字母提示	不要压碎	高度警惕	易混药名
无	无	无	无	LevETIRAcetam

药物相互作用 左氧氟沙星 Levofloxacin

代表药物	相互作用机制	注意事项
口服降糖药	低血糖或者高血糖, 机制未知	谨慎合用, 监测血糖来考虑调整降糖药物的剂量
铝、钙、钙强化食品、地达诺新、铁	由于螯合作用引起氟喹诺酮的吸收降低	在2h前和6h后分开服用
III类抗心律失常药物或者其他影响QT间期药物	增加QTc延长的可能	避免
激素	增加肌腱破裂的风险	如果肌腱疼痛或破裂, 建议患者停止使用左氧氟沙星, 就医
NSAID类	通过抑制GABA增加癫痫发作的风险, 导致中枢神经系统兴奋	如果可能避免使用NSAID类
华法林	增加出血风险	增强INR的监测, 并且调整华法林的剂量

不良反应 左氧氟沙星 Levofloxacin

常见（>10%）	少见（1%~10%）	罕见但严重（<1%）
光敏性	恶心、呕吐、皮疹、肌痛、关节痛、肌腱炎、头痛	Stevens-Johnson综合征、肾衰竭、严重过敏、贫血、中性粒细胞减少、血小板减少症、癫痫、心脏骤停、心律失常、肝衰竭、肌腱断裂、精神疾病、血糖异常、艰难梭状芽孢杆菌结肠炎

疗效监测 解决感染的症状和体征

毒性监测 检测 SCr 基线值。

患者咨询要点 如果出现排尿减少, 眼睛泛黄, 严重的皮疹或极度疲劳, 异常瘀伤或出血, 呼吸急促或胸痛, 或肌腱疼痛, 需就医。本药可与或不与食物同服, 但不能与牛奶、酸奶, 或其他奶制品和钙强化产品（一些果汁和面包）同服。如果使用抗酸药、硫糖铝、矿物质补充剂和含钙、铁、锌多种维生素, 使用左氧氟沙星至少 2 小时前或 6 小时后服用这些药物。

临床应用要点 18 岁以下患者禁用。口服和静脉给药剂量是可互换的。60 岁以上患者肌腱断裂的风险增加。调整剂量时需要给予用药指导。

分类 补充甲状腺

制剂与规格 片剂:0.025mg,0.05mg,0.075mg,0.088mg,0.1mg,0.112mg,0.125mg, 0.137mg, 0.15mg, 0.175mg, 0.2mg, 0.3mg

FDA批准适应证及用法用量

1. 甲状腺功能减退:口服,维持基于临床反应和血清 TSH 水平的个体化给药;成人, 25~300μg/d, 口服,儿童:(0~3 个月)10~15μg/(kg·d), 口服,(3~6 个月) 8~10μg/(kg·d), 口服,(6~12 个月)6~8μg/(kg·d), 口服,(1~5 岁)5~6μg/(kg·d), 口服, (6~12 岁)4~5μg/(kg·d), 口服,(12 岁以上, 生长和发育期未完成)2~3μg/(kg·d), 口服,(生长和发育完成)1.7μg/(kg·d)。

2. 抑制垂体释放促甲状腺素(TSH):甲状腺癌, 剂量 >2μg/(kg·d), 口服, 通常被用于抑制 TSH 在 0.1mU/L 以下。

超说明书用药

由于放疗毒性;使用相同年龄剂量用于甲状腺功能减退。

作用机制 左甲状腺素钠是一种合成甲状腺激素。内源性甲状腺激素 T3 和 T4, 扩散至细胞核并结合到在 DNA 上的甲状腺受体蛋白。这种激素核受体复合体能激活 mRNA 和胞质蛋白的基因转录和蛋白合成。

| 0.2mg |
| 0.175mg |
| 0.15mg |
| 0.125mg |
| 0.1mg |
| 0.025mg |

Mylan 供图

药物参数 左甲状腺素 Levothyroxine

剂量调整（肝功能不全）	无需	吸收	F=40%~80%, 空腹增加吸收
剂量调整（肾功能不全）	无需	分布	Vd=8.7~9.7L;蛋白结合率>99%
透析	不可透析	代谢	约80%的左旋甲状腺素钠在肝脏、肾脏和其他组织被脱碘为T3。它也可以通过结合葡糖苷酸和硫酸盐代谢, 然后进入肝肠循环
妊娠期药品安全性等级	A级	排泄	50%经肾清除, 半衰期7d
哺乳期	可用	药物遗传学	未知
禁忌证	超敏反应、毒性弥漫性甲状腺肿或结节性甲状腺疾病、甲状腺毒症、急性MI、治疗肥胖或体重下降、未调整的肾上腺功能不全、可能导致急性肾上腺危象	黑框警告	不用于减肥

用药安全 左甲状腺素 Levothyroxine

后缀	大写字母提示	不要压碎	高度警惕	易混药名
HFA	无	无	无	LamoTRIgine, Lanoxtin, levofloxacin, liothyronine

药物相互作用 左甲状腺素 Levothyroxine

代表药物	相互作用机制	注意事项
铝、含钙和镁抗酸药、铁、硫糖铝、奥利司他等	降低左甲状腺素的吸收	间隔2h给药
雌激素	雌激素增加血清甲状腺素结合球蛋白浓度	监测并考虑增加左甲状腺素的剂量
艾曲波帕	通过艾曲波帕抑制OATP1B1介导的左甲状腺素的消除	监测并考虑增加左甲状腺素的剂量
伊马替尼	减少左甲状腺素的疗效和加重甲状腺功能减退	监测并考虑增加左甲状腺素的剂量
苯妥英、利福平、辛伐他汀	增加左甲状腺素的清除	监测并考虑增加左甲状腺素的剂量

不良反应 左甲状腺素 Levothyroxine

常见（>10%）	少见（1%~10%）	罕见但严重（<1%）
	食欲增加、焦虑、腹泻、失眠	原有心血管疾病的恶化、甲状腺功能亢进

疗效监测 监测血清 TSH、T(3)、T(4) 水平。T(3):正常范围是 100~200ng/dL。T(4):正常范围是 4.5~11.2μg/dL。在甲状腺疾病治疗时 TSH 水平应该在 0.5~0.3mIU/L。甲状腺功能减退、疲劳、水肿、脱发、冷不耐受和昏睡的症状缓解。

毒性监测 监测患者原有心血管疾病恶化的症状。

患者咨询要点 对症状的改善可能需要 6 ~ 8 周。避免突然停药。空腹以水服药。避免在 2 小时内服用抗酸药和铁剂。

临床应用要点 本药不建议用于减肥。病情平稳的患者服用其减肥可能导致严重的不良反应和死亡。

分类　外用麻醉剂

制剂与规格　外用贴剂：5%

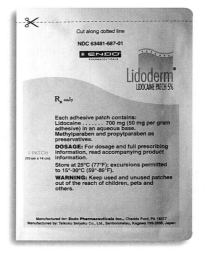

5% 贴剂，Endo 供图

FDA批准适应证及用法用量

带状疱疹后遗神经痛：在 24 小时内将 1~3 贴同时局部应用保持 12 小时。

超说明书用药

糖尿病神经病变：在 24 小时内将 1~3 贴同时局部应用保持 12 小时。

作用机制　利多卡因是一种酰胺类局部麻醉剂，通过抑制神经冲动启动和传导所需的离子流动来稳定神经细胞。利多卡因在外用完整的皮肤形成的渗透性足以产生镇痛效果，但是要小于产生完全神经阻滞所需剂量。

药物参数　利多卡因外用贴剂 Lidocaine Topical Patch

剂量调整（肝功能不全）	严重肝功能障碍，用较少贴，在更短时间内使用，和（或）用更长的停药间隔	吸收	当应用于完整的皮肤时，只有3%的剂量被全身吸收
剂量调整（肾功能不全）	无需	分布	无吸收
透析	可以	代谢	无吸收
妊娠期药品安全性等级	B级	排泄	无吸收
哺乳期	权衡风险与获益	药物遗传学	未知
禁忌证	过敏反应	黑框警告	无

用药安全　利多卡因外用贴剂 Lidocaine Topical Patch

后缀	大写字母提示	不要压碎	高度警惕	易混药名
无	无	无	无	无

药物相互作用　利多卡因外用贴剂 Lidocaine Topical Patch　全身吸收很少，机制未知。

不良反应　利多卡因外用贴剂 Lidocaine Topical Patch

常见（>10%）	少见（1%~10%）		罕见但严重（<1%）
皮肤刺激、嗜睡	低血压、恶心、呕吐、焦虑、头晕、头痛、感觉异常、便秘、震颤		心脏停搏、心律失常、癫痫、高铁血红蛋白症

疗效监测　减轻疼痛。

毒性监测　应用贴剂太多、时间过长、和（或）没有足够的停药时期可能会增加毒性；在破损或覆盖有封闭包裹的皮肤可能会导致中毒，尤其是心脏毒性。

患者咨询要点　指导患者合理应用。每 24 小时期间，贴剂在皮肤上不能超过 12 小时。提醒患者使用时直接贴在完整的皮肤，不能覆盖，封闭包裹或穿紧身的衣服。

临床应用要点　去除内衬之前，可能会将贴剂切成小块以减少剂量，满足患者需要。要求患者使用完贴剂向内对折，胶粘剂面朝内，并将用过的贴剂安全地丢弃至儿童和宠物无法接触的地方。误食贴剂会导致严重的不良反应。

分类 安非他明，中枢神经系统兴奋剂，C-Ⅱ
制剂与规格 胶囊：20mg，30mg，40mg，50mg，60mg，70mg

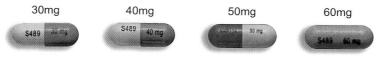

30mg　40mg　50mg　60mg

Shire 供图

FDA批准适应证及用法用量
　　儿童注意力缺陷多动症(ADHD)：每天早上 30mg，口服；每周可以增加 10~20mg/d，增量到最大 70mg/d，口服。
超说明书用药　无
作用机制　二甲磺酸赖右苯丙胺被转化为右旋安非他明。右旋安非他明在治疗多动症的作用机制是未知的。安非他明可能会阻止突触前神经元的去甲肾上腺素和多巴胺的再摄取，增加去甲肾上腺素和多巴胺释放到外神经元间隙。

药物参数　二甲磺酸赖右苯丙胺 Lisdexamfetamine

剂量调整（肝功能不全）	无需	吸收	F = 100%；食物不影响吸收
剂量调整（肾功能不全）	无需	分布	Vd = 3.5~4.6 L/kg；蛋白结合率60%
透析	不可透析	代谢	在血液中右旋安非他明和赖氨酸被红细胞的水解活性大量代谢
妊娠期药品安全性等级	C级	排泄	96%经肾清除，0.3%经粪便清除，半衰期<1h
哺乳期	权衡风险与获益	药物遗传学	未知
禁忌证	过敏/特异质体质对拟交感神经胺类；MAOI；心血管疾病症状或晚期的动脉硬化；中度严重高血压；甲状腺功能亢进；青光眼；焦虑；药物依赖史	黑框警告	滥用的风险，误用，转移

用药安全　二甲磺酸赖右苯丙胺 Lisdexamfetamine

后缀	大写字母提示	不要压碎	高度警惕	易混药名
无	无	无	无	Visanne, ViVAXIM

药物相互作用　二甲磺酸赖右苯丙胺 Lisdexamfetamine

代表药物	相互作用机制	注意事项
三环类抗抑郁药	增加高血压，其他心脏事件，和兴奋中枢神经系统的风险	谨慎同时用药，监测血压和不良反应
MAOI类	增加高血压危象(头痛、高烧、高血压)的风险	避免同时使用

不良反应　二甲磺酸赖右苯丙胺 Lisdexamfetamine

常见（>10%）	少见（1%~10%）	罕见但严重（<1%）
肌张力障碍、失眠、幻觉、易怒、食欲缺乏、上腹部疼痛、口干	焦躁不安、焦虑、生长发育缓慢、腹泻、头晕、头痛、血压升高、心率增加、恶心、皮疹、呕吐、体重减轻	胸痛、最近诊断的或已有的精神疾病恶化、中风、心脏性猝死、心动过速

疗效监测　改善精神和行为多动症的症状（不适当的注意力不集中、易冲动、多动症、认知能力）。
毒性监测　注意心悸、接近晕厥或晕厥、心脏疾病的症状或体征。血压和心率应评估基线值，在 1~3 个月内常规随访，后续每 6~12 个月随访。
患者咨询要点　在早上空腹服药。对于比较频繁服用此药的儿童需要监测生长速度和体重。指导患者报告新的或恶化的精神问题（行为和思想问题、双相情感障碍、攻击性行为或敌意）。也报告胸痛、心悸、呼吸困难或心律失常、心肌梗死、脑血管意外。
临床应用要点　安非他明有很高的滥用可能倾向，并且过长时间使用可能会导致药物依赖，必须避免。安非他明滥用可能导致突然死亡和严重的心血管不良事件。对于突发心脏猝死事件，完整的家族史和患者病史、是否合用其他处方药或非处方药等信息都需要确定。对患者进行全面评估，包括高血压、心脏杂音 Marfan 综合征有关的体格检查、心律不齐等。发药时需给予用药指导。

L

分类　ACEI, 抗高血压药

制剂与规格　片剂：2.5mg, 5mg, 10mg, 20mg, 30mg, 40mg

FDA批准适应证及用法用量

1. 急性心肌梗死：口服，5~10mg/d，服用 6 周。
2. CHF：口服，5mg/d，可增加至 40mg/d。
3. 高血压：成人，口服，10mg/d，可增加至 80mg/d；6~16 岁儿童，口服，每天 0.07mg/kg（最多 5mg/d），可增加至每天 0.61mg/kg（最多 40mg/d）。

超说明书用药

1. 糖尿病肾病：成人，口服，20~40mg/d。
2. 肾脏疾病：口服，5~20mg/d。
3. 预防偏头痛：口服，10~20mg/d。

作用机制　赖诺普利是一种竞争性的 ACE 抑制剂。它也能减少血清醛固酮水平，从而减少钠潴留，加强血管扩张激肽释放酶 - 激肽系统，改变前列腺素代谢，抑制交感神经系统，并抑制组织肾素 - 血管紧张素系统。

 40mg
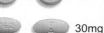 30mg
  20mg
  10mg
 5mg
 2.5mg

Teva 供图

药物参数　赖诺普利 Lisinopril

剂量调整（肝功能不全）	无需	吸收	F = 25%（在CHF中F=16%）食物不影响其吸收
剂量调整（肾功能不全）	CrCl 10~30mL/min：起始剂量为5mg/d；CrCl < 10mL/min：起始剂量为2.5mg/d；透析患者：起始剂量为2.5mg/d，相当于血液透析后应给予每日剂量的20%作为补充剂量	分布	蛋白结合率25%
透析	可透析（血液透析和腹膜透析）	代谢	无代谢
妊娠期药品安全性等级	C级（前3个月），D级（后6个月）	排泄	50%~70%经肾清除，半衰期1~2h
哺乳期	权衡风险与获益	药物遗传学	未知
禁忌证	对本品或其他ACEI过敏者、ACEI引起的血管性水肿病史、遗传性或特发性血管性水肿过敏者	黑框警告	妊娠

用药安全　赖诺普利 Lisinopril

后缀	大写字母提示	不要压碎	高度警惕	易混药名
无	无	无	无	Fosinopril, Lioresal

药物相互作用　赖诺普利 Lisinopril

代表药物	相互作用机制	注意事项
血管紧张素受体阻滞剂、保钾利尿剂	低血压、高钾血症、肾毒性风险增加	避免同时使用，或监测血压、血肌酐和血钾
硫唑嘌呤	骨髓抑制风险增加	避免同时使用，或监测贫血和白细胞减少症
环孢素	肾毒性风险增加	避免同时使用，或监测血肌酐
利尿剂	由于低血容量，体位性低血压风险增加	监测血压；慢慢地从坐位站起
NSAID类	降低赖诺普利的降压和排钠利尿作用，肾毒性风险增加	避免同时使用，或监测血压、血肌酐
钾补充剂、盐替代品	高钾血症和心律失常风险增加	避免同时使用，或监测血钾水平

不良反应　赖诺普利 Lisinopril

常见（＞10%）	少见（1%~10%）	罕见但严重（<1%）
	腹泻、头晕、干咳、头痛、低血压、高钾血症、恶心、肾毒性、皮疹、心动过速、呕吐	血管神经性水肿、出生缺陷、肝衰竭

疗效监测　降低血压。

毒性监测　监测血管性水肿症状 / 体征(脸、眼、口唇、舌、或喉的肿胀)，严重的持续性咳嗽，低血压；检测基线值以及定期监测电解质、血肌酐、尿素氮、尿蛋白。

患者咨询要点　避免怀孕。只有在医生监督下方可使用钾补充剂或钾盐替代品。如果脱水可引起头晕加重。

临床应用要点　服用初始剂量赖诺普利出现脱水者需观察至少 2 小时。降压效果同阿替洛尔。

分类　抗躁狂

制剂与规格　胶囊:150mg, 300mg, 600mg;片剂:300mg;缓释片:300mg, 450mg;溶液:300mg/5mL

150mg　　　　　　　300mg

Roxane 供图

FDA批准适应证及用法用量

1.双相情感障碍,维持治疗:成人及 12 岁以上儿童(缓释),900~1200mg/d,分 2~3 次服用,口服;速释,300mg/d,口服,分 3~4 次服用。

2.双相情感障碍,躁狂发作:成人及 12 岁以上儿童(缓释),1800mg/d,分 2~3 次服用,口服;速释,600mg,口服,一日 3 次。

超说明书用药　无

作用机制　锂盐抗躁狂的机制尚不明确;它可改变第二信使系统(例如, 腺苷酸环化酶和磷酸肌醇)的作用。

药物参数　锂盐 Lithium

剂量调整（肝功能不全）	无需	吸收	F=90%~100%食物不影响其吸收
剂量调整（肾功能不全）	CrCl 10~50mL/min:给予常规剂量的50%~75%;CrCl < 10mL/min:给予常规剂量的25%~50%	分布	Vd=1.4 L/kg无蛋白结合作用
透析	是的, 血液透析后应给予一剂维持剂量	代谢	无代谢
妊娠期药品安全性等级	D级	排泄	89%~98%经肾清除, <1%经粪便清除, 半衰期14~24h(长期治疗可达2.43d)
哺乳期	避免	药物遗传学	未知
禁忌证	严重衰弱, 脱水, 或钠缺失;严重心血管疾病;严重肾损伤;伴随利尿治疗	黑框警告	同锂盐

用药安全　锂盐 Lithium

后缀	大写字母提示	不要压碎	高度警惕	易混药名
CR	无	ER复方不能咀嚼或咬碎	无	Estratest

药物相互作用　锂盐 Lithium

代表药物	相互作用机制	注意事项
乙酰唑胺、碳酸氢钠	降低锂盐浓度和疗效	监测锂疗效和血药浓度
ACEI类、ARB类、利尿剂	增加锂盐毒性和(或)肾毒性	避免同时使用, 禁用利尿剂
延长QT间期受体	增加心脏风险	避免同时使用或监测心电图
抗精神病药物、氯氮平	不良反应和锥体外系症状风险增加	监测不良反应
MAOI类	恶性高热风险增加	避免同时使用, MAOI和锂盐间隔2周使用
SSRI类、利奈唑胺	锂盐浓度增加和(或)血清素综合征风险增加	监测不良反应和锂盐血药浓度

不良反应　锂盐 Lithium

常见（>10%）	少见（1%~10%）	罕见但严重（<1%）
心脏节律紊乱、频细震颤、甲状腺功能减退、白细胞增多、血小板增多、口干	共济失调、视力模糊、腹泻、脑电图改变、心电图改变、头痛、肌肉无力、恶心、少尿、多尿、嗜睡、耳鸣、呕吐	低血压、肾毒性、癫痫

疗效监测　改善躁狂症状,预防躁狂和抑郁发作。血锂水平:急性躁狂 1~1.5 mEq/L、长期维持治疗0.6~1.2 mEq/L、急性治疗期间血药浓度不应超过 2.0 mEq/L。参照血锂浓度调整剂量。

毒性监测　监测肾和甲状腺功能、水合状态、血钠水平。需要时定期检查脑电图和心电图。

患者咨询要点　缓释片整片吞服;不压碎或咀嚼。药效消失前避免从事需要警觉和身体协调性的工作。指导患者报告中毒的症状 / 体征,因毒性程度不同可包括腹泻、呕吐、震颤、共济失调、嗜睡、肌肉无力、缺乏协调、头晕、视物模糊、耳鸣或多尿。保持摄入足够的液体和正常盐摄入量。

临床应用要点　12 岁以下患者的安全性和有效性尚未确定。锂中毒与血清锂水平密切相关,中毒剂量与治疗剂量水平接近。急性躁狂期可耐受锂盐浓度较大, 而躁狂症状减退锂盐耐受也降低。不要混淆剂量单位 mEq 和 mg(300mg=8mEq)。

分类 苯二氮䓬类, 短效或中效, C- Ⅳ
制剂与规格 片剂:0.5mg, 1mg, 2mg;溶液:2mg/mL

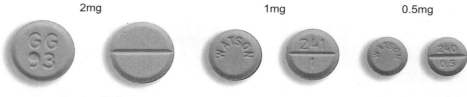

2mg   1mg   0.5mg

Sandoz 供图   Watson 供图

FDA批准适应证及用法用量
  1. 焦虑:成人, 1 mg 口服, 1 日 2~3 次。
  2. 失眠, 因焦虑或压力情境:成人及 12 岁以上儿童, 2~4 mg 口服, 睡前服。
超说明书用药
  乙醇戒断综合征:初始, 2mg 口服, 1 日 4 次, 然后 1mg, 1 日 4 次, 使用 8 次。
作用机制 增强抑制性神经递质 γ- 氨基丁酸(GABA)的突触后作用。
药物参数 劳拉西泮 Lorazepam

剂量调整（肝功能不全）	无需	吸收	F =90%~93%, 食物不影响其吸收
剂量调整（肾功能不全）	无需	分布	Vd=1.3 L/kg, 蛋白结合率85%
透析	不可透析	代谢	通过葡萄糖醛酸化广泛代谢
妊娠期药品安全性等级	D级	排泄	88%经肾清除, 半衰期12h
哺乳期	可用	药物遗传学	未知
禁忌证	对苯二氮䓬类过敏、闭角型青光眼	黑框警告	无

用药安全 劳拉西泮 Lorazepam

后缀	大写字母提示	不要压碎	高度警惕	易混药名
无	LORazepam	无	无	ALPRAZolam, clonazePAM

药物相互作用 劳拉西泮 Lorazepam

代表药物	相互作用机制	注意事项
阿芬太尼、阿片类物质和其他呼吸抑制剂	增加呼吸抑制风险	尽可能避免同时使用, 同时使用考虑降低这两种药物的给药剂量
阿米替林	增加精神缺陷风险	监测并指导患者
乙炔雌二醇和其他雌激素为主的节育产品	增加劳拉西泮代谢, 降低疗效	可能需要给予高剂量的劳拉西泮
丙戊酸	降低劳拉西泮代谢	降低劳拉西泮的剂量50%

不良反应 劳拉西泮 Lorazepam

常见（>10%）	少见（1%~10%）	罕见但严重（<1%）
嗜睡、运动协调损伤、可逆性遗忘	乏力、头晕、视力模糊、抑郁症	癫痫、躁狂、抑郁、戒断症状

疗效监测 减少焦虑症状、乙醇戒断症状, 帮助睡眠。
毒性监测 如果出现严重的嗜睡、自杀想法或癫痫发作时需及时就医;监测血压和心率。
患者咨询要点 可能引起嗜睡;避免驾驶或要求动作协调等工作。避免饮酒。
临床应用要点 本品为适用于肝功能受损和哺乳期患者的苯二氮䓬类药物。老年人可能对本药更敏感, 使用应谨慎;建议老年患者剂量减少 50%。避免长期使用后突然停药, 可能会引起惊厥发作。12 岁以下儿童未予批准使用。

分类 血管紧张素Ⅱ受体拮抗剂, 抗高血压
制剂与规格 片剂:25mg, 50mg, 100mg

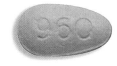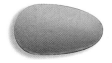

100mg，Merck 供图

FDA批准适应证及用法用量

1.脑血管意外伴左心室肥大的高血压患者, 预防糖尿病肾病:起始剂量口服, 每天 50mg, 维持剂量每天 100mg。

2.心功能不全:起始剂量口服, 每天 50mg, 维持剂量每天 100mg。

3.高血压:成人, 起始剂量口服, 每天 50mg, 维持剂量每天 25~100mg 或一天 2 次;6 岁及以上儿童, 口服, 每天 0.7mg/kg, 最大剂量口服, 每天 50mg/d。

超说明书用药

1.心血管事件风险降低:成人, 每天口服 50~100mg。

2.单纯性收缩期高血压, 左心室高血压, 非糖尿病肾病:口服, 每天 50mg。

作用机制 氯沙坦是一种选择性可逆的竞争性血管紧张素Ⅱ受体拮抗剂(AT1), 血管紧张素Ⅱ生理作用包括收缩血管、分泌醛固酮、刺激交感神经兴奋和肾脏钠的重吸收。

药物参数 氯沙坦 Losartan

剂量调整（肝功能不全）	起始剂量25mg/d；口服, 最大剂量100mg/d	吸收	F = 33%, 食物减慢其吸收, Cmax 降低10%
剂量调整（肾功能不全）	无需	分布	Vd=34 L, 蛋白结合率99%
透析	不可透析	代谢	14%经CYP2C9和CYP3A4/5代谢
妊娠期药品安全性等级	C级(1~3个月), D级(4~9个月)	排泄	35%经肾清除, 60%经粪便消除, 半衰期2h(5-羧酸代谢物为6~9h)
哺乳期	权衡风险效益	药物遗传学	未知
禁忌证	对氯沙坦或其他的血管紧张素Ⅱ受体拮抗剂过敏者、妊娠	黑框警告	妊娠

用药安全 氯沙坦 Losartan

后缀	大写字母提示	不要压碎	高度警惕	易混药名
无	无	无	无	Colace, Coreg

药物相互作用 氯沙坦 Losartan

代表药物	相互作用机制	注意事项
ACEI、保钾利尿剂	低血压、高钾血症、肾毒性风险增加	避免同时使用, 监测血压、血肌酐和血钾水平
阿利吉仑	高钾血症风险增加	监测血钾水平
CYP2C9和CYP3A4/5抑制剂	氯沙坦代谢降低	监测血压;考虑降低氯沙坦剂量
CYP2C9和CYP3A4/5诱导剂	氯沙坦代谢增加	监测血压;考虑增加氯沙坦剂量
利尿剂	因低血容量使体位性低血压风险增加	监测血压;慢慢地从坐姿站起
钾补充剂、盐替代品	高钾血症和心律失常风险增加	避免同时使用, 监测血钾水平
非类固醇抗炎药	降低氯沙坦降压作用和排钠利尿作用, 肾毒性风险增加	避免同时使用, 监测血压和血肌酐水平

不良反应 氯沙坦 Losartan

常见（>10%）	少见（1%~10%）	罕见但严重（<1%）
头痛	厌食、背部疼痛、便秘、头晕、消化不良、低血压、高钾血症、腿痛、肌肉痉挛、肌痛、恶心、肾毒性、皮疹、心动过速	血管神经性水肿、出生缺陷、肝毒性、横纹肌溶解症

疗效监测 降低血压。

毒性监测 监测血管神经性水肿的症状。建议测定基线值及定期检查电解质、肾功能和尿蛋白水平。

患者咨询要点 避免怀孕。避免突然停药;可发生反跳性高血压。应在医生指导下使用钾补充剂或盐替代品。如果出现严重脱水可引起头晕。如果出现血管神经性水肿、过多体液损失、高钾血症、尿量减少或出现黄疸时应及时就医。

临床应用要点 服用初始剂量出现脱水者需观察至少 2 小时, 并考虑较低的起始剂量。

分类 HMG-CoA 还原酶抑制剂

制剂与规格 片剂：10mg，20mg，40mg；缓释片：20mg，40mg，60mg

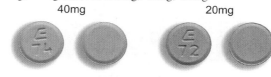

40mg　　　　　　　　20mg

Sandoz 供图

FDA批准适应证及用法用量

1.冠状动脉硬化，原发性和混合性高胆固醇血症：起始剂量，口服 20mg/d，维持剂量，口服 10~80 mg/d 或每日分 2 次；最大剂量 80mg/d；缓释片：口服 20~60 mg，睡前服用。

2.家族性高胆固醇血症，杂合型，10~17 岁青少年患者：儿童，起始剂量，口服 10mg/d，维持剂量，口服 10~40mg/d，最大剂量 40mg/d。

超说明书用药

2 型糖尿病，高胆固醇血症二级预防：成人，口服 10~80 mg/d。

作用机制 HMG-CoA 还原酶抑制剂竞争性抑制 HMG-CoA 转化为甲羟戊酸，是胆固醇合成过程的早期限速步骤。

药物参数 洛伐他汀 Lovastatin

剂量调整（肝功能不全）	活动性肝病或肝酶不明原因的持续升高，应避免使用	吸收	普通片F＜5%，ER（缓释片）提升到30%，食物降低其吸收
剂量调整（肾功能不全）	CrCl<30mL/min，如果给予剂量>20mg/d应慎重	分布	蛋白结合率>95%
透析	不可透析	代谢	80%~85%经CYP3A4/5代谢
妊娠期药品安全性等级	X级	排泄	肾清除<10%，半衰期2h
哺乳期	权衡风险与获益	药物遗传学	未知
禁忌证	对洛伐他汀过敏患者、活动性肝病、妊娠及哺乳期、与HIV蛋白酶抑制剂同时使用、不明原因肝酶持续性升高	黑框警告	无

用药安全 洛伐他汀 Lovastatin

后缀	大写字母提示	不要压碎	高度警惕	易混药名
无	无	ER剂型不能咀嚼或咬碎	无	AtorvaSTATin

药物相互作用 洛伐他汀 Lovastatin

代表药物	相互作用机制	注意事项
CYP3A4/5抑制剂	通过抑制洛伐他汀的代谢增加肌病或横纹肌溶解症的风险	避免同时使用或监测肌病和衡量肌酸激酶水平，洛伐他汀最大剂量为20mg/d为强抑制剂（40mg/d维拉帕米，中度抑制剂）。禁用蛋白酶抑制剂
CYP3A4/5诱导剂	增加洛伐他汀代谢，降低疗效	避免同时使用或监测血脂和考虑增加洛伐他汀剂量
贝特类、烟酸	增加肌病或横纹肌溶解症的风险	避免同时使用或监测肌病和衡量肌酸激酶水平，使用较低剂量的他汀类药物

不良反应 洛伐他汀 Lovastatin

常见（>10%）	少见（1%~10%）	罕见但严重（<1%）
	腹痛、便秘、腹泻、头痛、肝酶增高、肌痛、恶心、皮疹、高血糖	横纹肌溶解症、肝毒性、糖尿病风险增加

疗效监测 降低总胆固醇、LDL-胆固醇和三酰甘油的水平；增加高密度脂蛋白胆固醇水平。检测用药前基线水平并在治疗期间定期评估。

毒性监测 监测横纹肌溶解症（肌痛、尿黄、关节痛、疲劳）或肝毒性症状。开始治疗后 6~12 周进行肝功能检测、血糖和 HbA1c 基线水平评估。出现肌痛或服用其他可能导致肌痛药物的患者应该检查血清肌酸激酶水平。

患者咨询要点 普通片应与晚餐同服。缓释片应在睡前服用。缓释片整片吞服；不能咀嚼、切碎或分割。避免饮酒和服用葡萄柚和柚子汁。报告横纹肌溶解症、黄疸（皮肤或眼睛发黄）或肾衰竭的症状。洛伐他汀存在多种显著的药物相互作用，在使用任何新的处方药或 OTC 药物之前要咨询医疗保健专业医师。洛伐他汀在降低胆固醇方面不能替代生活方式（饮食、运动）。

临床应用要点 缓释片的安全性和有效性在儿童患者尚未确定。使用时会增加糖尿病风险，尤其是老年患者。

分类 抗反转录病毒药物, CCR5 拮抗剂
制剂与规格 片剂:150mg, 300mg

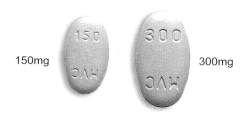

150mg   300mg

Viir Healthcare 供图

FDA批准适应证及用法用量
　　治疗 CCR5 嗜性 HIV-1 感染, 与其他抗反转录病毒药物联合:成人, 口服 300mg, 一日 2 次。
超说明书用药 无
作用机制 选择性可逆结合位于人 CD4 细胞的趋化因子共同受体 [CC 基序受体 5 (CCR5)]。拮抗 CCR5 能阻断人 CCR5 共同受体和病毒包膜糖蛋白 gp120 亚基之间的相互作用, 从而抑制 CCR5-tropic HIV-1 与 CD4 细胞融合及随后进入细胞所需的 gp120 构象变化。

药物参数 马拉韦罗 Maraviroc

剂量调整（肝功能不全）	中度或重度肝功能损害, 谨慎使用	吸收	F＝23%~33%;通过食物吸收减少30%~60%
剂量调整（肾功能不全）	CrCl<30mL/min, 减少剂量150mg, 1日2次;避免起相互作用的药物	分布	脑脊液
透析	不可透析	代谢	CYP3A4/5和ABCB1主要底物
妊娠期药品安全性等级	B级	排泄	20%在粪便中不改变, 14%~34%肾清除, 半衰期14~18h
哺乳期	权衡风险与效益	药物遗传学	需要对于CCR5存在的营养检测患者的CD4细胞
禁忌证	CrCl＜30mL/min或终末期肾病的患者服用强效CYP3A4/5抑制剂或诱导剂	黑框警告	肝毒性

用药安全 马拉韦罗 Maraviroc

后缀	大写字母提示	不要压碎	高度警惕	易混药名
无	无	是	无	无

药物相互作用 马拉韦罗 Maraviroc

代表药物	相互作用机制	注意事项
CYP3A4/5抑制剂	由于CYP3A4/5代谢抑制诱发马拉韦罗毒性	减少马拉韦罗的剂量150mg, 1日2次
CYP3A4/5诱导剂	由于CYP3A4/5诱导马拉韦罗代谢活动减少	增加马拉韦罗的剂量600mg, 1日2次

不良反应 马拉韦罗 Maraviroc

常见（＞10%）	少见（1%~10%）	罕见但严重（<1%）
发烧、皮疹、咳嗽	高血压、失眠、焦虑、疲劳、良性皮肤肿瘤、中性粒细胞减少症、肝功能检查、便秘、疱疹感染	冠心病、心绞痛、黄疸、肝衰竭、癫痫

疗效监测 监测 HIV 病毒载量、CD4 细胞计数、嗜性检测、HIV 耐药性检测。
毒性监测 监测肝功能检查、胆红素。
患者咨询要点 不受进食影响。不要咀嚼或压碎片剂。本药不能阻止 HIV 的传播, 进行安全性行为, 不要共用针头等, 可能引起嗜睡, 避免驾驶和联用中枢神经系统抑制剂。
临床应用要点 不建议 16 岁以下儿童使用。艾滋病病毒可能通过 CCR5、CXCR4 或同时两种受体（称为双重或混合）进入细胞。治疗仅适用于通过 CCR5 进入细胞的 HIV。不能治愈艾滋病。发药时需给予用药指导。

分类 疫苗
制剂与规格 皮下注射冻干粉:稀释至 0.5mL；也可与水痘疫苗组合使用

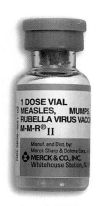

Merck 供图

FDA批准适应证及用法用量
　　预防麻疹,腮腺炎,风疹感染:成人，一个剂量(第二剂量用于具有高风险的成年人);儿童,12 岁一个剂量,在 4~6 岁入学前第二剂量。
超说明书用药 无
药物参数 麻疹、流行性腮腺炎、风疹疫苗 Measles，Mumps，Rubella Vaccine

妊娠期药品安全性等级	C级	吸收、分布、代谢、排泄	未知
哺乳期	一般认为在哺乳期安全	药物遗传学	尚未临床相关
禁忌证	对MMR疫苗或疫苗的成分过敏(鸡蛋、明胶、新霉素);免疫抑制;妊娠	黑框警告	无

用药安全 麻疹、流行性腮腺炎、风疹疫苗 Measles，Mumps，Rubella Vaccine

后缀	大写字母提示	不要压碎	高度警惕	易混药名
MMR-Ⅱ，MMRV	无	无	无	无

药物相互作用 麻疹、流行性腮腺炎、风疹疫苗 Measles，Mumps，Rubella Vaccine

代表药物	相互作用机制	注意事项
中-高剂量糖皮质激素	免疫抑制	延迟MMR疫苗使用直到停止糖皮质激素治疗
免疫抑制药物	免疫抑制	延迟MMR疫苗使用直到停止免疫抑制治疗
免疫球蛋白或血液制品	活疫苗对免疫反应干扰	MMR疫苗延迟使用的时间取决于类型和剂量的免疫球蛋白或血制品

不良反应 麻疹、流行性腮腺炎、风疹疫苗 Measles，Mumps，Rubella Vaccine

常见（＞10%）	少见（1%~10%）	罕见但严重（<1%）
发烧、关节痛(成年女性)	皮疹	血小板减少症、过敏反应、格林-巴利综合征、高热惊厥

疗效监测 预防麻疹、流行性腮腺炎和风疹病毒感染；虽然可以测量抗体浓度，但不建议常规检测疫苗反应。
毒性监测 关注注射疫苗 15 分钟内晕厥。
患者咨询要点 有些儿童注射疫苗 7~10 天后会出现轻微发热和皮疹。避免妊娠 28 天以下者注射疫苗。
临床应用要点 1957 年以前出生者，除了有生育打算的女性，可以考虑免疫。发现免疫过的女性生产后对于风疹的血清学反应呈阴性。如果不是同时接种，MMR 必须与其他活疫苗间隔至少 4 周。1963-1967 年之间接种灭活麻疹疫苗的个人应接种。1979 年前接种腮腺炎疫苗的个人应接种。避免与含有水痘疫苗的 MMRV 混淆。

分类 抗组胺药, 止吐
制剂与规格 片剂:12.5mg, 25mg, 50mg;咀嚼片:25mg

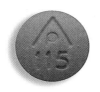

25mg，Rugby 供图

FDA批准适应证及用法用量
　　1.晕车:出发前 1 小时口服 25~50mg, 每 24 小时重复 1 次。
　　2.眩晕:根据临床反应, 每日 25~100mg, 口服, 分 1~3 次服用。
超说明书用药
　　辐射引起的恶心和呕吐:放疗前 2~12 小时, 口服 50mg。
作用机制 氯苯甲嗪是一种抗组胺药,抑制组胺的血管反应,仅轻微的抑制乙酰胆碱。
药物参数　氯苯甲嗪 Meclizine

剂量调整（肝功能不全）	无需	吸收	未知
剂量调整（肾功能不全）	无需	分布	Vd = 7 L/kg
透析	不可透析	代谢	部分肝脏代谢通过 CYP2D6
妊娠期药品安全性等级	B级	排泄	经尿液和粪便排出体外, 半衰期6h
哺乳期	通常可用	药物遗传学	未知
禁忌证	过敏	黑框警告	无

用药安全　氯苯甲嗪 Meclizine

后缀	大写字母提示	不要压碎	高度警惕	易混药名
无	无	无	无	Anzemet, Axert

药物相互作用　氯苯甲嗪 Meclizine

代表药物	相互作用机制	注意事项
中枢神经系统抑制剂(阿片类、苯二氮䓬类、乙醇)	镇静作用可能增加	谨慎同时使用

不良反应　氯苯甲嗪 Meclizine

常见（>10%）	少见（1%~10%）	罕见但严重（<1%）
	镇静、头痛、口干、乏力、恶心	

疗效监测 改善恶心、眩晕症状。
毒性监测 若出现严重的中枢神经系统的毒性症状,需就医。
患者咨询要点 使用本药有时可能产生困倦,应警告患者有这种可能性,告诫不要开车或操作危险机械。患者服用此药应该避免饮酒。由于其潜在的抗胆碱能作用,本药应该慎用于哮喘、青光眼、或前列腺肥大患者。
临床应用要点 多种处方药或非处方药含有氯苯甲嗪,需注意避免患者重复使用,同时患者应被告知产品的选择。

分类 孕激素

制剂与规格 片剂:2.5mg, 5mg, 10mg

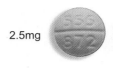 2.5mg   5mg

Barr 供图

FDA批准适应证及用法用量

1. 异常子宫出血与月经周期无关:在 16 或 21 天的月经周期开始每日口服 5~10mg, 使用 5~10 天。

2. 预防雌激素引起的子宫内膜增生:当雌激素给药时, 月经周期的第 1 或 16 天开始每日口服 5~10mg, 使用 12~14 天。

3. 继发性生理性闭经:口服, 每日 5~10mg, 使用 5~10 天。

超说明书用药

乳腺癌, 子宫内膜癌:剂量为个体化。

作用机制 醋酸甲羟孕酮促进子宫内膜增殖分泌, 具有雄激素和同化作用, 但药物没有明显的雌激素活性。

药物参数 醋酸甲羟孕酮 Medroxyprogesterone

剂量调整（肝功能不全）	轻度或中度肝功能不全, 减少剂量或使用频率;严重者, 避免使用	吸收	F = 0.6%~10%;食物增加AUC和Cmax
剂量调整（肾功能不全）	无需	分布	蛋白结合率86%~90%
透析	不可透析	代谢	大量经肝脏CYP3A4/5代谢;诱导 CYP3A4/5
妊娠期药品安全性等级	X级	排泄	主要是经肾清除(代谢物), 半衰期11~16h
哺乳期	权衡风险与获益	药物遗传学	未知
禁忌证	对甲羟孕酮过敏、异常生殖器出血、雌激素或孕酮依赖肿瘤史、活动或陈旧的深静脉血栓或PE、严重肝功能不全、已知或可能妊娠	黑框警告	心血管疾病、老年痴呆症的风险

用药安全 醋酸甲羟孕酮 Medroxyprogesterone

后缀	大写字母提示	不要压碎	高度警惕	易混药名
无	MedroxyPROGESTERone	无	无	Covera, methylPREDNISolone

药物相互作用 醋酸甲羟孕酮 Medroxyprogesterone

代表药物	相互作用机制	注意事项
CYP3A4/5诱导剂	增加醋酸甲羟孕酮代谢, 减少甲羟孕酮疗效	考虑增加醋酸甲羟孕酮剂量
CYP3A4/5抑制剂	减少甲羟孕酮代谢, 增加醋酸甲羟孕酮毒性风险	考虑降低醋酸甲羟孕酮剂量
CYP3A4/5底物	增加底物代谢, 可减少底物	监测和考虑增加底物剂量
糖皮质激素	通过抑制糖皮质激素代谢, 降低其清除, 导致醋酸甲羟孕酮毒性增加	如有必要, 监测糖皮质激素的毒性和减少剂量
华法林	醋酸甲羟孕酮可能增强或降低华法林的疗效, 机制不明	监测INR

不良反应 醋酸甲羟孕酮 Medroxyprogesterone

常见（>10%）	少见（1%~10%）	罕见但严重（<1%）
体重增加、头痛、闭经、乳房胀痛	腹痛、乏力、感觉紧张、突破性出血	深静脉血栓形成、血栓静脉炎、骨质疏松、肺栓塞

疗效监测 异常出血症状缓解。

毒性监测 治疗开始时进行骨盆和乳腺基线情况检查;监测骨密度;诊断评估以排除持续性或复发时阴道出血是否存在其他恶性事件。

患者咨询要点 末剂量后 3~7 天会发生月经出血, 如未月经出血患者应报告。

临床应用要点 甲羟孕酮注射剂每 3 个月 1 次, 用于避孕、子宫内膜异位症所致疼痛。雌和孕激素组合不应该用于心血管疾病的预防, 其增加绝经妇女心肌梗死、脑卒中、浸润性乳腺癌、PE 和 DVT 风险。

分类 非甾体类抗炎药
制剂与规格 片剂:7.5mg, 15mg;溶液剂:7.5mg/5mL

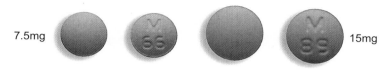

7.5mg　　　　　　　　　　　　　　　　15mg

Mylan 供图

FDA批准适应证及用法用量
1. 骨性关节炎:7.5mg/d, 口服, 可依疗效增加至最大 15mg/d。
2. 类风湿性关节炎:7.5mg/d, 口服, 可依疗效增加至最大 15mg/d。
3. 幼年类风湿性关节炎:2 岁及以上儿童, 0.125mg/(kg·d), 口服, 可依疗效增加至最大 7.5mg/d。

超说明书用药 无
作用机制 非选择性的环氧合酶-1(COX-1)和环氧合酶-2(COX-2)抑制剂, 可逆地改变血小板功能, 延长出血时间。

药物参数 美洛昔康 Meloxicam

剂量调整（肝功能不全）	无需	吸收	F =89%；食物影响很小
剂量调整（肾功能不全）	CrCl <15 mL/min, 避免使用	分布	Vd = 10~16L；蛋白结合率99%
透析	不可透析	代谢	CYP3A4/5次要底物
妊娠期药品安全性等级	C级	排泄	肾清除, 半衰期15~20h
哺乳期	权衡风险和收益	药物遗传学	未知
禁忌证	对美洛昔康过敏；同时使用酮咯酸、己酮可可碱, 哮喘, 其他使用NSAID的过敏反应, 冠状动脉搭桥术	黑框警告	心血管和胃肠道的风险、冠状动脉搭桥术

用药安全 美洛昔康 Meloxicam

后缀	大写字母提示	不要压碎	高度警惕	易混药名
无	无	无	无	无

药物相互作用 美洛昔康 Meloxicam

代表药物	相互作用机制	注意事项
阿司匹林、低分子肝素、SSRI类、非甾体类抗炎药、己酮可可碱	导致胃肠道毒性及增加出血风险	避免合并酮咯酸、己酮可可碱用药；监测胃肠道毒性
ACEI类、ARB类、β-受体阻滞剂、环和噻嗪类利尿剂	通过减少肾前列腺素的合成, 降低利尿剂的降压疗效	监测并考虑替代疗法
考来烯胺	减少美洛昔康的吸收	1~2h单独管理
环孢素、他克莫司	环孢素、他克莫司的毒性风险增加, 机制未知	监测环孢素和他克莫司水平并考虑调整剂量
培美曲塞	肾清除率下降和培美曲塞毒性增加	避免在肾功能不全的患者同时使用
磺脲类药物	通过磺脲类药物代谢抑制增加低血糖的风险	监测血糖, 必要时调整剂量
华法林	CYP2C9的两种底物, 竞争性代谢	监测和调整华法林剂量

不良反应 美洛昔康 Meloxicam

常见（>10%）	少见（1%~10%）	罕见但严重（<1%）
	水肿、瘙痒、皮疹、胃肠道窘迫、头晕、耳鸣、耳毒性	Stevens-Johnson综合征、消化道出血、血栓形成、肝功能升高、急性肾衰竭、充血性心力衰竭、再生障碍性贫血

疗效监测 减少疼痛和改善运动。
毒性监测 如果长期使用需做血常规、肝功能、SCr、粪便潜血检查。如出现严重的皮疹、黑色柏油样大便、胸部疼痛、眼睛或皮肤发黄、或改变排尿, 及时就医。
患者咨询要点 与食物或牛奶同服以减少胃肠不适。混悬液使用前轻轻摇动。
临床应用要点 老年患者胃肠道溃疡的风险增加。在尽可能短的时间使用最低有效剂量；初步观察后调整剂量和用药次数以满足个体化用药。

M

分类 N-甲基-D-天冬氨酸受体拮抗剂
制剂与规格 溶液剂：2mg/mL，片剂：5mg，10mg；缓释胶囊：7mg，14mg，21mg

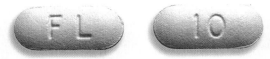

10mg，Forest Laboratories 供图

FDA批准适应证及用法用量
　　阿尔茨海默病：5mg/d，口服，可增加剂量至不超过每周10mg，口服，一日2次的目标剂量。
超说明书用药 无
作用机制 谷氨酸激活的N-甲基-D-天冬氨酸(NMDA)受体有助于改善阿尔茨海默病的症状。目前认为美金刚是非竞争性NMDA受体拮抗剂(主要引起受体通道开放)，与NMDA受体调控的阳离子通道易于结合。目前没有证据表明美金刚防止或减缓阿尔茨海默病患者神经退行性病变。

药物参数 美金刚Memantine

剂量调整（肝功能不全）	无需	吸收	F=100%；食物对吸收无影响
剂量调整（肾功能不全）	CrCl<30 mL/min，目标剂量5mg，口服，1日2次	分布	Vd=9~11L；蛋白结合率45%
透析	不可透析	代谢	50%通过葡萄糖醛酸化代谢
妊娠期药品安全性等级	B级	排泄	50%经肾清除，半衰期60~80h
哺乳期	权衡风险和收益	药物遗传学	未知
禁忌证	过敏反应	黑框警告	无

用药安全 美金刚Memantine

后缀	大写字母提示	不要压碎	高度警惕	易混药名
XR	无	不要咀嚼或咬碎缓释胶囊	无	Mesalamine

药物相互作用 美金刚Memantine 未知
不良反应 美金刚Memantine

常见（>10%）	少见（1%~10%）	罕见但严重（<1%）
	高血压、低血压、昏厥、呕吐、头晕、头痛、咳嗽、疼痛	Stevens-Johnson综合征、深静脉血栓形成、肝炎、肝衰竭、脑血管意外、癫痫大发作、短暂性脑缺血发作、急性肾衰竭

疗效监测 改善日常生活的认知功能和能力。
毒性监测 如果出现严重的不良反应需就医；监测血压、眼科检查、肝功能检查、电解质、SCr。
患者咨询要点 不受进食影响。
临床应用要点 本药对阿尔茨海默病的临床疗效证据不足，可能延缓疾病进展，但不会逆转或改善已有现状。

分类 疫苗

制剂与规格 注射液:结合型疫苗 (MCV4) 0.5mL (Menactra,Menveo);皮下注射溶液:多糖型疫苗 (MPSV4) 0.5mL
(Menomune)

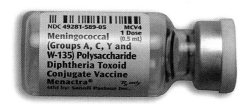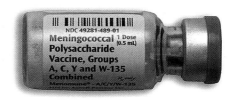

Sanofi Pasteur 供图

FDA批准适应证及用法用量

预防由血清型 A、C、Y、W-135 型引起的侵袭性脑膜炎球菌疾病:成人,单剂量的 MCY4 或 MPSV4(超过55 岁者用 MCV4);9~23 个月儿童,两个剂量的 Menactra, 2 岁及以上的儿童,单剂量的 Menactra 或 Menveo。

超说明书用药

1.预防由血清型 A、C、Y、W-135 型引起的侵袭性脑膜炎球菌疾病:11~12 岁青少年常规免疫,16 岁给予第二剂。

2.预防侵袭性脑膜炎球菌疾病引起的血清型 A、C、Y、W-135 在侵入性脑膜炎球菌疾病或那些持续暴露的高风险人群,在补体缺陷、无脾个体、HIV、接触脑膜炎奈瑟菌的试验室工作人员:MCY4,两个剂量分 3 个月,然后每 5 年注射。

3.预防由血清型 A、C、Y、W-135 型引起的侵袭性脑膜炎球菌疾病的新兵、旅客或居住在疫区或流行的国家,或 21 岁以下的住校新生如果在其 16 岁及以后未接种单剂量的 MCY4。

药物参数 脑膜炎球菌疫苗 Meningococcal Vaccine

妊娠期药品安全性等级	MCV4, B型;MPSV4, B型	吸收、分布、代谢、排泄	未知
哺乳期	婴儿的风险是最小的	药物遗传学	未知
禁忌证	脑膜炎球菌疫苗或疫苗成分过敏者	黑框警告	无

用药安全 脑膜炎球菌疫苗 Meningococcal Vaccine

后缀	大写字母提示	不要压碎	高度警惕	易混药名
CRM, D	无	无	无	无

药物相互作用 脑膜炎球菌疫苗 Meningococcal Vaccine

代表药物	相互作用机制	注意事项
中-高剂量激素	免疫抑制	尽可能延迟脑膜炎球菌疫苗接种,直到糖皮质激素治疗已经停止;临床诊断
免疫抑制药物:环孢素、他克莫司、硫唑嘌呤、甲氨蝶呤	免疫抑制	尽可能延迟脑膜炎球菌疫苗接种,直到免疫抑制治疗已经停止;临床诊断

不良反应 脑膜炎球菌疫苗 Meningococcal Vaccine

常见（>10%）	少见（1%~10%）	罕见但严重（<1%）
注射部位的反应(包括红斑和疼痛)、异常烦躁、哭闹、食欲下降、腹泻、不适、疲劳性头痛、乏力	皮疹、恶心、关节痛、肌痛、发烧	热性惊厥、过敏、格林-巴利综合征

疗效监测 侵袭性脑膜炎球菌病的预防。

毒性监测 注意晕厥。

患者咨询要点 用来预防脑膜炎、除了推荐的初次接种、存在感染风险的患者(无脾、免疫缺陷)应该每 5 年强化免疫, 21 岁以下的住校新生如果在其 16 岁及以后未接种疫苗的, 应接种。

临床应用要点 MenACWY-CRM 指 Menveo, 而 MenACWY-D 指 Menactra, MenACWY 指此类所有疫苗,谨慎使用以免混淆。MCV4 应用于免疫年龄 9 个月（Menactra）或者 2 岁（或者结合疫苗）高至 55 岁。MPSV4 用于56 岁及以上需要免疫者。MCV4 是肌内注射, 而 MPSV4 是皮下注射, 避免混淆。

M

分类 中枢性骨骼肌松弛药
制剂与规格 片剂：800mg

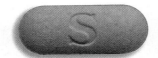 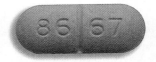

800mg，King Pharmaceuticals 供图

FDA批准适应证及用法用量
　　肌肉骨骼疼痛或痉挛：800mg，1日3次或1日4次。
超说明书用药 无
作用机制 美他沙酮作用机制尚未完全阐明，可能是由于抑制中枢神经系统。美他沙酮对横纹肌、运动终板、或神经纤维的收缩机制没有直接的作用。
药物参数 美他沙酮 Metaxalone

剂量调整（肝功能不全）	使用较低的初始剂量，谨慎增加剂量	吸收	生物利用度未知，食物使吸收增强
剂量调整（肾功能不全）	使用较低的初始剂量，谨慎增加剂量	分布	Vd = 800L
透析	不可透析	代谢	肝代谢，通过多种CYP酶
妊娠期药品安全性等级	D级	排泄	经肾清除，半衰期8~9h
哺乳期	权衡风险和收益	药物遗传学	未知
禁忌证	对美他沙酮过敏、肾或肝功能明显受损	黑框警告	无

用药安全 美他沙酮 Metaxalone

后缀	大写字母提示	不要压碎	高度警惕	易混药名
无	无	无	无	Mesalamine, metolazone

药物相互作用 美他沙酮 Metaxalone

代表药物	相互作用机制	注意事项
中枢神经系统抑制剂（阿片类、苯二氮䓬类、乙醇）	添加剂的镇静作用	避免同时使用，或仔细监测毒性症状

不良反应 美他沙酮 Metaxalone

常见（＞10%）	少见（1%~10%）	罕见但严重（＜1%）
	恶心、呕吐、头晕、头痛、嗜睡	溶血性贫血、白细胞减少症、黄疸、免疫过敏反应、斑丘疹

疗效监测 减少疼痛和肌肉痉挛。
毒性监测 定期监测肝功能和血细胞计数。
患者咨询要点 药效消失前避免从事需要警觉和身体协调性的工作，因为该药可能引起头晕或镇静作用。
临床应用要点 美他沙酮用于缓解成人急性肌肉骨骼疼痛等不适，应该仅在短期（2周或3周）内使用。不能用于小于12岁的儿童。慎用于老年人，可能对不良反应更敏感。

METFORMIN: Glucophage, various
二甲双胍: 格华止等

分类 双胍类, 降血糖药

制剂与规格 片剂: 500mg, 850mg, 1000mg; 缓释片: 500mg, 750mg, 1000mg; 溶液剂: 500mg/5mL

FDA批准适应证及用法用量

　　2 型糖尿病: 成人, 500~1000mg, 口服, 1 日 2 次, 可能最大推荐剂量为 2250mg/d 或 500~2000mg/d; 缓释片, 口服, 可依疗效增加至最大剂量为 2000mg/d; 10 岁以上儿童, 500~1000mg, 口服, 1 日 2 次, 可依疗效增加至最大剂量为 2000mg/d。

超说明书用药

　　多囊性卵巢疾病: 500mg 口服, 1 日 3 次。

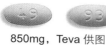

850mg, Teva 供图　　　1000mg, Teva 供图

500mg (缓释片),
Teva 供图

750mg (缓释片),
Barr 供图

作用机制 二甲双胍是一种双胍类降糖药, 不影响胰岛素的分泌, 能抑制肝糖原产生和增强肌肉对葡萄糖的利用。

药物参数 二甲双胍 Metformin

剂量调整 (肝功能不全)	严重肝功能不全, 避免使用	吸收	F=40%~60%; 速释片: 食物减少吸收; 缓释片和口服溶液: 食物增加吸收
剂量调整 (肾功能不全)	SCr > 1.4 mg/dL, 避免使用	分布	Vd = 654L; 非蛋白结合
透析	可透析	代谢	不被代谢
妊娠期药品安全性等级	B级	排泄	90%经肾清除, 半衰期7~12h
哺乳期	通常可使用	药物遗传学	未知
禁忌证	二甲双胍过敏、造影剂、SCr > 1.4mg/dL、代谢性酸中毒	黑框警告	乳酸性酸中毒

用药安全 二甲双胍 Metformin

后缀	大写字母提示	不要压碎	高度警惕	易混药名
Glucophage and Glucophage XR	MetFORMIN	不要咀嚼或压碎	是	MetroNIDAZOLE

药物相互作用 二甲双胍 Metformin

代表药物	相互作用机制	注意事项
泛影葡胺和其他造影剂	增加乳酸性酸中毒和肾衰竭的风险	禁用
β-受体阻滞剂	改变葡萄糖代谢和增加低血糖的风险	避免使用普萘洛尔, 使用其他药物应注意并加强监测
阳离子药物、阿米洛利、西咪替丁、头孢羟氨苄	竞争近端肾小管分泌, 降低二甲双胍清除	监测并考虑调整两种制剂的剂量
氟喹诺酮类药物	改变葡萄糖代谢和增加低血糖和高血糖的风险	尽可能避免同时使用; 监测并考虑剂量调整
MAOI类	刺激胰岛素分泌, 达到降血糖的效果	尽可能避免同时使用; 监测并考虑剂量调整
车前子	车前子可延缓葡萄糖从食物吸收, 从而降低餐后高血糖, 潜在的减少抗糖尿病物的用量	尽可能避免同时使用; 监测并考虑剂量调整

不良反应 二甲双胍 Metformin

常见 (>10%)	少见 (1%~10%)	罕见但严重 (<1%)
腹泻、吸收不良、恶心、维生素B12缺乏症、乏力、呕吐、肠胃气胀	头痛、消化不良	乳酸性酸中毒、体重减轻、肝毒性、溶血性贫血、过敏反应

疗效监测 餐前血糖在 70~130mg/dL, HbA1c <7%。

毒性监测 监测肾脏功能、血细胞计数、维生素 B12 的水平。如出现严重的皮疹、肌肉无力或肌痛、眼睛或皮肤发黄、异常瘀伤或出血, 需就医。

患者咨询要点 定时监测血糖 (每天 2~4 次); 如果低于 70mg/dL, 吃饼干或糖果, 并及时就医。每日 1 次则随早餐服用, 每日 2 次则随早晚餐服用, 多喝水促进二甲双胍清除。避免饮酒, 乙醇可增加乳酸性酸中毒的风险。

临床应用要点 患者使用碘对比剂检查: 检查前后 48 小时暂停二甲双胍。重新评价肾功能已正常, 方可恢复使用。缓释制剂可与食物或牛奶同服。如果胃肠不适时, 进食时服用速释制剂。二甲双胍是 2 型糖尿病的一线治疗。二甲双胍作为单药使用时不会引起低血糖。

M

分类 阿片类镇痛药, C-Ⅱ

制剂与规格 片剂:5mg, 10mg；混悬散剂:40mg；溶液剂:5mg/5mL, 10mg/5mL, 10mg/1mL

FDA批准适应证及用法用量

　　1.慢性(中重度)疼痛:阿片类药物治疗的患者, 2.5mg, 口服, 服药间隔 8 小时, 可以增加至起效。

　　2.药物解毒, 阿片类药物滥用:15~30mg, 口服, 服药间隔 8 小时, 增量至起效；当用于治疗阿片成瘾(解毒或维持治疗), 只能由戒毒资质单位开具。

10mg，Roxane 供图

超说明书用药 无

作用机制 美沙酮是一种与吗啡相似的苯乙胺类阿片受体激动剂, 但化学结构与阿片衍生物的生物碱结构无关。R 型美沙酮的镇痛活性是 S 型的 8~50 倍, 且与阿片受体亲和力是 S 型的 10 倍。

药物参数 美沙酮 Methadone

剂量调整（肝功能不全）	无需	吸收	F =85%；食物影响极小
剂量调整（肾功能不全）	无需	分布	Vd = 3.6L/kg；蛋白结合率85%~90%
透析	不可透析	代谢	90%经CYP2B6和CYP3A4/5代谢, 是CYP2D6的中效抑制剂
妊娠期药品安全性等级	C级	排泄	10%~20%经肾清除, 半衰期20~24h
哺乳期	通常可用	药物遗传学	未知
禁忌证	支气管哮喘、对阿片类药物过敏者、麻痹性肠梗阻、呼吸抑制、高碳酸血症	黑框警告	误食、药物滥用、阿片成瘾/使用、QT间期延长、呼吸抑制、片剂含有赋形剂

用药安全 美沙酮 Methadone

后缀	大写字母提示	不要压碎	高度警惕	易混药名
Intensol	无	分散片	是	Dexmethylphenidite, Mephyton

药物相互作用 美沙酮 Methadone

代表药物	相互作用机制	注意事项
胺碘酮、延长QT间期的药物	增加QT间期延长	避免同时使用
巴比妥类、苯二氮䓬类、中枢肌肉松弛剂、阿片类、吩噻嗪类	增加中枢神经系统抑制	监测并考虑调整剂量
丁丙诺啡、阿片受体激动剂/拮抗剂、阿片受体拮抗剂	出现戒断症状	避免与阿片类药物同时使用
CYP3A4/5和CYP2B6诱导剂	美沙酮代谢诱导剂的诱导, 降低美沙酮水平	考虑增加美沙酮剂量
CYP3A4/5和CYP2B6抑制剂	美沙酮代谢抑制剂的抑制, 增加美沙酮水平	考虑减少美沙酮剂量
CYP2D6底物	减少代谢底物和毒性增加	避免同时使用或考虑减少底物剂量
去羟肌苷	减少去羟肌苷吸收	间隔1~2h分开使用
MAOI类	增加呼吸抑制, 增加5-羟色胺综合征的风险	避免使用

不良反应 美沙酮 Methadone

常见（>10%）	少见（1%~10%）	罕见但严重（<1%）
便秘、胃肠道不适、低血压、眩晕、镇静	心律失常、水肿、呼吸困难、呼吸抑制	Stevens-Johnson综合征、生理依赖性、耐受性、QT间期延长

疗效监测 疼痛缓解。缓解与毒品成瘾相关的体征和症状。

毒性监测 如果出现严重的皮疹、过度嗜睡、降低呼吸、严重的便秘、胸痛、或头晕、请立即就医；注意生命体征变化。

患者咨询要点 使用大便软化剂和兴奋剂的组合或轻泻剂预防便秘。服药可能导致嗜睡；避免驾驶或其他需要运动协调的工作。避免饮酒及服用其他中枢神经系统抑制剂。如果出现呼吸急促或昏昏欲睡, 立即就医。

临床应用要点 长期使用可能发生耐药性和生理依赖性；避免突然停药。吸收和代谢存在较大个体差异, 美沙酮相对镇痛效能需要谨慎的起始剂量和增加剂量。开始用药和剂量增加过程发生致命呼吸抑制的风险最高。口服剂型的药物仅口服给药, 片剂中所含赋形剂不能注射给药。用作混悬散剂的药片不适合咀嚼或吞服, 而应溶于水后喝下。本药远离儿童和宠物。发药时需给予用药指导。

M

分类 中枢性骨骼肌松弛剂
制剂与规格 片剂：500mg, 750mg

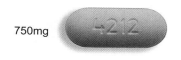 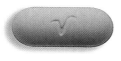

750mg 500mg

Qualitest 供图

FDA批准适应证及用法用量

肌肉骨骼痛：1500mg，口服，1 日 2 次，使用 48~72 小时，然后可能增至 750mg 口服，每隔 4 小时服用 1 次，或 1500mg，口服，1 日 3 次或 1000mg，口服，1 日 4 次。

超说明书用药 无

作用机制 美索巴莫作用机制尚未确定，但可能是由于抑制中枢神经系统 (CNS)，对横纹肌、运动终板、或神经纤维的收缩机制没有直接的作用。

药物参数 美索巴莫 Methocarbamol

剂量调整（肝功能不全）	最初使用低剂量，肝衰竭患者小心增加剂量	吸收	食物不影响吸收无影响
剂量调整（肾功能不全）	无需	分布	蛋白结合率45%~50%
透析	不可透析	代谢	肝通过脱烷基化作用和羟基化代谢
妊娠期药品安全性等级	C级	排泄	经肾清除代谢产物，半衰期1~2h
哺乳期	避免	药物遗传学	未知
禁忌证	过敏	黑框警告	无

用药安全 美索巴莫 Methocarbamol

后缀	大写字母提示	不要压碎	高度警惕	易混药名
无	无	无	无	Mephobarbital, Skelaxin

药物相互作用 美索巴莫 Methocarbamol

代表药物	相互作用机制	注意事项
中枢神经系统抑制剂(阿片类药物、苯二氮䓬类、乙醇)	增加镇静效果	避免同时使用或严密监测中毒迹象

不良反应 美索巴莫 Methocarbamol

常见（＞10%）	少见（1%~10%）	罕见但严重（＜1%）
	红肿、瘙痒、皮疹、荨麻疹、恶心、呕吐、头晕、头痛、眼球震颤、嗜睡、眩晕、视力模糊、结膜炎	心动过缓、低血压、昏厥、白细胞减少症、过敏反应

疗效监测 减少疼痛和肌肉痉挛。

毒性监测 首次服药后如果发生极度虚弱、瞬间四肢瘫痪、头晕和几分钟或数小时的精神错乱等特殊症状需及时就医；监测生命指征。

患者咨询要点 药效消失前避免从事需要警觉和身体协调性的工作，因为药物可能引起头晕或镇静的效果。

临床应用要点 美索巴莫用于缓解与急性、成人肌肉骨骼疼痛状况相关的不适，应该仅用于短期 (2 或 3 周)。药物可能使尿液变棕色、黑色或绿色。注射剂型可用于破伤风有关的痉挛状态。

M

分类 抗代谢药物

制剂与规格 片剂:2.5mg, 5mg, 7.5mg, 10mg, 15mg

FDA批准适应证及用法用量

1.非霍奇金淋巴瘤,晚期((Burkitt 淋巴瘤,I 和 II 期):10~25 mg/d,口服,4~8 天的数个疗程, 7~10 天为一个休息期间。

2.银屑病严重的)10~25mg/wk,口服或者 2.5mg 间隔12 小时,服用 3 剂。

3.风湿性关节炎(严重的):每周 10~15mg, 口服,可以按每周 5mg, 每 2~3 周逐渐增加剂量,到最大每周 20~30mg。

4.幼年型类风湿性关节炎,多关节型:10mg/m², 口服每周 1 次,可以增至有临床疗效。

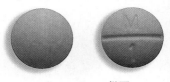

2.5mg，Dava 供图

超说明书用药

多种癌症:剂量随癌症、化疗阶段和并发症而异。

作用机制 可逆地抑制二氢叶酸还原酶(DHFR),使二氢叶酸在 DNA 合成前通过 DHFR 被还原为四氢叶酸。甲氨蝶呤干扰 DNA 的合成、修复和细胞复制。

药物参数 甲氨蝶呤 Methotrexate

剂量调整（肝功能不全）	胆红素 3.1~5mg/dL, 剂量降低25%；胆红素>5mg/dL, 避免使用	吸收	剂量依赖, 剂量< 40mg/m², F = 42%；剂量>40mg/m², F = 17%；
剂量调整（肾功能不全）	CrCl 10~50mL/min, 剂量降低50%；CrCl < 10mL/min: 避免使用	分布	Vd = 0.4~0.8L/kg；蛋白结合率50%
透析	可透析, 血液透析	代谢	细胞内多聚谷氨酸盐, 通过Pgp排出
妊娠期药品安全性等级	X级	排泄	48%~100%经肾清除, 半衰期4~10h
哺乳期	避免使用	药物遗传学	未知
禁忌证	对甲氨蝶呤过敏、怀孕、哺乳, 进行性牛皮癣和风湿性关节炎治疗前存在的血液恶病质患者	黑框警告	急性肾衰竭、腹水、骨髓抑制、皮肤毒性、腹泻、肝毒性、淋巴瘤、NSAID、机会性感染、肺炎、肾损伤、肿瘤细胞溶解综合征

用药安全 甲氨蝶呤 Methotrexate

后缀	大写字母提示	不要压碎	高度警惕	易混药名
无	无	无	是	Mercaptopurine, methylPREDNISolone

药物相互作用 甲氨蝶呤 Methotrexate

代表药物	相互作用机制	注意事项
阿司匹林、丹曲林、循环利尿剂、NSAID、青霉素、质子泵抑制剂、水杨酸盐、甲氧苄啶、磺胺异恶唑	竞争肾小管分泌, 增加甲氨蝶呤毒性和肾毒性	避免同时使用, 或者考虑减少甲氨蝶呤剂量, NSAID禁用。
卡介苗、其他活的疫苗和免疫增强剂	增加来自活疫苗感染的风险	禁用
艾曲波帕	通过艾曲波帕抑制OATP1B1导致甲氨蝶呤消除减少, 毒性增加	避免同时使用, 或者考虑减少甲氨蝶呤剂量
甲酰四氢叶酸、叶酸	甲酰四氢叶酸是被降解的叶酸, 能抵消甲氨蝶呤的抗癌效果	避免同时使用, 除非用做解救药物

不良反应 甲氨蝶呤 Methotrexate

常见（>10%）		少见（1%~10%）	罕见但严重（<1%）
骨髓抑制、恶心、呕吐、脱发、口腔炎、光敏性、皮疹		肝功检查指标升高、腹泻	急性肾衰竭、肝衰竭、间质性肺疾病、Stevens-Johnson综合征、二次恶性肿瘤(淋巴瘤)、机会性感染

疗效监测 牛皮癣的症状缓解。减轻疼痛并且改善类风湿关节炎的运动范围。使肿瘤缩小或消除。可以监测甲氨蝶呤浓度用于调整甲酰四氢叶酸。

毒性监测 测定基线值及定期检测 CBC、SCr、LFT, 怀孕测试(阴性)。如果出现严重的口腔溃疡, 发热 > 38.6℃(101.5℉), 气短、排尿的变化, 眼睛和皮肤发黄, 异常擦伤, 或出血, 请就医。

患者咨询要点 可引起恶心和呕吐;确保有止吐药并知道如何服用。避免阳光照射。可与食物同服。

临床应用要点 使用大剂量甲氨蝶呤需要碳酸氢钠碱化尿液, 增强甲氨蝶呤排泄, 甲氨蝶呤使用 24 小时后需要甲酰四氢叶酸解救正常细胞。腹水和(或)第三间隙胸膜腔积液的患者药物消除减少, 导致半衰期延长毒性增加。甲氨蝶呤与放射治疗同时进行可能会增加软组织坏死和骨坏死的风险。有多种大剂量给药方案可选用;不要混淆日剂量和周剂量方案。

M

分类　中枢神经系统兴奋剂，C-Ⅱ
制剂与规格　片剂：5mg，10mg，20mg；咀嚼片：2.5mg，5mg，10mg；缓释片：10mg，20mg；缓释胶囊：10mg，18mg，20mg，27mg，30mg，36mg，40mg，50mg，54mg，60mg；溶液剂：5mg/5mL，10mg/5mL；混悬散剂：25mg/5mL

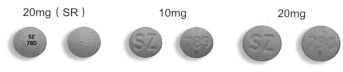

20mg（SR）　　　　10mg　　　　20mg

Sandoz 供图

FDA批准适应证及用法用量
　　1. 儿童注意力缺陷多动症：速释片、溶液剂和咀嚼片，成年人，10~60mg/d，口服，分 2~3 次，最好饭前 30~45 分钟服用；儿童（6 岁和 6 岁以上）初始计量 5mg，口服，1 日 2 次；每周调整剂量 5~10mg；不推荐剂量高于 60mg/d。
　　2. 注意缺陷多动障碍：缓释，不用之前的哌甲酯治疗；成人和年龄超过 6 岁的儿童，20mg/d，口服；可能在每周调整剂量，增加 10mg，最大量 60mg/d。
　　3. 嗜睡症：速释片，溶液剂和咀嚼片：成人和年龄超过 6 岁儿童，10~60mg/d，口服，每天分 2~3 次。
　　4. 嗜睡症：缓释片，成人和年龄超过 6 岁儿童，20~60mg/d，口服，按间隔 8 小时分次服用。
超说明书用药
　　疲劳：5~30mg/d，口服。
作用机制　哌甲酯为呼吸兴奋剂，小剂量时通过颈动脉体化学感受器反射性兴奋呼吸中枢，大剂量时直接兴奋延髓呼吸中枢。
药物参数　哌甲酯 Methylphenidate

剂量调整（肝功能不全）	无需	吸收	F = 22%~25%，食物对吸收影响极小
剂量调整（肾功能不全）	无需	分布	Vd=2.6Ukg；蛋白结合率10%~30%
透析	不可透析	代谢	代谢广泛，主要通过脱脂作用
妊娠期药品安全性等级	C级	排泄	78%~98%经肾清除，半衰期3h
哺乳期	避免使用	药物遗传学	未知
禁忌证	对安非他明过敏、焦虑、烦躁、药物依赖、青光眼、抽搐或陈旧性的Tourette症、高血压、心绞痛、心力衰竭、异氟烷麻醉	黑框警告	滥用可能

用药安全　哌甲酯 Methylphenidate

后缀	大写字母提示	不要压碎	高度警惕	易混药名
CD, ER, XL, LA, SR	无	勿挤压或咀嚼ER	无	Methadone

药物相互作用　哌甲酯 Methylphenidate

代表药物	相互作用机制	注意事项
阿米替林、西酞普兰、三环类	通过释放去甲肾上腺素增强安非他明的药效(高血压、中枢神经系统的刺激)	避免同时使用
西酞普兰、SSRI类	增加5-羟色胺综合征的风险(肌肉僵硬、激越)	尽可能避免同时使用，如果同时使用监测血清素综合征
MAOI类	高血压危象	在14d内避免使用

不良反应　哌甲酯 Methylphenidate

常见（＞10%）	少见（1%~10%）	罕见但严重（＜1%）
体重减轻、食欲缺乏、头痛、失眠、易怒	焦虑、心动过速、恶心、呕吐	癫痫、痉挛性运动、贫血、血小板减少症、精神病、狂热、药物依赖、自杀的念头

疗效监测　多动症的症状缓解，患者的注意力范围应该有改善并能减轻易冲动性。
毒性监测　监测血压、心率、体重、血细胞计数。如果出现胸痛、癫痫、心悸、行为或性格的变化、敌意，请就医。监测儿童生长情况。
患者咨询要点　晚上避免服药，可导致失眠。缓释胶囊整粒吞服，请勿挤压、打破或嚼碎。如果无法吞咽缓释胶囊，可以打开把药倒进少量的软性食物，如布丁、酸奶或苹果酱里，混合搅拌，不咀嚼直接吞下。避免突然停药。
临床应用要点　安非他明有很高的滥用可能，长时间使用可能会导致药物依赖，必须避免。安非他明滥用可能导致突然死亡和严重的心血管不良事件。治疗过程中可能需要暂停药物进行患者功能评价以评估是否有必要继续用药，降低耐药性，减轻生长抑制。避免多个不同品牌和制剂混淆。发药时需给予用药指导。

M

分类　肾上腺皮质激素

制剂与规格　片剂:2mg, 4mg, 8mg, 16mg, 32mg

FDA批准适应证及用法用量

不同适应证的剂量如下所示:成人,每天 4~48mg,口服;儿童,没有确定具体的剂量参数;对于所有患者,根据患者反应调整剂量。

1. 过敏状态(如哮喘等)。
2. 皮肤疾病(如表皮剥脱的红皮病等)。
3. 内分泌失调(如肾上腺皮质功能不全等)。
4. 胃肠疾病(如局限性肠炎、溃疡性结肠炎等)。
5. 血液疾病(如获得性溶血性贫血等)。
6. 肿瘤疾病(如白血病和淋巴瘤的姑息治疗等)。
7. 神经系统(如多发性硬化、脑水肿等)。
8. 肾脏疾病(如特发性肾病综合征、系统性红斑狼疮等)。
9. 呼吸道疾病(如特发性嗜酸性肺炎等)。
10. 风湿性疾病(如类风湿性关节炎等)。

4mg, Sandoz 供图

超说明书用药　无

作用机制　糖皮质激素是天然和合成肾上腺皮质类固醇,影响多种代谢反应,改变人体对不同刺激的免疫反应;其抗炎作用用于治疗多种疾病。

药物参数　甲泼尼松 Methylprednisolone

剂量调整(肝功能不全)	无需	吸收	吸收良好
剂量调整(肾功能不全)	无需	分布	Vd = 1.5L/kg
透析	不可透析	代谢	大部分通过肝脏CYP3A4/5代谢
妊娠期药品安全性等级	C级	排泄	主要经肾脏清除,半衰期2~3h
哺乳期	权衡风险与获益	药物遗传学	未知
禁忌证	对甲泼尼松或其他糖皮质激素过敏、接种活疫苗、真菌感染	黑框警告	无

用药安全　甲泼尼松 Methylprednisolone

后缀	大写字母提示	不要压碎	高度警惕	易混药名
无	MethylPREDNISolone	无	无	PredniSONE

药物相互作用　甲泼尼松 Methylprednisolone

代表药物	相互作用机制	注意事项
CYP3A4/5 抑制剂	减少甲泼尼松代谢,增加甲泼尼松毒性的风险	如果有必要,监测毒性和减少甲泼尼松的剂量
喹诺酮类	合并使用类固醇和氟喹诺酮类原料药可以增加肌腱断裂的风险,特别是老人	避免同时使用,或对于肌腱断裂要仔细监控
苯妥英	苯妥英增加甲泼尼松代谢;甲泼尼松可以增加或减少苯妥英的代谢	监测甲泼尼松疗效和苯妥英浓度
华法林	对于服用华法林的患者,类固醇可增加或减少INR	监仔细测INR

不良反应　甲泼尼松 Methylprednisolone

常见(>10%)	少见(1%~10%)	罕见但严重(<1%)
胃肠道不适	高血压、萎缩性肌肤状况、受损的皮肤愈合、骨质疏松症、抑郁症、精神欣快、肺结核、高血糖	原发性肾上腺皮质功能不全、库欣综合征、身体增长减少、增加感染的风险

疗效监测　临床症状或体征缓解,监测血沉恢复或肺功能改善情况。

毒性监测　监控高血糖、骨质疏松症、肾上腺皮质功能不全、感染的迹象;不良反应的频率和严重程度依赖于治疗时间长短和剂量。

患者咨询要点　短期治疗,告知患者进餐时服用,预防胃肠道不适。大剂量或长期治疗,告知患者监控高血糖的迹象、骨质疏松症、肾上腺皮质功能不全和感染。

临床应用要点　根据不同适应证选用不同剂型,本品也有眼用剂型。尽量采用最低有效量及尽快停药以避免严重、长期不良反应。未在医生指导下自行在药房购买并使用本品注射剂可能引起致命的真菌感染。

分类 多巴胺拮抗剂
制剂与规格 片剂：5mg, 10mg；溶液剂：5mg/5mL；分散片：5mg, 10mg

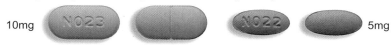

10mg　　N023　　　　　　　N022　　　5mg

NorthStar 供图

FDA批准适应证及用法用量
　　1. 糖尿病胃轻瘫：10mg 餐前 30 分钟和睡前口服，服用 2~8 周；最多持续 12 周。
　　2. 胃食管反流病：成人，10~15mg，1 日 4 次；餐前 30 分钟和睡前口服；新生儿，0.15mg/kg 口服，服药间隔 6 小时；婴幼儿，0.1mg/kg，口服，1 日 3~4 次，餐前 10~30 分钟和睡前口服，最大剂量 0.3~0.75mg/(kg·d)，疗程 2 周到 6 个月。
超说明书用药
　　1. 泌乳减少：30~45 mg/d，疗程 7~ 15 天，口服。
　　2. 非糖尿病胃轻瘫：10mg 餐前 30 分钟和睡前服用，口服，疗程 2~8 周；最多持续 12 周。
作用机制 甲氧氯普胺激发上消化道的运动而对胃、胆道或胰腺分泌不产生刺激。其作用方式尚不清楚。它可能增加组织对乙酰胆碱敏感性，也是一种多巴胺受体(D_2)拮抗剂。
药物参数 甲氧氯普胺 Metoclopramide

剂量调整（肝功能不全）	无需	吸收	F = 80%, 食物对吸收影响极小
剂量调整（肾功能不全）	CrCl 10~50mL/min, 剂量降低25%；CrCl <10mL/min, 剂量降低 50%	分布	Vd=3.5L/kg；蛋白结合率30%
透析	2%~38%通过血液透析	代谢	15%通过CYP1A2和CYP2D6代谢
妊娠期药品安全性等级	B级	排泄	75%~80%经肾清除, 半衰期5~6h
哺乳期	权衡风险与获益	药物遗传学	未知
禁忌证	过敏反应、胃肠道出血、机械性阻塞或穿孔、嗜铬细胞瘤、合并用药可能引起锥体外系反应、癫痫	黑框警告	迟发性运动障碍

用药安全 甲氧氯普胺 Metoclopramide

后缀	大写字母提示	不要压碎	高度警惕	易混药名
ODT	无	分散片	无	Metolazone, metoprolol, metroNIDAZOLE

药物相互作用 甲氧氯普胺 Metoclopramide

代表药物	相互作用机制	注意事项
阿米替林、抗精神病类药物、三环类	抑制神经的恶性综合征的风险，增加锥体外系症状	禁用
卡麦角林、多巴胺受体激动剂	增加多巴胺激动剂的效应	避免同时使用
环孢霉素、左旋多巴、他克莫司	增强吸收与毒性	避免同时使用或监测环孢霉素或他克莫司的浓度并调整剂量；避免合用左旋多巴
地达诺新	增加地达诺新血浆浓度	避免同时使用
地高辛、泊沙康唑	降低胃肠吸收和降低地高辛、泊沙康唑的功效	避免同时使用或监地高辛的浓度并调整剂量
MAOI类	增加高血压危象的风险	避免同时使用
利奈唑胺片、SSRI类	增加5-羟色胺综合征的风险	避免同时使用

不良反应 甲氧氯普胺 Metoclopramide

常见（＞10%）	少见（1%~10%）	罕见但严重（<1%）
无力、嗜睡	头晕、头痛	恶性高血压、心律失常、乳溢、闭经、男性乳房发育症、高泌乳素血症所致阳痿、粒细胞缺乏症、肌张力障碍、锥体外系反应、迟发性运动障碍

疗效监测 减少恶心和呕吐。
毒性监测 如果出现高血压、心悸、液体潴留、异常瘀伤或出血，或无意识的抽搐请就医。
患者咨询要点 三餐前 30 分钟和睡前空腹服药。不能长期服用。如果口服分散片，要确保手干。将药片放入口中迅速融化后，吞下或喝水咽下。
临床应用要点 锥体外系反应可能出现斜颈、面部痉挛、尿潴留、破伤风样反应。接受高剂量的儿童患者风险增加。大多数患者对苯托品等抗胆碱能制剂有反应。服用胃复安片有出现迟发性运动障碍的报道。迟发性运动障碍的症状特点是舌、脸、和下巴的不自觉运动。

M

分类　选择性 β- 受体阻滞剂

制剂与规格　片剂:25mg, 50mg, 100mg;缓释片剂:25mg, 50mg, 100mg, 200mg

FDA批准适应证及用法用量

1. 心绞痛:成人, 100mg/d 口服, 可以增到 100~400mg/d, 口服。
2. 心力衰竭:成人, NYHA II 级, 25mg/d, 口服 2 周, 可以增到最大量 200mg/d;NYHA III- IV 级, 12.5mg/d, 口服 2 周, 可以依疗效增加至最大量 200mg/d。
3. 高血压:成人, 25~100mg/d, 口服, 可以依疗效增加至每天 1 次 100~400mg;>6 岁儿童, 每天 1mg/kg, 口服, 可以依疗效增加至最大量 50mg/d。

超说明书用药

1. 急性心肌梗死:成人, 25~100mg/d, 口服。
2. 心房颤动:成人, 50~200mg/d, 口服。
3. 心律不齐:成人, 50~200mg/d, 口服。

作用机制　美托洛尔是选择性 β- 肾上腺素能阻滞剂, 用于心律失常、高血压、心绞痛和心力衰竭。对于降低心肌梗死的死亡率也有效。

药物参数　美托洛尔 Metoprolol

剂量调整（肝功能不全）	肝脏疾病, 用缓慢的剂量增加	吸收	F = 65%~70%;食物增加Cmax 和AUC
剂量调整（肾功能不全）	无需	分布	Vd =3~5L;蛋白结合率12%
透析	可透析, 透析完成后给维持剂量	代谢	>90% 并经 CYP2D6代谢
妊娠期药品安全性等级	C级	排泄	95%经肾清除, 半衰期3~7h
哺乳期	权衡风险与获益	药物遗传学	对于已知CYP2D6代谢差的患者需谨慎使用
禁忌证	过敏;严重的心动过缓;2或3度房室传导阻滞;病态窦房结综合征;失代偿性心力衰竭;心源性休克	黑框警告	突然停药

用药安全　美托洛尔 Metoprolol

后缀	大写字母提示	不要压碎	高度警惕	易混药名
XL	无	请勿挤压或咀嚼缓释制剂	是(仅IV)	TEGretol

药物相互作用　美托洛尔 Metoprolol

代表药物	相互作用机制	注意事项
α-阻滞剂、芬太尼	增加低血压风险	监测血压
胺碘酮、决奈达隆	增加心动过缓、心肌梗死、窦性停搏风险	病态窦房结综合征或房室传导阻滞患者避免同时使用
降糖药	降低血糖控制	监测血糖水平
钙通道阻滞剂、奎尼丁	增加低血压和(或)心动过缓、房室传导阻滞的风险	避免同时用药
可乐宁	增强可乐宁的戒断反应	伴β-受体阻滞剂治疗时避免突然停用可乐宁
CYP2D6抑制剂	通过降低代谢使美托洛尔毒性的风险增加	开始使用低剂量美托洛尔, 监测心率和血压
NSAID类、文拉法辛	美托洛尔的降压效果下降	避免同时用药或监测血压

不良反应　美托洛尔 Metoprolol

常见（>10%）	少见（1%~10%）		罕见但严重（<1%）
头晕、疲劳、低血压	四肢关节痛、心动过缓、支气管痉挛、肢冷、腹泻、抑郁、呼吸困难、葡萄糖调节障碍、头痛、心脏传导阻滞、阳痿、恶心、皮疹、嗜睡、晕厥、呕吐		心力衰竭

疗效监测　血压下降, 减少胸部疼痛, 减少每周心绞痛发作的次数, 减少预防性硝酸甘油缓解胸痛的使用, 改善心力衰竭症状或体征。

毒性监测　监测心力衰竭症状或体征, 降低心率。监测血清电解质、肾功能基线值并定期监测。

患者咨询要点　空腹服药和避免饮酒。避免突然停药, 可能引起心绞痛的发作。指导患者在初始用药和剂量改变时报告低血压症状或体征、心力衰竭, 或心绞痛恶化情况。本药可能会引起头晕。避免开车、使用机械, 或任何需要警觉的工作。建议糖尿病患者仔细关注血糖水平, β- 受体阻滞剂可能掩盖低血糖的症状。

临床应用要点　避免同时使用钙通道阻滞剂, 同时使用可能显著影响心率或心律。

分类 硝基咪唑类抗生素
制剂与规格 胶囊:375mg;缓释片剂:750mg;片剂:250mg,500mg

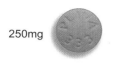
250mg

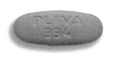

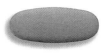
500mg

Barr 供图

FDA批准适应证及用法用量
1. 厌氧型脓肿:7.5mg/kg, 口服, 每 6 小时 1 次;最大量 4g/d。
2. 急性阿米巴痢疾:成人, 750mg 1 日 3 次, 疗程 5~10 天, 口服;儿童, 每天 35~50mg/kg, 分 3 次口服 10 天, 最大每次 750mg。
3. 细菌性阴道炎:缓释片, 750 mg 1 日 3 次, 疗程 7 天, 口服。
4. 滴虫病:每天 2g, 口服。

超说明书用药
1. 艰难梭状芽孢杆菌腹泻,包括假膜性结肠炎:轻中度最初发作或复发,500mg 口服,1 日 3 次,疗程 10~ 14 天。
2. 幽门螺杆菌感染胃肠道:三联疗法,甲硝唑 500mg 口服, 联合克拉霉素和一种质子泵抑制剂。

作用机制 甲硝唑是一种对阴道毛滴虫 (滴虫病)、痢疾阿米巴 (阿米巴病)、兰伯贾第虫 (贾第虫属) 敏感的合成的硝基咪唑类药物;它是对几乎所有的专性厌氧细菌包括耐热性脆弱拟杆菌有杀菌作用。

药物参数 甲硝唑 Metronidazole

剂量调整（肝功能不全）	严重肝功能障碍, 考虑减少剂量	吸收	F = 100%;食物影响吸收速度, 但不会减少吸收的程度
剂量调整（肾功能不全）	CrCl <10mL/min, 剂量降低 50%	分布	脓肿、支气管液、腹水、唾液
透析	可透析, 血液透析后补充, 如果腹水剂量减少50%	代谢	30%~60%, 并且是通过葡萄糖苷酸化作用, 适度的CYP3A4/5抑制剂
妊娠期药品安全性等级	B级	排泄	60%~80%以药物原型经肾脏清除, 半衰期 6~8h
哺乳期	避免使用	药物遗传学	未知
禁忌证	对甲硝唑过敏、怀孕后前3个月	黑框警告	致癌

用药安全 甲硝唑 Metronidazole

后缀	大写字母提示	不要压碎	高度警惕	易混药名
ER	MetroNIDAZOLE	请勿挤压或咀嚼缓释制剂	否	Mebendazole, meropenem, metFORMIN, methotrexate, metoclopramide, miconazole

药物相互作用 甲硝唑 Metronidazole

代表药物	相互作用机制	注意事项
抗心律失常药、三环类	QT延长和其他心脏事件的风险增加	如果可能避免同时用药;如果同时使用, 仔细监测并考虑降低剂量
安普那韦口服液	含丙二醇, 增加丙二醇毒性的风险	避免使用口服液(用安普那韦胶囊反应不发生)
CYP3A4/5底物	甲硝唑是一种CYP3A4/5抑制剂, 减少底物代谢	谨慎使用并考虑降低CYP3A4/5基质的剂量, 避免使用MAOI
考来烯胺	降低甲硝唑的吸收	分开2h服用
双硫仑	增加中枢神经系统毒性和双硫仑反应	避免使用

不良反应 甲硝唑 Metronidazole

常见（ >10% ）	少见（ 1%~10% ）	罕见但严重（ <1% ）
头痛、恶心	腹泻、头晕、神经病变	严重过敏、癫痫、耳毒性、临床轻微的小便赤黄

疗效监测 2~3 天缓解感染的临床症状 (发热、菌培养)。
毒性监测 如果出现严重腹泻、尿色深、皮肤或眼睛泛黄、异常瘀伤或出血、严重的皮疹或气短, 请就医。
患者咨询要点 服药期间及停药后 3 天避免饮酒, 可能会引起严重的双硫仑样反应。按疗程治疗, 症状在 2~3 天应该改善 ;如果恶化, 后续就医治疗。
临床应用要点 使用抗生素 24 小时后可恢复正常活动和退热。轻中度艰难梭菌(C. difficile)感染的首选药物。

分类 四环素类抗生素

制剂与规格 片剂:25mg, 50mg, 75mg, 100mg；缓 释 片 剂:45mg, 55mg, 65mg, 80mg, 90mg, 105mg, 115mg, 135mg；胶囊:50mg, 75mg, 100mg

FDA批准适应证及用法用量

1. 寻常痤疮(缓释片剂)：每天 1mg/kg 口服；连续治疗 12 周。

2. 对青霉素过敏的细菌感染性疾病：成人，每次 100mg 或分 1~2 次，口服；>8 岁儿童，45kg 以下，每天 2.2~4.4mg/kg，分 1~2 次口服。

超说明书用药

麻风病：每日 100mg 口服。

作用机制 四环素类是广谱抑菌药，与核糖体 30S 亚基结合，抑制蛋白质合成。抑菌活性包括革兰阳性、革兰阴性、有氧和厌氧细菌、螺旋体、支原体、立克次体、衣原体和一些原生质。许多细菌已出现质粒介导耐药。对大多数肠杆菌和铜绿假单胞菌耐药。

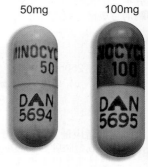

50mg　　100mg

Watson 供图

药物参数 米诺环素 Minocycline

剂量调整（肝功能不全）	无需	吸收	F = 90%；食物不影响吸收
剂量调整（肾功能不全）	没有具体建议，但考虑降低剂量或延长时间间隔	分布	房水、脑脊液、牙龈液体、窦、唾液、眼泪
透析	不可透析	代谢	经肝脏代谢，程度未知
妊娠期药品安全性等级	D级	排泄	10%~20%经肾清除，半衰期11~22h
哺乳期	权衡风险与获益	药物遗传学	未知
禁忌证	无	黑框警告	无

用药安全 米诺环素 Minocycline

后缀	大写字母提示	不要压碎	高度警惕	易混药名
无	无	缓释制剂	无	Indocin, Lincocin, Minizide, niacin

药物相互作用 米诺环素 Minocycline

代表药物	相互作用机制	注意事项
阿维A	增加颅内压的风险；机制不明	避免同时使用
铝、钙和镁包含的制酸剂，铁	通过结合降低吸收	分隔1~2h使用
炔雌醇等雌激素类避孕产品	改变肠道菌群，减少雌激素代谢物的肝肠循环；避孕的功效下降	使用另一种形式的避孕措施
地高辛	四环素类改变菌群导致地高辛的代谢下降	监测并考虑调整地高辛的剂量
维A酸和维生素A	增加颅内高血压的风险	避免同时使用
青霉素	抑菌药物(如四环素)，可能会干扰青霉素的杀菌效果	避免同时使用

不良反应 米诺环素 Minocycline

常见（＞10%）	少见（1%~10%）	罕见但严重（<1%）
头晕和眩晕，8岁以下的儿童牙齿变色	恶心、呕吐、腹泻	过敏反应、肝毒性、肾毒性、艰难梭状芽孢杆菌结肠炎、颅内压增加，减少儿童的增长

疗效监测 感染的症状和体征缓解，或减少痤疮。

毒性监测 如果发生极度头痛、腹泻带血、牙齿变黑或眼睛变黄请就医。长期治疗的患者监测 LFTs 和 SCr。

患者咨询要点 可与不含钙的食物（奶制品）同服。按疗程治疗。如果治疗感染症状应该在 2～3 天改善；如果恶化，请就医。如治疗痤疮 1~2 周内应该改进。涂防晒霜。

临床应用要点 缓释和速释产品的剂量是不可互换。眩晕发生在女性比男性更频繁。本药肝毒性通常低于多西环素。抗生素使用 24 小时后可恢复正常活动并不发热。由于骨骼和牙齿毒性不用于 8 岁以下儿童。

分类 抗抑郁药, α-2 拮抗剂
制剂与规格 片剂:7.5mg, 15mg, 30mg, 45mg;崩解片:15mg, 30mg, 45mg

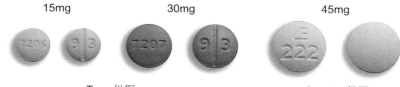

15mg　　　　30mg　　　　45mg

Teva 供图　　　　　Sandoz 供图

FDA批准适应证及用法用量
抑郁症:每日 15mg 睡前口服;可以增到每日 45mg 睡前口服。
超说明书用药 无
作用机制 米氮平是一种抗抑郁药,引起突触前 α₂- 肾上腺素能受体负责控制去甲肾上腺素和 5- 羟色胺 (5-HT) 的释放。它也是一个突触后的 5-HT₂ 和 5-HT₃ 受体有效的拮抗剂,这些影响的净结果是增加去甲肾上腺素和 5-HT 的活性, 特别是 5-HT₁ₐ 受体。这种独特的保持抗抑郁疗效但减少许多不良反应的作用机制是杂环类抗抑郁药和选择性 5- 羟色胺再摄取抑制剂所共有的。

药物参数 米氮平 Mirtazapine

剂量调整（肝功能不全）	根据需要和耐受性缓慢增加剂量	吸收	F = 50%;食物对吸收影响极小
剂量调整（肾功能不全）	CrCl <40mL/min, 根据需要和耐受性缓慢增加剂量	分布	Vd =4.5L/kg;蛋白结合率85%
透析	不可透析	代谢	>95% 并经 CYP3A4/5、2D6 和1A2代谢
妊娠期药品安全性等级	C级	排泄	75%经肾清除, 15%经排泄物清除, 半衰期 20~40h
哺乳期	权衡风险与获益	药物遗传学	未知
禁忌证	对米氮平过敏、合用MAOI	黑框警告	自杀倾向;不用于儿童

用药安全 米氮平 Mirtazapine

后缀	大写字母提示	不要压碎	高度警惕	易混药名
SolTab	无	分散片	无	Premarin

药物相互作用 米氮平 Mirtazapine

代表药物	相互作用机制	注意事项
CYP2D6、CYP3A4/5和CYP1A2诱导剂	增加米氮平代谢, 降低其疗效	避免同时使用;或考虑增加米氮平剂量
CYP2D6、CYP3A4/5和CYP1A2抑制剂	降低米氮平代谢, 增加其毒性	避免同时使用;或考虑降低米氮平剂量
氟西汀、氟伏沙明、利奈唑胺、MAOI类、奥氮平、曲马多、文拉法辛	增加5-羟色胺综合征的风险	避免同时使用

不良反应 米氮平 Mirtazapine

常见（>10%）	少见（1%~10%）	罕见但严重（<1%）
便秘、食欲增加、嗜睡、口干	无力、头晕、肝酶升高、血清三酰甘油升高、体重增加	中性粒细胞减少、自杀倾向

疗效监测 改善抑郁症的症状（自杀想法或意图、改善食欲、乏力、改善睡眠模式等）。
毒性监测 抑郁恶化、自杀或不寻常的行为的变化,尤其是在治疗的起始或剂量增加或减少;监测 CBC、血脂、体重和肝功能。
患者咨询要点 口服崩解片应该用干燥的手打开, 放在舌头上;不需要水送服;片剂开包装后应立即使用;一旦取出,不能再存储。避免需要精神警觉性活动, 直到药物起效。出现抑郁恶化、自杀意念或不寻常的行为变化及时报告医生。服用这种药物不应饮酒。
临床应用要点 儿科患者的安全性和有效性尚未建立。在老年患者需慎用, 可能更容易出现不良反应。调剂时需要给予用药指导。

M

MODAFINIL：Provigil，various
莫达非尼：Provigil 等

分类　CNS 激动剂, C-Ⅳ
制剂与规格　片剂：100mg, 200mg

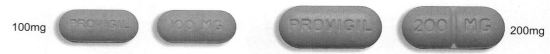

100mg　　　　　　　　　　　　　　　　　　　　　　　　　　200mg

Cephalon 供图

FDA批准适应证及用法用量
　　1. 嗜睡症：每天早上 200mg, 口服；最大 400mg/d。
　　2. 阻塞性睡眠呼吸暂停, 改善过度嗜睡；辅助用药, 每天早上 200mg, 口服；最大 400mg/d。
　　3. 转变工作 - 睡眠混乱：在开始工作转换前 1 小时每天口服 200mg；最大剂量 400mg/d。
超说明书用药
　　注意缺陷多动障碍：200mg/d, 口服。
作用机制　莫达非尼的作用机制未明。莫达非尼是中枢神经系统药物, 有促进清醒的作用。它的化学结构、药理作用机制与其他中枢神经系统兴奋剂, 如哌甲酯、安非他明、匹莫林无关。
药物参数　莫达非尼 Modafinil

剂量调整（肝功能不全）	严重的肝损伤, 每天口服100mg	吸收	F >90%；食物减慢吸收
剂量调整（肾功能不全）	CrCl < 20mL/min, 起始剂量100~200mg/d	分布	Vd =0.9L/kg；蛋白结合率60%
透析	不可透析	代谢	>90%并经CYP3A4/5代谢, 强烈的CYP2C9抑制剂
妊娠期药品安全性等级	C级	排泄	80%经肾清除（10%未改变）, 1%经排泄物清除, 半衰期7.5~15h
哺乳期	权衡风险与获益	药物遗传学	CYP2C19弱代谢者谨慎使用
禁忌证	过敏	黑框警告	无

用药安全　莫达非尼 Modafinil

后缀	大写字母提示	不要压碎	高度警惕	易混药名
无	无	无	无	Plaquenil

药物相互作用　莫达非尼 Modafinil

代表药物	相互作用机制	注意事项
CYP3A4/5诱导剂	通过增加代谢, 降低莫达非尼的浓度	避免同时使用或监测疗效
CYP3A4/5抑制剂	通过减低代谢, 增加莫达非尼的浓度	避免同时使用或监测毒性
CYP2C19底物	降低底物的代谢, 增加浓度	避免同时使用。考虑降低底物的剂量
复方避孕药	降低避孕药的生物利用度从而降低疗效	选用替代避孕节育方法, 密切监测出血和(或)怀孕的迹象

不良反应　莫达非尼 Modafinil

常见（>10%）	少见（1%~10%）	罕见但严重（<1%）
焦虑、头痛、失眠、恶心	胸痛、头晕、感觉紧张、高血压、食欲缺乏、心悸、皮疹、心动过速、口干	心律失常、Stevens-Johnson综合征

疗效监测　监测嗜睡的程度, 改善心理和行为症状。
毒性监测　监测心悸、接近晕厥或晕厥, 心脏疾患的症状或体征；血压和心率。
患者咨询要点　本药可能会降低激素或宫内节育器(IUD)的避孕效果。在治疗期间和停药后 1 个月内推荐使用另外的避孕形式。药效消失前避免从事需要警觉和身体协调性的工作。如果为了白天清醒, 在早晨服用；如果为了值班保持清醒, 在工作前 1 小时服用。服用本药物不能饮酒。养成良好的睡眠习惯。不能替代需要使用CPAP 仪器的有阻塞性睡眠呼吸暂停的患者。
临床应用要点　<16 岁儿童的安全性和有效性尚未确立。血压和心率应评估基线值、在 1~3 个月内常规随访、后续每 6~12 个月随访。有报道在使用某些 ADHD 药物时血压和心率增加。发药时需给予用药指导。

分类 鼻用皮质类固醇
制剂与规格 鼻喷雾剂：50μg/喷

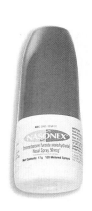
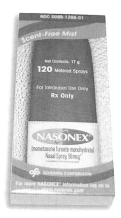

Schering Corporation 供图

FDA批准适应证及用法用量

  1. 季节性和常年性过敏性鼻炎：2~11岁儿童，1喷/鼻孔(100μg/d)；12岁及以上儿童和成人，2喷/鼻孔(200μg/d)。

  2. 鼻息肉：2喷/鼻孔(50μg/鼻孔)一天2次(400μg/d)，如果可能降低剂量到2喷/鼻孔。

超说明书用药 无

作用机制 莫米松有抗炎、止痒和收缩血管的作用。糖皮质激素作用于磷脂酶A2抑制性蛋白、脂皮质素。目前认为这些蛋白通过抑制炎性介质的共同前体花生四烯酸的释放，调控前列腺素和白三烯等潜在的炎症介质的生物合成。花生四烯酸通过磷脂酶A2从膜磷脂被释放。

药物参数 莫米松鼻吸入剂 Mometasone Nasal Inhaler

剂量调整（肝功能不全）	无需	**吸收**	经鼻黏膜给药之后极少吸收(<2%)
剂量调整（肾功能不全）	无需	**分布**	不吸收
透析	不可透析	**代谢**	不吸收
妊娠期药品安全性等级	C级	**排泄**	不吸收
哺乳期	权衡风险与获益	**药物遗传学**	未知
禁忌证	过敏	**黑框警告**	无

用药安全 莫米松鼻吸入剂 Mometasone Nasal Inhaler

后缀	大写字母提示	不要压碎	高度警惕	易混药名
无	无	无	无	无

药物相互作用 莫米松鼻吸入剂 Mometasone Nasal Inhaler 未知

不良反应 莫米松鼻吸入剂 Mometasone Nasal Inhaler

常见（>10%）	少见（1%~10%）	罕见但严重（<1%）
鼻刺激和烧灼感	鼻出血	严重的过敏、青光眼、肺炎、继发肾上腺皮质功能减退、骨质疏松症

疗效监测 控制鼻炎的症状或症状。

毒性监测 仅有少量进入体循环，应监测儿童的骨密度和生长发育。应该进行常规眼科检查。监测肾上腺的抑制或感染的症状和体征。

患者咨询要点 告知患者本品正确的使用方法。指导患者监测毒性反应，特别是肾上腺功能不全。

临床应用要点 莫米松的口腔吸入和外用的剂型也适用于治疗其他过敏性疾病。而口服抗组胺药（非处方或处方）仍然是鼻炎治疗的主要药物。如果症状严重，口服抗组胺药无效，或者口服抗组胺药引起不良反应时，鼻用类固醇是一个推荐的选择。在预期开始过敏季节的1~2周之前，使用过敏性鼻炎常用剂量，即开始季节性过敏性鼻炎的治疗。

M

分类　白三烯受体拮抗剂
制剂与规格　片剂:10mg;咀嚼片:4mg, 5mg;口服颗粒剂:4mg/ 包

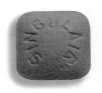

10mg，Merck 供图

FDA批准适应证及用法用量
　　1. 哮喘:12 个月到 5 岁儿童, 4mg/d, 口服;6~14 岁儿童, 5mg/d, 口服;15 岁及以上儿童和成人, 每天 10mg/d, 睡前口服。
　　2. 运动性哮喘:15 岁及以上儿童和成人, 10mg/d 运动前 2 小时口服, 最大 1 个剂量 /24 小时。
　　3. 常年或季节性过敏性鼻炎:12 个月到 5 岁儿童, 4mg/d, 口服;6~14 岁儿童, 5mg/d, 口服;15 岁及以上儿童和成人, 10mg/d 睡前口服。
超说明书用药
　过敏性鼻炎:10mg/d 口服。
作用机制　白三烯是花生四烯酸的代谢产物, 是被各种细胞(包括肥大细胞和嗜酸性粒细胞)释放, 并结合到白三烯受体上。孟鲁司特与白三烯受体结合, 抑制白三烯的生理作用。
药物参数　孟鲁司特 Montelukast

剂量调整（肝功能不全）	无需	吸收	F = 63%~75%;食物显著减低生物利用度
剂量调整（肾功能不全）	无需	分布	Vd =8~11L/kg;蛋白结合率>99%
透析	不可透析	代谢	>90% 并经 CYP3A4/5 和CPY2C9代谢
妊娠期药品安全性等级	B级	排泄	肾清除<1%, 半衰期3~6h
哺乳期	权衡风险与获益	药物遗传学	未知
禁忌证	过敏	黑框警告	无

用药安全　孟鲁司特 Montelukast

后缀	大写字母提示	不要压碎	高度警惕	易混药名
无	无	无	无	Oralair, SINEquan

药物相互作用　孟鲁司特 Montelukast

代表药物	相互作用机制		注意事项
CYP2C9和CYP3A4/5诱导剂	通过与强效诱导剂同时服用增加孟鲁司特的肝代谢		监测孟鲁司特疗效, 考虑增加剂量
CYP2C9和CYP3A4/5抑制剂	通过与抑制剂同时服用降低孟鲁司特的肝代谢		监测孟鲁司特毒性, 考虑降低剂量
泼尼松	严重的神经末梢水肿		谨慎使用, 监测水肿

不良反应　孟鲁司特 Montelukast

常见（>10%）	少见（1%~10%）	罕见但严重（<1%）
头痛	头晕、疲劳、皮疹、增加肝功能检查	过敏性肉芽肿脉管炎、瘀胆型肝炎、攻击行为、行为改变、自杀的念头

疗效监测　哮喘的临床症状（改善肺功能测试）或鼻炎的症状缓解。
毒性监测　如果行为或情绪变化, 包括有自杀想法、行为或出现精神症状（如激动、攻击性、焦虑等）发生时需就医。监测血液生化指标和肝功能检查。
患者咨询要点　本药不控制急性哮喘发作。增加吸入性短效支气管扩张剂的使用剂量或频率需告知医生, 建议患者不要停止或减少其他哮喘药物的剂量, 除非有医生建议。哮喘患者应该在晚上服药。
临床应用要点　美国心肺血液研究所 (NHLBI) 目前的治疗指南强调使用吸入性糖皮质激素作为需要长期持续控制症状的儿童和成人哮喘的一线治疗。对于治疗 5 岁或以上儿童和成人轻度持续性哮喘, 白三烯受体拮抗剂是可选择的药物, 但不是首选。关于哮喘治疗的更多信息查询指南。

M

分类　阿片类镇痛药，C-Ⅱ

制剂与规格　缓释片剂：15mg，30mg，60mg，100mg，200mg；缓释胶囊：10mg，20mg，30mg，40mg，50mg，70mg，80mg，100mg，130mg，150mg，200mg；缓释胶囊，24 小时剂量：30mg，45mg，60mg，75mg，90mg，120mg

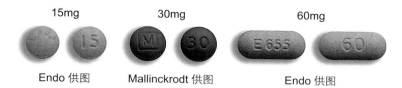

15mg　　　　　30mg　　　　　60mg

Endo 供图　　Mallinckrodt 供图　　Endo 供图

FDA批准适应证及用法用量

　　慢性中度到重度疼痛：10~20mg，口服，服药间隔 12 小时，增量至起效。

超说明书用药　无

作用机制　吗啡是单纯的 μ 受体激动剂。激动 μ 受体能产生镇痛、呼吸抑制、瞳孔缩小，胃肠功能降低和欣快感。在中枢神经系统，吗啡通过减弱脑干呼吸中枢应对二氧化碳张力和电刺激的反应促进镇痛和呼吸抑制。也减少胃、胆汁和胰腺分泌，导致外周血管扩张，组胺释放促进阿片诱导的低血压。

药物参数　吗啡缓释片 Morphine ER

剂量调整（肝功能不全）	严重损伤, 延长给药间隔	吸收	F = 40%；食物减慢吸收影响，但是不影响吸收程度
剂量调整（肾功能不全）	CrCl < 10mL/min，剂量降低50%	分布	Vd =1~6L/kg；蛋白结合率20%~30%
透析	不可透析	代谢	>90% 并经葡萄苷酸化代谢
妊娠期药品安全性等级	C级	排泄	肾清除（代谢产物）90%，半衰期15h
哺乳期	可用	药物遗传学	未知
禁忌证	对阿片类药物过敏、支气管哮喘、麻痹性肠梗阻、呼吸衰竭、新生儿使用	黑框警告	滥用/误用/转化；乙醇；缓释制剂；浓缩口服溶液；过量；呼吸较弱

用药安全　吗啡缓释片 Morphine ER

后缀	大写字母提示	不要压碎	高度警惕	易混药名
无	AVINza	缓释制剂	是	Evista, INVanza, OxyCONTIN

药物相互作用　吗啡缓释片 Morphine ER

代表药物	相互作用机制	注意事项
苯二氮䓬类、巴比妥类药物、中枢性肌肉松弛剂、阿片类药物、吩噻嗪类	增加中枢神经系统抑制	监测并考虑调整剂量
丁丙诺啡、阿片受体激动剂/拮抗剂、阿片类拮抗剂	引起戒断症状	避免和阿片类同时使用
MAOI类	增加呼吸抑制，增加5-HA综合征	避免使用

不良反应　吗啡缓释片 Morphine ER

常见（>10%）	少见（1%~10%）	罕见但严重（<1%）
便秘、胃肠道不适、低血压、眩晕、镇静、水肿、出汗、瘙痒、头痛、抑郁	呼吸困难、低血压	心搏骤停、生理依赖性、耐受性、呼吸抑制

疗效监测　消除疼痛。

毒性监测　监测过度嗜睡、呼吸减少、严重便秘、胸痛、头晕、生命体征。

患者咨询要点　使用大便软化剂和兴奋剂或泻药，防止便秘。服药可能会导致嗜睡；避免开车或其他需要运动协调的工作。避免饮酒和服用其他中枢神经系统抑制剂。

临床应用要点　长期使用可能发生耐受性和生理依赖性；避免突然停药。缓释制剂不能压碎或咀嚼。破碎或咀嚼会 1 次释放总剂量的吗啡，增加呼吸抑制的风险。缓释制剂不适合儿童使用。有致命的呼吸道抑制发生；在首次使用和剂量增加时风险最高。Avinza 吗啡胶囊缓释剂一日 1 次服用；其他缓释制剂按间隔 12 小时使用；乙醇饮料或包含乙醇的产品不能和 Avinza 同时服用，可能会干扰其缓释剂的特点。也有高浓缩口服液体制剂，使用时需仔细核对剂量。100mg/5mL(20mg/mL) 浓度仅用于阿片依赖的患者。

M

分类　氟喹诺酮类抗生素
制剂与规格　片剂：400mg

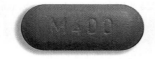 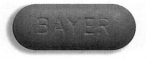

400mg，Bayer 供图

FDA批准适应证及用法用量
1. 急性感染性慢性阻塞性肺病的恶化：每日 400 mg，口服，疗程 5 天。
2. 急性细菌性鼻窦炎：每日 400mg，口服，疗程 10 天。
3. 社区获得性肺炎：每日 400mg，口服，疗程 7~14 天。
4. 皮肤或皮下组织的感染：每日 400mg，口服，疗程 7~21 天。

超说明书用药
肺结核：400mg/d 口服，疗程 6 个月。

作用机制　莫西沙星是一种氟喹诺酮类药物，抑制细菌拓扑异构酶 II 和 IV。对需氧菌、革兰阴性杆菌，尤其是肠杆菌科作用强，对链球菌和厌氧菌作用弱。

药物参数　莫西沙星 Moxifloxacin

剂量调整（肝功能不全）	无需	吸收	F = 90%；食物对吸收没有影响，无需考虑进餐
剂量调整（肾功能不全）	无需	分布	腹部组织、支气管黏膜、脑脊液、鼻窦、痰
透析	不可透析	代谢	50%肝脏通过葡萄糖醛酸苷和硫酸结合
妊娠期药品安全性等级	C级	排泄	20%经肾清除，半衰期12h
哺乳期	避免使用	药物遗传学	未知
禁忌证	过敏	黑框警告	重症肌无力、肌腱破裂

用药安全　莫西沙星 Moxifloxacin

后缀	大写字母提示	不要压碎	高度警惕	易混药名
无	无	无	无	Avonex

药物相互作用　莫西沙星 Moxifloxacin

代表药物	相互作用机制	注意事项
抗糖尿病药物	报道过当氟喹诺酮类药物与抗糖尿病药物合用时出现高血糖或低血糖事件	谨慎同时使用；监测血糖并考虑抗糖尿病的药物剂量调整
铝、钙和钙强化食品、地达诺新、铁	氟喹诺酮类药物与之螯合降低吸收	应该在此药2h之前后6h之后使用莫西沙星，因为会降低莫西沙星的吸收
III类抗心律失常药物或其他影响QT间期的药物	增加QT间期延长的可能性	避免使用
糖皮质激素类药物	增加肌腱破裂的风险	如果跟腱疼痛或破裂建议患者停用莫西沙星并就医
NSAID类	通过抑制GABA导致中枢神经系统兴奋，增加癫痫发作的风险	如果可能避免使用NSAID

不良反应　莫西沙星 Moxifloxacin

常见（>10%）	少见（1%~10%）	罕见但严重（<1%）
	恶心、头晕、腹泻	Stevens-Johnson综合征、肾衰竭、严重过敏、贫血、中性粒细胞减少、血小板减少症、癫痫、心律失常、肝衰竭、腱断裂、精神异常、重症肌无力的恶化

疗效监测　缓解感染的症状和体征。
毒性监测　如果出现排尿减少、眼睛泛黄、严重皮疹或极度疲劳、异常瘀伤或出血、呼吸急促或胸部疼痛、跟腱疼痛、不正常的思想、胳膊或腿麻木或刺痛，请就医。监测肾功能基线。
患者咨询要点　如果皮疹加重请就医。按疗程用药。症状应该会在 2~3 天内得到改善；如果加重需寻求医生帮助。如果肌腱疼痛加重，停用并就医。65 岁以上及合用类固醇者的风险增加。服药不受进餐影响。不要把该药与牛奶、酸奶、或其他奶制品或钙强化产品（一些果汁和面包）同时服用。如果使用抗酸药、硫糖铝或矿物质补充剂，多种维生素和钙、铁、锌，或环丙沙星前需至少 2 小时或 6 小时后服用此药。
临床应用要点　莫西沙星不适用于年龄小于 18 岁的儿童。口服和静脉注射是可以互换的。

分类 氟喹诺酮类抗生素
制剂与规格 滴眼液:0.5%

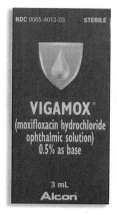 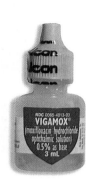

Alcon 供图

FDA批准适应证及用法用量
　　细菌性结膜炎(0.5% 滴眼液):成人和一岁以上儿童, 滴 1 滴到患眼, 一天 3 次, 疗程 7 天。
超说明书用药 无
作用机制 莫西沙星是一种氟喹诺酮类药物, 抑制细菌拓扑异构酶Ⅱ和Ⅳ。它对需厌氧菌、革兰阴性杆菌具有高度活性, 尤其是肠杆菌科作用强。对链球菌和厌氧菌活性作用弱。

药物参数 莫西沙星滴眼液 Moxifloxacin Ophthalmic

剂量调整（肝功能不全）	无需	吸收	经眼给药后不吸收
剂量调整（肾功能不全）	无需	分布	不吸收
透析	不可透析	代谢	不吸收
妊娠期药品安全性等级	C级	排泄	不吸收
哺乳期	避免	药物遗传学	未知
禁忌证	过敏	黑框警告	无

用药安全 莫西沙星滴眼液 Moxifloxacin Ophthalmic

后缀	大写字母提示	不要压碎	高度警惕	易混药名
无	无	无	无	Fisamox

药物相互作用 莫西沙星滴眼液 Moxifloxacin Ophthalmic 未知
不良反应 莫西沙星滴眼液 Moxifloxacin Ophthalmic

常见（>10%）	少见（1%~10%）	罕见但严重（<1%）
	结膜炎、干眼症、眼睛疼痛、结膜下出血、眼睛撕裂或烧灼痛	眼部真菌或细菌的双重感染

疗效监测 缓解感染的症状和体征。
毒性监测 如果出现严重的眼睛疼痛、瘙痒、红肿或烧灼痛, 需就医。
患者咨询要点 症状应该会在 2~3 天内得到改善, 但仍要按疗程用药。如症状加重需就医。用药前后使用肥皂洗手。躺下并向后仰头, 用示指拉下下眼睑。用另一只手保持滴管接近眼睛, 但不触碰。滴数滴到下眼睑与眼球之间形成的小袋中。轻轻闭上眼睛。将示指放于内眼角 1 分钟。不要清洗或擦拭滴管或碰任何地方, 包括眼睛。用药时不能佩戴隐形眼镜。
临床应用要点 细菌性结膜炎传染性很强并且通过直接接触传染。

M

分类 外用抗菌药

制剂与规格 外用药膏:2%;外用乳膏:2%

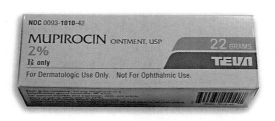

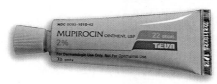

2%，Teva 供图

FDA批准适应证及用法用量

脓疱病:局部应用 1 天 3 次, 疗程 3~5 天, 如果没起作用要重新评估。

超说明书用药

1. 皮肤烧伤继发感染:局部应用 1 天 2 次, 疗程 3~5 天, 如果没起作用要重新评估。

2. 表皮皮肤感染:局部应用 1 天 3 次, 疗程 3~5 天, 如果没起作用要重新评估。

作用机制 莫匹罗星是一种抗菌药物, 对多种革兰阳性细菌包括耐甲氧西林金黄色葡萄球菌均有活性。对某些革兰阴性细菌也有活性。莫匹罗星抑制细菌蛋白质合成, 可逆地与细菌异亮氨酰转移 -RNA 合成酶特异性结合。由于这种独特的作用方式, 莫匹罗星在体外与其他类抗菌药物无交叉耐药。

药物参数 莫匹罗星 Mupirocin

剂量调整（肝功能不全）	无需	吸收	F = 50%;用于完整皮肤之后极少吸收
剂量调整（肾功能不全）	无需	分布	不吸收
透析	不可透析	代谢	不吸收
妊娠期药品安全性等级	B级	排泄	不吸收
哺乳期	权衡风险与获益	药物遗传学	未知
禁忌证	过敏	黑框警告	无

用药安全 莫匹罗星 Mupirocin

后缀	大写字母提示	不要压碎	高度警惕	易混药名
无	无	无	无	Bacitracin, baclofen, Bactrim

药物相互作用 莫匹罗星 Mupirocin 未知

不良反应 莫匹罗星 Mupirocin

常见（>10%）	少见（1%~10%）	罕见但严重（<1%）
	瘙痒、应用部位烧灼感	

疗效监测 在 3~5 天内缓解感染的临床症状。

毒性监测 如果局部不良反应严重需就医。

患者咨询要点 指导患者正确用药方法。避免药物接触伤口、烧伤处或眼睛。

临床应用要点 用药部位可以根据需要用纱布敷料覆盖。

M

分类 NSAID
制剂与规格 片剂：500mg，750mg

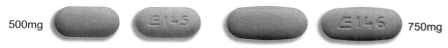

500mg　　　　　　　　　　　　　　　　　　　　750mg

Sandoz 供图

FDA批准适应证及用法用量
    1. 骨性关节炎：口服 1000~2000mg/d 或分 1 日 2 次。
    2. 风湿性关节炎：口服 1000~2000mg/d 或分 1 日 2 次。
超说明书用药
    软组织损伤：口服 1000~2000mg/d 或分 1 日 2 次。
作用机制 萘丁美酮是一种前体药，转化成 6- 甲氧基 -2- 萘乙酸(6MNA)，非选择性抑制 COX-1 和 COX-2，并能可逆地改变血小板功能和延长出血时间。
药物参数 萘丁美酮 Nabumetone

剂量调整（肝功能不全）	无需	吸收	F = 35%；食物增加吸收速率和吸收程度
剂量调整（肾功能不全）	CrCl<50mL/min, 降低剂量50%	分布	Vd =5.3~7.5L/kg；蛋白结合率99%
透析	不可透析	代谢	肝活性药物经肝代谢；不通过CYP450
妊娠期药品安全性等级	C级	排泄	80%经肾清除，半衰期24h
哺乳期	权衡风险与获益	药物遗传学	未知
禁忌证	对萘丁美酮、其他NSAID、阿司匹林或磺胺类药物过敏；合用酮咯酸氨丁三醇、己酮可可碱；哮喘	黑框警告	血栓事件；胃肠道出血；冠脉搭桥术

用药安全 萘丁美酮 Nabumetone

后缀	大写字母提示	不要压碎	高度警惕	易混药名
无	无	无	无	无

药物相互作用 萘丁美酮 Nabumetone

代表药物	相互作用机制	注意事项
阿司匹林、低分子肝素、抗抑郁药、NSAID、己酮可可碱	增加胃肠道毒性并增加出血的风险	合并酮咯酸、己酮可可碱及其他使用, 监测胃肠道毒性
ACEI类、血管紧张素受体拮抗剂、β-受体阻滞剂、噻嗪类利尿剂	通过减少肾前列腺素的合成, 降低利尿剂和降压的效果	监测并考虑替代治疗
环孢素、他克莫司	增加环孢素和他克莫司中毒的风险, 机制未知	监测环孢素和他克莫司的浓度和机制并考虑调整剂量
培美曲塞	降低培美曲塞的肾脏清除率并增加其毒性	对于肾脏功能异常的患者避免合并用药
磺酰脲类	通过抑制磺酰脲类代谢增加低血糖的风险	监测空腹血糖并在必要时调整剂量

不良反应 萘丁美酮 Nabumetone

常见（>10%）	少见（1%~10%）	罕见但严重（<1%）
肝功能升高、恶心、呕吐、腹泻	水肿、瘙痒、皮疹、头晕、耳鸣、耳毒性	Stevens-Johnson综合征、胃肠道出血、血栓形成、急性肾衰竭、充血性心力衰竭、再生障碍性贫血

疗效监测 降低疼痛并改善关节活动度。
毒性监测 监测严重的皮疹，黑色柏油样便，胸部疼痛，眼睛和皮肤发黄，尿液变化；如果长期使用要监测 CBC、肝功能、SCr、粪便隐血试验。
患者咨询要点 进食食物或牛奶以降低胃肠不适。
临床应用要点 老年患者胃肠道溃疡的风险增加。潜在心脏功能障碍的患者心血管疾病的风险增加。用最短时间的最低剂量减少毒性。

NAPROXEN：Naprosyn，various
萘普生：Naprosyn 等

分类 NSAID

制剂与规格 片剂:250mg, 375mg, 500mg;缓释片:375mg, 500mg, 750mg;肠溶缓释片:375mg, 500mg;胶囊:220mg;混悬散剂:25mg/mL

375mg   500mg

Teva 供图

FDA批准适应证及用法用量

1. 骨性关节炎:250~500mg, 口服, 1 日 2 次。
2. 类风湿性关节炎:250~500mg, 口服, 1 日 2 次。
3. 严重痛风:250mg, 口服, 1 日 3 次。
4. 发烧:成人及 12 岁以上儿童, 200~400mg, 口服, 必要时 1 日 2 次, 到每天最大量 600mg。

超说明书用药 无

作用机制 非选择性抑制 COX-1 和 COX-2, 并能可逆地改变血小板功能, 延长出血时间。

药物参数 萘普生 Naproxen

剂量调整（肝功能不全）	无需	吸收	F =95%;食物对吸收影响极小
剂量调整（肾功能不全）	CrCl <30mL/min, 避免使用	分布	Vd =0.16L/kg;蛋白结合率99%
透析	不可透析	代谢	大部分经肝脏非CYP450代谢
妊娠期药品安全性等级	C级	排泄	95%经肾清除, 半衰期12~17h
哺乳期	通常可用	药物遗传学	未知
禁忌证	对萘普生、其他NSAID、阿司匹林或磺胺类药物过敏;与酮咯酸、己酮可可碱合用;哮喘、冠脉搭桥术治疗、围术期疼痛	黑框警告	心血管和胃肠道风险;心脏动脉搭桥术

用药安全 萘普生 Naproxen

后缀	大写字母提示	不要压碎	高度警惕	易混药名
DS, DR, EC	无		无	Natacyn, Anaspaz

药物相互作用 萘普生 Naproxen

代表药物	相互作用机制	注意事项
阿司匹林、低分子肝素、SSRI、NSAID、己酮可可碱	增加胃肠道毒性并增加出血的风险	合并酮咯酸、己酮可可碱及其他使用, 监测胃肠道毒性
ACEI类, 血管紧张素受体拮抗剂、β-受体阻滞剂、噻嗪类利尿剂	通过减少肾前列腺素的合成, 降低利尿剂和降压的效果	监测并考虑替代治疗
环孢素、他克莫司	增加环孢素和他克莫司中毒的风险, 机制未知	监测环孢霉素和他克莫司的浓度并考虑调整剂量
培美曲塞	降低培美曲塞的肾脏清除率并增加其毒性	对于肾脏功能异常的患者避免合并用药
磺酰脲类	通过抑制磺酰脲类代谢增加低血糖的风险	监测空腹血糖并在必要时调整剂量
华法林	竞争代谢	监测INR并调整华法林剂量

不良反应 萘普生 Naproxen

常见（>10%）	少见（1%~10%）	罕见但严重（<1%）
	水肿、瘙痒、皮疹、胃肠道不适、头晕、耳鸣、耳毒性	Stevens-Johnson综合征、胃肠道出血、血栓形成、急性肾衰竭、充血性心力衰竭、再生障碍性贫血

疗效监测 缓解疼痛并改善关节活动度。

毒性监测 监测严重的皮疹, 黑色柏油样粪, 胸部疼痛, 眼睛和皮肤发黄, 尿液变化;如果长期使用要监控CBC、肝功能、SCr、粪便隐血测试。

患者咨询要点 进食食物或牛奶以降低胃肠不适。

临床应用要点 老年患者胃肠道溃疡的风险增加。潜在心脏功能障碍的患者心血管疾病的风险增加。用最短时间的最低剂量减少毒性。萘普生 220mg 规格也可作为非处方药使用。如果作为 OTC 用于发热, 使用不要超过 10 天, 除非遵特别医嘱。发药时需给予用药指导。

分类 选择性 β_1- 肾上腺素受体拮抗剂
制剂与规格 片剂：2.5mg, 5mg, 10mg, 20mg

5mg，Forest Laboratories 供图

FDA批准适应证及用法用量
高血压：每日 5mg, 口服；可以增至每日最大 40mg, 口服。
超说明书用药
1. 充血性心力衰竭：每日 1.25mg, 口服；可以增至每日 10mg, 口服。
2. 预防偏头痛：每日 5mg, 口服。
作用机制 奈必洛尔是长效选择性 β_1- 肾上腺素受体拮抗剂, 没有内在拟交感神经活性。奈必洛尔的降压作用机制未完全阐明。可能的机制包括降低心率, 降低心肌收缩力和血管扩张, 降低外周阻力。
药物参数 奈必洛尔 Nebivolol

剂量调整（肝功能不全）	中度肝功能不全, 起始剂量每天2.5mg 口服, 小心增加剂量	吸收	F = 12%（慢代谢）, F=96%（快代谢）；食物对吸收没有影响
剂量调整（肾功能不全）	CrCl <30 mL/min, 起始剂量每天2.5mg 口服, 小心增加剂量	分布	Vd =695~2755L；蛋白结合率98%
透析	不可透析	代谢	肝脏通过CYP2D6转化为活性代谢物
妊娠期药品安全性等级	C级	排泄	肾清除是38%（快代谢型）至67%（慢代谢型）, 半衰期12~19h
哺乳期	权衡风险与获益	药物遗传学	未知
禁忌证	对奈必洛尔过敏、严重的心动过缓、第2或3度房室传导阻滞、病态窦房结综合征、失代偿心力衰竭、心源性休克、严重的肝损伤	黑框警告	无

用药安全 奈必洛尔 Nebivolol

后缀	大写字母提示	不要压碎	高度警惕	易混药名
无	无	无	无	无

药物相互作用 奈必洛尔 Nebivolol

代表药物	相互作用机制	注意事项
NSAID	降低奈必洛尔的降压效果	避免同时使用或监测血压
胺碘酮、决奈达隆	增加心动过缓、心肌梗死、窦性停搏的风险	对于病态窦房结综合征或房室传导阻滞患者避免同时使用
降糖药	降低血糖控制	监测血糖水平
钙通道阻滞剂	增加低血压和(或)心动过缓、房室传导阻滞的风险	避免同时使用
地高辛	增加房室传导阻滞的风险	监测心率、心电图、地高辛血清浓度
α-受体阻滞剂、芬太尼	增加低血压的风险	监测血压
CYP3A4/5抑制剂	通过降低代谢使奈必洛尔中毒的风险增加	考虑降低奈必洛尔剂量

不良反应 奈必洛尔 Nebivolol

常见（>10%）	少见（1%~10%）	罕见但严重（<1%）
	心动过缓、支气管痉挛、葡萄糖调节障碍、头晕、呼吸困难、头痛、心肌梗死、低血压、恶心、嗜睡	戒断症状(心绞痛、心肌梗死、室性心律失常等)

疗效监测 血压下降。
毒性监测 监测心率慢, 支气管痉挛, 升高糖尿病患者的血糖水平。
患者咨询要点 低血压症状或体征、充血性心力衰竭的恶化、支气管痉挛性疾病需告知医生。不能饮酒。服药可能会引起头晕, 避免需要警觉的活动。糖尿病患者应仔细监测血糖水平, 由于 β- 受体阻滞剂可能掩盖低血糖症状。不要突然停药, 因为这可能导致心绞痛反弹, 或者在某些情况引起心肌梗死。
临床应用要点 安全性和有效性未在儿童中建立。避免同时使用钙通道阻滞剂, 同时使用可能显著影响心率或心律。

分类 抗高血脂药

制剂与规格 缓释胶囊:250mg, 500mg;片剂:50mg, 100mg, 250mg, 500mg;缓释片:250mg, 500mg, 750mg, 1000mg

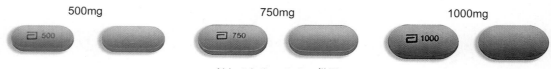

500mg　　　　　750mg　　　　　1000mg

Abbott Laboratories 供图

FDA批准适应证及用法用量

1.冠状动脉硬化,高胆固醇血症:缓释,每日 500mg, 口服;可以依疗效增加至 2000 mg/d。

2.血脂异常:速释,成人,100~1000mg,口服,1 日 3 次,可以依疗效增加至 4500mg/d,口服;儿童,100~250mg/d, 分 3 次进餐时服用,可以依疗效增加至 10mg/(kg·d);缓释,成人每天睡前 500~2000mg,口服,可以依疗效增加至 2000mg/d, 口服。

3.心肌梗死,二级预防:缓释,每天睡前 500~2000mg,口服,可以依疗效增加至 2000mg/d, 口服。

4.癫皮病:50~100mg,口服,1 日 3 次,可以增加至 500mg/d,口服。

超说明书用药 无

作用机制 作用机制不是很明确。可能涉及抑制游离脂肪酸从脂肪组织释放,并增加脂蛋白脂肪酶活性,这可能会增加乳糜微粒三酰甘油从血中清除。烟酸减少肝 VLDL 和 LDL 的合成,似乎并不影响粪便中脂肪、胆固醇、胆汁酸的排泄。

药物参数 烟酸 Niacin

剂量调整（肝功能不全）	无需	吸收	F = 60%;高脂肪的食物降低吸收
剂量调整（肾功能不全）	无需	分布	未知
透析	未知	代谢	肝脏通过非CYP450代谢
妊娠期药品安全性等级	C级	排泄	60%~88%经肾清除, 15%经排泄物清除, 半衰期20~45h
哺乳期	权衡风险与获益	药物遗传学	未知
禁忌证	对烟酸过敏	黑框警告	无

用药安全 烟酸 Niacin

后缀	大写字母提示	不要压碎	高度警惕	易混药名
Slo	无	长效制剂	无	Minocin

药物相互作用 烟酸 Niacin

代表药物	相互作用机制	注意事项
他汀类药物、秋水仙碱	增加肌病或横纹肌溶解风险	避免同时用药,或者监测肌病和考虑降低剂量
考来烯胺、考来替泊	降低烟酸的吸收	分开2h服用

不良反应 烟酸 Niacin

常见（>10%）	少见（1%~10%）	罕见但严重（<1%）
面部潮红	心房纤维性颤动、瘙痒、皮疹、恶心、血小板计数减少、肝功能检测指标升高、肌痛	低磷酸盐血症、肝毒性、横纹肌溶解

疗效监测 降低总胆固醇、低密度脂蛋白和三酰甘油水平,增加高密度脂蛋白。

毒性监测 监测横纹肌溶解（肌痛、尿色深、关节痛、疲劳）的症状或体征,眼睛和皮肤发黄,严重的腹痛。如果出现肌肉疼痛,监测 LFT、CBC、血清肌酸激酶。

患者咨询要点 从低剂量开始,增量基于耐受性（主要是面部潮红）。避免用含乙醇和温性饮料服用烟酸,以减少面部潮红。如果停药数日,可能需要从低剂量开始再增量。服用烟酸前 30 分钟用阿司匹林或非甾体抗炎药可以减少面部潮红。

临床应用要点 烟酸也称作为维生素 B3。他汀类是最有效的可用的抗脂类药物。如果认为必要和适当,可在治疗方案中增加胆汁酸螯合剂;加用烟酸可以增加高密度脂蛋白胆固醇。

分类 钙通道阻滞剂

制剂与规格 缓释片：30mg，60mg，90mg；胶囊：10mg，20mg

30mg   60mg

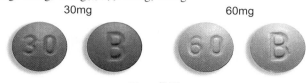

Teva 供图

FDA批准适应证及用法用量

1. 高血压：成人，口服，每天口服 1 次 30mg，可增加到每日 90mg（Adalat CC）或每日 120mg（Procardia XL）；儿童，口服，0.25mg/kg，每天 1 次或分 2 次，可增加到每日 3mg/kg（最大日剂量为 180mg）。

2. 慢性稳定性心绞痛：口服，30~60mg 每天 1 次，可增加到每日 120mg。

3. 变异性心绞痛：口服，30~60mg 每天 1 次，可增加到每日 120mg。

超说明书用药

雷诺综合征：口服，30~60mg 每天 1 次。

作用机制 硝苯地平抑制钙离子内流，抑制钙离子通过细胞膜进入心肌和平滑肌。硝苯地平选择性抑制钙离子在心肌和血管平滑肌细胞膜的流动，而不改变血清钙离子浓度。

药物参数 硝苯地平缓释剂 Nifedipine Extended Release

剂量调整（肝功能不全）	肝硬化患者避免使用	吸收	F=30%~60%，食物延缓Adalat CC的吸收
剂量调整（肾功能不全）	无需	分布	Vd=1.4~202L/kg；蛋白结合率90%~96%
透析	不可透析	代谢	经肝代谢，CYP3A4/5途径
妊娠期药品安全性等级	C级	排泄	肾清除率70%~80%，半衰期11~28h
哺乳期	通常可用	药物遗传学	未知
禁忌证	对硝苯地平过敏、心源性休克、同时使用CYP3A4/5诱导剂	黑框警告	无

用药安全 硝苯地平缓释剂 Nifedipine Extended Release

后缀	大写字母提示	不要压碎	高度警惕	易混药名
CC, XL	NIFEdipine	缓释片	无	niCARdipine, niMODipine

药物相互作用 硝苯地平缓释剂 Nifedipine Extended Release

代表药物	相互作用机制	注意事项
NSAID	降低硝苯地平降压作用	避免同时使用，或监测血压
胺碘酮	增加胺碘酮浓度和毒性	避免同时使用
β-阻滞剂	血压过低，心动过缓	避免同时使用，或监测血压及心率
氯吡格雷	降低氯吡格雷抗血小板作用	避免同时使用
CYP3A4/5诱导剂	增加硝苯地平代谢，降低药效	避免同时使用，或考虑增加硝苯地平剂量
CYP3A4/5抑制剂	降低硝苯地平代谢，增加毒性风险	避免同时使用，或考虑减少硝苯地平剂量
环孢素、他克莫司	增加环孢素或他克莫司毒性风险	监测血浆浓度
奎尼丁	降低奎尼丁药效，增加硝苯地平毒性风险	监测奎尼丁血浆浓度，监测血压

不良反应 硝苯地平缓释剂 Nifedipine Extended Release

常见（>10%）	少见（1%~10%）	罕见但严重（<1%）
面部潮红、牙龈增生、头痛、外周性水肿	心绞痛、便秘、头晕、疲劳、胃食管反流、低血压、肌痛、心肌梗死、恶心、心悸、瘙痒、皮疹、睡眠障碍、心动过速	再生障碍性贫血、血小板减少症

疗效监测 血压，胸痛缓解，减少心绞痛发作次数，减少使用硝酸甘油缓解胸痛的次数。

毒性监测 监测外周性水肿、心绞痛、心动过速、充血性心力衰竭的症状或体征。

患者咨询要点 空腹服用 Adalat CC。告诉医生低血压、心绞痛加重、外周性水肿、疲劳的症状或体征。不要饮酒。避免突然停药，可能引起反跳性高血压。

临床应用要点 使用 Adalat CC 时，可以用两片 30mg 替代单片 60mg 的剂量，但服用 3 片 30mg 将比单片 90mg 剂量增加 29% 的血浆峰浓度。

分类 抗原虫药
制剂与规格 片剂:500mg;混悬散剂:100mg/5mL

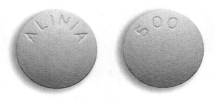

500mg，Romark 供图

FDA批准适应证及用法用量
　　隐孢子虫或鞭毛虫所致的腹泻:成人,口服,1次500mg,一日2次,疗程3天;1~3岁儿童,1次100mg,一日2次,疗程3天;4~11岁儿童,1次200mg,一日2次,疗程3天。
超说明书用药
　　艰难梭菌相关腹泻:口服,1次500mg,一日2次。
作用机制 干扰厌氧代谢和原虫所必需的丙酮酸-铁氧还蛋白氧化还原酶(PFOR)依赖性的电子转移反应。
药物参数 硝唑尼特 Nitazoxanide

剂量调整（肝功能不全）	慎用	吸收	F<5%,食物增加50%药物吸收
剂量调整（肾功能不全）	慎用	分布	蛋白结合率98%~99%
透析	不可透析	代谢	由血清脂酶代谢为一活性代谢物
妊娠期药品安全性等级	B级	排泄	33%经肾清除,67%经粪清除
哺乳期	权衡风险与获益	药物遗传学	未知
禁忌证	对硝唑尼特过敏	黑框警告	无

用药安全 硝唑尼特 Nitazoxanide

后缀	大写字母提示	不要压碎	高度警惕	易混药名
无	无	无	无	无

药物相互作用 硝唑尼特 Nitazoxanide 无
不良反应 硝唑尼特 Nitazoxanide

常见（>10%）	少见（1%~10%）		罕见但严重（<1%）
	恶心、呕吐、腹泻、头痛		肝功能异常

疗效监测 感染的临床指征和症状得到缓解。
毒性监测 治疗前考虑检测肝功能和全血细胞计数。
患者咨询要点 按疗程服药;与食物同服。
临床应用要点 混悬散剂生物利用度是片剂的70%,不可相互替换。对于具有正常免疫能力的成人治疗隐孢子虫腹泻是首选药,而对于HIV感染者没有证据表明此药优于安慰剂。对于艰难梭状芽孢杆菌和贾第鞭毛虫与甲硝唑等效,基于经济考虑甲硝唑仍是首选的治疗方案。

N

分类 硝基呋喃类抗生素
制剂与规格 胶囊:25mg, 50mg, 100mg;混悬散剂:5mg/mL;缓释胶囊:100mg

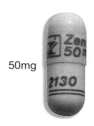 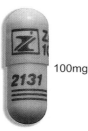

50mg 100mg

Teva 供图

FDA批准适应证及用法用量
1.治疗尿路感染:成人,口服,1 次 50~100mg,一日 4 次,疗程 7 天;1 个月及以上儿童,每日 5~7mg/kg,疗程 7 天。
2.预防尿路感染:成人,口服,1 次 50~100mg,一日 1 次,睡前服用;1 个月及以上儿童,每日 1mg/kg。
超说明书用药 无
作用机制 呋喃妥因是合成硝基呋喃类药物,能够抑制细菌核糖体活性,对尿路感染的大部分细菌,如变形杆菌、多数肠杆菌及克雷伯菌敏感(不包括铜绿假单胞菌)。此药用于预防复发性尿路感染,也可用于治疗简单尿路感染。
药物参数 呋喃妥因 Nitrofurantoin

剂量调整（肝功能不全）	无需	吸收	F=94%,食物增加药物吸收
剂量调整（肾功能不全）	CrCl < 60mL/min禁用	分布	蛋白结合率90%
透析	可以,仅血液透析	代谢	在所有组织中代谢为无活性代谢产物
妊娠期药品安全性等级	B级	排泄	肾清除率40%,半衰期1h
哺乳期	通常可用	药物遗传学	G6PD缺乏者易发生溶血性贫血
禁忌证	对呋喃妥因过敏、新生儿或分娩中(溶血性贫血风险)	黑框警告	无

用药安全 呋喃妥因 Nitrofurantoin

后缀	大写字母提示	不要压碎	高度警惕	易混药名
无	无	不要打开胶囊	无	Nitro-Bid, nitroglycerine

药物相互作用 呋喃妥因 Nitrofurantoin

代表药物	相互作用机制	注意事项
氟康唑	肝毒性和肺毒性风险增加, 机制不明	避免同时使用,或增加毒性监控
诺氟沙星	与诺氟沙星抗菌作用相互拮抗	避免同时使用

不良反应 呋喃妥因 Nitrofurantoin

常见（>10%）	少见（1%~10%）	罕见但严重（<1%）
腹泻、恶心、头痛、尿液变色		严重过敏、肾衰竭、肝衰竭、溶血性贫血、间质性肺病

疗效监测 2~3 天内感染的临床症状缓解。
毒性监测 监测严重腹泻,皮肤和眼睛黄染,异常瘀伤或出血,皮疹发疱,或气促。
患者咨询要点 服药会使尿液变为棕黄色,并非有害,为药物的分解产物。按疗程治疗。混悬散剂摇匀使用,存放于冰箱,开封后需注意有效期。混悬液避免与食物或饮料混合,食物于服药后可食。2~3 天内症状应得到改善,如果加重,应再次就医。
临床应用要点 呋喃妥因无法在组织内达到有效浓度,因此只用于尿路感染(非肾盂肾炎)。服药 24 小时后如果不再发热可恢复日常活动。

N

分类 硝酸酯类抗心绞痛药

制剂与规格 胶囊(缓释):2.5mg, 6.5mg, 9mg;舌下含片:0.3mg, 0.4mg, 0.6mg;贴剂:0.1mg/h, 0.2mg/h, 0.4mg/h, 0.6mg/h, 0.8mg/h;舌下喷雾剂:0.4mg/ 喷;软膏:2%

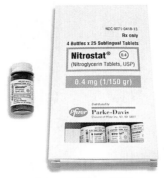

0.4mg，Pfizer 供图

FDA批准适应证及用法用量

1. 预防心绞痛:缓释,口服,1 次 2.5~6.5mg,一日 3~4 次;舌下剂,1 片或 1~2 喷,在可能诱发心绞痛的行动前 5~10 分钟使用;经皮给药,0.2~0.4mg/h,贴剂用于局部,每日 12~14 小时,可以增加到 0.8mg/h。

2. 急性心绞痛:舌下,1 片或 1~2 喷,出现心绞痛症状立即使用,如果需要每 5 分钟重复使用,15 分钟内共服 3 片。

超说明书用药 无

作用机制 硝酸甘油的作用机制被认为是通过血管内皮转化成氧化亚氮(NO),NO 激活鸟苷酸环化酶,增加 cGMP 继而使细胞内钙离子含量下降,直接导致血管平滑肌舒张。对于心肌缺血,硝酸酯类药物可以扩张较大的心外膜血管,增加侧支大小和灌注,抑制冠状动脉血管收缩。

药物参数 硝酸甘油 Nitroglycerine

剂量调整（肝功能不全）	无需	吸收	F=38%~75%, 食物对吸收无影响
剂量调整（肾功能不全）	无需	分布	Vd=3L/kg, 蛋白结合率60%
透析	不可透析	代谢	经肝代谢, 非CYP450途径
妊娠期药品安全性等级	C级	排泄	肾清除率22%, 半衰期2~33min
哺乳期	权衡风险与获益	药物遗传学	未知
禁忌证	对硝酸酯类过敏、同时使用勃起功能加强药、症状性低血压、严重贫血或颅内压增高	黑框警告	无

用药安全 硝酸甘油 Nitroglycerine

后缀	大写字母提示	不要压碎	高度警惕	易混药名
BID, DUR, TIME	无	缓释胶囊	无	Macrobid, NicoDerm, nitrofurantoin, nitroprusside

药物相互作用 硝酸甘油 Nitroglycerine

代表药物	相互作用机制	注意事项
磷酸二酯酶抑制剂	导致血压过低	禁止同时使用

不良反应 硝酸甘油 Nitroglycerine

常见（>10%）	少见（1%~10%）	罕见但严重（<1%）
头痛	心动过缓、耐药性、面部潮红、低血压、眩晕、恶心、直立性低血压、皮疹、心跳过速、呕吐	颅内压增高、严重低血压、昏厥

疗效监测 含服硝酸甘油治疗心绞痛发作的次数减少,心绞痛发作次数减少,心绞痛减轻。

毒性监测 监测低血压、顽固性头痛或疗效降低(耐药性)的指征或症状。

患者咨询要点 服用舌下含片、气溶胶或喷雾前应坐好,心绞痛刚刚发作应使用片剂在舌下或颊囊溶化,勿吞服。喷雾剂应喷于舌上或舌下,勿吸入;使用后不要吐出或漱口。从坐位起立时要缓慢,防止眩晕。对于贴剂和缓释胶囊,每日保持 10~12 小时的服药间歇期,避免硝酸酯类耐药性产生。避免同时使用中枢抑制剂、降压药或其他导致低血压的药物,避免饮酒。不要同时使用磷酸二酯酶抑制剂,此类药物可致低血压。

临床应用要点 儿童用药的安全性和有效性尚未建立。贴剂中含铝,做 MRI 检查前应去除。

分类 三环抗抑郁药

制剂与规格 片剂：10mg, 25mg, 50mg, 75mg；溶液剂：10mg/5mL

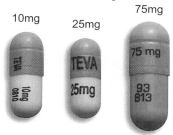

10mg　　25mg　　75mg

Teva 供图

FDA批准适应证及用法用量

　　抑郁症：成人，口服，1 次 25mg，一日 3~4 次，可以增加到每天 150mg；儿童，每日 30~50mg，单次或分剂量服用。

超说明书用药

　　神经性膀胱功能障碍：口服，1 次 25~75mg，一日 1 次。

作用机制 去甲替林是杂环抗抑郁药，是阿米替林的去甲基代谢物，通过阻断去甲肾上腺素的突触前再摄取继而下调肾上腺素受体。杂环抗抑郁药对 5- 羟色胺比其他神经递质作用弱。

药物参数 去甲替林 Nortriptyline

剂量调整（肝功能不全）	无需	吸收	F=60%，食物对吸收无影响
剂量调整（肾功能不全）	无需	分布	Vd=15~27L，蛋白结合率86%~95%
透析	不可透析	代谢	经肝代谢，CYP2D6途径
妊娠期药品安全性等级	C级	排泄	肾清除率2%，半衰期15~39h
哺乳期	可用	药物遗传学	CYP2D6弱代谢者慎用；因药物相互作用有毒性增加的风险
禁忌证	对去甲替林或其他三环抗抑郁药过敏、同时使用MAOI、心肌梗死后急性恢复期	黑框警告	自杀风险

用药安全 去甲替林 Nortriptyline

后缀	大写字母提示	不要压碎	高度警惕	易混药名
无	无	无	无	Amitriptyline, Demerol

药物相互作用 去甲替林 Nortriptyline

代表药物	相互作用机制	注意事项
苯妥英、磷苯妥英	使苯妥英血药浓度增加，去甲替林可能降低癫痫发作阈值	监测副反应及苯妥英血清浓度
苯丙胺类	高血压、心脏反应和中枢系统刺激风险增加	同时使用需谨慎
利奈唑胺、MAOI类、亚甲蓝、SSRI类	增加5-羟色胺综合征风险	禁止同时使用MAOI, 慎用其他药物
抗心律失常药、导致QT间期延长药物	心脏毒性风险增加（QT间期延长、尖端扭转、心搏骤停）	避免同时使用
CYP2D6抑制剂	降低去甲替林的代谢，毒性增加	避免同时使用

不良反应 去甲替林 Nortriptyline

常见（＞10%）	少见（1%~10%）	罕见但严重（＜1%）
便秘	视力模糊、意识混乱、便秘、头晕、头痛、性功能障碍、嗜睡、尿潴留、体重增加、口干	心律失常、心肌梗死、肝毒性、癫痫、自杀

疗效监测 抑郁症状改善（自杀想法或倾向、食欲变化、乏力、睡眠模式改变等）。

毒性监测 监测抑郁症状加重、自杀性、或行为异常变化；监测心电图、肝功能、血压及体重。

患者咨询要点 药效消失前避免从事需要警觉和身体协调性的工作，因为药物可能导致嗜睡和头晕。抑郁加重、自杀想法、行为异常变化或异常出血需告诉医生。避免突然停药，可能导致戒断症状发生。服药期间不要饮酒。

临床应用要点 症状在数周内可能得不到改善。发药时需要给予患者用药指导。

N

分类 多烯类抗真菌药
制剂与规格 混悬液:100 000 单位/mL;片剂:500 000 单位;胶囊:500 000 单位, 1 000 000 单位

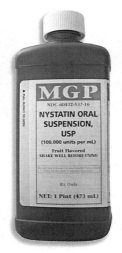

MGP 供图

FDA批准适应证及用法用量
1. 消化道念珠菌病(非食管):口服, 500 000~1 000 000 单位, 一日 3 次。
2. 口咽部念珠菌病:口服, 400 000~600 000 单位, 一日 4 次(吐出前尽量在口腔中保持较长时间)。

超说明书用药 无
作用机制 制霉菌素与真菌细胞膜上的甾醇相结合, 破坏真菌细胞膜改变其通透性。
药物参数 口服制霉菌素 Nystatin Systemic

剂量调整（肝功能不全）	无需		吸收	吸收甚微
剂量调整（肾功能不全）	无需		分布	吸收甚微
透析	未知		代谢	吸收甚微
妊娠期药品安全性等级	C级		排泄	未知
哺乳期	通常可用		药物遗传学	未知
禁忌证	对制霉菌素过敏		黑框警告	无

用药安全 口服制霉菌素 Nystatin Systemic

后缀	大写字母提示	不要压碎	高度警惕	易混药名
无	无	无	无	HMG-CoA类药物 ("statins")

药物相互作用 口服制霉菌素 Nystatin Systemic 未知
不良反应 口服制霉菌素 Nystatin Systemic

常见（>10%）	少见（1%~10%）	罕见但严重（<1%）
	胃肠道不适、恶心、呕吐、便秘	皮疹

疗效监测 临床症状缓解。
毒性监测 如发生严重皮肤刺激或皮疹及时就医。
患者咨询要点 口服溶液或片剂在室温下保存。服用混悬液前需要振摇均匀。
临床应用要点 治疗局部念珠菌感染与克霉唑作用相当。制霉菌素不被吸收, 因此不能用于治疗全身感染。

分类 多烯类抗真菌药
制剂与规格 外用乳膏：100 000 单位 /g；外用软膏：100 000 单位 /g

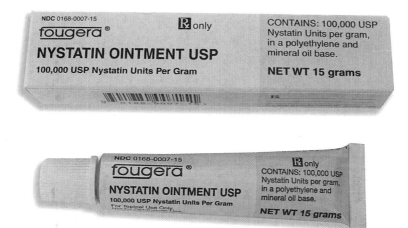

Fougera 供图

FDA批准适应证及用法用量
　　皮肤念珠菌病：均匀涂抹于患处，每日 2 次，直至完全治愈。
超说明书用药 无
作用机制 制霉菌素与真菌细胞膜上的甾醇相结合，破坏真菌细胞膜改变其通透性。
药物参数 外用制霉菌素 Nystatin Topical

剂量调整（肝功能不全）	无需		吸收	不吸收
剂量调整（肾功能不全）	无需		分布	不吸收
透析	未知		代谢	不吸收
妊娠期药品安全性等级	C级		排泄	未知
哺乳期	通常可用		药物遗传学	未知
禁忌证	对制霉菌素过敏		黑框警告	无

用药安全 外用制霉菌素 Nystatin Topical

后缀	大写字母提示	不要压碎	高度警惕	易混药名
无	无	无	无	HMG-CoA类药物（"statins"）

药物相互作用 外用制霉菌素 Nystatin Topical 　未知
不良反应 外用制霉菌素 Nystatin Topical

常见（>10%）	少见（1%~10%）		罕见但严重（<1%）
	皮肤干燥、皮肤刺激		皮疹、过敏反应

疗效监测 临床症状的解决。
毒性监测 监测严重皮肤刺激或皮疹。
患者咨询要点 涂抹于皮肤患处。不能用于破损皮肤。避免接触眼、鼻和口。如果用于儿童的尿布区域，避免穿紧身衣、紧身尿布或塑料尿裤。
临床应用要点 治疗局部皮肤念珠菌感染与克霉唑作用相当。亦有阴道片治疗阴道念珠菌病感染，但不常用。咪康唑与特康唑均比制霉菌素作用强且为非处方药物。

N

OLANZAPINE: Zyprexa, various
奥氮平: 再普乐等

分类 噻吩并苯二氮䓬类, 抗精神病药
制剂与规格 片剂:2.5mg, 5mg, 7.5mg, 10mg, 15mg, 20mg;片剂(崩解片):5mg, 10mg, 15mg, 20mg

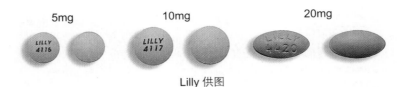

Lilly 供图

FDA批准适应证及用法用量
1. 双相情感障碍, 急性混合型或单纯躁狂发作:成人, 口服, 每日 10~15mg, 可每日增加 5mg, 逐渐增加剂量;13~17 岁儿童, 每日 2.5~5mg, 可每日增加 2.5~5mg。
2. 精神分裂症:成人, 口服, 每日 5~10mg, 可在数天中增加到每日 10~20mg;13~17 岁儿童, 每日 2.5~5mg, 可增加到每日 10mg。
超说明书用药 无
作用机制 奥氮平是一种非典型抗精神病药, 是血清素 5- 羟色胺和多巴胺 D_2 受体强拮抗剂。抗精神病作用很可能与阻断中脑边缘和大脑前额叶皮质的突触后多巴胺受体有关, 也作用于其他神经递质系统。

药物参数 奥氮平 Olanzapine

剂量调整（肝功能不全）	无需	吸收	吸收良好, 食物对吸收无影响
剂量调整（肾功能不全）	无需	分布	Vd=1000L, 蛋白结合率93%
透析	不可透析	代谢	广泛经肝代谢, 葡萄糖醛酸化和CYP1A2途径
妊娠期药品安全性等级	C级	排泄	肾清除率57%, 半衰期21~54h
哺乳期	权衡风险和获益	药物遗传学	未知
禁忌证	对奥氮平过敏	黑框警告	痴呆症相关精神病的老年患者死亡率增加;注射剂型可能导致昏迷和过度镇静

用药安全 奥氮平 Olanzapine

后缀	大写字母提示	不要压碎	高度警惕	易混药名
无	ZyPREXA,OLANZapine	崩解片	无	CeleXA, ZyrTEC, olsalazine, QUEtiapine

药物相互作用 奥氮平 Olanzapine

代表药物	相互作用机制	注意事项
曲马多	5-羟色胺效应增加	避免同时使用, 或监测不良反应
氟哌啶醇	帕金森症的风险增加	监测帕金森症的指征;调整氟哌啶醇剂量
甲氧氯普胺	锥体外系症状风险增加	禁止同时使用
CYP1A2诱导剂	奥氮平代谢增加, 药效降低	考虑增加奥氮平剂量
CYP1A2抑制剂	奥氮平代谢降低, 毒性增加	考虑减少奥氮平剂量

不良反应 奥氮平 Olanzapine

常见（>10%）	少见（1%~10%）	罕见但严重（<1%）
静坐不能、虚弱、头晕、高胆固醇血症、高血糖、食欲增加、催乳素水平升高、三酰甘油升高、嗜睡、震颤、体重增加、口干	便秘、体位性低血压、外周性水肿、人格障碍	神经阻滞剂恶性综合征、胰腺炎、心源性猝死、自杀想法、迟发性运动障碍

疗效监测 精神分裂症、双相情感障碍、躁动或难治性抑郁症状的改善。
毒性监测 监测糖尿病患者治疗前和治疗期间的空腹血糖。治疗前和治疗期间定期检测全血细胞计数和血脂。关注神经阻滞剂恶性综合征的症状。治疗期间定期测量体重。
患者咨询要点 药效消失前避免从事需要警觉和身体协调性的工作。此药可能损害体温调节功能。从坐位或卧位起立需缓慢。迟发性运动障碍或神经阻滞剂综合征的症状需告诉医生。糖尿病患者需要监测血糖并报告血糖难以控制的情况。服药期间避免饮酒。
临床应用要点 每日最大剂量20mg。与安慰剂相比, 痴呆症相关精神病的老年患者服用抗精神病药死亡率增加。虽然临床试验中死亡原因各异, 实际上大多数死于心血管病或感染。

分类 血管紧张素 II 受体拮抗剂
制剂与规格 片剂：5mg，20mg，40mg

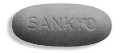 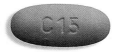

40mg，Daichi-Sankyo 供图

FDA批准适应证及用法用量

高血压：成人，口服，1 次 20mg，一日 1 次，可增加到 1 次 40mg，一日 1 次；6~16 岁，体重 20~34kg 儿童，1 次 10mg，一日 1 次，可增加到 1 次 20mg，一日 1 次；6~16 岁体重大于 35kg 儿童，1 次 20mg，一日 1 次，可增加到 1 次 40mg。

超说明书用药 无
作用机制 奥美沙坦是一种选择性、可逆地竞争性血管紧张素 II 受体（AT1）拮抗剂。
药物参数 奥美沙坦酯 Olmesartan

剂量调整（肝功能不全）	无需	吸收	F=26%，食物对吸收无影响
剂量调整（肾功能不全）	无需	分布	Vd=17L，蛋白结合率99%
透析	不可透析	代谢	肠道代谢，非CYP450途径
妊娠期药品安全性等级	C级（妊娠前3个月），D级（妊娠4~9个月）	排泄	肾清除率35%~50%，半衰期12~18h
哺乳期	权衡风险和获益	药物遗传学	未知
禁忌证	对奥美沙坦或其他ARB类过敏、妊娠	黑框警告	妊娠

用药安全 奥美沙坦酯 Olmesartan

后缀	大写字母提示	不要压碎	高度警惕	易混药名
无	无	无	无	无

药物相互作用 奥美沙坦酯 Olmesartan

代表药物	相互作用机制	注意事项
保钾利尿剂	低血压、高血钾风险增加	避免同时使用，或监测血压、血清钾水平
ACEI类	低血压、高血钾、肾毒性风险增加	避免同时使用，或监测血压、血清肌酐、钾水平
依普利酮	高血钾风险增加	避免同时使用，或监测血清钾水平
补钾剂	高血钾、心律失常风险增加	避免同时使用，或监测血清钾水平
NSAID类	降低奥美沙坦降压、排钠利尿作用，肾毒性风险增加	避免同时使用，或监测血压、血清肌酐水平
利尿剂	因血容量减少导致体位性低血压风险增加	监测血压

不良反应 奥美沙坦酯 Olmesartan

常见（>10%）	少见（1%~10%）	罕见但严重（<1%）
	背痛、头晕、头痛、疲劳、高血钾、低血压、肾毒性、心动过速	血管神经性水肿、出生缺陷、肝毒性、横纹肌溶解

疗效监测 血压降低。
毒性监测 监测低血压和心动过速的指征或症状。用药前和用药期间的钠、钾、碳酸根离子、尿素氮、血清肌酐水平，初始治疗前进行尿液成分分析。
患者咨询要点 避免妊娠。仅在医学监护下可使用补钾剂或钾盐替代物。可能导致头晕，缺水时会加重。如发生血管神经性水肿、体液缺失过度、高血钾、尿量减少或黄疸，须及时就医。
临床应用要点 血管紧张素 II 受体拮抗剂可能导致胎儿发育受损或死亡，一旦确认妊娠须及时停药。用药期间，应定期监测坐位和站位的收缩压、舒张压及心率。

分类 眼用抗组胺药
制剂与规格 滴眼液:0.1%, 0.2%

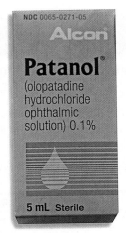

0.1% 滴眼液，Alcon 供图

FDA批准适应证及用法用量
　　过敏性结膜炎:0.1% 滴眼液,1 次 1 滴,一日 2 次,滴于患眼;或 0.2% 滴眼液,1 次 1 滴,一日 1 次,滴于患眼。
超说明书用药 无
作用机制 盐酸奥洛他定是相对选择性组胺 H_1 受体拮抗剂，通过抑制肥大细胞释放组胺发挥作用。奥洛他定能阻断 I 型速发型过敏反应，包括人结膜上皮细胞处的组胺相关反应。其对多巴胺受体、α- 肾上腺能受体、毒蕈碱 I 型和 II 型受体均没有作用。
药物参数 奥洛他定 Olopatadine

剂量调整（肝功能不全）	无需	吸收	滴眼后不可测
剂量调整（肾功能不全）	无需	分布	滴眼后不可测
透析	不可透析	代谢	不吸收
妊娠期药品安全性等级	C级	排泄	不吸收
哺乳期	权衡风险和获益	药物遗传学	未知
禁忌证	对奥洛他定过敏	黑框警告	无

用药安全 奥洛他定 Olopatadine

后缀	大写字母提示	不要压碎	高度警惕	易混药名
无	无	无	无	Platinol

药物相互作用 奥洛他定 Olopatadine 未知
不良反应 奥洛他定 Olopatadine

常见（>10%）	少见（1%~10%）	罕见但严重（<1%）
	味觉改变、口腔异味、眼部烧灼感、角膜炎、干眼症、咽炎	过敏反应、鼻出血

疗效监测 眼部红肿、瘙痒、刺激症状减轻。
毒性监测 监测过敏的指征。
患者咨询要点 用药前应洗手，摘掉隐形眼镜。滴眼时躺下或抬起头部。用示指拉下眼睑形成一个袋状部分。另一只手拿滴管接近眼部。向下眼睑与眼球之间的袋状部分滴正确数量药液。慢慢闭上眼睛。用示指压住内眼角 1 分钟，不能冲洗或擦拭滴管，也不可触碰包括眼睛在内的任何地方。把瓶盖盖好。
临床应用要点 安全性和有效性仅建立在 3 岁及以上患者范围。亦有鼻用制剂。

分类 血脂调节药
制剂与规格 胶囊, 液体制剂:1g

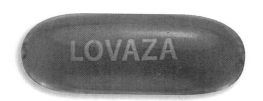

1g，GlaxoSmithKline 供图

FDA批准适应证及用法用量
　　高三酰甘油血症, 用于成人三酰甘油大于 500mg/dL 的辅助治疗, 每天 4g, 分 2 次服用。
超说明书用药
　　1.冠状动脉硬化, 高血压:每日 1 次 4g, 口服, 或者是分 2 次服用。
　　2.家族遗传性高血压:每日 1 次 4g, 口服, 或者是分 2 次服用。
　　3.心力衰竭:每日 1 次 4g, 口服, 或者是分 2 次服用。
　　4.高脂血症、高血压、三酰甘油小于 500mg/dL 的患者, 每日 1 次 4g, 口服, 或者是分 2 次服用。
作用机制 此药物的作用机制是抑制乙酰 -CoA:1,2- 酰基甘油酰基转移酶(DGAT), 增加了线粒体和肝脏中的过氧化酶数量, 减少了肝脏中脂质的生成, 增加了血浆脂蛋白脂肪酶活性。由于 EPA 和 DHA 是三酰甘油合成酶的底物, 且 EPA 和 DHA 会阻碍其他脂肪酸的酯化, ω-3 脂肪酸乙酯会减少肝脏三酰甘油的生成。
药物参数 ω-3脂肪酸乙酯 Omega-3-Acid Ethyl Esthers

剂量调整（肝功能不全）	无需	吸收	未知
剂量调整（肾功能不全）	无需	分布	未知
透析	未知	代谢	未知
妊娠期药品安全性等级	C级	排泄	未知
哺乳期	避免	药物遗传学	无
禁忌证	对该药过敏	黑框警告	无

用药安全 ω-3脂肪酸乙酯 Omega-3-Acid Ethyl Esthers

后缀	大写字母提示	不要压碎	高度警惕	易混药名
无	无	液体胶囊	无	LORazepam

药物相互作用 ω-3脂肪酸乙酯 Omega-3-Acid Ethyl Esthers 无
不良反应 ω-3脂肪酸乙酯 Omega-3-Acid Ethyl Esthers

常见（>10%）	少见（1%~10%）	罕见但严重（<1%）
	消化不良、味觉改变、咽炎、皮疹、肝功能改变	严重过敏反应

疗效监测 降低三酰甘油至 <150mg/dL。
毒性监测 低密度脂蛋白水平升高, 检查肝功能。
患者咨询要点 随餐服用。如果不能整粒吞下, 可将胶囊置于玻璃杯中, 用水服下。不要用塑料杯, 塑料杯可能会产生发泡。如果患者出现严重的皮疹、胸痛、呼吸不适、心脏不适, 需及时就医。
临床应用要点 10~18 粒市售 OTC 鱼油所含 ω-3 脂肪酸乙酯含量与 3 粒 Lovaza 胶囊相当。与其他降脂药物, 如吉非贝齐、烟酸相比, 用 ω-3 脂肪酸乙酯治疗高三酰甘油血症患者有较好的耐受性, 疗效与吉非贝齐相当。

分类 质子泵抑制剂

制剂与规格 胶囊,缓释:10mg,20mg,40mg;片剂,缓释:20mg;混悬液:2mg/mL;散剂:2.5mg,10mg

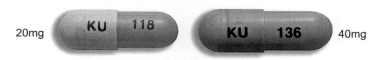

20mg　KU 118　　KU 136　40mg

Kremers Urban 供图

FDA批准适应证及用法用量

1.十二指肠溃疡:每天 20mg,口服,服用 4 周。

2.胃溃疡:每天 40mg,口服,服用 8 周。

3.胃肠道幽门螺杆菌感染:20mg,口服,每天 2 次,同时口服阿莫西林 1000mg,克拉霉素 500mg,每天 2 次,进行联合用药,服用 10~14 天。

4.糜烂性食管炎,反流性食管炎:成人及 1 岁且 20kg 以上的儿童每天 20mg;1 岁以上且 5~10kg 的儿童每天 5mg;1 岁以上且 10~20kg 的儿童每天 10mg。

超说明书用药

药物引起胃肠道紊乱、消化不良:每天 20~40mg。

作用机制 奥美拉唑是质子泵抑制剂,与胃壁细胞内 H^+-K^+-ATP 酶共价结合,阻断胃酸分泌的最后一步,对基础、夜间、五肽胃泌素或进食刺激产生的胃酸分泌有长而强的抑制作用。

药物参数 奥美拉唑 Omeprazole

剂量调整（肝功能不全）	考虑调整剂量	吸收	F=30%~40%,食物延缓吸收,但不会减少药物吸收
剂量调整（肾功能不全）	无需	分布	Vd=0.34~0.37L/kg,蛋白结合率95%
透析	不可透析	代谢	通过肝脏CYP2C19代谢
妊娠期药品安全性等级	C级	排泄	77%通过肾脏清除,半衰期30~60min
哺乳期	权衡风险和获益	药物遗传学	CYP2C19弱代谢者有较强的胃酸抑制
禁忌证	对奥美拉唑或埃索美拉唑过敏	黑框警告	无

用药安全 奥美拉唑 Omeprazole

后缀	大写字母提示	不要压碎	高度警惕	易混药名
OTC	PriLOSEC	片剂或胶囊	无	Plendil, Prevacid, PROzac

药物相互作用 奥美拉唑 Omeprazole

代表药物	相互作用机制	注意事项
氯吡格雷	竞争性地抑制氯吡格雷代谢,降低氯吡格雷作用	避免同时使用
CYP2C19抑制剂	降低奥美拉唑的代谢,增加奥美拉唑的毒性	考虑减少奥美拉唑剂量
CYP2C19诱导剂	增加奥美拉唑的代谢,降低奥美拉唑的疗效	考虑增加奥美拉唑剂量
受pH值影响的药物	降低胃内pH值,减少药物吸收	避免同时使用
华法林	增加抗凝剂的作用	监测INR,同时相应地调整华法林剂量

不良反应 奥美拉唑 Omeprazole

常见（>10%）	少见（1%~10%）	罕见但严重（<1%）
	腹痛、腹泻、头痛	中毒性表皮坏死松解症、梭状芽孢杆菌腹泻、胰腺炎、肝毒性、髋部骨折、横纹肌溶解、急性间质性肾炎

疗效监测 缓解溃疡不适症状及内镜下溃疡症状,治疗幽门螺杆菌感染,尿素氮呼吸试验程阴性。

毒性监测 监测严重头痛或疱疹。有肝衰竭的迹象或肝功检查指标增高现象,需就医。

患者咨询要点 餐前 1 小时服用。

临床应用要点 治疗幽门螺杆菌有很多种不同的 PPI 联合抗生素的方案,如果是根除 Hp 的治疗,患者应按疗程服用,多种 PPI 及 H_2- 受体拮抗剂都是 OTC 药物。警告患者不能同时服用多种此类药物以免不良反应增加。老年人发生骨折的风险性增加,骨质疏松高危者使用最低有效剂量。发药时对患者进行用药指导。

分类　止吐药

制剂与规格　片剂，4mg，8mg，24mg；片剂，崩解片：4mg，8mg；溶液：4mg/5mL；膜剂：4mg，8mg

 4mg   8mg

Sandoz 供图

FDA批准适应证及用法用量
1. 化疗所致恶心呕吐，高度致吐化疗：化疗开始前 30 分钟，口服 24mg。
2. 化疗所致恶心呕吐，中度致吐化疗：成人及 12 岁以上的儿童化疗开始前 30 分钟，口服 8mg，8 小时重复 1 次，化疗后 1~2 天每 12 小时服药 8mg；4~11 岁的儿童化疗开始前 30 分钟口服 4mg，首次剂量后，每 4~8 小时重复 1 次，化疗后 1~2 天每 8 小时服药 1 次。
3. 术后恶心呕吐：注射麻醉药前 1 小时服药 16mg。
4. 放疗所致恶心呕吐：在放疗前 1~2 小时口服 8mg，放疗之后 8 小时服药。

超说明书用药
肠胃炎，呕吐：8~15kg 的儿童每 8 小时口服 2mg，15~30kg 的儿童每 8 小时口服 4mg，大于 30kg 的儿童每 8 小时口服 8mg。

作用机制　昂丹司琼是一种选择性 5-HT$_3$ 受体拮抗剂。5-HT$_3$ 受体位于延髓后区化学刺激中枢以及周围神经。具有细胞毒的化疗药物从小肠嗜铬细胞释放 5-羟色胺，刺激呕吐反射。

药物参数　昂丹司琼 Ondansetron

剂量调整（肝功能不全）	重度肝功能不全者，每天最大量8mg	吸收	F=56%，食物几乎不影响药物吸收
剂量调整（肾功能不全）	无需	分布	Vd=2.5 L/kg
透析	未知	代谢	大部分经CYP3A4/5代谢
妊娠期药品安全性等级	B级	排泄	5%经肾脏清除，半衰期4.6h
哺乳期	权衡获益与风险	药物遗传学	未知
禁忌证	对此药过敏者、不可与阿扑吗啡或延长QT间期的药物合用	黑框警告	无

用药安全　昂丹司琼 Ondansetron

后缀	大写字母提示	不要压碎	高度警惕	易混药名
ODT	无	膜剂、崩解片	无	无

药物相互作用　昂丹司琼 Ondansetron

代表药物	相互作用机制	注意事项
阿扑吗啡	增加低血压风险	禁止同时使用
延长QT间期的药物	增加QT间期的危险性（室性心动过速，心搏骤停）	禁止同时使用
环磷酰胺	昂丹司琼降低环磷酰胺的血药浓度	避免同时使用

不良反应　昂丹司琼 Ondansetron

常见（>10%）	少见（1%~10%）	罕见但严重（<1%）
便秘、腹泻、头痛	口干、头晕、发热、增加肝功能不良患者的危险性	心律失常（Ⅳ）、过敏

疗效监测　减轻胃肠道呕吐反应。

毒性监测　监测心悸，气短，皮疹。

患者咨询要点　在服用崩解片之前，手要干燥，临服用前打开铝箔包装，切忌从铝箔中挤出崩解片。将药物放入口中，待慢慢融化后，再咽下或以水送服。

临床应用要点　普通片剂、崩解片以及溶液剂的生物等效性相近，剂量可进行换算。5-HT$_3$ 受体拮抗剂通常和地塞米松及阿瑞吡坦一起服用，也可应用该药注射剂型。但是，昂丹司琼 32mg 注射剂因延长 QT 间期的风险性较高，已撤市。

分类　口服避孕药
列表　双相口服避孕药

一阶段	二阶段	举例
雌二醇20μg；去氧孕烯0.15mg（21d）	雌二醇10μg（5d）	Kariva, Azurette, Mircette
雌二醇20μg；左炔诺孕酮0.1mg（84d）	雌二醇10μg（7d）	LoSeasonique, AmethiaLo
雌二醇30μg；左炔诺孕酮0.15mg（84d）	雌二醇10μg（7d）	Seasonique, Amethia
雌二醇35μg；炔诺酮0.5mg（10d）	雌二醇35μg；炔诺酮1mg（11d）	Necon 10/11
雌二醇10μg；炔诺酮1mg（24d）	雌二醇10μg（2d）	Lo Loestrin Fe

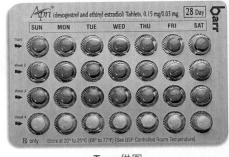

Teva 供图

制剂与规格　片剂：双相制剂包括两种药物，每个阶段的雌激素／孕激素组合的剂量情况不同，或只包含一种雌激素。药物通常是28天或者是90天为一个疗程；也包括含乳糖或铁补充剂的植入片剂，如含75mg富马酸亚铁。
FDA批准适应证及用法用量
　避孕：在月经开始后的第一个星期日（"星期天"开始），或者是月经后的第一天口服（"第一天"开始）一片，按说明书按时服用。
超说明书用药　无
作用机制　见前言3部分：口服避孕药的基本内容。
药物参数　口服避孕药[a]　Oral Contraceptive-Biphasic

剂量调整（肝功能不全）	无需	吸收	雌二醇F=40%，食物对吸收无影响
剂量调整（肾功能不全）	无需	分布	雌二醇Vd=45L/kg，蛋白结合率高
透析	不可透析	代谢	肝脏CYP3A4/5代谢
妊娠期药品安全性等级	X级	排泄	肾脏清除，雌二醇半衰期24h
哺乳期	避免	药物遗传学	未知
禁忌证	对雌二醇或者是孕酮成分过敏者、血栓栓塞、子宫内膜癌、高血压、孕妇、每天吸烟15根以上者	黑框警告	吸烟存在风险

[a]参看前言3部分：所有口服避孕药有关吸收、分布、代谢、排泄方面的数据都可以查到。
用药安全　口服避孕药　Oral Contraceptive-Biphasic

后缀	大写字母提示	不要压碎	高度警惕	易混药名
无	无	无	无	多种药名

药物相互作用以及不良反应　见前言3部分：口服避孕药基本内容。
疗效监测　未怀孕。
毒性监测　关注包括宫颈细胞学（子宫颈抹片检查）以及乳腺检查。
患者咨询要点　见前言3部分：口服避孕药基本内容。
临床应用要点　服药期间患者禁止吸烟，以免增加心血管毒副作用。使用该类药物治疗痛经、痤疮、经期偏头痛、子宫内膜异位症（超说明书用药）时药物无避孕作用，但会降低子宫内膜癌、卵巢癌和结肠直肠癌的风险。多药物所含激素总量比单相药物低，因此不良反应发生率较低。但是治疗时通常先使用单相药物。非口服多相避孕药物也已经上市。

分类 口服避孕药

列表 单相口服避孕药

雌激素组成	孕酮成分	举例
雌二醇50μg	甲基炔诺酮0.5mg	Ogestrel 0.5/50
雌二醇35μg	炔诺酮1mg	Ortho-Novum l/35, Norinyl 1+35
雌二醇35μg	炔诺酮0.5mg	Brevicon, Modicon
雌二醇35μg	炔诺酮0.4mg	Ovcon-35, Balziva
雌二醇35μg	炔诺酮0.25mg	MonoNessa, Ortho-Cyclen
雌二醇30μg	屈螺酮3mg	Ocella, Yasmin
雌二醇30μg	炔诺酮1.5mg	Loestrin 21 1.5/30
雌二醇30μg	甲基炔诺酮0.3mg	Low-Ogestrel, Lo/Ovral
雌二醇30μg	去氧孕烯0.15mg	Apri, Ortho-Cept
雌二醇30μg	左炔诺孕酮0.15mg	Levora, Nordette-28
雌二醇20μg	屈螺酮3mg	Yaz, Loryna
雌二醇20μg	左炔诺孕酮0.1mg	Aviane,Lutera
雌二醇20μg	炔诺酮1mg	Loestrin 21 1/20

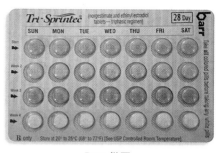

Barr 供图

制剂与规格 片剂:单相药物含等量的雌激素和黄体酮, 21 天或 28 天为一个疗程;也可能有包括乳糖或铁补充剂的植入片剂,如 75mg 富马酸亚铁。

FDA批准适应证及用法用量

避孕:在月经开始后的第一个星期日("星期天"开始)或者是月经后的第一天口服("第一天"开始),依说明书按时服用。

超说明书用药 无

作用机制 见前言 3:口服避孕药基本内容。

药物参数 单相口服避孕药ᵃ **Oral Contraceptive-Monophasic**

剂量调整（肝功能不全）	无需	吸收	雌二醇F=40%, 食物对吸收无影响
剂量调整（肾功能不全）	无需	分布	雌二醇Vd=45L/kg, 蛋白结合率高
透析	不可透析	代谢	经肝CYP3A4/5代谢
妊娠期药品安全性等级	X级	排泄	经肾脏清除, 雌二醇半衰期24h
哺乳期	避免	药物遗传学	未知
禁忌证	对雌二醇或者是孕酮成分过敏者、血栓栓塞、子宫内膜癌、高血压、怀孕、每天吸烟15根以上者禁用	黑框警告	吸烟存在风险

ᵃ参看前言3:所有口服避孕药相关吸收、分布、代谢、排泄方面的数据都可以查到。

用药安全 单相口服避孕药 **Oral Contraceptive-Monophasic**

后缀	大写字母提示	不要压碎	高度警惕	易混药名
无	无	无	无	多种药名

药物相互作用以及不良反应 见前言 3:口服避孕药基本内容。

疗效监测 未怀孕。

毒性监测 包括宫颈细胞学(子宫颈抹片检查)以及乳腺检查。

患者咨询要点 见前言 3:口服避孕药基本内容。

临床应用要点 服药期间患者禁止吸烟,否则会增加心血管毒副作用。使用口服避孕药治疗痛经、痤疮、月经期偏头痛、子宫内膜异位症(超说明书用药)时无避孕作用,但会降低子宫内膜癌、卵巢癌和结直肠癌的风险。多相药物所含激素的总量比单相药物低,因此不良反应发生率较低。但是治疗时通常先使用单相药物。非口服多相避孕药也已经上市。

分类　口服避孕药
列表　三相口服避孕药

一阶段	二阶段	三阶段	举例
雌二醇35μg；炔诺酮0.5mg(7d)	雌二醇35μg；炔诺酮1mg(9d)	雌二醇35μg；炔诺酮0.5mg(5d)	Tri-Norinyl, Aranelle
雌二醇35μg；炔诺酮0.5mg(7d)	雌二醇35μg；炔诺酮0.75mg(7d)	雌二醇35μg；炔诺酮1mg(7d)	Ortho-Novum 7/7/7, Necon 7/7/7
雌二醇35μg；炔诺酮0.18mg(7d)	雌二醇35μg；炔诺酮0.215mg(7d)	雌二醇35μg；炔诺酮0.25mg(7d)	OrthoTri-Cyclen,Tri-Sprintec, Trin essa
雌二醇25μg；炔诺酮0.18mg(7d)	雌二醇35μg；炔诺酮0.215mg(7d)	雌二醇25μg；炔诺酮0.25mg(7d)	OrthoTri-Cyclen Lo
雌二醇20μg；炔诺酮1mg(5d)	雌二醇30μg；炔诺酮1mg(7d)	雌二醇35μg；炔诺酮1mg(9d)	EstrostpFe, Tri-Legest

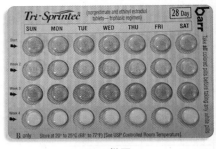

Barr 供图

制剂与规格　片剂:三相药物包括三种药物,每个阶段的雌激素/孕激素组合的剂量情况不同, 21 天或 28 天为一个疗程。也可能包括含纯乳糖或铁补充剂的植入片剂,如 75mg 富马酸亚铁。

FDA批准适应证及用法用量

　　1. 避孕:在月经开始后的第一个星期日("星期天"开始)或者是月经后的第一天口服("第一天"开始),按说明书按时服用。

　　2. 中度痤疮:15 岁以上女性已有月经初潮,对于治疗局部痤疮的药物反应迟钝者,用法用量同上(Ortho Tri-Cyclen and Estrostep Fe, 仅仅是 FDA 推荐的一个产品)。

超说明书用药　无
作用机制　见前言 3:口服避孕药的基本内容。
药物参数　三相口服避孕药 [a]　Oral Contraceptive-Triphasic

剂量调整（肝功能不全）	无需	吸收	雌二醇的F = 40%, 食物对吸收无影响
剂量调整（肾功能不全）	无需	分布	雌二醇Vd=45L/kg, 蛋白结合率高
透析	不可透析	代谢	经肝CYP3A4/5代谢
妊娠期药品安全性等级	X级	排泄	经肾脏清除, 雌二醇半衰期24h
哺乳期	避免使用	药物遗传学	未知
禁忌证	对雌二醇或者是孕酮成分过敏者、血栓栓塞、子宫内膜癌、高血压、怀孕、每天吸烟15根以上者禁用	黑框警告	吸烟存在风险

[a]参看前言3:所有口服避孕药相关吸收、分布、代谢、排泄方面的数据都可以查到。

用药安全　三相口服避孕药　Oral Contraceptive-Triphasic

后缀	大写字母提示	不要压碎	高度警惕	易混药名
无	无	无	无	多种类型名字

药物相互作用以及不良反应　见前言 3:口服避孕药基本内容。
疗效监测　未怀孕者。
毒性监测　体检包括宫颈细胞学(子宫颈抹片检查)以及乳腺检查。
患者咨询要点　见前言 3:口服避孕药基本内容。
临床应用要点　服药期间患者禁止吸烟,否则会增加药物心血管毒副作用。使用口服避孕药治疗痛经、痤疮、月经期偏头痛、子宫内膜异位症(超说明书用药)时, 药物无避孕作用, 会降低子宫内膜癌、卵巢癌和结直肠癌风险。多相药物所含激素的总量比单相药物低, 因此不良反应发生率较低, 但是治疗时通常先使用单相药物, 非口服多相避孕药也有上市。

分类　抗病毒药物, 神经氨酸酶抑制剂
制剂与规格　胶囊:30mg, 45mg, 75mg;注射剂:6mg/mL

30mg

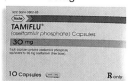

45mg

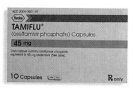

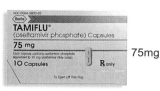

75mg

Roche 供图

FDA批准适应证及用法用量

1. 治疗 A 型和 B 型流感病毒:1 岁以上且 <15kg 的儿童, 口服, 每次 30mg, 每天 2 次, 连续服用 5 天;15~23kg 的儿童, 口服, 每次 45mg, 每天 2 次, 连续服用 5 天;23~40kg 的儿童, 口服, 每次 60mg, 每天 2 次, 连续服用 5 天;成人及 >40kg 的儿童, 口服, 每次 75mg, 每天 2 次, 连续服用 5 天。

2. 预防 A 型和 B 型流感病毒:发病高峰期, 使用治疗剂量, 持续服用 6 周。

超说明书用药

预防 A 型和 B 型流感病毒:> 2 周并且 < 3 个月的儿童, 在发病期间口服每天 3mg/kg, 持续服用 6 周。

作用机制　奥司他韦是一种抗病毒的神经氨酸酶抑制剂。

药物参数　奥司他韦 Oseltamivir

剂量调整（肝功能不全）	无需	吸收	F = 75%, 食物对药物吸收影响很小
剂量调整（肾功能不全）	CrCl 10~30mL/min, 预防时每天30mg, 口服;治疗时每天口服75mg, 服用5天	分布	Vd=23~26L, 蛋白结合率42%
透析	可透析	代谢	磷酸奥司他韦是一种前体药物, 通过酯酶水解生成奥司他韦羧酸盐
妊娠期药品安全性等级	C级	排泄	99%经肾脏清除, 半衰期1~3h
哺乳期	权衡风险与获益	药物遗传学	未知
禁忌证	对奥司他韦过敏者	黑框警告	无

用药安全　奥司他韦 Oseltamivir

后缀	大写字母提示	不要压碎	高度警惕	易混药名
无	无	无	无	Thera-Flu

药物相互作用　奥司他韦 Oseltamivir

代表药物	相互作用机制	注意事项
流感疫苗(活)	干扰疫苗效果	接种疫苗2周之前, 或使用奥司他韦2周前或48h之后使用

不良反应　奥司他韦 Oseltamivir

常见（>10%）	少见（1%~10%）	罕见但严重（<1%）
恶心、呕吐	腹泻、肝功能损害	心律失常、过敏反应、Stevens-Johnson综合征、癫痫、精神错乱

疗效监测　预防或缓解流感症状。
毒性监测　如发生心悸、气短、严重的皮疹、肿胀、或焦虑症状, 则需就医。
患者咨询要点　按疗程服药, 症状在服药 2~3 天之内应有所改善;如果病情恶化, 及时就医。
临床应用要点　易感的高危人群包括, 与处于感染期的确诊或与疑似患者有密切接触者、卫生保健人员、紧急医疗救助人员、孕妇, 均需注意预防。暴露 48 小时内应开始治疗。本胶囊剂型除口服方式外, 也可打开溶于水后喝下, 或鼻饲服用。病情严重的患者需长期治疗。

分类 抗癫痫药及抗惊厥药，苯二氮䓬类药物

制剂与规格 片剂：150mg，300mg，600mg；缓释片：150mg，300mg，600mg；混悬液：300mg/5mL

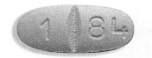
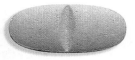

300mg，Sun Pharma 供图

FDA批准适应证及用法用量
部分癫痫发作：成人，每次300mg，口服，每天2次，也可增加到1200mg/d；4~16岁的儿童，每天8~10mg/kg，口服，分2次服用，也可增加到600mg/d。

超说明书用药
三叉神经痛：口服，300mg，每天2次或4次，也可增加到每天2400mg。

作用机制 奥卡西平是卡马西平的10-酮基衍生物，通过生成活性10-单羟基衍生物(MHD)发挥抗惊厥作用。作用机制未完全阐明，可能与阻断电压依赖性钠离子通道及抑制神经元反复放电有关。

药物参数 奥卡西平 Oxcarbazepine

剂量调整（肝功能不全）	无需	吸收	F = 100%，食物对吸收无影响
剂量调整（肾功能不全）	CrCl<30mL/min,剂量可以在每天300mg的基础上慢慢增加	分布	Vd=49L/kg，蛋白结合率40%~60%
透析	不可透析	代谢	经肝药酶CYP3A4/5代谢，CYP3A4/5诱导剂
妊娠期药品安全性等级	C级	排泄	肾脏清除率>95%，半衰期8~13h
哺乳期	权衡风险与获益	药物遗传学	无
禁忌证	对此药过敏者禁用	黑框警告	无

用药安全 奥卡西平 Oxcarbazepine

后缀	大写字母提示	不要压碎	高度警惕	易混药名
SR	OXcarbazepine	缓释片	无	CarBAMazepine

药物相互作用 奥卡西平 Oxcarbazepine

代表药物	相互作用机制	注意事项
CYP3A4/5诱导剂	增加奥卡西平的代谢，降低药效	考虑增加奥卡西平剂量
CYP3A4/5底物	奥卡西平增加其他药物的代谢，降低其他药物的血药浓度，降低其他药效	避免联合使用，或者增加其他药物的剂量
卡马西平、苯巴比妥、丙戊酸钠、维拉帕米	降低奥卡西平的聚集性	监测奥卡西平的血药浓度
氯吡格雷	降低氯吡格雷药效	避免联合使用
避孕药	降低避孕药的药效	使用有效的避孕措施

不良反应 奥卡西平 Oxcarbazepine

常见（>10%）	少见（1%~10%）	罕见但严重（<1%）
嗜睡、头痛、复视、头晕	视力异常、厌食、共济失调、便秘、腹泻、嗜睡、疲惫、低钠血症、恶心、皮疹、震颤呕吐、体重增加	速发型过敏反应、血管性水肿、Stevens-Johnson综合征、自杀倾向

疗效监测 降低癫痫发作频率。

毒性监测 在维持治疗期间，监测血钠水平，可能会出现抑郁症状、自杀或其他异常行为的现象。

患者咨询要点 混悬散剂用前应该摇一摇，再用口服注射器按剂量给药。服药前可将混悬液放在一小杯水里或者直接从注射器服用。药效消失前避免从事需要警觉和身体协调性的工作，建议患者向医生报告严重的皮肤反应、骨髓抑制、肝脏毒性的症状。可以与食物同服，但不要饮酒，也不要与水果、果汁一起服用。切忌突然停药，避免癫痫发作。

临床应用要点 4岁以下的患者，使用该药物的安全性与有效性尚不明确。对于辅助治疗，2~4岁的患者需要奥卡西平的单位体重剂量是成人剂量的两倍，而4~12岁的儿童需要的单位体重剂量可能高于成人剂量高50%。发药时需给予患者用药指导。

O

分类　治疗尿失禁的药物
制剂与规格　片剂:5mg;缓释片:5mg, 10mg, 15mg;糖浆剂:5mg/5mL

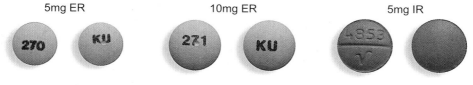

5mg ER　　　　　　　10mg ER　　　　　　　5mg IR

缓释片 Kremers Urban 供图　　　　　速释片 Qualitest 供图

FDA批准适应证及用法用量
　　急迫性或神经源性膀胱功能障碍患者:每天 5~10mg, 口服, 剂量可增加到 30mg/d。
超说明书用药
　　难治性潮热:每次 5mg, 口服, 每天 2 次。
作用机制　奥昔布宁是竞争性 M 受体拮抗剂。M 受体在胆碱能神经介导的生理活动中有重要的作用, 如膀胱平滑肌的收缩以及刺激唾液分泌。
药物参数　奥昔布宁 Oxybutynin

剂量调整（肝功能不全）	无需	吸收	F = 6%, 食物对吸收无影响
剂量调整（肾功能不全）	无需	分布	Vd=193L
透析	未知	代谢	经过肝药酶CYP3A4/5代谢
妊娠期药品安全性等级	B级	排泄	经肾脏清除, 半衰期2~3h
哺乳期	权衡风险与获益	药物遗传学	未知
禁忌证	对此药过敏者、胃胀、青光眼、尿潴留患者禁用	黑框警告	无

用药安全　奥昔布宁 Oxybutynin

后缀	大写字母提示	不要压碎	高度警惕	易混药名
XL	无	缓释产品	无	OxyCONTIN, Diprivan

药物相互作用　奥昔布宁 Oxybutynin

代表药物	相互作用机制	注意事项
CYP3A4/5酶抑制剂	减少奥昔布宁代谢, 增加其毒性	考虑减少奥昔布宁剂量
抗胆碱能药物	增加抗胆碱药物的不良反应	避免同时使用, 以免出现不良反应

不良反应　奥昔布宁 Oxybutynin

常见（>10%）	少见（1%~10%）	罕见但严重（<1%）
便秘、口干、视力模糊	腹痛、头昏眼花、消化不良、尿潴留、关节痛、高血糖	QT间期延长、癫痫、心动过速

疗效监测　治疗尿失禁、尿频、尿急。
毒性监测　如果出现严重的抗胆碱能不良反应, 需及时就医(口干、便秘、认知障碍、视力变化)。
患者咨询要点　本药可能出现抗胆碱能不良反应(包括口干、便秘、认知障碍、视力变化)。在较热的环境中, 由于出汗少, 会出现中暑现象。
临床应用要点　应告知患者药物产生疗效前, 注意可能产生潜在危险行为。患者应注意认知功能可能会下降, 特别是老年人。本药也有外用药剂型(如凝胶剂、透皮贴剂), 可以使用。

分类 阿片类镇痛药

制剂与规格 片剂, 缓释:10mg, 15mg, 20mg, 30mg, 40mg, 60mg, 80mg

FDA批准适应证及用法用量

疼痛、慢性中重度疼痛:每 12 小时 10~20mg, 口服, 缓慢增加剂量。

超说明书用药 无

作用机制 羟考酮是 μ 受体激动剂。激动 μ 受体可以产生镇痛、抑制呼吸、缩小瞳孔、降低胃肠道动力、引起欣快感的作用。在中枢神经系统, 可以缓解疼痛、抑制呼吸、减少二氧化碳对呼吸中枢的刺激, 也减少胃酸、胆汁和胰腺分泌, 舒张外周血管。由于药物促进组胺释放, 导致阿片诱导性低血压。

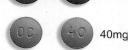 10mg 15mg

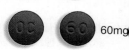 40mg 60mg

Purdue Pharma 供图

药物参数 羟考酮 Oxycodone

剂量调整（肝功能不全）	中度损伤者剂量减少33%;重度损伤者剂量减少50%	吸收	F = 60%~87%, 食物促进药物吸收
剂量调整（肾功能不全）	CrCl<60mL/min, 首次剂量减少	分布	Vd=2.6L/kg, 蛋白结合率45%
透析	未知	代谢	肝药酶CYP3A4/5代谢
妊娠期药品安全性等级	B级	排泄	>20%经肾脏清除, 半衰期5h
哺乳期	避免使用	药物遗传学	未知
禁忌证	对此类药过敏者、哮喘、麻痹性肠梗阻、呼吸衰竭者	黑框警告	易滥用;请勿挤压;意外暴露

用药安全 羟考酮 Oxycodone

后缀	大写字母提示	不要压碎	高度警惕	易混药名
无	OxyCODONE	是	是	HYDROcodone, MS Contin, oxybutynin

药物相互作用 羟考酮 Oxycodone

代表药物	相互作用机制	注意事项
延长QT间期的药物	使QT间期延长	避免同时使用
苯二氮䓬类、巴比妥类、阿片类、吩噻嗪类药物使肌肉松弛	增加中枢神经系统的抑制作用	密切监测, 并调整羟考酮用量
阿片类受体激动剂/拮抗剂、阿片类拮抗剂	会出现口干的症状	避免同时使用阿片类药物
CYP3A4/5诱导剂	诱导剂增加羟考酮的代谢, 降低羟考酮的药效	增加羟考酮用量
CYP3A4/5抑制剂	降低羟考酮的代谢, 增加其药效	使用时需谨慎, 减少羟考酮用量

不良反应 羟考酮 Oxycodone

常见（>10%）	少见（1%~10%）	罕见但严重（<1%）
便秘、抑郁、镇静、出汗、瘙痒	无力、呼吸困难、低血压、兴奋	出现心搏骤停、精神依赖、耐受性、严重的过敏反应

疗效监测 疼痛减轻。

毒性监测 若出现嗜睡、皮疹、呼吸抑制、便秘、胸痛、头晕, 需要监测患者生命体征。

患者咨询要点 使用大便软化剂或者是泻药预防便秘, 本药可能会引起嗜睡。用药期间禁止开车和从事其他需要协调性的活动, 避免饮酒和使用其他的中枢神经抑制剂。

临床应用要点 随着药物的使用, 患者会逐渐出现耐受性以及生理依赖性。不可以突然停药。缓释制剂不能压碎或咀嚼, 压碎或咀嚼会影响羟考酮的释放量, 也会增加呼吸抑制的危险。缓释制剂不适用于儿童。羟考酮是常见青少年滥用的药物, 建议患者置于安全之处, 当不再使用时妥善处置。发药时需给予患者用药指导。

分类　质子泵抑制剂
制剂与规格　片剂，缓释：20mg，40mg；粉剂：40mg

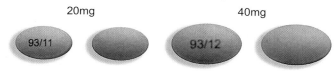

20mg　　　　　40mg

Teva 供图

FDA批准适应证及用法用量

　　1. 糜烂性食管炎，反流性食管炎：5 岁以上，15~40kg 的儿童，口服，每天 20mg，连续使用 8 周；成人以及 >40kg 的 5 岁以上儿童，口服，每天 40mg。

　　2. 胃酸分泌过多：口服 40mg，每天 2 次，也可增加到每天 240mg。

　　3. Zollinger-Ellison 综合征：口服 40mg，每天 2 次，也可增加到每天 240mg。

超说明书用药

　　1. 幽门螺杆菌感染：口服 40mg，每天 2 次，连续使用 10~14 天，同时联合使用阿莫西林 1000mg，口服克拉霉素 500mg，每天 2 次。

　　2. 十二指肠溃疡：口服每天 40~80mg，连续使用 4~8 周。

作用机制　泮托拉唑是质子泵抑制剂，在胃壁细胞分泌 H^+ 酸性条件刺激下，与 H^+/K^+-ATP 酶(质子泵)共价结合，抑制胃酸分泌的最终途径，对基础、夜间五肽胃泌素或进食刺激产生的 H^+ 有长而强的抑制作用。

药物参数　泮托拉唑 Pantoprazole

剂量调整（肝功能不全）	无需	吸收	F=77%，食物对药物吸收无影响
剂量调整（肾功能不全）	无需	分布	蛋白结合率98%
透析	不可透析	代谢	经肝药酶CYP2C19代谢
妊娠期药品安全性等级	B级	排泄	肾脏清除率71%，半衰期1h (CYP2C19缺乏的患者半衰期10h)
哺乳期	权衡风险与获益	药物遗传学	CYP2C19代谢弱的患者，如需服药，减少剂量
禁忌证	对此类药过敏者	黑框警告	无

用药安全　泮托拉唑 Pantoprazole

后缀	大写字母提示	不要压碎	高度警惕	易混药名
无	无	缓释片	无	ARIPiprazole

药物相互作用　泮托拉唑 Pantoprazole

代表药物	相互作用机制		注意事项
CYP2C19诱导剂	增加泮托拉唑代谢，降低其药效		增加泮托拉唑剂量
CYP2C19抑制剂	降低泮托拉唑代谢，增加其毒副作用		减少泮托拉唑剂量
氯吡格雷	竞争性地抑制氯吡格雷代谢，降低氯吡格雷药效		避免联合使用
甲氨蝶呤	泮托拉唑抑制甲氨蝶呤代谢，增加甲氨蝶呤的血药浓度		避免联合使用，监测甲氨蝶呤不良反应
pH值依赖型药物	胃内低pH值抑制药物吸收		密切监测药物相互影响，必要时调整药物剂量

不良反应　泮托拉唑 Pantoprazole

常见（＞10%）	少见（1%~10%）	罕见但严重（<1%）
	腹痛、腹泻、胃胀、头痛	中毒性表皮坏死解症、Stevens-Johnson综合征、血小板减少、骨折、急性间质性肾炎

疗效监测　缓解溃疡不适症状及内镜下溃疡症状，治疗幽门螺杆菌感染，尿素氮呼吸试验呈阴性。

毒性监测　患者出现严重的头痛以及皮疹，需及时就医。

患者咨询要点　食物不影响药物代谢。

临床应用要点　静脉用药应尽快转为口服给药，以降低成本及静脉用药风险。有多种不同的质子泵抑制剂联合抗生素治疗幽门螺杆菌的方案，指导患者按疗程用药以达到根治幽门螺杆菌的作用。质子泵抑制剂和 H^+ 受体阻滞剂是 OTC 药物，请勿同时服用多种同类药物避免增加不良反应。本药也有静脉制剂，粉剂是缓释制剂，可将药物放到苹果酱或苹果汁服用。本药空腹服用。

P

分类 SSRI 抗抑郁药

制剂与规格 片剂：10mg, 20mg, 30mg, 40mg；片剂, 缓释制剂：12.5mg, 25mg, 37.5mg；溶液剂：10mg/5mL；混悬散剂：10mg/5mL

FDA批准适应证及用法用量

1. 抗抑郁：速释剂型，成人每天 20mg，口服，可以增加至 50mg；缓释剂型，成人每天 12.5mg，口服，可增加至每天 62.5mg；8 岁以上的儿童，每天 10~20mg，口服。

2. 强迫症（OCD）：每天 20mg，口服，可增加到 60mg；8 岁以上的儿童，每天 10mg，口服，可增加至 30mg。

3. 恐惧障碍：速释剂型，每天 10mg，口服，可增加到 60mg；缓释制剂：每天 12.5mg，口服，可以增加到 75mg。

4. 经前焦虑症：月经开始前每天 12.5mg，口服，连续服用 14 天，可增加到每天 25mg。

超说明书用药 无

作用机制 帕罗西汀是高选择性 5- 羟色胺再摄取抑制剂（SSRI），类似于氟西汀。

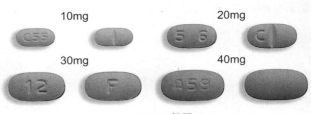

10mg 20mg 30mg 40mg

Aurobindo 供图

药物参数 帕罗西汀 Paroxetine

剂量调整（肝功能不全）	速释剂型最大剂量40mg，缓释制剂最大剂量50mg	吸收	F = 100%，食物增加血药浓度以及AUC
剂量调整（肾功能不全）	速释剂型最大剂量40mg，缓释制剂最大剂量50mg	分布	蛋白结合率93%~95%
透析	不可透析	代谢	经肝药酶CYP2D6代谢
妊娠期药品安全性等级	D级	排泄	肾脏清除率64%，半衰期15~22h
哺乳期	避免使用	药物遗传学	服用经CYP2D6代谢的药物需谨慎
禁忌证	对此类药过敏者、对MAOI类过敏者	黑框警告	自杀倾向

用药安全 帕罗西汀 Paroxetine

后缀	大写字母提示	不要压碎	高度警惕	易混药名
CR	PARoxetine	CR产品	无	Doxil, Plavix

药物相互作用 帕罗西汀 Paroxetine

代表药物	相互作用机制	注意事项
CYP2D6诱导剂	增加帕罗西汀代谢，降低药物疗效	增加帕罗西汀剂量
CYP2D6抑制剂	降低帕罗西汀代谢，增加药物毒性	降低帕罗西汀剂量
抗血小板药、NSAID类	增加出血的危险	监测出血情况
三氮唑类药物、右旋安非他明、曲马多、利奈唑胺、MAOI类	增加5-羟色胺综合征的危险性	监测5-羟色胺综合征或类似情况，禁止使用MAOI类
氯氮平	增加氯氮平的血药浓度	监测毒副作用
延长QT间期的药物	延长QT间期(尖端扭转型室速，心脏停搏)	避免使用或密切监测

不良反应 帕罗西汀 Paroxetine

常见（>10%）	少见（1%~10%）	罕见但严重（<1%）
射精不正常、衰弱、便秘、腹泻、头痛、失眠、恶心、失眠	焦虑、精神衰弱、出血、嗜睡、精神紧张、阳痿、失眠、食欲缺乏、皮疹、性欲降低、震颤、呕吐、口干	5-羟色胺综合征、自杀倾向

疗效监测 抑郁症、恐慌症、强迫症、经前综合征得到改善。

毒性监测 监测患者抑郁加重、有自杀倾向；不正常行为，特别是刚开始治疗或调整药物剂量时；监测患者出现异常出血症状。

患者咨询要点 服用时，缓释制剂请勿嚼碎，混悬散剂用前要摇匀。药效消失前避免从事需要警觉和身体协调性的工作。服药前几周症状可能没有改善。切忌突然停药，服药期间，禁止饮酒及使用 NSAID 和阿司匹林。

临床应用要点 减少剂量或者中断治疗时如出现难以忍受的戒断症状，可能需要恢复到原剂量，并更缓慢减量。

P

分类 抗生素类药物, 青霉素
制剂与规格 片剂:250mg, 500mg; 混悬散剂:125mg/5mL, 250mg/5mL; 溶液剂:125mg/5mL, 250mg/5mL

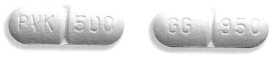

500mg, Sandoz 供图

FDA批准适应证及用法用量

1. 细菌性心内膜炎, 预防先天性心脏病或风湿性心脏瓣膜病:成人, 先口服 2g, 6 小时之后再口服 1g; 小于 60 磅(约为 27.22kg)的儿童, 先口服 1g, 6 小时之后再服用 500mg。

2. 中耳炎, 轻中度肺炎球菌:成人, 每 6 小时口服 250~500mg, 持续 2 天; 12 岁以下的儿童, 每天 25~50mg/kg, 每天分 3~4 次服用, 最大量不超过 3g/d。

3. 链球菌咽炎:成人, 500mg, 每天 2 次, 口服, 连续使用 10 天; 小于 60 磅(约为 27.22kg)的儿童, 250mg, 口服, 每天 2 次。

超说明书用药

肺炎球菌感染或镰状细胞的患者:2 个月至 5 岁儿童, 125mg, 口服, 每天 2 次; 5 岁以上的儿童, 250mg, 口服, 每天 2 次; 接受过肺炎球菌疫苗和没有得过肺炎球菌病的 5 岁儿童不再继续使用此药物。

作用机制 青霉素通过抑制细菌细胞壁合成的最后阶段, 对革兰阳性菌和一些革兰阴性菌(主要是奈瑟球菌属)具有抗菌作用。耐药主要是由于细菌产生 β- 内酰胺酶, 有些细菌改变青霉素结合位点(如肠球菌、肺炎链球菌), 有些细菌细胞壁形成不易透过的外层结构。

药物参数 青霉素 Penicillin

剂量调整（肝功能不全）	无需	吸收	F = 25%, 食物延缓但不影响药物吸收
剂量调整（肾功能不全）	无需	分布	心包、胸膜液和内耳
透析	未知	代谢	无代谢
妊娠期药品安全性等级	B级	排泄	肾脏清除率20%~40%, 半衰期30min
哺乳期	权衡风险与获益	药物遗传学	未知
禁忌证	对此类药过敏者	黑框警告	无

用药安全 青霉素 Penicillin

后缀	大写字母提示	不要压碎	高度警惕	易混药名
无	无	无	无	Penicillin G

药物相互作用 青霉素 Penicillin

代表药物	相互作用机制	注意事项
丙磺舒	增加青霉素的血药浓度	避免联合应用
四环素	降低青霉素的疗效	避免联合使用

不良反应 青霉素 Penicillin

常见（>10%）	少见（1%~10%）	罕见但严重（<1%）
腹泻、恶心、皮疹		严重的过敏反应、肾衰竭、肝衰竭、贫血

疗效监测 感染症状缓解。

毒性监测 出现肾衰竭、腹泻、皮肤发黄、贫血、皮疹、呼吸急促症状, 需就医。

患者咨询要点 按疗程治疗。混悬散剂摇匀后放在冰箱里, 注意开封后易失效(开封 2 周后弃用)。勿与食物或者饮料同服, 症状在服药 2~3 天后应该得到改善。若恶化, 则就医。

临床应用要点 青霉素与头孢菌素容易产生交叉过敏, 头孢菌素过敏者使用本品需谨慎。使用抗生素至发热停止 24 小时后, 患者可进行正常的活动。青霉素是全世界第一种抗生素, 产生于 1943 年, 当时被称为"神奇的子弹。"

P

PENTOSAN: Elmiron
樸硫酯：爱沙罗

分类 尿路止痛剂
制剂与规格 胶囊：100mg

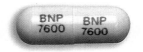

100mg，Janssen 供图

FDA批准适应证及用法用量
　　缓解间质性肾炎疼痛：口服 100mg，每天 3 次。
超说明书用药 无
作用机制 樸硫酯是一种低分子量肝素样化合物，有抗凝和纤溶作用。樸硫酯缓解疼痛作用的机制与间质性肾炎的关系不详，但已经发现其可以保护膀胱壁的黏膜，发挥缓冲作用来控制细胞的渗透性，防止尿液中的刺激物作用于细胞。

药物参数 *樸硫酯 Pentosan*

剂量调整（肝功能不全）	无需	吸收	F=6%
剂量调整（肾功能不全）	无需	分布	泌尿系统尿路上皮
透析	未知	代谢	通过肝脏和脾脏脱磺酸苯化代谢
妊娠期药品安全性等级	B级	排泄	大部分药物以原型经过粪便排泄，半衰期20~27h
哺乳期	权衡风险与获益	药物遗传学	未知
禁忌证	无	黑框警告	无

用药安全 *樸硫酯 Pentosan*

后缀	大写字母提示	不要压碎	高度警惕	易混药名
无	无	无	无	Imuran, pentostatin

药物相互作用 *樸硫酯 Pentosan*

代表药物	相互作用机制	注意事项
抗血小板药、NSAID、抗凝血药	增加出血的危险性	避免联合应用，或者监测血药浓度

不良反应 *樸硫酯 Pentosan*

常见（>10%）	少见（1%~10%）	罕见但严重（<1%）
	脱发、皮疹、腹泻、恶心、头晕、头痛、瘀斑、鼻出血、齿龈出血	直肠出血，血小板减少症

疗效监测 缓解间质性肾炎，包括夜尿症、尿痛、尿频或尿急。
毒性监测 樸硫酯是一种低分子量肝素样化合物，需要监测出血倾向。
患者咨询要点 饭前 1 小时或饭后 2 小时服用。避免与 NSAID 或者含有阿司匹林的药物同服。
临床应用要点 在服用 3 个月后，患者应进行检查。若 3 个月后治疗无进展，再进行 3 个月治疗（前提无不良反应发生），若 6 个月后患者疗效不明显，则此药物对患者无效。

分类 疫苗

制剂与规格 肌内注射的混悬散剂:成人,联合应用破伤风和白喉类毒素(Tdap);儿童,联合应用破伤风和白喉类毒素(DTaP),同时应用其他的儿科疫苗。

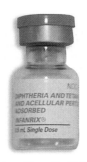

Infanrix,GlaxoSmithKline 供图

FDA批准适应证及用法用量

预防百日咳:在 2、4、6 岁的儿童以及 12~15 个月的婴儿,使用 DTaP 系列,4~6 岁儿童使用 1/5 的剂量;11~12 岁的儿童以及成人,使用 Tdap 系列。

超说明书用药

怀孕期间预防百日咳:在怀孕 27~36 周的孕妇,使用 Tdap 系列。

药物参数 百日咳疫苗 Pertussis Vaccine,Acellular

妊娠期药品安全性等级	C级	吸收、分布、代谢、排泄	未知
哺乳期	建议谨慎使用,权衡风险与获益	药物遗传学	未知
禁忌证	对百日咳疫苗或本品任何成分过敏者,使用含百日咳疫苗7日内发生不明原因脑病者禁用	黑框警告	无

用药安全 百日咳疫苗 Pertussis Vaccine,Acellular

后缀	大写字母提示	不要压碎	高度警惕	易混药名
无	无	无	无	Adacel, Daptacel

药物相互作用 百日咳疫苗 Pertussis Vaccine,Acellular

代表药物	相互作用机制	注意事项
中-大剂量的糖皮质激素	免疫抑制	如可能待停止使用糖皮质激素后再使用百日咳疫苗
免疫抑制剂	免疫抑制	如可能待停止使用免疫抑制剂后再使用百日咳疫苗

不良反应 百日咳疫苗 Pertussis Vaccine,Acellular

常见(>10%)	少见(1%~10%)	罕见但严重(<1%)
注射反应,包括红斑、疼痛、发烧、头痛、疲倦、肢体肿胀	胃肠道症状	速发型过敏反应、肿胀或严重的胳膊疼痛、格林-巴利综合征

疗效监测 预防百日咳。

毒性监测 注射 15 分钟内警惕晕厥。

患者咨询要点 向厂商咨询各疫苗产品剂量问题。

临床应用要点 尽可能使用同一品牌的疫苗,11 岁以下的儿童避免使用 Adacel 疫苗。小于 6 周或大于 6 岁的儿童不适用 Daptacel 疫苗。Tdap 和 DTaP 两个系列的产品注意勿混淆。

分类　尿路止痛剂

制剂与规格　口服片剂：95mg，97.2mg，100mg，200mg

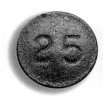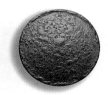

100mg，Breckenridge 供图

FDA批准适应证及用法用量
　　排尿困难(疼痛、烧灼感、感染引起的下尿道不适、创伤、手术、内镜或通过导管)，口服 100~200mg，每天 3 次，饭后服用。与抗生素联用不应超过 2 天。

超说明书用药　无

作用机制　非那吡啶经尿排出，对尿道黏膜产生局部镇痛作用，可以减轻疼痛、烧灼感、尿频、尿急。具体作用机制不详。

药物参数　非那吡啶 Phenazopyridine

剂量调整（肝功能不全）	无需	吸收	未知
剂量调整（肾功能不全）	CrCl>50mL/min，每8~16h剂量200mg；CrCl<50mL/min，避免使用	分布	未知
透析	未知	代谢	肝代谢
妊娠期药品安全性等级	B级	排泄	肾脏清除率66%
哺乳期	权衡风险与获益	药物遗传学	未知
禁忌证	对此类药过敏以及肾衰竭者禁用	黑框警告	无

用药安全　非那吡啶 Phenazopyridine

后缀	大写字母提示	不要压碎	高度警惕	易混药名
无	无	无	无	Phenoxybenzam ine, pyridoxine

药物相互作用　非那吡啶 Phenazopyridine　未知

不良反应　非那吡啶 Phenazopyridine

常见（>10%）	少见（1%~10%）	罕见但严重（<1%）
	头痛、皮疹、瘙痒、GI升高	速发型过敏反应、高铁血红蛋白症、溶血性贫血、肝毒性、肾毒性

疗效监测　缓解排尿困难症状(尿痛)。

毒性监测　监测会发生溶血性贫血，肝毒性、肾毒性。

患者咨询要点　药物可能会引起尿液颜色变红或变黄，会使内衣和隐形眼镜染色。将药物与食物同服减少胃肠道刺激。

临床应用要点　用于治疗尿路感染时，使用非那吡啶不应超过 2 天。无证据显示 2 天后非那吡啶联合抗生素应用效果好于单独应用抗生素。很多 OTC 药物含有非那吡啶成分。

分类 长效巴比妥, C-Ⅳ
制剂与规格 片剂:15mg, 16.2mg, 30mg, 32.4mg, 60mg, 64.8mg, 97.2mg, 100mg;酊剂, 溶液:20mg/5mL;溶液剂:20mg/50mL

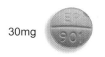 30mg   60mg

Excellium 供图

FDA批准适应证及用法用量
　　1. 癫痫患者:成人, 50~100mg, 口服, 每天 2 次或 3 次;儿童, 15~50mg, 口服, 每天 2 次或 3 次(片剂), 或者每天 3~6mg/kg(溶液)。
　　2. 白天镇静:成人, 30~120mg, 分 2~3 次服用, 剂量可增加到 400mg/d;儿童, 每天 6mg/kg, 分 3 次服用。
　　3. 睡眠:成人, 100~320mg, 口服, 1 次顿服。
超说明书用药 无
作用机制 从镇静到全身麻醉, 苯巴比妥对中枢神经系统有不同程度的抑制作用。已经证实该药物对中枢神经系统单个突触的作用是暂时的, 但突触恢复较慢, 也有证据显示, 有些突触后膜耐受性降低。

药物参数 苯巴比妥 Phenobarbital

剂量调整（肝功能不全）	减少剂量	吸收	F = 80%~100%, 食物对吸收没有影响
剂量调整（肾功能不全）	CrCl<10mL/min, 间隔12~16h	分布	Vd=0.5~1L/kg, 蛋白结合率20%~60%
透析	可透析	代谢	经肝CYP2C19主要代谢, 也通过CYP1A2、2A6、2B6、2C8、2C9以及3A4/5代谢
妊娠期药品安全性等级	D级	排泄	肾脏清除率21%, 半衰期是1.5~4.9d
哺乳期	可用, 监测婴儿的不良反应	药物遗传学	未知
禁忌证	对本品过敏者禁用;进行肝功能检测;有证据显示患有呼吸困难、嗜睡、急性间歇性卟啉病的患者禁用	黑框警告	无

用药安全 苯巴比妥 Phenobarbital

后缀	大写字母提示	不要压碎	高度警惕	易混药名
无	PHENobarbital	无	无	PENTobarbital, Phenergan

P

药物相互作用 苯巴比妥 Phenobarbital

代表药物	相互作用机制	注意事项
CYP1A2、2A6、2B6、2C8、2C9以及 3A4/5 底物	增加底物的代谢, 降低疗效	避免使用或考虑增加剂量
CYP2C19诱导剂	增加巴比妥的代谢, 降低巴比妥疗效	考虑增加巴比妥的剂量
CYP2C19抑制剂	降低巴比妥代谢, 增加巴比妥毒性风险	考虑减少巴比妥的剂量
巴比妥酸盐、苯二氮䓬类	中枢神经系统抑制	避免联合使用
苯妥英	增加或减少苯妥英的量	监测苯妥英的血药浓度
丙戊酸	增加巴比妥毒性, 降低丙戊酸的疗效	监测巴比妥以及丙戊酸的血药浓度

不良反应 苯巴比妥 Phenobarbital

常见（>10%）	少见（1%~10%）		罕见但严重（<1%）
	呼吸暂停、共济失调、困惑、头晕、低血压、肺换气不足、昏厥		巴比妥戒断反应、巨幼红细胞性贫血、心动过缓

疗效监测 控制癫痫, 产生嗜睡。巴比妥浓度范围:治疗浓度 10~40μg/mL;中毒浓度 >40μg/mL。
毒性监测 每年检查肌酐、肝功能, 以及血细胞分析。
患者咨询要点 因药物可能会引起头晕目眩、嗜睡, 药效消失前避免从事需要警觉和身体协调性的工作。告知患者勿随意停药。用药期间不要饮酒或者使用其他抑制中枢神经系统的药物。该药能跟很多药物发生相互作用, 当再次用药或使用 OTC 药物时请咨询医生。
临床应用要点 在服药 2 周后, 该药物诱导和维持睡眠作用开始下降, 不宜长期使用。老人和儿童容易发生中毒, 避免服用。避免突然停药, 警惕患者癫痫发作。

分类 食欲抑制剂, C-Ⅳ
制剂与规格 胶囊：15mg, 30mg, 37.5mg；片剂：37.5mg；分散剂：15mg, 30mg, 37.5mg

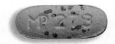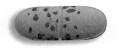

37.5mg，Mutual Pharmaceutical 供图

FDA批准适应证及用法用量
轻度肥胖, 短期治疗：每天 15~37.5mg（胶囊）或者是 37.5mg（片剂），早餐前或者早餐后 1~2 小时服用, 可逐渐增加剂量至起效。

超说明书用药 无

作用机制 芬特明是拟交感胺类药物, 药理作用与安非他明类似, 包括兴奋中枢神经系统和升高血压。体重减轻是由于食欲下降, 药物主要抑制食欲, 也可能对中枢神经以及代谢系统有影响。

药物参数 芬特明 Phentermine

剂量调整（肝功能不全）	无需	吸收	未知
剂量调整（肾功能不全）	无需	分布	未知
透析	未知	代谢	不代谢
妊娠期药品安全性等级	C级	排泄	肾脏清除率80%, 半衰期20h
哺乳期	权衡风险与获益	药物遗传学	未知
禁忌证	对本品过敏者、使用激动剂及有心血管疾病、青光眼、高血压、甲状腺功能亢进患者禁用	黑框警告	无

用药安全 芬特明 Phentermine

后缀	大写字母提示	不要压碎	高度警惕	易混药名
无	无	分散片	无	Phenytoin, Phentolamine

药物相互作用 芬特明 Phentermine

代表药物	相互作用机制	注意事项
芬氟拉明、右芬氟拉明、TCA类	机制未知；联合使用可能出现肺动脉高压、心律不齐、死亡	避免联合应用
MAOI类	增加芬特明的升压作用	停止使用MAOI14天内禁止使用芬特明, 停止使用芬特明5周之内禁止使用MAOI

不良反应 芬特明 Phentermine

常见（>10%）	少见（1%~10%）	罕见但严重（<1%）
	血压升高、心悸、心动过速、荨麻疹、便秘、腹泻、口干、头晕、兴奋、头痛、震颤、焦虑、不安	心脏瓣膜病、精神障碍、肺动脉高压

疗效监测 体重减轻。

毒性监测 监测瓣膜病或原发性肺动脉高血压, 监测患者的心电图以及血压。

患者咨询要点 芬特明可能会损害患者从事危险活动的能力, 如操作机器或开车, 因此患者应小心。

临床应用要点 芬特明作为减肥的短期用药, 尚无证据显示与其他药物(SSRI)联合治疗肥胖具有安全性。已经有报道芬特明与芬氟拉明或者右芬氟拉明联合使用, 出现原发性肺动脉高压以及心脏瓣膜疾病, 因此应避免合用。用药几周后, 患者会出现耐药性, 不能为了增加疗效而超剂量用药, 应该停药。

分类　乙内酰脲类抗癫痫药
制剂与规格　胶囊:30mg, 100mg, 200mg, 300mg;咀嚼片:50mg;混悬散剂:125mg/mL

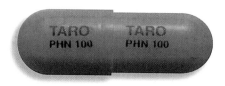

100mg，Taro 供图

FDA批准适应证及用法用量
各种癫痫发作及神经外科手术的预防治疗:成人,口服,100mg,每天3次,剂量可以增加到200mg,每天3次;儿童,每天5mg/kg口服,分3次服用,也可增加到300mg/d。

超说明书用药
糖尿病肾病:口服每天5~6 mg/kg。

作用机制　苯妥英钠是乙内酰脲类药物,通过抑制突触强直刺激后增强以及阻断电荷的传导来抑制癫痫活动的扩散。细胞水平方面,苯妥英钠可能是阻止细胞内的钠离子转运和抑制钙离子通道来发挥作用。

药物参数　苯妥英钠 Phenytoin

剂量调整（肝功能不全）	监测并考虑调整剂量	吸收	F = 70%~100%,食物增加吸收
剂量调整（肾功能不全）	监测并考虑调整剂量	分布	Vd = 0.75L/kg,蛋白结合率88%~93%
透析	不可透析	代谢	通过肝药酶CYP2C19(主要)、CYP2C9、CYP2B6、2Cl9、2C8、2C9以及3A4/5进行代谢
妊娠期药品安全性等级	D级	排泄	粪便排泄,半衰期7~42h
哺乳期	一般可用	药物遗传学	有HLA-B*1502基因型的患者会增加得Stevens-Johnson综合征的危险
禁忌证	过敏者、窦性心动过缓、AV传导阻滞者禁用	黑框警告	静脉给药会产生低血压和心律失常的危险

用药安全　苯妥英钠 Phenytoin

后缀	大写字母提示	不要压碎	高度警惕	易混药名
无	无	是	是	PHENobarbital, Dilaudid, diltiazem

药物相互作用　苯妥英钠 Phenytoin

代表药物	相互作用机制	注意事项
CYP2C19、CYP2C9诱导剂	增加苯妥英钠的代谢,降低药效	增加苯妥英钠的剂量
CYP2C19、CYP2C9抑制剂	降低苯妥英钠的代谢,增加毒性	减少苯妥英钠的剂量
CYP2B6、2C19、2C8、2C9以及3A4/5底物	增加底物代谢,降低底物作用	必要时增加底物的剂量
对乙酰氨基酚	降低对乙酰氨基酚疗效,增加肝毒性	不要大量使用对乙酰氨基酚,以免增加肝毒性
卡马西平、丙戊酸	改变苯妥英钠的血药浓度	两种药物同时使用,调整剂量

不良反应　苯妥英钠 Phenytoin

常见（>10%）	少见（1%~10%）	罕见但严重（<1%）
牙龈增生	共济失调、困惑、便秘、协调降低、嗜睡、精神紧张、头痛、多毛症、认知障碍、失眠、恶心、眼球震颤、骨软化、皮疹、含糊不清、痉挛、呕吐	肝毒性、血细胞减少、系统性红斑狼疮、Stevens-Johnson综合征、自杀、戒断反应

疗效监测　减少癫痫发作频率,减轻程度,苯妥英钠的安全范围是10~20μg/mL(开始给药或剂量改变5~7个半衰期后测定)。

毒性监测　关注患者出现抑郁、自杀、或者其他的异常行为,监测患者的血细胞计数和肝功能。

患者咨询要点　勿挤压缓释胶囊,药效消失前避免从事需要警觉和身体协调性的工作。据报道该药会使血小板减少、发生肝毒性、系统性红斑狼疮、皮疹的不良反应。服药时不要饮酒。本药会与很多OTC药物产生相互作用。

临床应用要点　该药具有较高的蛋白结合率,测定血药浓度时需考虑白蛋白水平,剂量调整主要根据游离型的药物浓度。本药也有注射剂,但不能皮下注射给药(可能引起组织坏死,发生"紫瘢性手套综合征"),发药时需给予患者用药指导。

P

分类 治疗糖尿病药物
制剂与规格 片剂：15mg, 30mg, 45mg

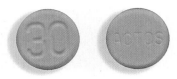

30mg，Takeda 供图

FDA批准适应证及用法用量
　　2 型糖尿病：每天口服 15~30mg, 可以增加到每天 45mg 单药或与磺酰脲类、胰岛素同时使用。
超说明书用药
　　多囊卵巢综合征：每天 45mg。
作用机制 吡格列酮是噻唑烷二酮类降糖药, 是有效的过氧化物酶增殖物受体 -γ(PPAR-γ) 激动剂, 用于改善2 型糖尿病患者对胰岛素的敏感性。能改善肌肉组织对葡萄糖的利用及降低肝糖原的生成, 有助于发挥吡格列酮的降糖作用。

药物参数 吡格列酮 Pioglitazone

剂量调整（肝功能不全）	若LFT升高, 避免使用	吸收	F=50%, 食物延缓但不减少药物吸收
剂量调整（肾功能不全）	无需	分布	Vd=0.63L/kg, 蛋白结合率99%
透析	不可透析	代谢	通过肝药酶CYP2C8代谢, CYP2C8为中等抑制剂
妊娠期药品安全性等级	C级	排泄	肾脏清除率15%~30%, 半衰期16~24h
哺乳期	权衡风险与获益	药物遗传学	未知
禁忌证	过敏者、心力衰竭者禁用	黑框警告	产生心力衰竭危险

用药安全 吡格列酮 Pioglitazone

后缀	大写字母提示	不要压碎	高度警惕	易混药名
lnfatabs	无	无	是	Actidose, Actonel

药物相互作用 吡格列酮 Pioglitazone

代表药物	相互作用机制	注意事项
CYP2C8诱导剂	增加吡格列酮的代谢, 降低药效	增加吡格列酮剂量
CYP2C8抑制剂	降低吡格列酮的代谢, 增加毒性	减少吡格列酮剂量
CYP2C8底物	底物减少, 毒性增加	监测毒性, 减少底物用量
糖皮质激素	可能减少或增加低血糖的风险	调整剂量
NSAID类、SSRI类	改变糖代谢, 增加低血糖的风险	避免联合使用, 调整剂量
MAOI类	刺激胰岛素释放, 有低血糖风险	避免联合使用, 调整剂量

不良反应 吡格列酮 Pioglitazone

常见（＞10%）	少见（1%~10%）	罕见但严重（<1%）
水肿、体重增加	肌痛、骨折、鼻窦炎、头痛	心力衰竭、贫血、肝中毒、糖尿病肥胖、联合应用胰岛素或者磺酰脲类药物时出现低血糖

疗效监测 餐前血糖在 70~130mg/dL, HbA$_{1c}$<7%。
毒性监测 测量体重评估水肿情况, 检查肝功能；患者可能出现头晕、呕吐、意识障碍、骨痛、皮肤或眼睛发黄、眼睛疼痛、呼吸急促等低血糖症状；进行眼科检查。
患者咨询要点 每天测 2~4 次血糖, 服药不受食物影响。药物达到最大效果需要数周时间。
临床应用要点 吡格列酮会引起水肿, 会加重心力衰竭, 使用时需谨慎；有研究认为吡格列酮有抗癌作用, 绝经前停止排卵的妇女使用此药可能恢复排卵。儿童禁用。该药可刺激排卵, 绝经前的女性糖尿病患者使用本药可能会增加的妊娠风险, 采取有效的避孕方式。发药时需给予患者用药指导。

分类 灭活细菌疫苗

制剂与规格 肌内注射的混悬散剂:0.5mL(13 价疫苗, PCV13, Prevnar13);肌内注射液或者注射用的溶液:0.5mL (23 价疫苗, PPSV 23, Pxeumovax 23)

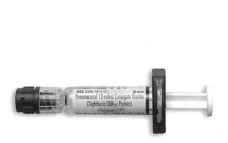

Wyeth 供图

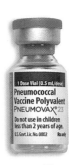

Merck 供图

FDA批准适应证及用法用量

预防侵袭性肺炎球菌, 50 岁及以上的成人, 1 次单剂量 IM。儿童:2、4、6 岁以及 12~15 个月的婴儿使用基本剂量(conjugate 产品), 对于那些不按时打疫苗的儿童应该制定时间表进行"补打"。

超说明书用药

1. 预防侵袭性肺炎球菌:19 岁以上的人, 如果是第 1 次打疫苗, 那么单次肌内注射 PCV13, 1 次, 然后 8 周后再打 1 次 PPSV23;如果之前打过 PPSV23, 那么在 12 个月之后再打 PCV13。

2. 成人预防侵袭性肺炎球菌的危险性高, 因为这种细菌会导致慢性心脏病、慢性肺病、糖尿病、脑脊髓病、慢性肝病(如果患者大于 19 岁), 以及脾脏疾病, 免疫功能下降(HIV、白血病、淋巴瘤、恶性肿瘤、医源性免疫抑制、实体器官移植、多发性骨髓瘤), 那么 1 次单剂量肌内注射 PPSV23IM。

3. 侵袭性肺炎球菌高危人群预防, 如脾切除、血红蛋白病、免疫力低下者, 肌内注射 1 次 PPSV23, 每 5 年再注射 1 次。

药物参数　肺炎球菌疫苗 Pneumococcal Vaccine

妊娠期药品安全性等级	PCV13 B ;PPSV23 C	吸收，分布，代谢，排泄	未知
哺乳期	婴儿有危险性	药物遗传学	未知
禁忌证	此类疫苗过敏者禁用	黑框警告	无

用药安全　肺炎球菌疫苗 Pneumococcal Vaccine

后缀	大写字母提示	不要压碎	高度警惕	易混药名
无	无	无	无	Prevnar13, Pneumovax23

药物相互作用　肺炎球菌疫苗 Pneumococcal Vaccine

代表药物	相互作用机制	注意事项
中到大剂量糖皮质激素	免疫抑制	激素可以延缓肺炎球菌疫苗的释放
免疫抑制剂	免疫抑制	免疫抑制剂可以延缓肺炎球菌疫苗的释放
带状疱疹病毒	免疫干扰	PPSV23可以减少抗体对带状疱疹病毒的抵抗, 如果药物之间产生相互作用, 那么临床不能马上观察到, 如果需要观察, 需要将疫苗分离出来培养4周。

不良反应　肺炎球菌疫苗 Pneumococcal Vaccine

常见（>10%）	少见（1%~10%）	罕见但严重（<1%）
注射部位会有红斑、疼痛、皮疹、失眠、头痛、嗜睡	腹泻、呕吐、发烧	血小板减少症、过敏

疗效监测 预防肺炎链球菌感染, 包括细菌性脑膜炎和耳部感染。

毒性监测 晕厥。

患者咨询要点 无

临床应用要点 婴儿、年龄比较小的儿童以及免疫力低下的成人使用 PCV13;PPSV23 不能用于 2 岁以下的儿童, 有慢性病或免疫抑制性疾病的成人用 PPSV23, 65 岁以上的老人用 PPSV23。与 Prevnar 相比, PCV13 含有额外 6 种抗肺炎链球菌的血清型。

P

分类　灭活的病毒
制剂与规格　肌内注射溶液以及混悬液:0.5mL;同时联合其他的儿科疫苗使用

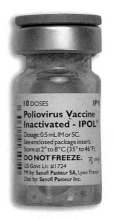

Sanofi Pasteur 供图

FDA批准适应证及用法用量
　　用于预防小儿麻痹症:分别于 2、4、6~18 个月肌内或皮下注射基础免疫，4~6 岁强化免疫。
超说明书用药
　　预防小儿麻痹，之前接种过疫苗但有患小儿麻痹危险的成人:1 次皮下或肌内注射。

药物参数　脊髓灰质炎疫苗 Poliovirus Vaccine，Inactivated

妊娠期药品安全性等级	C级	吸收，分布，代谢，排泄	未知
哺乳期	婴儿有危险性	药物遗传学	未知
禁忌证	此类疫苗过敏者禁用(2-苯氧乙醇、血清、甲醛、新霉素、多粘菌素B、链霉素)	黑框警告	无

用药安全　脊髓灰质炎疫苗 Poliovirus Vaccine，Inactivated

后缀	大写字母提示	不要压碎	高度警惕	易混药名
无	无	无	无	PPD

药物相互作用　脊髓灰质炎疫苗 Poliovirus Vaccine，Inactivated

代表药物	相互作用机制	注意事项
中到大剂量糖皮质激素	免疫抑制	激素可以延缓脊髓灰质炎疫苗的释放
免疫抑制剂	免疫抑制	免疫抑制剂可以延缓脊髓灰质炎疫苗的释放

不良反应　脊髓灰质炎疫苗 Poliovirus Vaccine，Inactivated

常见（>10%）	少见（1%~10%）	罕见但严重（<1%）
注射部位会有红斑、疼痛,食欲缺乏、疲劳、易怒	呕吐、发热	速发型过敏反应、热性惊厥、格林－巴利综合征

疗效监测　预防小儿麻痹。
毒性监测　晕厥。
患者咨询要点　向厂商咨询各产品剂量问题。
临床应用要点　即使之前未接种的成年人也不再需要注射脊髓灰质炎疫苗;如果有感染迹象,如到过易感区(尼日利亚、巴基斯坦),需要注射一个剂量。自从 1994 年美国就已经没有了脊髓灰质炎病毒。

分类 高渗泻药
制剂与规格 口服溶液：每 4L 含有 236g 药物

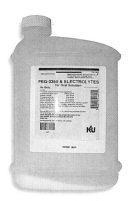

Kremer Urban 供图

FDA批准适应证及用法用量
　　结肠镜或钡餐检查准备，每 10 分钟服用 240mL，直至结肠排干净；或每分钟服用 20~30mL，直至肠道排净；或将 4L 通过导管灌入，直至肠道排净。
超说明书用药
　　粪便嵌塞，500mL，每天 2 次（4~6 小时内喝完），服用 3 天。
作用机制 复方聚乙二醇溶液是含各种电解质的高渗溶液（硫酸钠、碳酸氢钠、氯化钠、氯化钾），在肠镜检查之前使用（如，结肠镜检查），用于清洁肠道。
药物参数 聚乙二醇 Polyethylene Glycol

剂量调整（肝功能不全）	无需	吸收	不吸收
剂量调整（肾功能不全）	无需	分布	不吸收
透析	不可透析	代谢	不吸收
妊娠期药品安全性等级	C级	排泄	不吸收
哺乳期	一般可用	药物遗传学	未知
禁忌证	胃穿孔、肠穿孔、消化道梗阻、肠梗阻、结肠炎	黑框警告	无

用药安全 聚乙二醇 Polyethylene Glycol

后缀	大写字母提示	不要压碎	高度警惕	易混药名
无	GoLYTELY	无	无	NuLYTELY

药物相互作用 聚乙二醇 Polyethylene Glycol

代表药物	相互作用机制	注意事项
保钾剂	导致血钾过高	避免联合使用，监测钾浓度以及SCr
去钾利尿剂	导致血钾过高	避免联合使用，监测钾浓度以及SCr
ACEI类	导致血钾过高	避免联合使用，监测钾浓度以及SCr

不良反应 聚乙二醇 Polyethylene Glycol

常见（>10%）	少见（1%~10%）	罕见但严重（<1%）
肛门疼痛、腹胀、饱腹感、恶心、胃疼、呕吐	荨麻疹	速发型过敏反应、脱水

疗效监测 使用 60 分钟之内开始出现肠蠕动，直至肠排出物干净。
毒性监测 若出现荨麻疹、鼻漏或皮炎，需立即就医。
患者咨询要点 此药可能引起恶心、肛门刺激或呕吐。如果出现严重腹胀或腹痛，患者应停药。一旦症状缓解，患者可再次用药。服药前 3~4 小时禁止食用固体食物。
临床应用要点 建议患者分次快速喝下，比小剂量慢慢喝的效果好。服用温度稍凉的溶液口感更好，但是不要加冰。服本药清洁肠道过程中，其他口服药物不会被吸收，因此服用之前，需了解患者是否还服用其他口服药以及服用时间。

分类 电解质, 钾

制剂与规格 缓释胶囊:8mEq, 10mEq;粉 剂:20mEq;溶 液:20mEq/15mL, 40mEq/15mL;缓释片剂:8mEq, 10mEq, 15mEq, 20mEq

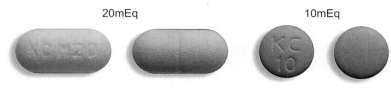

20mEq   10mEq

Upsher-Smith 供图

FDA批准适应证及用法用量
   1. 低钾血症:成人, 20~100mEq/d, 饭后分 1~5 次口服;儿童:3~8mEq/d 饭后分 1~5 次服用。
   2. 预防低钾血症:口服 20mEq/d。

超说明书用药 无

作用机制 钾是维持神经肌肉组织兴奋所需的电解质, 细胞静息膜电位与钾浓度、细胞内外钾离子浓度梯度变化有关。

药物参数 氯化钾 Potassium Chloride

剂量调整（肝功能不全）	无需		吸收	易吸收
剂量调整（肾功能不全）	禁用		分布	蛋白结合率98%
透析	可透析		代谢	不代谢
妊娠期药品安全性等级	C级		排泄	肾脏清除率85%~95%
哺乳期	权衡风险与获益		药物遗传学	未知
禁忌证	对药物过敏、急性肾衰竭、药物、病理导致的钾通道阻滞、高钾血症、艾滋病、急性脱水者禁用		黑框警告	无

用药安全 氯化钾 Potassium Chloride

后缀	大写字母提示	不要压碎	高度警惕	易混药名
10, M10, M20	无	勿压碎缓释制剂	是(Ⅳ)	HCI, Macrobid, Micronase

药物相互作用 氯化钾 Potassium Chloride

代表药物	相互作用机制		注意事项
抗胆碱能类	降低GI活性, 增加侵蚀风险		禁用
保钾利尿剂	导致血钾过高		避免联合使用, 监测钾浓度
ACEI类、ARB类	ACEI和ARB降低导致钾潴留的醛固酮水平降低		避免联合使用, 监测钾浓度

不良反应 氯化钾 Potassium Chloride

常见（>10%）	少见（1%~10%）	罕见但严重（<1%）
恶心、呕吐、消化不良、肠胃胀气	荨麻疹	高血钾会改变心电图、食管炎

疗效监测 监测钾的浓度, 调整剂量使钾的浓度保持在 3.5~5mEq/L 范围内。

毒性监测 如果高血钾或者低血钾患者, 需监测血肌酐、心电图。

患者咨询要点 与食物同服。粉末剂, 需加 120mL 的水或果汁。仅特别情况可以粉碎缓释制剂, 胶囊可以打开, 撒于果酱上直接服用。

临床应用要点 70kg 的男性大约需要 3500mEq 的钾, 一些药物(如胰岛素、β- 受体阻滞剂)会引起细胞内钾离子外流而降低血钾。如服用补钾制剂血钾水平仍不正常, 需检查镁离子、钙离子水平, 如有必要则需换药。

P

分类　抗甲状腺药物

制剂与规格　片剂:65mg, 130mg;溶液剂:65mg/mL, 1g/mL

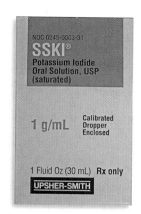

1g/mL，Upsher-Smith 供图

FDA批准适应证及用法用量

预防放射引起的甲状腺功能障碍:1 个月的儿童, 口服每天 16.25mg;1 个月到 3 岁的儿童, 口服每天 32.5mg;3~12 岁的儿童, 口服每天 65mg;12 岁以上 150 磅（约 68.04kg）以下的儿童, 口服每天 65mg;12 岁以上 150 磅（约 68.04kg）以上的儿童以及成人, 口服每天 130mg。

超说明书用药

1. 甲状腺退化:每次 60~250mg, 每天 3 次, 连续使用 10 天, 为了减少多血管甲状腺切除术障碍。
2. Graves 病(短期手术前减少甲状腺激素产生):每 8 小时使用 50mg。

作用机制　碘是合成甲状腺激素的必需物质, 治疗原发或继发性甲状腺功能亢进。给予碘剂可直接作用于甲状腺及阻止甲状腺激素的合成,进而阻止甲状腺激素释放。也能通过 cAMPb 减弱 TSH 的作用,减少甲状腺血供。在用放射性碘剂前后, 给予碘化钾能阻断或减少放射性碘在甲状腺的蓄积。

药物参数　碘化钾 Potassium Iodide

剂量调整（肝功能不全）	无需	吸收	易吸收
剂量调整（肾功能不全）	无需	分布	在甲状腺、唾液腺、胃黏膜、脉络丛、胎盘、乳腺碘聚集
透析	可透析	代谢	甲状腺摄取, 不代谢
妊娠期药品安全性等级	D级	排泄	肾脏清除率85%~90%
哺乳期	避免	药物遗传学	未知
禁忌证	对药物过敏者禁用	黑框警告	无

用药安全　碘化钾 Potassium Iodide

后缀	大写字母提示	不要压碎	高度警惕	易混药名
无	无	无	无	碘化钾

药物相互作用　碘化钾 Potassium Iodide

代表药物	相互作用机制		注意事项
华法林	甲亢患者的代谢比较快:碘化钾降低甲状腺激素水平, 改变华法林的疗效		监测INR, 调整华法林剂量

不良反应　碘化钾 Potassium Iodide

常见（>10%）	少见（1%~10%）	罕见但严重（<1%）
肠胃不适、腹泻、恶心、呕吐、胃疼	皮疹、唾液腺肿胀或疼痛	甲状腺肿、甲状腺功能减退、免疫抑制

疗效监测　甲状腺功能检测。

毒性监测　监测血清钾、肌酐、尿素氮、甲状腺肿、甲减、甲状腺瘤、过敏反应、高钾血症等症状。

患者咨询要点　为尽量减少胃肠道反应, 与食物同服。用 120mL 的水或其他液体服用, 药物溶解在巧克力奶中可掩盖味道;患者接受放疗需了解辐射的危害、碘化钾的潜在好处及不利影响。碘化钾品在公立卫生机构监管下使用, 同时应遵循医疗机构推荐的其他急救原则。

临床应用要点　碘化钾原来曾作为消炎药和止咳药使用, 但有较大不良反应。虽然碘化钾可以进入母乳, 但大多数指南仍建议哺乳期可以使用。

P

分类　多巴胺受体激动剂，抗帕金森症
制剂与规格　片剂:0.125mg,0.25mg,0.5mg,0.75mg,1mg,1.5mg;缓释片剂:0.375mg,0.75mg,1.5mg,3mg,3.75mg,4.5mg

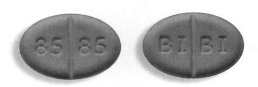

0.5mg，Boehringer Ingelheim 供图

FDA批准适应证及用法用量

1.帕金森病:速释剂型:口服每次0.125mg,每天3次,或慢慢加量到每次0.5~1.5mg,口服,每天3次;缓释制剂:每天0.375mg,可加量到每天4.5mg。

2.不宁腿综合征:睡前2~3小时,每天0.125mg,或加量到每天0.5mg。

超说明书用药　无

作用机制　普拉克索是非麦角类选择性多巴胺受体激动剂,选择性激动中枢神经系统的D_2、D_3受体,对D_1受体无作用。在改善帕金森症运动失能、动作迟缓、动作僵化、步态失常方面的症状时,通常认为D_2受体起主要作用。

药物参数　普拉克索 Pramipexole

剂量调整（肝功能不全）	减少剂量	吸收	F=90%，食物减少达峰时间
剂量调整（肾功能不全）	速释剂型:CrCl 35~50mL/min, 口服0.125mg, 每天2次, 最大量1.5mg, 每天2次;CrCl 15~34mL/min, 0.125mg每天口服, 最大量1.5mg;CrCl<15mL/min, 避免使用;缓释剂型:CrCl 30~50mL/min, 0.375mg口服, 隔天服用, 每天最大量至2.25mg;CrCl<30mL/min, 避免使用	分布	Vd=500L;蛋白结合率15%
透析	不可透析	代谢	不代谢
妊娠期药品安全性等级	C级	排泄	肾脏清除率90%，半衰期8~12h
哺乳期	权衡风险与获益	药物遗传学	未知
禁忌证	对药物过敏者禁用	黑框警告	无

用药安全　普拉克索 Pramipexole

后缀	大写字母提示	不要压碎	高度警惕	易混药名
ER	无	缓释制剂	无	MiraLax

药物相互作用　普拉克索 Pramipexole

代表药物	相互作用机制	注意事项
西咪替丁	增加普拉克索的血药浓度	选择一种选择性抗酸药
抗精神病药物	可能会降低抗精神病药物或多巴胺受体拮抗剂的药效	避免使用, 或者监测血药浓度, 必要时增加剂量

不良反应　普拉克索 Pramipexole

常见（>10%）	少见（1%~10%）	罕见但严重（<1%）
精神衰弱、做梦、运动障碍、锥体外系反应、恶心、嗜睡	失忆、困惑、强迫行为、便秘、腹泻、嗜睡、疲倦、头痛、幻觉、失眠、直立性低血压、口干	恶性黑色素瘤、睡眠障碍

疗效监测　缓解帕金森或不宁腿综合征症状。

毒性监测　监测低血压、困倦、嗜睡、黑色素瘤等症状。

患者咨询要点　速释片剂与食物同服,减少胃肠刺激。药效消失前避免从事需要警觉和身体协调性的工作。服药后患者会产生直立性低血压。患者服用后出现如下症状需告知医生:新出现或增加赌博冲动、性冲动、强迫购买以及强迫食欲症,新出现或加重运动障碍。避免突然减量或停药,否则会导致高热或意识障碍。禁止饮酒,禁止使用中枢神经系统抑制剂。

临床应用要点　儿童安全性及有效性尚未建立。速释片剂与缓释剂在一天服用相同的剂量。

分类 抗血小板药
制剂与规格 片剂:5mg;10mg

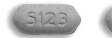

10mg，Lilly 供图

FDA批准适应证及用法用量

PCI 术后预防血栓栓塞:首次服用 60mg,然后每日 10mg,同服 75~325mg 阿司匹林。

超说明书用药

预防急性冠脉综合征的血栓栓塞:口服 1 次 30mg,然后每天随阿司匹林口服 10mg,阿司匹林口服每天 100mg 或小于 100mg

作用机制 普拉格雷的活性代谢物不可逆地与血小板膜上 P2Y$_{12}$ 受体(ADP 受体的亚类)结合,从而抑制血小板活化和聚集。

药物参数 普拉格雷 Prasugrel

剂量调整（肝功能不全）	轻中度障碍无需调整;是否有严重损害未知	吸收	F=79%,食物延缓但不减少药物吸收
剂量调整（肾功能不全）	无需	分布	Vd=44~68L;蛋白结合率98%
透析	未知	代谢	对于活性代谢产物快速代谢,从而在肝脏进一步代谢
妊娠期药品安全性等级	B级	排泄	肾脏清除率68%~70%,半衰期7~8h
哺乳期	权衡风险与获益	药物遗传学	未知
禁忌证	活动性出血、短暂性脑缺血发作或卒中史	黑框警告	有出血倾向,75岁以上的老人禁用;CABG

用药安全 普拉格雷 Prasugrel

后缀	大写字母提示	不要压碎	高度警惕	易混药名
无	无	无	无	Pravastatin, propranolol

药物相互作用 普拉格雷 Prasugrel

代表药物	相互作用机制	注意事项
SSRI类	释放血小板较多	监测血液情况
抗血小板药、NSAID类、抗凝血剂	会有出血倾向	避免联合使用,必要时调整剂量

不良反应 普拉格雷 Prasugrel

常见（>10%）	少见（1%~10%）	罕见但严重（<1%）
	高血压、高脂血症、背部疼痛、头痛	房颤、结肠癌、重大出血、血管性水肿

疗效监测 防止凝血。aPTT 作为抗凝治疗的定性指标。

毒性监测 监测出血倾向,监测血压、心率。

患者咨询要点 食物不影响药物吸收。片剂可以压碎,但不适于为了分剂量而将整片掰开。

临床应用要点 经皮冠状动脉介入（PCI）后,若放支架,服用本药应持续 12 个月;若放药物洗脱支架,则患者至少服用 15 个月。如果患者体重低于 60kg,考虑每天 5mg 剂量。

P

分类 HMG-CoA 还原酶抑制剂

制剂与规格 片剂：10mg，20mg，40mg，80mg

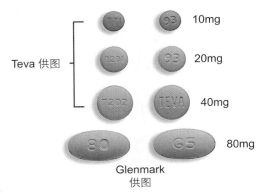

Teva 供图
10mg
20mg
40mg
80mg
Glenmark 供图

FDA批准适应证及用法用量

1. 预防脑血管意外：预防一级或二级冠状动脉硬化：每天 40mg。
2. 遗传性高胆固醇血症：8~13 岁的儿童，每天 20mg；14~18 岁的儿童：每天 40mg。
3. 高脂血症：10~17 岁儿童：每天 10mg，口服，可以增加剂量至每天 20mg；成人每天 40mg，可以增加剂量至每天 40~80mg。

超说明书用药 无

作用机制 HMG-CoA 还原酶抑制剂竞争性抑制 HMG-CoA 甲羟戊酸转化，这是胆固醇合成的早期限速步骤。低密度脂蛋白受体代偿性增加，可结合和清除循环中低密度脂蛋白胆固醇。因极低密度脂蛋白胆固醇的产生减少或增加极低密度脂蛋白，低密度脂蛋白胆固醇通过低密度脂蛋白受体分解代谢，低密度脂蛋白胆固醇产生也可以减少。

药物参数 普伐他汀 Pravastatin

剂量调整（肝功能不全）	有肝病或者原因不明的高反应LFTs，避免使用	吸收	F=17%，食物对吸收无影响
剂量调整（肾功能不全）	初始剂量每天 10mg	分布	Vd=0.46L/kg；蛋白结合率43%~55%
透析	不可透析	代谢	通过肝药酶CYP3A4/5代谢
妊娠期药品安全性等级	X级	排泄	肾脏清除率20%，半衰期2.6~3.2h
哺乳期	权衡风险与获益	药物遗传学	有效地降低ApoE E2/E2基因型和Fredrickson Type III患者的血脂
禁忌证	泌乳、怀孕、过敏者禁用	黑框警告	无

用药安全 普伐他汀 Pravastatin

后缀	大写字母提示	不要压碎	高度警惕	易混药名
无	无	无	无	Prevacid，prasugrel

药物相互作用 普伐他汀 Pravastatin

代表药物	相互作用机制	注意事项
胆汁酸螯合剂	降低普伐他汀的药效	监测血液情况
依法韦仑、奈芬那韦	降低普伐他汀的药效	避免联合使用，必要时调整剂量
贝特类、烟碱类、环孢素	增加肌病或者横纹肌溶解症的风险	避免联合使用，监测肌病浓度以及磷酸激酶的水平

不良反应 普伐他汀 Pravastatin

常见（>10%）	少见（1%~10%）		罕见但严重（<1%）
	头痛、胃灼热、肝药酶增加、流感、肌肉疼痛、恶心、皮疹、呕吐		横纹肌溶解症、腱破裂

疗效监测 监测总胆固醇、低密度脂蛋白、三酰甘油、高密度脂蛋白水平。

毒性监测 横纹肌溶解症（包括肌痛、关节痛、疲劳）或肝毒性；用药前、用药 12 周、每 6 个月检测肝功能；肌痛或服用其他可能导致肌痛药物的患者应该检查血清肌酸激酶水平。

患者咨询要点 用药期间一旦发现怀孕立即就医。勿饮酒，普伐他汀在降低胆固醇时不能代替饮食控制和运动。

临床应用要点 用药 4 周后测定血脂水平。在大手术前 4~7 天停用普伐他汀，因手术可能增加横纹肌溶解症的风险以及糖尿病风险。

分类　肾上腺皮质激素

制剂与规格　片剂:5mg;分散片:10mg, 15mg, 30mg;溶液:5mg/5mL, 10mg/5mL, 15mg/5mL;糖浆液:15mg/5mL

FDA批准适应证及用法用量

　　剂量适应证列出如下:成人:每天 5~60mg;儿童:每天 0.14~2mg/kg;适时调整患者的剂量。

　　1. 过敏(如哮喘等)。

　　2. 皮肤病(如表皮剥脱的红皮病等)。

　　3. 内分泌失调(如肾上腺皮质功能减退症等)。

　　4. 胃肠疾病(如肠炎、溃疡性结肠炎等)。

　　5. 血液病(如溶血性贫血等)。

　　6. 肿瘤(如白血病、淋巴瘤等)。

　　7. 神经系统(如多发性硬化、脑水肿等)。

　　8. 肾脏疾病(如特发性肾病综合征、系统性红斑狼疮等)。

　　9. 呼吸道疾病(如嗜酸性肺炎等)。

　　10. 风湿性疾病(如类风湿性关节炎等)。

超说明书用药

　　哮吼:每次 1mg/kg。

15mg/5mL
MGP 供图

作用机制　糖皮质激素在体内天然存在,合成的糖皮质激素影响人体代谢,改变人体对不同刺激的免疫反应,其抗感染作用用于治疗多种疾病。

药物参数　口服泼尼松龙 Prednisolone Oral

剂量调整（肝功能不全）	无需	吸收	F=85%
剂量调整（肾功能不全）	无需	分布	Vd=1.5L/kg;蛋白结合率70%~90%
透析	不可透析	代谢	通过肝药酶CYP3A4/5代谢
妊娠期药品安全性等级	C级	排泄	经肾脏清除, 半衰期2~4h
哺乳期	权衡风险与获益	药物遗传学	未知
禁忌证	激素类药物过敏者, 肝炎, 真菌感染禁用	黑框警告	无

用药安全　口服泼尼松龙 Prednisolone Oral

后缀	大写字母提示	不要压碎	高度警惕	易混药名
DP, ODT	PrednisoLONE	分散片	无	Pediazole, prednisone

P

药物相互作用　口服泼尼松龙 Prednisolone Oral

代表药物	相互作用机制	注意事项
CYP底物	类固醇使CYP底物代谢增加, 其药效降低	监测底物浓度, 增加剂量
CYP3A4/5抑制剂	减少泼尼松龙代谢, 增加其毒副作用	监测毒副作用, 减少泼尼松龙剂量
氟喹诺酮类药物	氟喹诺酮类药物和类固醇一起服用增加肌腱断裂危险, 尤其是老人	避免联合使用, 注意肌腱断裂
苯妥英	苯妥英增加泼尼松龙代谢, 泼尼松龙增加或减少苯妥英代谢。	与苯妥英联用监测泼尼松龙的浓度
华法林	类固醇可以增加或者减少服用华法林患者的INR	监测INR

不良反应　口服泼尼松龙 Prednisolone Oral

常见（>10%）	少见（1%~10%）		罕见但严重（<1%）
胃肠道反应	过敏、皮疹、皮肤烧灼、抑郁、兴奋、肺结核、高血糖、骨质疏松		原发性肾上腺皮质功能不全、库欣综合征、抑制身体增长、增加感染危险性

疗效监测　缓解病情, 肺功能改善, 血沉降低。

毒性监测　注意发生血糖升高、骨质疏松、肾上腺皮质功能不全、感染;不良反应的发生频率和严重程度,受治疗时间和剂量的影响。

患者咨询要点　短期服用,告诉患者餐时服用预防消化道不良反应;长期服用,告诉患者注意血糖升高、骨质疏松、肾上腺皮质功能不全、感染。

临床应用要点　根据不同适应证选用不同剂型, 本品也有眼用制剂, 尽量采用最低有效量。尽快停药以避免发生严重、长期不良反应。溶液剂有异味, 巧克力奶有较好的掩味效果。口腔崩解片是较昂贵剂型。

分类 肾上腺皮质类固醇

制剂与规格 片剂:1mg, 2.5mg, 5mg, 10mg, 20mg, 50mg;缓释片剂:1mg, 2mg, 5mg;溶液剂:5mg/5mL

FDA批准适应证及用法用量

按照如下剂量服用:成人和儿童, 每天 5~60mg, 口服;根据患者情况调整剂量。

1. 过敏(如哮喘等)。
2. 皮肤疾病(如表皮剥脱的红皮病等)。
3. 内分泌失调(如肾上腺皮质的充分性等)。
4. 胃肠疾病(如肠炎、溃疡性结肠炎等)。
5. 血液疾病(如溶血性贫血等)。
6. 肿瘤疾病(如白血病、淋巴瘤等)。
7. 神经系统(如多发性硬化、脑水肿等)。
8. 肾脏疾病(如特发性肾病综合征、系统性红斑狼疮等)。
9. 呼吸道疾病(如嗜酸性肺炎等)。
10. 风湿性疾病(如类风湿性关节炎等)。

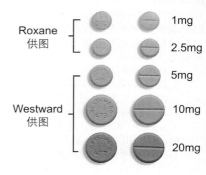

Roxane 供图 — 1mg, 2.5mg

Westward 供图 — 5mg, 10mg, 20mg

超说明书用药

抗排异:口服, 每天 60mg/m^2。

作用机制 糖皮质激素在体内天然存在, 合成的糖皮质激素影响人体代谢, 改变人体对不同刺激的免疫反应, 其抗感染治疗治疗多种疾病。

药物参数 泼尼松 Prednisone

剂量调整（肝功能不全）	无需	吸收	F=92%
剂量调整（肾功能不全）	无需	分布	Vd=0.4~1L/kg
透析	不可透析	代谢	通过肝药酶CYP3A4/5代谢
妊娠期药品安全性等级	C级	排泄	经肾脏清除, 半衰期2.6~3h
哺乳期	权衡风险与获益	药物遗传学	未知
禁忌证	激素类药物过敏者, 肝炎, 真菌感染禁用	黑框警告	无

用药安全 泼尼松 Prednisone

后缀	大写字母提示	不要压碎	高度警惕	易混药名
无	PredniSONE	缓释制剂	无	PriLOSEC, prednisoLONE

药物相互作用 泼尼松 Prednisone

代表药物	相互作用机制	注意事项
CYP底物	类固醇使CYP底物代谢增加, 其药效降低	监测底物的浓度, 增加剂量
CYP3A4/5抑制剂	减少泼尼松代谢, 增加其毒副作用	监测毒副作用, 减少泼尼松用量
氟喹诺酮类药物	氟喹诺酮类药物和类固醇一起服用增加键断裂危险, 尤其是老人	避免联合使用, 注意键断裂
苯妥英	苯妥英增加泼尼松代谢, 泼尼松增加或者减少苯妥英代谢	与苯妥英联用监测泼尼松浓度
华法林	类固醇可以增加或者减少服用华法林患者INR	监测INR

不良反应 泼尼松 Prednisone

常见（＞10%）	少见（1%~10%）	罕见但严重（<1%）
胃肠道反应	过敏、皮疹、皮肤烧灼、抑郁、兴奋、肺结核、高血糖、骨质疏松	原发性肾上腺皮质功能不全、库氏综合征、抑制身体增长、增加感染的危险性

疗效监测 缓解病情, 肺功能改善, 血沉降低。

毒性监测 注意发生血糖升高、骨质疏松、肾上腺皮质功能不全、感染;不良反应的发生频率和严重程度受治疗时间和剂量的影响。

患者咨询要点 短期服用, 告诉患者餐时服用预防消化道不良反应;长期服用, 告诉患者注意血糖升高、骨质疏松、肾上腺皮质功能不全、感染。

临床应用要点 根据不同适应证选用不同剂型, 本品也有眼用制剂, 尽量采用最低有效量。尽快停药以避免产生严重、长期不良反应。溶液剂有异味, 巧克力奶有较好的掩味效果。口腔崩解片是较昂贵剂型。

P

分类 抗惊厥，镇静药，C-V

制剂与规格 胶囊：25mg，50mg，75mg，100mg，150mg，200mg，225mg，300mg；溶液剂：20mg/mL

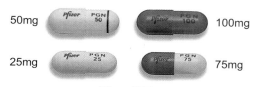

Pfizer 供图

FDA批准适应证及用法用量

1. 糖尿病神经病变：每次 50~100mg，口服，每天 3 次。
2. 肌纤维痛：每次 75~150mg，口服，每天 2 次；最大量 225mg，口服，每天 2 次。
3. 癫痫部分发作：每次 25~75mg，口服，每天 2 次，可以增加至最大量 600mg/d，分 2~3 次服用。
4. 神经痛：起始，每次 75mg，口服，每天 2 次，可以增加至最大量 300mg/d；维持，每次 75~150mg，口服，每天 2 次或 50~100mg，每天 3 次，最大量 600mg/d。

超说明书用药

广泛性焦虑障碍：150~600mg/d，口服，分 3 次服用。

作用机制 普瑞巴林是一种紧密连接于中枢神经系统 α_2-δ 位点（电压门控通道的一个辅助亚基）的 GABA 类似物。键合到 α_2-δ 的亚基可能会涉及普瑞巴林对于神经痛及癫痫的控制效果。普瑞巴林降低数个钙依赖性神经递质的释放，然而机制尚未清楚。

药物参数 普瑞巴林 Pregabalin

剂量调整（肝功能不全）	无需	吸收	F＞90%，食物对吸收无影响
剂量调整（肾功能不全）	CrCl 30~60mL/min，75~300mg/d；CrCl 15~30mL/min，25~150mg/d；CrCl<15mL/min，25~75mg/d	分布	Vd=0.5L/kg；无蛋白结合率
透析	可透析	代谢	极微量经肝脏代谢
妊娠期药品安全性等级	C级	排泄	90%~99%经肾脏清除，半衰期5~6.5h
哺乳期	权衡风险与获益	药物遗传学	未知
禁忌证	对药物过敏者禁用	黑框警告	无

用药安全 普瑞巴林 Pregabalin

后缀	大写字母提示	不要压碎	高度警惕	易混药名
无	无	无	无	Lopressor

药物相互作用 普瑞巴林 Pregabalin

代表药物	相互作用机制	注意事项
抑制中枢神经的药物	共同抑制中枢神经	减少普瑞巴林剂量

不良反应 普瑞巴林 Pregabalin

常见（＞10%）	少见（1%~10%）	罕见但严重（<1%）
眩晕、共济失调、嗜睡、头痛、周围水肿	关节痛、无力、视力模糊、混乱、便秘、复视、兴奋、疲劳、不协调、食欲增加、肌肉痉挛、震颤、呕吐、体重增加、口腔干燥	血管性水肿

疗效监测 减少发作频率，改善疼痛，缓解肌纤维痛症状。

毒性监测 在治疗初始阶段和慢性治疗过程中，患者可能会有肌酸激酶的变化、抑郁症的出现或恶化、自杀意念或异常行为，以及血管性水肿症状。

患者咨询要点 药瓶打开后必须在 45 天内使用，药效消失前避免从事需要警觉和身体协调性的工作。禁止突然停药，否则不良反应会增强，可能导致疾病发作频率增加。忌酒。

临床应用要点 儿童的不良反应和安全性还未得到证实。数据显示接受抗癫痫药物治疗的患者自杀行为的风险可能会增加，因此应以 mg 计算剂量，药师计算出相应体积对应的用药量。

分类 维生素制剂
制剂与规格 片剂:包括复合维生素, 以及包含叶酸和含铁的矿物质

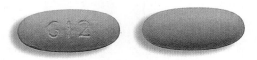

Amneal 供图

FDA批准适应证及用法用量
    孕妇使用:1 天 1 片, 口服。
超说明书用药 无
作用机制 提供孕妇所需的维生素以及微量元素, 对哺乳期及产后非哺乳期妇女有效, 也可用于改善怀孕之前的营养状况。
药物参数 孕期维生素 Prenatal Vitamin

剂量调整（肝功能不全）	无需	吸收	未知
剂量调整（肾功能不全）	无需	分布	未知
透析	不可透析	代谢	未知
妊娠期药品安全性等级	A级	排泄	未知
哺乳期	一般可用	药物遗传学	未知
禁忌证	对药物过敏者禁用	黑框警告	铁毒性

用药安全 孕期维生素 Prenatal Vitamin

后缀	大写字母提示	不要压碎	高度警惕	易混药名
无	无	无	无	无

药物相互作用 孕期维生素 Prenatal Vitamin 无
不良反应 孕期维生素 Prenatal Vitamin

常见（>10%）	少见（1%~10%）	罕见但严重（<1%）
	恶心、呕吐、胃肠不适	

疗效监测 改善营养状况。
毒性监测 如有胃肠不适, 需就医。
患者咨询要点 可能会含有铁, 所以要避免儿童接触。
临床应用要点 各种处方及非处方均可以买到此药。与食物同服可以避免胃肠不适, 但是牛奶会降低铁吸收。

分类　吩噻嗪
制剂与规格　片剂：5mg，10mg；直肠栓剂：25mg

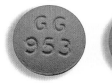

10mg，Goldline 供图

FDA批准适应证及用法用量
　　恶心及呕吐：成人，每次 5~10mg，口服，每天 3~4 次；每天剂量在 40mg 以上会出现耐药；2 岁以上以及 20~29 磅（9.07~13.15kg）的儿童，口服，每天 2.5mg，或每天 2 次最大 7.5mg；30~39 磅（13.61~17.96kg）的儿童，每天 2.5mg，口服，或每天 2~3 次，每天最大量 10mg；40~85 磅（18.14~38.56kg）儿童，2.5~5mg，口服，或每天 3 次，最大量每天 15mg。
超说明书用药　无
作用机制　丙氯拉嗪是多巴胺 D_2 受体拮抗剂，属于吩噻嗪类抗精神病药。
药物参数　丙氯拉嗪 Prochlorperazine

剂量调整（肝功能不全）	无需	吸收	F = 12.5%，食物影响药物吸收很少
剂量调整（肾功能不全）	无需	分布	Vd = 12.9~17L/kg
透析	不可透析	代谢	不代谢
妊娠期药品安全性等级	C级	排泄	半衰期7~9h
哺乳期	权衡风险与获益	药物遗传学	未知
禁忌证	对药物过敏者禁用，会有精神抑制，2岁或20磅（约9.07kg）以下儿童，患者会出现昏迷或神经抑制，严重者可导致过敏	黑框警告	老年痴呆患者增加死亡风险

用药安全　丙氯拉嗪 Prochlorperazine

后缀	大写字母提示	不要压碎	高度警惕	易混药名
无	无	无	无	ChlorproMAZINE

药物相互作用　丙氯拉嗪 Prochlorperazine

代表药物	相互作用机制	注意事项
延长QT间期的药物	延长QT间期	避免联合使用
苯二氮䓬类、巴比妥类、肌松药、阿片类药物	中枢性神经抑制剂	调整剂量
多巴胺拮抗剂	降低多巴胺拮抗剂的药效	避免联合使用
MAOI类	呼吸抑制，增加危险性	禁用

不良反应　丙氯拉嗪 Prochlorperazine

常见（＞10%）	少见（1%~10%）	罕见但严重（＜1%）
嗜睡	恶心	呼吸抑郁、低血压、恶性肿瘤、粒细胞缺乏症、锥体外系反应、癫痫

疗效监测　缓解恶心和呕吐症状。
毒性监测　监测患者出现过度嗜睡、呼吸抑制、癫痫发作、意外瘀伤或出血的情况。
患者咨询要点　可能会导致嗜睡；避免开车或其他有关要求运动协调的动作。忌酒。
临床应用要点　老年人谨慎用药，因可能会对药物敏感性增加。FDA 批准吩噻嗪类药物用于精神分裂症，尽管很少使用，已经被非典型抗精神病药物取代，它们有较好的药效和较低的不良反应。吩噻嗪类药物对于非精神焦虑的短期治疗，尽管很少使用但有效，已经被疗效较好且不良反应较少的苯二氮䓬类药物取代。

P

分类 孕酮激素
制剂与规格 口服胶囊:100mg, 200mg

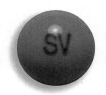

100mg, Solvay 供图

FDA批准适应证及用法用量
1. 预防子宫内膜增生:每天口服 200mg, 28 天为一个周期, 与体内的雌激素有协同作用。
2. 继发性生理月经不调:口服每天 400mg, 10 天为一个周期。

超说明书用药 无

作用机制 孕酮使增殖期的子宫内膜变为分泌期的子宫内膜。肠道外给药, 孕酮能抑制促性腺激素生成, 进而抑制卵泡成熟和排卵。

药物参数 孕酮 Progesterone

剂量调整（肝功能不全）	轻中度损伤者, 使用低剂量;严重损伤者, 避免使用	吸收	F = 10%~15%, 食物会增加药时曲线下面积AUC
剂量调整（肾功能不全）	无需	分布	蛋白结合率90%
透析	不可透析	代谢	经过肝药酶CYP3A4/5、CYP2C19代谢
妊娠期药品安全性等级	B级	排泄	50%~60%经肾脏清除, 半衰期25h
哺乳期	权衡风险与获益	药物遗传学	未知
禁忌证	对孕酮过敏、阴道出血、有静脉血栓史或者怀孕妇女禁用	黑框警告	心血管病、乳腺癌、痴呆风险

用药安全 孕酮 Progesterone

后缀	大写字母提示	不要压碎	高度警惕	易混药名
无	无	是	无	无

药物相互作用 孕酮 Progesterone

代表药物	相互作用机制	注意事项
CYP3A4/5、CYP2C19诱导物	增加孕酮代谢, 降低孕酮疗效	增加孕酮剂量
CYP3A4/5、CYP2C19抑制剂	降低孕酮代谢, 增加孕酮疗效	减少孕酮剂量
CYP3A4/5, P-糖蛋白底物	孕酮抑制CYP3A4/5以及P-糖蛋白底物, 减少药物代谢, 增加毒性	避免同时使用底物, 监测毒性
华法林	孕酮可能会增加或者降低华法林的药效, 机制尚不清楚	监测INR

不良反应 孕酮 Progesterone

常见（>10%）	少见（1%~10%）	罕见但严重（<1%）
体重变化、头痛、闭经、乳腺癌、腹痛	恶心、无力、感觉紧张、出血	深静脉血栓形成、血栓性静脉炎、骨质疏松、肺栓塞

疗效监测 临床异常出血或本药治疗相关疾病的症状会得到缓解。

毒性监测 监测骨密度;对于持续或反复阴道出血需要进行评估, 以排除恶性肿瘤。

患者咨询要点 提醒患者末次剂量后 3~7 天可能发生月经出血, 如果 7 天内不出现月经应告知医务人员。

临床应用要点 注射黄体酮制剂用于避孕以及缓解子宫内膜异位症, 按照每 3 个月一疗程进行治疗。局部用药也可用于其他适应证。雌激素和孕酮联合使用不用来预防心血管疾病, 会增加患心肌梗死、中风、浸润性乳腺癌的风险, 绝经后的妇女会形成静脉血栓。致畸性方面的研究证据不一,有些研究表明本药可能引起出生缺陷, 有些研究显示没有影响。

分类 吩噻嗪抗组胺药
制剂与规格 糖浆:6.25mg/5mL;片剂:12.5mg,25mg,50mg,直肠栓剂:12.5mg,25mg,50mg;溶液剂:6.25mg/5mL

25mg，Sandoz 供图

FDA批准适应证及用法用量

1. 晕动症:成人,每次 25mg,口服,每天 2 次;2 岁以上的儿童,每次 12.5~25mg,口服,每天 2 次。

2. 过敏:成人,每天 25mg,或者每次 12.5mg,口服,每天 3 次;2 岁及以上的儿童,口服,每天 25mg 或 6.25mg,每天 3 次。

3. 恶心和呕吐:成人,每次 25mg,必要时间隔 4~6 小时服药;2 岁及以上儿童,每次 12.5mg,必要时间隔 4~6 小时服用。

超说明书用药 无

作用机制 盐酸异丙嗪是一种吩噻嗪类衍生物,竞争性阻断 H_1 受体而不阻断组胺释放,有镇静、防止晕动症、止吐、抗胆碱作用。与其他吩噻嗪类药物相比,由于具有结构上的差异,该药没有多巴胺能作用。

药物参数 异丙嗪 Promethazine

剂量调整（肝功能不全）	无需	吸收	易吸收,首过效应明显,食物对药物吸收影响小
剂量调整（肾功能不全）	无需	分布	Vd=171L,蛋白结合率93%
透析	未知	代谢	经过肝药酶CYP2B6、CYP2D6代谢
妊娠期药品安全性等级	C级	排泄	经肾脏清除,半衰期9~16h
哺乳期	一般可用	药物遗传学	未知
禁忌证	对异丙嗪过敏,哮喘,2岁以下儿童禁用,昏迷状态	黑框警告	2岁以下儿童,组织损伤者(静脉给药)禁用

用药安全 异丙嗪 Promethazine

后缀	大写字母提示	不要压碎	高度警惕	易混药名
无	无	无	是(Ⅳ)	PredniSONE

药物相互作用 异丙嗪 Promethazine

代表药物	相互作用机制	注意事项
CYP2B6诱导剂	增加异丙嗪代谢,降低异丙嗪疗效	监测并调整剂量
CYP2B6、CYP2D6抑制剂	降低异丙嗪代谢,增加异丙嗪疗效	监测并调整剂量
抗胆碱能药物	增加抗胆碱能药物疗效	避免同时使用
延长QT间期的药物	延长QT间期	避免同时使用
苯二氮䓬类、巴比妥类、肌松药、阿片类药物	增加中枢神经系统的抑制性	监测并调整药物剂量
MAOI类	增加呼吸抑制,增加血清素综合征危险	禁用

不良反应 异丙嗪 Promethazine

常见（>10%）	少见（1%~10%）	罕见但严重（<1%）
嗜睡、口干	恶心	呼吸抑制、低血压、恶性肿瘤、锥体外系反应、癫痫、光过敏

疗效监测 缓解恶心及过敏症状。

毒性监测 关注嗜睡、呼吸抑制、癫痫、出血,监测全血细胞计数及患者的生命体征。

患者咨询要点 药物可能会导致嗜睡;避免开车或其他有关要求运动协调的工作,忌酒。药物可能会使尿液颜色变深。

临床应用要点 老年人需谨慎,可能会对药物敏感性增加。

P

分类　非选择性 β- 受体阻滞剂

制剂与规格　片剂:10mg, 20mg, 40mg, 60mg, 80mg；胶囊（缓释）:60mg, 80mg, 120mg, 160mg；溶液剂:20mg/5mL, 40mg/5mL

FDA批准适应证及用法用量

1. 慢性心绞痛:速释，口服每日 80~320mg，分 2~4 次服用；缓释，口服，每日 80~160mg。

2. 心律失常:成人，每日 10~30mg，口服，分 2~3 次服用；儿童，每日 2~6mg/kg，分 3~4 次服用，最大剂量 60mg/d。

3. 高血压:成人，速释，40mg，口服，每天 2 次，也可以增加至240mg/d，分 2~3 次服用；成人，缓释，口服，每天 80mg，可增加至 160mg；儿童，速效，每日 0.5~1mg/kg，分 3~4 次服用，也可增加至每天 16mg/kg。

4. 预防偏头痛:速释，口服，每日 80mg，分次服用，可增加至每天 240mg；缓释，每天 80mg，可增加至 240mg。

超说明书用药　焦虑症:预防性给药，口服 10mg，提前 1 小时服用。

作用机制　普萘洛尔是一种非选择性 β- 受体阻滞剂，影响室上性心动过速的房室结传导，拮抗儿茶酚胺引起的心律失常。降压机制未知，可能与中枢性作用、阻断肾上腺系统、降低心肌收缩以及心输出量减少等因素相关。

药物参数　普萘洛尔 Propranolol

剂量调整（肝功能不全）	慎用	吸收	F = 30%~70%, 食物增加药物吸收
剂量调整（肾功能不全）	慎用	分布	Vd = 6L/kg；蛋白结合率93%
透析	不可透析	代谢	由CYP1A2、CYP2D6代谢酶在肝脏代谢
妊娠期药品安全性等级	C级	排泄	1%经肾清除，半衰期3~4h
哺乳期	一般可用	药物遗传学	CYP2D6弱代谢者慎用
禁忌证	过敏性哮喘；普萘洛尔过敏；窦性心动过缓、AV阻滞、病态窦房结综合征、心源性休克	黑框警告	避免突然停药

用药安全　普萘洛尔 Propranolol

后缀	大写字母提示	不要压碎	高度警惕	易混药名
LA, XL	无	缓释制剂	有	Adderall, Isordil, prasugrel

药物相互作用　普萘洛尔 Propranolol

代表药物	相互作用机制	注意事项
CYP1A2 诱导剂	增加普萘洛尔代谢, 降低疗效	考虑增加普萘洛尔剂量
CYP1A2、CYP2D6 抑制剂	降低普萘洛尔代谢, 增加毒性风险	考虑减少普萘洛尔剂量
NSAID类	普萘洛尔疗效下降	避免同时使用或监测血压
降糖药	降低胰岛素作用	监测血糖水平
钙通道阻滞剂、α-受体阻滞剂	低血压或心动过缓、房室传导阻滞风险增加	避免同时使用，或监测血压、心率
地高辛	房室传导阻滞风险增加	监测心率、心电图、血清地高辛浓度

不良反应　普萘洛尔 Propranolol

常见（>10%）	少见（1%~10%）		罕见但严重（<1%）
低血压	缓慢性心律失常、痉挛、便秘、头晕、呼吸困难、血糖紊乱、疲劳、头痛、心脏传导阻滞、阳痿、瘙痒、皮疹、恶心、呕吐症、荨麻疹		心力衰竭, 间质性肾炎

疗效监测　降低血压，减少胸痛、心绞痛发作次数及硝酸甘油的使用频率。注意出现充血性心力衰竭，该药会减少房颤以及偏头痛的发生次数。

毒性监测　注意发生充血性心力衰竭、心率减慢、支气管痉挛、空腹血糖升高、心绞痛发作恶化、或急性冠状动脉供血不足的情况，需及时监测患者的生命体征、血清肌酐、尿素氮。

患者咨询要点　空腹服用，避免饮酒。避免突然停药，可能会出现心绞痛发作。在初始剂量或剂量改变的情况下患者若出现低血压、心力衰竭、心绞痛发作等症状或体征需及时告知医生。本药可能引起头晕。糖尿病患者密切随访血糖水平，因为 β- 受体阻滞剂可能掩盖低血糖症状。

临床应用要点　打算停用普萘洛尔时，剂量应在至少几周的时间里逐渐减少。避免吸烟，因为吸烟会诱导 CYP1A2 酶，增加普萘洛尔代谢（降低疗效），对人体可能有害。

10mg
20mg
40mg
Northstar 供图

60mg
80mg
Actavis 供图

P

分类 抗精神病药

制剂与规格 片剂:25mg，50mg，100mg，200mg，300mg，400mg;缓释片剂:50mg，150mg，200mg，300mg，400mg

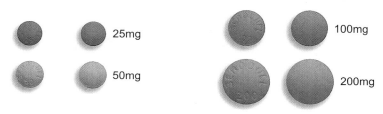

25mg 50mg 100mg 200mg

AstraZeneca 供图

FDA批准适应证及用法用量

1. 双相情感障碍或精神分裂症，治疗期:成人，片剂，每次50mg，口服，每天2次，服用1天，也可每天增加50mg，服用3天，可逐步增加至800mg/d;成人，缓释，口服，300mg，睡前服用1天，然后600mg，睡前服用1天，也可以增加至800mg/d;儿童10~17岁，常规剂量，50mg，服用1天，然后100mg，口服1天，然后200mg，口服1天，然后口服300mg，服用1天，口服400mg，服用1天，可逐步增加至600mg/d。

2. 双相情感障碍或精神分裂症维持期:成人，常规剂量:400~800mg/d，口服;成人，缓释，400~800mg/d，口服;儿童10~17岁，逐步增加至最低有效量。

3. 重度抑郁症:成年人，缓释，每天50mg，口服，睡前服用，可逐步增加至300mg/d。

超说明书用药 无

作用机制 喹硫平是脑内多种神经递质受体拮抗剂。该药拮抗5HT$_{1A}$和5HT$_2$、多巴胺D$_1$、多巴胺D$_2$、组胺H$_1$、α_1和α_2受体。在精神分裂症和双相情感障碍方面的作用机制是由于拮抗多巴胺D$_2$以及5HT$_2$受体。喹硫平对胆碱能毒蕈碱受体和苯二氮䓬受体没有亲和力。

药物参数 喹硫平 Quetiapine

剂量调整（肝功能不全）	常规剂量，开始每天口服25mg;缓释，开始每天口服50mg	吸收	F=9%，高脂食物会增加缓释片剂的Cmax和AUC
剂量调整（肾功能不全）	无需	分布	Vd=6~14L/kg;蛋白结合率83%
透析	不可透析	代谢	大部分被肝药酶CYP3A4/5代谢
妊娠期药品安全性等级	C级	排泄	肾清除率73%，半衰期为6~7h
哺乳期	权衡风险和收益	药物遗传学	未知
禁忌证	对喹硫平过敏、增加QT间期的药物禁用	黑框警告	会导致痴呆的老人死亡、自杀、10岁以下儿童禁用

用药安全 喹硫平 Quetiapine

后缀	大写字母提示	不要压碎	高度警惕	易混药名
XR	QUEtiapine, SEROquel	XR制剂	无	OLANZapine, SINEquan

药物相互作用 喹硫平 Quetiapine

代表药物	相互作用机制	注意事项
CYP3A4/5诱导剂	使喹硫平代谢增加，降低喹硫平药效	考虑增加剂量
CYP3A4/5阻滞剂	使喹硫平代谢降低，增加喹硫平毒副作用	考虑减少剂量
延长QT间期的药物	增加QT间期的危险性(降低室速，跳动停止)	禁止使用

不良反应 喹硫平 Quetiapine

常见（>10%）	少见（1%~10%）	罕见但严重（<1%）
焦虑、高血压、头痛、嗜睡、体重增加、口干	腹部疼痛、乏力、焦虑、背痛、白内障、便秘、头晕、锥体外系反应、疲劳、高血糖、高脂血症、高催乳素血症、食欲增加、消化不良、失眠、嗜睡、鼻塞、恶心、皮疹、体位性低血压、心动过速、震颤、呕吐	恶性综合征、中性粒细胞减少症、胰腺炎、猝死、晕厥、迟发性运动障碍

疗效监测 可以改善精神分裂症、双相情感障碍或抑郁症有关的症状。

毒性监测 监测患者的血压、空腹血糖、血常规。在治疗前和治疗期间定期检查眼睛;应密切监测有自杀倾向的高危患者。

患者咨询要点 可以与食物同服，但避免饮酒。避免进行精神警觉性以及协调性高的活动，导致体温升高的行为需谨慎从事。患者从躺位或坐位起来时，动作要缓慢。有报道该药会引起血糖升高、心动过缓、心律失常、迟发性运动障碍、或神经系统症状。

临床应用要点 普通制剂可以转换为同等剂量的一天1次的缓释制剂;个人剂量可因需要而调整。与安慰剂相比，阿尔茨海默病患者服用喹硫平的死亡风险增加。

Q

分类　ACEI，降压药
制剂与规格　片剂：5mg，10mg，20mg，40mg

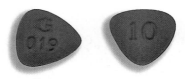

10mg，Greenstone 供图

FDA批准适应证及用法用量
　　1.心力衰竭：每次 5mg，口服，每日 2 次，可逐步增加至每次 20~40mg，每日 2 次。
　　2.高血压：每日 10~20mg，口服，可逐步增加至 80mg。
超说明书用药
　　糖尿病肾病：每日 20~40mg，口服。
作用机制　喹那普利是竞争性的血管紧张素转换酶抑制剂。它可抑制醛固酮生成，减少醛固酮所产生的水钠潴留，激活激肽释放酶 - 激肽系统，舒张血管，并且可改变前列腺素代谢，抑制交感神经系统，抑制组织的肾素 - 血管紧张素系统。

药物参数　喹那普利 Quinapril

剂量调整（肝功能不全）	无需	吸收	F = 60%，食物减少药物吸收
剂量调整（肾功能不全）	CrCl 30~60mL/min，每日口服5mg；CrCl 10~30mL/min，每日口服2.5mg	分布	Vd = 0.7L/kg；蛋白结合率97%
透析	不可透析	代谢	在肝脏中代谢为活性代谢物喹那普利拉，但不通过细胞色素P450酶代谢
妊娠期药品安全性等级	C级（前3个月），D级（后6个月）	排泄	肾脏消除率50%~60%，半衰期为25h
哺乳期	权衡风险和收益	药物遗传学	未知
禁忌证	对喹那普利或其他类似药物过敏者禁用，ACEI导致的血管性水肿患者禁用	黑框警告	妊娠

用药安全　喹那普利 Quinapril

后缀	大写字母提示	不要压碎	高度警惕	易混药名
无	无	无	无	Accutane

药物相互作用　喹那普利 Quinapril

代表药物	相互作用机制	注意事项
抗酸剂	结合和吸收减少	与本药间隔2h使用
保钾利尿剂	低血压、高钾血症的风险增加	避免同时使用，或密切监测血压和血钾水平
血管紧张素受体拮抗剂	低血压、高钾血症以及肾毒性风险增加	避免同时使用，或密切监测血压、肌酐以及血钾水平
钾补充剂	高钾血症和心律失常风险增加	避免同时使用，或者密切监测血钾水平
NSAID类	喹那普利的降压效果下降，肾毒性的风险增加	避免同时使用，或者密切监测血压和血肌酐水平
阿利吉仑	高钾血症的风险增加	监测血清钾水平
硫唑嘌呤	抑制骨髓的风险增加	避免同时使用，监测贫血或白细胞减少症
利尿剂	由于低血容量，使得体位性低血压风险增加	监测血压，从坐姿慢慢站起

不良反应　喹那普利 Quinapril

常见（＞10%）	少见（1%~10%）	罕见但严重（<1%）
	腹泻、头晕、咳嗽、疲劳、头痛、低血压、高钾血症、肾毒性、恶心、皮疹、心动过速、呕吐	血管性水肿、新生儿缺陷、肝衰竭

疗效监测　降低血压，监测充血性心力衰竭的症状或体征。
毒性监测　患者会出现血管性水肿、严重咳嗽、低血压的不良反应；监测患者的基础生命体征，定期监测电解质、肌酐、尿素氮、尿蛋白。
患者咨询要点　避免怀孕。避免突然停药后发生高血压。只有在医生的监督下，才能使用补钾药或盐的替代品。该药可能引起头晕，如果有脱水症状，头晕可能会加重。
临床应用要点　在儿童中安全性和有效性尚未建立。在服用喹那普利 2 小时后，密切观察血容量低的患者。该药在 2~4 周内可能不会出现明显的效果。

分类 质子泵抑制剂

制剂与规格 缓释，片剂：20mg

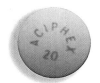

20mg，Eisai 供图

FDA批准适应证及用法用量

1. 十二指肠溃疡：每日口服 20mg，最多 4 周。

2. 幽门螺杆菌肠道感染：口服 20mg，每日 2 次，使用 10~14 天，同时每日口服阿莫西林 1000mg 以及克拉霉素 500mg，联合使用。

3. 胃溃疡：每日口服 60mg，可增加至每次 60mg，每日 2 次。

4. 可控症状的胃食管反流、糜烂或溃疡，初始治疗：成人和大于 12 岁的儿童，每日口服 20mg。

超说明书用药

1. 药物引起的胃肠道功能紊乱，消化不良：每日口服 20mg。

2. 胃溃疡：每日口服 20~40mg。

作用机制 雷贝拉唑是质子泵抑制剂，在胃壁细胞分泌H^+酸性条件刺激下，与H^+/K^+-ATP酶(质子泵)共价结合，抑制胃酸分泌的最终途径，对基础胃酸量或进食刺激产生的H离子有持久而强效的抑制作用。

药物参数 雷贝拉唑 Rabeprazole

剂量调整（肝功能不全）	肝功能不全者，需调整剂量	吸收	F=52%，食物延迟吸收
剂量调整（肾功能不全）	无需	分布	蛋白结合率96%
透析	不可透析	代谢	大部分经过CYP3A4/5、2C19代谢；少量经过CYP2C8抑制剂
妊娠期药品安全性等级	B级	排泄	90%经肾脏清除，半衰期1~2h
哺乳期	权衡风险和收益	药物遗传学	CYP2C19弱代谢者，会更容易抑制胃酸
禁忌证	雷贝拉唑过敏者禁用	黑框警告	无

用药安全 雷贝拉唑 Rabeprazole

后缀	大写字母提示	不要压碎	高度警惕	易混药名
无	RABEprazole	不能压碎	无	Aricept, ARIPiprazole

药物相互作用 雷贝拉唑 Rabeprazole

代表药物	相互作用机制	注意事项
CYP3A4/5、2C19诱导剂	雷贝拉唑代谢增加，降低雷贝拉唑疗效	监测并考虑增加雷贝拉唑剂量
CYP3A4/5、2C19抑制剂	雷贝拉唑代谢降低，雷贝拉唑毒性风险增加	监测并考虑减少雷贝拉唑剂量
CYP2C8底物	降低雷贝拉唑代谢，可能会导致药物毒性增加	监测并考虑减少雷贝拉唑剂量
pH值依赖性药物	降低胃内pH值，降低吸收	监测pH值，必要时调整剂量
氯吡格雷	可能会降低氯吡格雷对血小板的抑制作用，导致心血管事件发生(心肌梗死、中风、死亡)	避免同时使用
华法林	增加INR和出血风险	监测INR并考虑调整剂量

不良反应 雷贝拉唑 Rabeprazole

常见（>10%）	少见（1%~10%）	罕见但严重（<1%）
	头痛、皮疹	Stevens-Johnson综合征、骨折、横纹肌溶解症、急性间质性肾炎

疗效监测 缓解溃疡不适症状及内镜下溃疡症状、治疗幽门螺杆菌感染、尿素氮呼吸试验呈阴性。

毒性监测 监测严重的头痛或皮疹。

患者咨询要点 饭前 1 小时服用。

临床应用要点 治疗幽门螺杆菌的方案是质子泵抑制剂与抗生素联合应用；对于治疗幽门螺杆菌方案，患者需按疗程服用。许多质子泵抑制剂和H_2受体拮抗剂都是非处方药，警告患者不能同时使用多种此类药物，以免发生不良反应。服药时患者可能会有骨质疏松风险。如果可能，有骨质疏松风险的患者使用雷贝拉唑的时间应该尽可能短。Aciphex 雷贝拉唑散剂 2013 年 3 月批准上市。

R

分类　选择性雌激素受体调节剂
制剂与规格　片剂：60mg

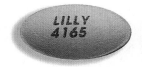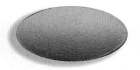

60mg，Lilly 供图

FDA批准适应证及用法用量
1. 预防存在浸润性乳腺癌高患病风险的绝经后女性：每天口服 60mg。
2. 绝经后骨质疏松的预防或治疗：每日口服 60mg。

超说明书用药　无

作用机制　雷洛昔芬是一种选择性雌激素受体调节剂(SERM)，与雌激素受体结合，激活某些组织中的雌激素通路(激动作用)，并且阻断其他组织中的雌激素通路(拮抗作用)。雷洛昔芬的激动或拮抗作用，取决于共激活因子和共抑制因子对雌激素受体靶基因启动子的响应程度。在骨骼中，雷洛昔芬可能是雌激素受体激动剂，减少骨吸收和骨转化，增加骨密度。

药物参数　雷洛昔芬 Raloxifene

剂量调整（肝功能不全）	无需		吸收	F = 2%，食物对吸收无影响
剂量调整（肾功能不全）	无需		分布	Vd = 2583 L/kg；蛋白结合率95%
透析	不可透析		代谢	不经过CYP450代谢
妊娠期药品安全性等级	X级		排泄	经过粪便清除，半衰期为32h
哺乳期	避免使用		药物遗传学	未知
禁忌证	对雷洛昔芬过敏、妊娠或哺乳期、血栓栓塞病的患者禁用		黑框警告	静脉血栓栓塞症、中风

用药安全　雷洛昔芬 Raloxifene

后缀	大写字母提示	不要压碎	高度警惕	易混药名
无	无	无	无	无

药物相互作用　雷洛昔芬 Raloxifene

代表药物	相互作用机制	注意事项
胆汁酸螯合剂	雷洛昔芬的吸收减少	避免同时使用

不良反应　雷洛昔芬 Raloxifene

常见（>10%）	少见（1%~10%）	罕见但严重（<1%）
潮热、关节痛、流感样症状	皮疹、出汗、体重增加、腹胀、恶心、阴道炎、支气管炎	高三酰甘油血症的水肿、静脉血栓栓塞、脑血管意外、肺栓塞

疗效监测　DEXA(双能 X 线吸收)扫描监测骨密度增加，乳房 X 线乳腺癌排查。

毒性监测　监测患者出现体重增加、气短、中风、下肢深静脉血栓形成(腿部肿胀、发红、疼痛)、三酰甘油异常等症状。

患者咨询要点　雷洛昔芬增加血栓的风险，特别是在初始治疗的 4 个月内。患者避免长时间坐着，需监测下肢深静脉血栓的形成。如果患者骨质疏松，考虑补钙和维生素 D。

临床应用要点　在预防乳腺癌方面，他莫昔芬和雷洛昔芬的疗效相当；然而，雷洛昔芬导致子宫内膜增生、血栓栓塞和白内障的风险性低。发药时需给予患者用药指导。

R

分类　抗反转录病毒药物，整合酶抑制剂
制剂与规格　片剂：200mg；咀嚼片：25mg，100mg

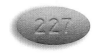

400mg，Merck 供图

FDA批准适应证及用法用量
　　与其他抗反转录病毒药物联合用于治疗 HIV-1 感染：成人和 12 岁及以上的儿童，口服 400mg，1 天 2 次；12 岁以下的儿童，根据体重用药。
超说明书用药　无
作用机制　雷特格韦抑制 HIV-1 整合酶的催化活性，从而阻止病毒基因整合到人类的 DNA 上。
药物参数　雷特格韦 Raltegravir

剂量调整（肝功能不全）	如果肝损害严重，谨慎使用	吸收	F＝30%~40%，食物不影响药物吸收
剂量调整（肾功能不全）	无需	分布	脑脊液、精液
透析	不可透析	代谢	被UGT1A1代谢为无活性的代谢物
妊娠期药品安全性等级	C级	排泄	粪便中有50%代谢物，30%经过肾脏清除，半衰期为9~12h
哺乳期	权衡风险和获益	药物遗传学	抗药性与HIV突变相关
禁忌证	无	黑框警告	无

用药安全　雷特格韦 Raltegravir

后缀	大写字母提示	不要压碎	高度警惕	易混药名
无	无	无	无	无

药物相互作用　雷特格韦 Raltegravir

代表药物	相互作用机制	注意事项
膦沙那韦	使安泼那韦浓度降低，机制未知	避免应用
质子泵抑制剂和H₂受体阻滞剂	随pH值增加，药物吸收增加	监测毒性并考虑减少雷特格韦剂量
利福平	通过诱导UGT酶降低雷特格韦浓度	增加雷特格韦剂量至800mg，每日2次

不良反应　雷特格韦 Raltegravir

常见（>10%）	少见（1%~10%）	罕见但严重（<1%）
	高血糖、失眠、头痛、中性粒细胞减少、肝功能异常	贫血、小脑共济失调、抑郁症、肝炎、过敏、肌病、肾结石、精神运动性多动症（儿童）、肾衰竭、横纹肌溶解症、Stevens-Johnson综合征、有自杀意念者、血小板减少症、有毒表皮坏死松解症

疗效监测　检测 HIV 病毒载量、CD4 细胞计数、HIV 耐药性。
毒性监测　监测患者的肝功能、胆红素、血常规、血糖。
患者咨询要点　是否与食物同服均可。可以咀嚼或将咀嚼片压碎食用。该药不能预防 HIV 传播，应注意性生活安全。
临床应用要点　禁止 2 岁以下儿童使用。与替诺福韦/恩曲他滨合用作为抗反转录病毒初始治疗患者的一线用药。

R

RAMIPRIL: Altace, various
雷米普利：Altace 等

分类 ACEI, 降压药
制剂与规格 胶囊：1.25mg, 2.5mg, 5mg, 10mg

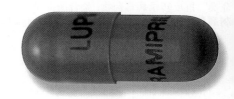

10mg，Lupin 供图

FDA批准适应证及用法用量
1. 心力衰竭：每次 1.25~2.5mg, 口服, 一天 2 次, 疗程 7 天, 可增加至每次 5mg, 一天 2 次。
2. 高血压：口服每天 2.5mg, 可增加至 2.5~20mg。
3. 心肌梗死：每次 1.25~2.5mg, 口服, 一天 2 次, 疗程 7 天, 可增加至每次 5mg, 一天 2 次。

超说明书用药
糖尿病肾病：每日口服 1.25~10mg。

作用机制 雷米普利是竞争性 ACE 抑制剂。它可抑制醛固酮的生成, 减少醛固酮所产生的水钠潴留, 激活激肽释放酶 - 激肽系统, 使血管舒张, 并且改变前列腺素的代谢, 抑制交感神经系统以及肾素 - 血管紧张素系统。

药物参数 雷米普利 Ramipril

剂量调整（肝功能不全）	无需	吸收	F = 60%, 食物对吸收无影响
剂量调整（肾功能不全）	CrCl<40mL/min：使用正常剂量的25%	分布	蛋白结合率为73%
透析	可透析	代谢	在肝脏中代谢为活性代谢物(雷米普利拉), 不通过P450酶系代谢
妊娠期药品安全性等级	C级(前3个月), D级(后6个月)	排泄	肾清除率50%~60%, 半衰期为13～17h (代谢)
哺乳期	权衡风险和获益	药物遗传学	未知
禁忌证	对雷米普利或其他ACEI过敏、有ACEI诱导血管性水肿史的患者禁用	黑框警告	妊娠

用药安全 雷米普利 Ramipril

后缀	大写字母提示	不要压碎	高度警惕	易混药名
无	无	无	无	Amaryi, enalapril

药物相互作用 雷米普利 Ramipril

代表药物	相互作用机制	注意事项
抗酸剂	两者结合, 减少吸收	与本药间隔2h使用
保钾利尿剂	低血压、高钾血症的风险增加	避免同时使用, 监测血压和血钾水平
血管紧张素受体拮抗剂	低血压、高钾血症的风险增加, 产生肾毒性	避免同时使用, 监测血压、肌酐、钾水平
补钾剂	高钾血症、心律失常的风险增加	避免同时使用, 监测血钾水平
NSAID类	雷米普利疗效降低, 肾毒性风险增加	避免同时使用, 监测血压和血肌酐水平
Alislciren	高钾血症的风险增加	监测血清钾水平
硫唑嘌呤	骨髓抑制的风险增加	避免同时使用, 监测贫血或白细胞减少症
利尿剂	低血容量、体位性低血压的风险增加	监测血压, 缓慢站起

不良反应 雷米普利 Ramipril

常见（>10%）	少见（1%~10%）	罕见但严重（<1%）
	腹泻、头晕、咳嗽、头痛、低血压、高钾血症、肾毒性、恶心、皮疹、心动过速、呕吐。	血管神经性水肿、先天性缺陷、肝衰竭

疗效监测 监测血压降低, 心力衰竭。
毒性监测 患者会出现血管神经性水肿(面部、眼睛、嘴唇、舌或咽喉发生肿胀), 重度持续性咳嗽, 低血压症状; 应定期监测患者电解质、肌酐、尿素氮、尿蛋白。
患者咨询要点 避免怀孕。只有在医务人员的监督下, 可以使用补钾药或盐替代品。该药可能引起头晕, 如果脱水, 会加重头痛。
临床应用要点 在初次使用雷米普利的两小时内, 密切观察低血容量的患者。胶囊内的药物可与水、苹果汁或者苹果酱混合服用。

分类　H_2受体拮抗剂
制剂与规格　片剂：75mg，150mg，300mg；胶囊：150mg，300mg；糖浆：15mg/mL

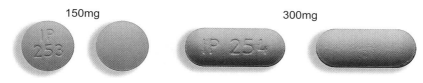

150mg　　　　　300mg

Amneal 供图

FDA批准适应证及用法用量
　　1.急性或持续性十二指肠溃疡，胃溃疡，糜烂性食管炎：1个月到16岁的儿童，每次2~4mg/kg，口服，一天2次，最大量为300mg/d；成人，每次150mg，口服，一天2次，或每天300mg，睡前服用。
　　2.预防或治疗消化不良：每次75~150mg，口服，一天2次。
超说明书用药
　　1.感染性幽门螺杆菌，四联疗法：每次150mg，口服，一天2次，疗程10~14天；联合使用甲硝唑每次250mg，口服，每天4次；碱式水杨酸铋每次525mg，口服，每天4次；四环素每次500mg，口服，每天4次。
　　2.应激性溃疡的预防：每次150mg，口服，一天2次。
作用机制　雷尼替丁是一种竞争性组胺H_2受体拮抗剂。主要药理活性是抑制胃液分泌。既可降低胃酸浓度，也可抑制胃液分泌，并相应调节胃蛋白酶分泌。

药物参数　雷尼替丁 Ranitidine

剂量调整（肝功能不全）	无需	吸收	F = 50%，食物对药物吸收无影响
剂量调整（肾功能不全）	CrCl < 50mL/min，每日最大量150mg	分布	Vd = 1.4 L/kg；蛋白结合率15%
透析	可透析	代谢	较少经肝脏代谢，不经CYP450酶系代谢
妊娠期药品安全性等级	B级	排泄	肾清除率30%~70%，半衰期为2~3h
哺乳期	权衡风险和收益	药物遗传学	未知
禁忌证	对雷尼替丁或其他H_2受体拮抗剂过敏者禁用	黑框警告	无

用药安全　雷尼替丁 Ranitidine

后缀	大写字母提示	不要压碎	高度警惕	易混药名
无	无	无	无	无

药物相互作用　雷尼替丁 Ranitidine

代表药物	相互作用机制	注意事项
pH值依赖性药物	降低胃内pH值，减少药物吸收	与本药间隔12h使用，或使用其他替代药物

不良反应　雷尼替丁 Ranitidine

常见（>10%）	少见（1%~10%）	罕见但严重（<1%）
便秘、腹泻、恶心	皮疹	Stevens-Johnson综合征、肝药酶增加、心脏病发作

疗效监测　缓解胃肠不适，内镜下溃疡减轻。
毒性监测　监测严重发疱性皮疹。
患者咨询要点　睡前服用。如有必要，与食物或抗酸药同服。
临床应用要点　此药物禁止与其他质子泵抑制剂和H_2受体拮抗剂的非处方药物同用，警告患者不要同时服用多种同类药物，避免产生额外的不良反应。本药亦有注射剂型；使用静脉注射应尽快转为口服使用，避免静脉注射产生不必要的成本和额外的风险。

R

分类 抗糖尿病药
制剂与规格 口服片剂:0.5mg, 1mg, 2mg

2mg，Novo Nordisk 供图

FDA批准适应证及用法用量
2 型糖尿病:口服每次 0.5~4mg, 每天 2~4 次(餐时服用);可以每天增加到 16mg。
超说明书用药 无
作用机制 瑞格列奈是格列奈类药物(含氯茴苯酸结构), 通过抑制胰岛 β 细胞膜上的三磷腺苷(ATP)-K 通道,从而刺激胰岛素从胰腺中分泌, 并且抑制钾离子外流, 产生去极化。使钙离子流入, 导致胰岛素分泌。

药物参数 瑞格列奈 Repaglinide

剂量调整（肝功能不全）	无需	吸收	F = 56%, 食物对药物吸收无影响
剂量调整（肾功能不全）	CrCl 20~40mL/min;初始剂量每天0.5mg	分布	Vd = 24~31L, 蛋白结合率98%
透析	未知	代谢	经过肝药酶CYP3A4/5、CYP2C8代谢
妊娠期药品安全性等级	C级	排泄	90%经肾脏清除, 半衰期1h
哺乳期	权衡风险与获益	药物遗传学	未知
禁忌证	对药物过敏、酮症酸中毒、1型糖尿病、同时使用吉非罗齐者	黑框警告	无

用药安全 瑞格列奈 Repaglinide

后缀	大写字母提示	不要压碎	高度警惕	易混药名
无	无	无	是	无

药物相互作用 瑞格列奈 Repaglinide

代表药物	相互作用机制	注意事项
β-受体阻滞剂、SSRI类、NSAID类、MAOI类	改变糖代谢, 增加低血糖的危险性	监测并调整剂量
CYP2C8、CYP3A4/5诱导物	增加瑞格列奈代谢, 降低瑞格列奈药效	监测并调整剂量
CYP2C8、CYP3A4/5抑制剂	降低瑞格列奈代谢, 增加瑞格列奈毒性	监测并调整剂量

不良反应 瑞格列奈 Repaglinide

常见（>10%）	少见（1%~10%）	罕见但严重（<1%）
低血糖、头痛	关节痛、鼻咽炎、恶心、腹泻、背痛	心绞痛、高血压、心律失常、血小板减少、过敏、肝毒性、Stevens-Johnson综合征

疗效监测 餐前血糖 70~130mg/dL, 糖化血红蛋白 HbA1c<7%。
毒性监测 患者会出现恶心、呕吐、出汗、意识丧失、皮疹、胸痛、瘀伤、出血、严重腹痛、肌无力或肌肉疼痛、排尿减少等副反应, 需要监测患者的血压、心率、血常规以及肝功能。
患者咨询要点 每天监测 2~4 次血糖, 饭前 15 分钟检测, 每天 4 次, 如不吃饭无需检测。
临床应用要点 与磺酰脲类药物相比, 瑞格列奈起效快, 持续时间短, 导致低血糖的风险低, 儿童禁用。二甲双胍是治疗 2 型糖尿病的一线用药, 瑞格列奈是三线用药。

R

分类 双磷酸盐

制剂与规格 片剂:5mg, 30mg, 35mg, 150mg;缓释片剂:35mg

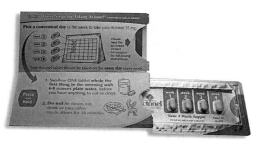

35mg, Procter & Gamble 供图

FDA批准适应证及用法用量

1. 绝经后骨质疏松:缓释制剂:35mg, 每周 1 次, 早餐后服用;片剂:每天 5mg 或每周 35mg 或每月 150mg;同时使用钙制剂以及维生素 D。

2. paget 病:速释片, 每天 30mg, 口服, 持续 2 个月。

超说明书用药 无

作用机制 利塞膦酸与骨羟磷灰石结合, 在细胞水平抑制破骨细胞活性, 从而调节骨骼新陈代谢。

药物参数 利塞膦酸 Risedronate

剂量调整（肝功能不全）	无需	吸收	F<1%, 食物影响吸收, 饭前30~60min服用
剂量调整（肾功能不全）	CrCl<30mL/min, 禁用	分布	Vd = 13.8L, 蛋白结合率24%
透析	未知	代谢	无
妊娠期药品安全性等级	C级	排泄	50%经肾脏清除, 半衰期561h
哺乳期	权衡风险与获益	药物遗传学	未知
禁忌证	对药物或其他磷酸盐过敏者禁用, 食管异常、食管排空延迟、血钙过少、不能坐或站30min者禁用	黑框警告	无

用药安全 利塞膦酸 Risedronate

后缀	大写字母提示	不要压碎	高度警惕	易混药名
无	无	勿嚼碎或压碎	无	Alendronate

药物相互作用 利塞膦酸 Risedronate

代表药物	相互作用机制	注意事项
铝、钙制剂	减少双磷酸盐吸收	隔1~2h使用
质子泵抑制剂、H₂受体阻滞剂	减少双磷酸盐吸收	隔1~2h使用, 避免使用缓释剂型

不良反应 利塞膦酸 Risedronate

常见（>10%）	少见（1%~10%）	罕见但严重（<1%）
皮疹、腹痛、便秘、腹泻、恶心	类似流感症状、水肿、心律失常、肾结石、肌痛、骨痛、高血压、抑郁症	骨坏死、食道癌、免疫过敏

疗效监测 增加骨密度, 减少骨折发生率。

毒性监测 注意监测血肌酐及钙含量。严重的会出现皮疹、胸痛、吞咽困难、肿胀、牙齿等问题, 排尿时会出现较严重的疼痛。

患者咨询要点 清晨空腹服用。整片吞服, 用白开水送服(不用矿泉水、咖啡、果汁、或任何其他液体), 不要咀嚼。生病卧床时勿用。在服下药片至少 30 分钟后再进食。服药后至少 30 分钟后可躺下, 并且进食后才可卧床。

临床应用要点 合并化疗或口腔卫生差者会增加颌骨坏死的风险。已有报道, 在服用双磷酸盐治疗骨质疏松时, 会发生非典型的股骨骨折(股骨转子下和骨干骨折);发生股骨干骨折的患者应该停止使用。Atelvia 是缓释剂型。发药时需给予用药指导。

R

RISPERIDONE：Risperdal，various
利培酮：维思通等

分类 苯异恶唑类；抗精神病药物
制剂与规格 片剂，0.25mg，0.5mg，1mg，2mg，3mg，4mg；分散片，0.25mg，0.5mg，1mg，2mg，3mg，4mg；溶液剂 1mg/mL

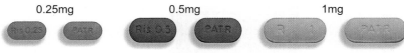

Patriot 供图

FDA批准适应证及用法用量
1. 应激性错乱：体重 <20kg 的儿童，每日口服 0.25mg，逐步增加剂量至产生疗效；体重 >20kg 的儿童，每天口服 0.5mg，逐步增加剂量至产生疗效。
2. 双相情感障碍：成人，每日口服 2~3mg，可增加至 6mg/d；10 岁以上的儿童，每天口服 0.5mg，可增加至 2.5mg/d。
3. 精神分裂症：成人，每日口服 1mg，可增加至 18mg/d；13 岁以上的儿童，每天口服 0.5mg，可增加至 3mg/d。

超说明书用药
激动症，急性精神障碍：口服 3mg，立即服用。

作用机制 利培酮对 5- 羟色胺（5-HT$_2$）和多巴胺 D$_2$ 受体有较好的拮抗作用。典型的抗精神病药物是多巴胺受体拮抗剂，拮抗 5- 羟色胺（5-HT$_2$），可增加治疗精神分裂症药物的疗效，并且减少锥体外系反应的发生。

药物参数 利培酮 Risperidone

剂量调整（肝功能不全）	严重肝损伤者，开始口服0.5mg，每天2次，缓慢增加剂量	吸收	F = 70%，食物对药物吸收没有影响
剂量调整（肾功能不全）	严重肾损伤者，开始口服0.5mg，每天2两次，缓慢增加剂量	分布	Vd=1~2L/kg；蛋白结合率90%
透析	不可透析	代谢	经过肝药酶CYP2D6，P-糖蛋白代谢为活性物（9-羟基利培酮）
妊娠期药品安全性等级	C级	排泄	70%经过肾脏清除，半衰期3~10h
哺乳期	权衡风险和收益	药物遗传学	CYP2D6弱代谢者，利培酮的血药浓度较高；因利培酮与其代谢物均有活性，应限制此患者临床使用
禁忌证	对利培酮过敏者、延长QT间期的药物禁用	黑框警告	阿尔茨海默病患者的死亡率高

用药安全 利培酮 Risperidone

后缀	大写字母提示	不要压碎	高度警惕	易混药名
Consta, M-Tab	RisperiDONE, RisperDAL	分散片	无	Reserpine, rOPINIRole

药物相互作用 利培酮 Risperidone

代表药物	相互作用机制	注意事项
CYP2D6、P-糖蛋白抑制剂	减少利培酮代谢，增加毒性	监测并考虑减少利培酮剂量
P-糖蛋白诱导剂	增加利培酮代谢，降低利培酮疗效	监测并考虑增加利培酮剂量
增加QT间期的药物	延长QT间期的风险增加（尖端扭转性室速、心搏骤停）	禁止使用
丙戊酸	增加丙戊酸浓度	监测不良反应、丙戊酸的血清水平，根据需要调整剂量

不良反应 利培酮 Risperidone

常见（ >10%）	少见（ 1%~10%）		罕见但严重（ <1%）
锥体外系症病、头痛、食欲增加、震颤、尿失禁、体重增加	腹部疼痛、焦虑、便秘、咳嗽、腹泻、头晕、疲劳、高催乳素血症、低血压、消化不良、失眠、恶心、外周水肿、皮疹、鼻炎、嗜睡		严重精神病综合征、胰腺炎、全血细胞减少、心脏猝死、晕厥、心动过速、迟发性运动障碍、震颤、呕吐、口干

疗效监测 改善精神分裂症、躁狂症、抑郁相关的双相情感障碍相关症状。

毒性监测 在用药前以及治疗期间定期监测患者血压、空腹血糖，患者及时进行全血细胞计数、眼科检查；有自杀倾向的高危患者需密切监护。

患者咨询要点 与食物同服，避免饮酒，避免情绪剧烈波动。患者避免进行需要警觉或协调性的活动，避免进行可能引起体温升高的活动。坐卧位要缓慢站起。患者出现高血糖、心动过缓、心律失常、迟发性运动障碍或严重精神病综合征，需及时向医务人员报告。使用前从包装中取出分散片，置于舌上溶解后吞下。口服溶液可与水、咖啡、橙汁或低脂牛奶同服，但不应与可乐或茶同服。

临床应用要点 与安慰剂相比，患有老年痴呆性精神病的患者服用利培酮后，死亡风险会增加。

分类 抗凝血药
制剂与规格 片剂：10mg, 15mg, 20mg

20mg，Janssen 供图

FDA批准适应证及用法用量

　　1.预防外科手术后患者的血栓形成：术后至少 6 小时开始服用，每天口服 10mg，膝关节置换术后服用 12 天，髋关节置换术后服用 35 天。

　　2.预防房颤患者血栓栓塞：如果 CrCl >50mL/min，每日口服 20mg；如果 CrCl 15~50mL/min，每日口服 15mg；如果 CrCl<15mL/min，不使用。

　　3.治疗及二级预防下肢深静脉血栓和肺栓塞：口服每次 15mg，一天 2 次，服用 21 天，然后每天口服 20mg。

超说明书用药

　　急性冠状动脉综合征患者心血管疾病的预防：口服每次 5mg，一天 2 次。

作用机制 　利伐沙班是一种口服的生物活性因子 Xa 因子的抑制剂。利伐沙班选择性阻断 Xa 因子的活性位点，不需要辅助因子参与(如抗凝血酶Ⅲ)。通过内源和外源途径将 X 因子活化为 Xa 因子，此步骤在凝血级联反应中起着核心作用。

药物参数 　利伐沙班 Rivaroxaban

剂量调整（肝功能不全）	中重度肝功能障碍，避免使用	吸收	F=66%~100%，剂量较大时，食物增加药物吸收
剂量调整（肾功能不全）	如果CrCl<50mL/min，调整剂量；如果CrCl<15mL/min，避免使用	分布	Vd =50L；白蛋白结合率95%
透析	终末期肾病应避免使用；在2~3h内，血液透析清除60%的药物	代谢	通过CYP3A4/5酶在肝脏代谢
妊娠期药品安全性等级	C级	排泄	肾清除率66%，半衰期5~9h
哺乳期	权衡风险和收益	药物遗传学	未知
禁忌证	活动性出血	黑框警告	房颤患者会出现中风、脊髓/硬膜外血肿的风险

用药安全 　利伐沙班 Rivaroxaban

后缀	大写字母提示	不要压碎	高度警惕	易混药名
无	无	无	是	无

药物相互作用 　利伐沙班 Rivaroxaban

代表药物	相互作用机制	注意事项
CYP3A4/5诱导剂	通过诱导代谢使利伐沙班失效	仔细监测凝血，必要时增加剂量
CYP3A4/5抑制剂	利伐沙班毒性增加，代谢受抑制	仔细监测出血，必要时减少剂量
抗血小板药和抗凝药、NSAID类	出血风险增加	避免同时使用，仔细监测，必要时调整剂量

不良反应 　利伐沙班 Rivaroxaban

常见（>10%）	少见（1%~10%）		罕见但严重（<1%）
出血	外周水肿、头晕、头痛、疲劳、损伤、皮肤瘙痒、皮疹、恶心、呕吐		晕厥、大出血、硬膜外血肿、过敏反应、脑卒中

疗效监测 　预防凝血或反复凝血。对利伐沙班而言，常规抗凝监测没有必要，如需进行，应该做抗 Xa 活性检测。
毒性监测 　监测患者的出血情况。监测肾功能以调整剂量。进行全血细胞检查，注意重要生命体征。
患者咨询要点 　与晚餐同服。警告：使用利伐沙班时，脊髓(脊柱)硬膜外麻醉会有风险。
临床应用要点 　在利伐沙班的说明书中，会有与华法林以及其他口服抗凝药详细的剂量换算，用于不同的患者。也有许多药物的相互作用，需要进行药物监测。药片可研碎后与苹果酱混合后随即服下，也可与水混合经鼻胃管给药。

R

分类　多巴胺受体激动剂
制剂与规格　片剂：0.25mg，0.5mg，1mg，2mg，3mg，4mg，5mg；缓释片剂：2mg，4mg，6mg，8mg，12mg

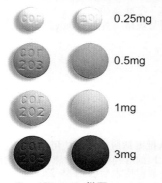

0.25mg
0.5mg
1mg
3mg

Core Pharma 供图

FDA批准适应证及用法用量
　　1. 帕金森病：速释片，口服每次 0.25mg，一天 3 次，服用 1 周；然后每次 0.5mg，一天 3 次，服用 1 周；然后每次 0.75mg，一天 3 次，服用 1 周；然后口服 1mg，一天 3 次；可增加至 24mg/d；缓释制剂，每日口服 2mg，疗程 1~2 周，然后可加量至 24mg/d。
　　2. 不宁腿综合征：口服，睡前服用。每日 0.25mg，服用 2 天，然后每日 0.5mg，服用 5 天；然后每日 1mg，服用 1 周；然后每日 1.5mg 口服，服用 1 周；然后每日 2mg；可增加至每日 4mg。
超说明书用药　无
作用机制　罗匹尼罗是非麦角类多巴胺受体激动剂，对多巴胺 D_3 受体特异性高于 D_2、D_4 受体。药物对阿片受体有中度亲和力，对多巴胺 D_1 受体，5-羟色胺（5-HT$_1$、5-HT$_2$），苯二氮䓬受体，γ-氨基丁酸（GABA）、毒蕈碱、α_1，α_2，β-肾上腺素能受体作用不大。目前认为该药刺激帕金森病患者大脑尾状壳核的突触后多巴胺 D_2 受体。

药物参数　罗匹尼罗 Ropinirole

剂量调整（肝功能不全）	谨慎使用	吸收	F = 45%~55%，食物增加Tmax和Cmax
剂量调整（肾功能不全）	无需	分布	Vd=7.5L/kg；蛋白结合率40%
透析	未知	代谢	经过肝药酶 CYP1A2代谢
妊娠期药品安全性等级	C级	排泄	肾清除80%，半衰期为6h
哺乳期	权衡风险和收益	药物遗传学	未知
禁忌证	药物过敏者禁用	黑框警告	无

用药安全　罗匹尼罗 Ropinirole

后缀	大写字母提示	不要压碎	高度警惕	易混药名
XL	rOPINIRole	缓释片	无	RisperDAL, risperiDONE

药物相互作用　罗匹尼罗 Ropinirole

代表药物	相互作用机制	注意事项
CYP1A2诱导剂	增加罗匹尼罗代谢，降低药效	监测并考虑增加罗匹尼罗剂量
CYP1A2抑制剂	降低罗匹尼罗代谢，增加毒性风险	监测并考虑减少罗匹尼罗剂量
抗精神病药	可能降低抗精神病药物和(或)多巴胺受体激动剂疗效	避免同时使用，或监测并考虑调整1种或2种药物剂量
华法林	降低华法林代谢	监测INR

不良反应　罗匹尼罗 Ropinirole

常见（>10%）	少见（1%~10%）	罕见但严重（<1%）
头晕、运动障碍、恶心、呕吐、体位性低血压、嗜睡、幻觉	腹部疼痛、视力异常、便秘、水肿、疲劳、头痛、心跳加快、嗜睡、晕厥、呕吐	窦房结功能障碍

疗效监测　锥体外系、肌强直、震颤、走路障碍、四肢运动障碍缓解。
毒性监测　监测患者出现体位性低血压，呼吸频率改变，心率减慢，定期去皮肤科进行检查。
患者咨询要点　要与食物同服，以避免药物引起恶心。服药后，禁止饮酒。药效消失前避免从事需要警觉和身体协调性的工作。坐或卧位站起时要缓慢。患者产生新的运动障碍、或使原有运动障碍加剧、呼吸频率改变昏厥、或罕见的冲动的症状需及时就医。避免突然停药。使用药物时禁止饮酒或者使用其他中枢神经系统抑制药物。
临床应用要点　速释和缓释剂型的罗匹尼罗可以换用；缓释剂量与速释剂量的日剂量相当。

R

分类 抗糖尿病药, 噻唑烷二酮类
制剂与规格 片剂:2mg, 4mg, 8mg

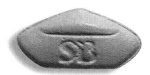 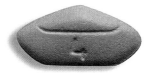

4mg，Glaxo SmithKline 供图

FDA批准适应证及用法用量

糖尿病:口服每天 4mg, 或2mg, 一天 2 次;可增加至每日最大量 8mg, 或联合应用磺脲类、胰岛素或者二甲双胍。

超说明书用药

多囊卵巢综合征:每日口服 8mg。

作用机制 罗格列酮是一种噻唑烷二酮类药物, 也是一种潜在的 PPAR（γ）受体(过氧化物酶体增殖蛋白激活性受体γ), 它能提高 2 型糖尿病患者对胰岛素的敏感性, 提高骨骼肌对于葡萄糖的利用, 减少肝糖原的合成, 这两种作用都可以使罗格列酮降低血糖水平。

药物参数 罗格列酮 Rosiglitazone

剂量调整（肝功能不全）	如果LFT升高, 避免使用	吸收	F = 99%, 食物对药物吸收无影响
剂量调整（肾功能不全）	无需	分布	Vd = 17.6L;蛋白结合率99%
透析	不可透析	代谢	经过肝药酶ＣＹＰ２Ｃ８代谢, 对CYP2C8有抑制
妊娠期药品安全性等级	C级	排泄	64%经肾清除, 半衰期3~4h
哺乳期	权衡风险和收益	药物遗传学	未知
禁忌证	对罗格列酮过敏、慢性心功能不全、NYHA 3级或4级的患者禁用	黑框警告	通过 REMS 可行性分析, 患者有慢性心功能不全以及心肌梗死风险

用药安全 罗格列酮 Rosiglitazone

后缀	大写字母提示	不要压碎	高度警惕	易混药名
无	无	无	是	Avalide

药物相互作用 罗格列酮 Rosiglitazone

代表药物	相互作用机制	注意事项
CYP2C8诱导剂	增加罗格列酮代谢, 降低罗格列酮疗效	监测并考虑增加罗格列酮剂量
CYP2C8抑制剂	降低罗格列酮代谢, 增加毒性风险	监测并考虑减少罗格列酮剂量
CYP2C8底物	减少罗格列酮代谢, 可能会导致毒副作用增加	监测并考虑减少底物剂量
车前子	车前子可能会延缓食物中葡萄糖的吸收, 导致餐后高血糖现象减少, 减少降糖药用量	尽量避免同时使用, 监测并调整剂量
糖皮质激素	可能降低或增加罗格列酮的降糖作用	监测并调整罗格列酮剂量
NSAID类、SSRI类	改变葡萄糖代谢, 低血糖或者高血糖的风险增加	尽量避免同时使用, 监测并调整剂量
MAOI类	刺激胰岛素分泌, 增加降糖作用	尽量避免同时使用, 监测并调整剂量

不良反应 罗格列酮 Rosiglitazone

常见（>10%）	少见（1%~10%）	罕见但严重（<1%）
水肿、体重增加	肌痛、骨折、鼻窦炎、头痛	心力衰竭、心肌梗死、贫血、肝、糖尿病性黄斑水肿、与胰岛素或磺脲类药物合并使用会有低血糖

疗效监测 餐前血糖 70~130mg/dL, 糖化血红蛋白 <7%。

毒性监测 通过体重监测水肿、糖化血红蛋白, 评估肝功检查的情况;低血糖的症状包括恶心、出汗、意识丧失;当患者出现骨骼疼痛皮肤或眼睛发黄、眼痛、气短时, 需就医。做眼部检查。

患者咨询要点 经常监测血糖(每天 2~4 次)。可以不考虑食物影响, 可能几个星期后药物达最大疗效。

临床应用要点 药物可能会导致水肿, 加重心力衰竭患者的病情, 应当谨慎。绝经前的不排卵者可能重新排卵。儿童禁止使用。噻唑烷二酮类药物与二甲双胍药效类似, 但不良反应大, 因此作为二线药物使用(无论是单药还是联合使用)。与吡格列酮相比, 罗格列酮对心血管系统有更多影响, 因此在本类药物中, 吡格列酮更常用。患者和医护人员必须对患者进行风险评估, 并记录在罗格列酮的 REMS(风险评估和缓解策略)中。

R

分类 HMG-CoA 还原酶抑制剂

制剂与规格 片剂：5mg, 10mg, 20mg, 40mg

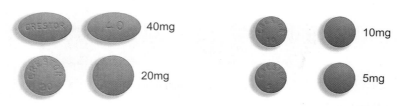

AstraZeneca 供图

FDA批准适应证及用法用量

1.高脂血症：成人，每日口服 10~20mg, 可加量至 40mg；10~17 岁的儿童，每日口服 5~20mg, 可加量至 20mg。

2.心血管系统疾病的初始预防，家族性高胆固醇血症，高三酰甘油血症，纯合子、混合型脂血症：每天口服 10~20mg, 可加量至 40mg。

超说明书用药

急性冠状动脉综合征：每日口服 40mg。

作用机制 HMG-CoA 还原酶抑制剂竞争性抑制 HMG-CoA 到甲羟戊酸的转化，这是胆固醇合成的早期限速步骤。瑞舒伐他汀增加肝细胞表面低密度脂蛋白受体数量，因此增强对低密度脂蛋白的摄取和分解，抑制肝脏极低密度脂蛋白合成，从而减少极低密度脂蛋白和低密度脂蛋白的总数量。

药物参数 瑞舒伐他汀 Rosuvastatin

剂量调整（肝功能不全）	无需	吸收	F=20%, 食物延缓药物吸收
剂量调整（肾功能不全）	CrCl<30mL/min, 初始剂量每天口服5mg, 也可增加至每天10mg	分布	Vd=134L；蛋白结合率88%
透析	不可透析	代谢	较少经肝药酶代谢
妊娠期药品安全性等级	X级	排泄	代谢物90%清除，半衰期13~20h
哺乳期	权衡风险和收益	药物遗传学	未知
禁忌证	对瑞舒伐他汀过敏、肝病、妊娠、哺乳妇女禁用	黑框警告	无

用药安全 瑞舒伐他汀 Rosuvastatin

后缀	大写字母提示	不要压碎	高度警惕	易混药名
无	无	无	无	atorvaSTATin

药物相互作用 瑞舒伐他汀 Rosuvastatin

代表药物	相互作用机制	注意事项
抗酸剂	瑞舒伐他汀疗效降低	服用抗酸药2h后使用瑞舒伐他汀
胆汁酸螯合剂	瑞舒伐他汀疗效降低	服用胆汁酸螯合剂1h前或4h后，给予瑞舒伐他汀
胺碘酮、唑类抗真菌药、蛋白酶抑制剂、贝特类、烟酸、环孢素	肌病或横纹肌溶解症的风险增加	避免同时使用，监测肌病和肌酸激酶水平
华法林	增加出血风险	监测INR，考虑停用瑞舒伐他汀

不良反应 瑞舒伐他汀 Rosuvastatin

常见（＞10%）	少见（1%~10%）	罕见但严重（<1%）
关节痛	腹部疼痛、乏力、便秘、腹泻、消化不良、头痛、肝酶增加、流感样症状、肌痛、恶心、咽炎、鼻炎、鼻咽炎	横纹肌溶解症、肌腱断裂

疗效监测 降低总胆固醇、低密度脂蛋白和三酰甘油，提高高密度脂蛋白数量。

毒性监测 该药物有横纹肌溶解症以及肝毒性(肌痛、深色尿、关节痛、疲劳)不良反应；用药前、服药 12 周后检查肝功能，以后每 6 个月复查；肌肉疼痛以及使用其他可能引起肌痛药物的患者，应监测血清肌酸激酶。

患者咨询要点 当使用瑞舒伐他汀时，如果患者怀孕应立即就医，禁止饮酒。瑞舒伐他汀不能替代节食和运动来降低胆固醇水平。

临床应用要点 最初用药的 4 个星期之内，患者进行血脂评估。在患者大手术前 4~7 天停用瑞舒伐他汀，出现横纹肌溶解症的风险性较高。该药可能增加糖尿病的风险。

R

分类　活疫苗，活病毒

制剂与规格　口服给药:单价减毒人类轮状病毒疫苗:一价氖(Rotarix)，五价减毒牛轮状病毒疫苗(RotaTeq)

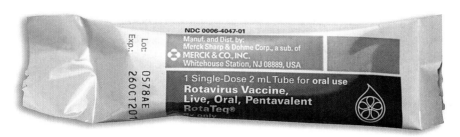

Merck 供图

FDA批准适应证及用法用量

预防轮状病毒感染导致的病毒性胃肠炎:2~4 个月，或 2~6 个月的婴儿口服一个剂量;6~14 个星期的婴儿首剂量遵医嘱;大于 14 个星期的婴儿不连续使用;4~24 个星期的婴儿给药剂量遵医嘱。

超说明书用药　无

药物参数　轮状病毒活疫苗 Rotavirus Vaccine，Live

妊娠期药品安全性等级	C级	吸收，分布，代谢，排泄	未知
哺乳期	婴儿的风险很小	药物遗传学	未知
禁忌证	对轮状病毒疫苗或成分过敏，严重免疫缺陷患者禁止使用;人类轮状病毒疫苗可能含有橡胶，有肠套叠的患者禁止使用	黑框警告	无

用药安全　轮状病毒活疫苗 Rotavirus Vaccine，Live

后缀	大写字母提示	不要压碎	高度警惕	易混药名
无	无	无	无	Rotarix, RotaTeq

药物相互作用　轮状病毒活疫苗 Rotavirus Vaccine，Live

代表药物	相互作用机制	注意事项
中-大剂量糖皮质激素	免疫抑制	停止使用糖皮质激素，再用轮状病毒疫苗
免疫抑制剂	免疫抑制	停止使用免疫抑制药，再用轮状病毒疫苗

不良反应　轮状病毒活疫苗 Rotavirus Vaccine，Live

常见（＞10%）	少见（1%~10%）	罕见但严重（＜1%）
呕吐、烦躁、发热	腹泻	肠套叠、过敏反应、发作

疗效监测　用于预防轮状病毒感染的病毒性肠胃炎。

毒性监测　监测患者体温、大便次数、腹痛症状。

患者咨询要点　注意不同厂家的不同剂量。如果儿童有腹泻、便中潜血、呕吐、发烧或腹痛症状，马上就医，这些可能是肠套叠的症状。

临床应用要点　如果婴儿出现不能吞咽或者呕吐症状，勿重复给药。婴幼儿免疫接种疫苗后，可以在粪便中排出病毒。推荐使用常规的预防措施，近距离接触感染者的人应该引起高度注意。

R

分类　SSRI 抗抑郁药

制剂与规格　25mg, 50mg, 100mg；溶液，糖浆：20mg/mL

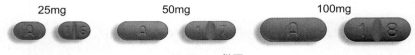

| 25mg | 50mg | 100mg |

Northstar 供图

FDA批准适应证及用法用量

1. 抑郁症：口服每天 50mg，可增加至 200mg/d。

2. 强迫症：6~12 岁的儿童，每日口服 25mg，可加量至 200mg/d；13~17 岁的儿童及成人，每天口服 50mg，可加量至 200mg/d。

3. 焦虑症，创伤后应激障碍症，社交恐惧症：每天口服 25mg，持续 1 周，然后增加至 50mg，可加量至 200mg/d。

4. 经前情绪障碍：每日口服 50mg，或只在排卵期服用，也可加量至 100mg/d。

超说明书用药　无

作用机制　舍曲林是 SSRI 类抗抑郁药物，它可间接导致肾上腺素 β- 受体下调。在临床上，对去甲肾上腺素和组胺受体无影响，对单胺氧化酶也无影响。该药刺激性小，心血管影响低，对抗胆碱药物没影响，不会导致惊厥。

药物参数　舍曲林 Sertraline

剂量调整（肝功能不全）	服用低剂量或减少频次	吸收	F=100%，食物对药物吸收影响小
剂量调整（肾功能不全）	无需	分布	Vd=20L/kg；蛋白结合率99%
透析	不可透析	代谢	经CYP2D6代谢为活性代谢物；对CYP2B6、2C19、2D6、3A4/5有中度抑制作用
妊娠期药品安全性等级	C级	排泄	肾清除率为40%~45%，半衰期为24h
哺乳期	通常可以	药物遗传学	未知
禁忌证	对舍曲林过敏者禁用；禁止与匹莫齐特、硫利达嗪或MAOI联用	黑框警告	药物可能导致自杀行为，不能用于儿童抑郁症；可用于治疗6岁以上儿童的强迫症

用药安全　舍曲林 Sertraline

后缀	大写字母提示	不要压碎	高度警惕	易混药名
无	无	无	无	Zocor, Selegiline

药物相互作用　舍曲林 Sertraline

代表药物	相互作用机制	注意事项
CYP2D6 诱导剂	增加舍曲林代谢，降低舍曲林疗效	监测并考虑增加舍曲林剂量
CYP2D6 抑制剂	降低舍曲林代谢，增加舍曲林毒性	监测并考虑减少舍曲林剂量
CYP2B6、2C19、2D6和3A4/5底物	降低底物代谢，可能会导致底物毒性增加	监测并考虑减少底物剂量
抗血小板药物、NSAID	增加出血的危险	监测出血情况
曲坦类药物、SSRI类、右旋安非他明、曲马多、MAOI类	5-羟色胺综合征的风险增加	密切监测5-羟色胺综合征的症状（烦躁不安、长性高热、反射亢进、共济失调）

不良反应　舍曲林 Sertraline

常见（>10%）	少见（1%~10%）	罕见但严重（<1%）
腹泻、疲劳、头痛、失眠、恶心	腹部疼痛、焦虑、出血、便秘、头晕、出汗、射精障碍、消化不良、食欲缺乏、皮疹、性欲减退、嗜睡、震颤、出汗、呕吐、体重增加、口干	5-羟色胺综合征、自杀倾向

疗效监测　改善患者的抑郁症、焦虑症、强迫症等症状。

毒性监测　开始治疗或剂量调整时，有抑郁症、自杀倾向或者行为异常者病情会加重，有异常出血症状或体征者，监测血常规。

患者咨询要点　药效消失前避免从事需要警觉和身体协调性的工作。数周内药物起效不明显。抑郁症、自杀倾向、行为异常加重或异常出血者需向医生报告。避免突然停药，可能会导致戒断症状。服用本药期间，禁止饮酒及服用非甾体抗炎药和阿司匹林。

临床应用要点　减量或停药时如果患者出现不能耐受的戒断症状，可能需要恢复到原剂量并更缓慢减量。在服药前，口服浓缩药必须稀释。发药时需给予患者用药指导。

分类 勃起功能障碍类药物
制剂与规格 口服片剂：20mg，25mg，50mg，100mg

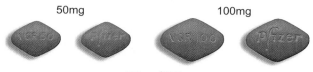

50mg   100mg

Pfizer 供图

FDA批准适应证及用法用量
    1. 勃起功能障碍：口服 20~100mg，性生活前服用。
    2. 肺动脉高压：口服每次 20mg，一天 3 次。
超说明书用药
    1. 与抗抑郁药或抗精神病药物的使用有关的性功能障碍：口服 20~100mg，性生活前服用。
    2. 女性功能障碍：口服 20~100mg，性生活前服用。
作用机制 西地那非是 5-磷酸二酯酶（PDE5）抑制剂，可以增加 cGMP（环磷酸鸟苷）含量来增强勃起功能。在性刺激过程中，神经末梢及内皮细胞释放 NO（氧化亚氮），从而刺激平滑肌细胞内 cGMP 合成，阴茎勃起。cGMP 导致平滑肌松弛，使更多的血液流入阴茎海绵体。

药物参数 西地那非 Sildenafil

剂量调整（肝功能不全）	严重的肝病患者禁用	吸收	F=41%，食物对吸收影响小
剂量调整（肾功能不全）	CrCl<30mL/min，口服25mg	分布	Vd=105L；蛋白结合率96%
透析	未知	代谢	经过肝药酶 CYP3A4/5代谢
妊娠期药品安全性等级	B级	排泄	肾清除率13%，半衰期为4h
哺乳期	权衡风险和收益	药物遗传学	未知
禁忌证	用于治疗肺动脉高压时，对磷酸二酯酶抑制剂、硝酸盐类、HIV蛋白酶抑制剂过敏者禁用	黑框警告	无

用药安全 西地那非 Sildenafil

后缀	大写字母提示	不要压碎	高度警惕	易混药名
无	无	无	无	Silodosin,tadalafil

药物相互作用 西地那非 Sildenafil

代表药物	相互作用机制	注意事项
CYP3A4/5 诱导剂	增加西地那非代谢，降低西地那非疗效	监测并考虑增加西地那非剂量
CYP3A4/5 抑制剂	降低西地那非代谢，增加西地那非毒性	监测并考虑减少西地那非剂量
α-肾上腺素受体激动剂	低血压	监测血压情况，减少剂量
硝酸盐类药物	潜在的低血压	禁用

不良反应 西地那非 Sildenafil

常见（>10%）	少见（1%~10%）	罕见但严重（<1%）
面部潮红、恶心、头痛、视觉障碍、蓝/绿色辨别缺乏症	咽炎、心绞痛、胸痛、低血压、视网膜出血	心肌梗死、中风、癫痫、突发性耳聋、阴茎异常勃起

疗效监测 改善性功能。
毒性监测 如果患者出现严重的皮疹、胸痛、勃起时间超过 4 小时、耳鸣、头晕、气短等症状，需就医。
患者咨询要点 在性生活之前 60 分钟服用，24 小时服用 1 次，请勿增加服药次数。
临床应用要点 服用他达拉非、西地那非或伐地那非主要在于患者的选择。希望"全天候起效"者往往选择他达拉非。氧化亚氮局部释放产生性刺激，在没有性刺激时，5-磷酸二酯酶抑制剂不起作用。儿童肺动脉高压患者使用本药的死亡率呈剂量依赖性。如可能使用其他药物替代。

S

SIMVASTATIN：Zocor，various
辛伐他汀：舒降之等

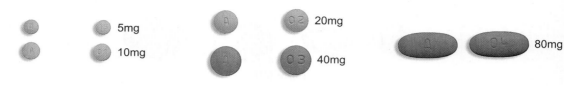

Northstar 供图

分类　HMG-CoA 还原酶抑制剂
制剂与规格　片剂:5mg, 10mg, 20mg, 40mg, 80mg

FDA批准适应证及用法用量
　　1.高胆固醇血症,家族性高脂血症(杂合),原发性或混合型脂血症:儿童(男孩和 10~17 岁之间月经初潮的女孩),每天口服 10mg,可加量至 20mg。成人,每日口服 20~40mg,可加量至 80mg。
　　2.伴随 2 型糖尿病,心血管系统疾病,或多个危险因素疾病的冠心病:每天口服 40mg,也可加量至 80mg。
　　3.家族性高胆固醇血症(纯合子):每日口服 40mg。
超说明书用药
　　急性冠状动脉综合征:每天口服 10~80mg。
作用机制　　HMG-CoA 还原酶抑制剂竞争性抑制 HMG-CoA 甲羟戊酸转化,是胆固醇合成的早期限速步骤。低密度脂蛋白受体代偿性增加,可结合和清除循环中低密度脂蛋白胆固醇,因极低密度脂蛋白胆固醇的产生减少或增加极低密度脂蛋白,低密度脂蛋白胆固醇通过低密度脂蛋白受体分解代谢,低密度脂蛋白胆固醇产生也可以减少。

药物参数　辛伐他汀 Simvastatin

剂量调整（肝功能不全）	如果LFTs升高,避免使用	吸收	F<5%
剂量调整（肾功能不全）	肾功能损害严重,初始剂量每天5mg,口服	分布	蛋白结合率95%
透析	未知	代谢	大部分经肝药酶CYP3A4/5代谢为3种活性代谢物
妊娠期药品安全性等级	X级	排泄	粪便清除率60%
哺乳期	权衡风险和收益	药物遗传学	未知
禁忌证	对辛伐他汀过敏、肝病活动期、妊娠期和哺乳期妇女禁用	黑框警告	无

用药安全　辛伐他汀 Simvastatin

后缀	大写字母提示	不要压碎	高度警惕	易混药名
无	无	无	无	Zoloft, atorvaSTATin

药物相互作用　辛伐他汀 Simvastatin

代表药物	相互作用机制	注意事项
CYP3A4/5诱导剂	增加辛伐他汀代谢,降低疗效	监测并考虑增加辛伐他汀剂量
CYP3A4/5抑制剂	减少辛伐他汀代谢,增加毒性	监测并考虑减少辛伐他汀剂量
胺碘酮、贝特类、烟酸、环孢霉素	肌病或横纹肌溶解症的风险增加	避免同时使用,或观察患者肌病以及肌酸激酶水平
三氮唑类抗真菌药、大环内酯类抗生素、奈法唑酮、蛋白酶抑制剂、利培酮	肌病或横纹肌溶解症的风险增加	禁用
华法林	出血和横纹肌溶解症的风险增加	监测INR,或者戒断辛伐他汀;观察患者肌病,监测肌酸激酶水平

不良反应　辛伐他汀 Simvastatin

常见（＞10%）	少见（1%~10%）		罕见但严重（<1%）
	腹痛、腹泻、头痛、嗜睡、肝药酶升高、肌病、恶心、皮疹		横纹肌溶解症、肝损伤、肌腱断裂

疗效监测　降低总胆固醇、低密度脂蛋白和三酰甘油,提高高密度脂蛋白。
毒性监测　该药物有横纹肌溶解症以及肝毒性(肌痛、深色尿、关节痛、疲劳)不良反应;用药前、服药 12 周后检查肝功能,以后每 6 个月复查;肌肉疼痛以及使用其他可能引起肌痛药物的患者应监测血清肌酸激酶。
患者咨询要点　当使用辛伐他汀时,如果患者怀孕应立即就医,禁止饮酒。辛伐他汀不能替代节食和运动来降低胆固醇水平。
临床应用要点　最初用药的 4 周内,对患者进行血脂评估。在患者大手术前停用辛伐他汀 4~7 天,出现横纹肌溶解症的风险较高。该药可能增加糖尿病的风险。

SITAGLIPTIN：Januvia
西格列汀：捷诺维

分类 二肽基肽酶Ⅳ抑制剂类，抗糖尿病药

制剂与规格 片剂：25mg，50mg，100mg

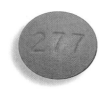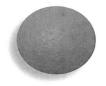

100mg，Merck 供图

FDA批准适应证及用法用量

糖尿病：每日口服 100mg。

超说明书用药 无

作用机制 磷酸西格列汀是二肽基肽酶 -4(DPP-4)抑制剂，抑制 DPP-4 水解肠促胰岛素，提高胰高血糖素样肽 -1 (GLP-1) 和葡萄糖依赖性促胰岛素分泌多肽(GIP)的作用，增加胰岛素释放，葡萄糖依赖性，从而降低循环中胰高血糖素水平。

药物参数 西格列汀 Sitagliptin

剂量调整（肝功能不全）	无需	吸收	F=87%，食物对药物吸收无影响
剂量调整（肾功能不全）	CrCl 30~50mL/min，每日口服50mg；CrCl<30mL/min，每日口服25mg	分布	Vd=198L；蛋白结合率38%
透析	可透析	代谢	P-糖蛋白的底物；不被代谢
妊娠期药品安全性等级	B级	排泄	肾清除率87%，半衰期为12h
哺乳期	权衡风险和收益	药物遗传学	未知
禁忌证	对西格列汀过敏者禁用	黑框警告	无

用药安全 西格列汀 Sitagliptin

后缀	大写字母提示	不要压碎	高度警惕	易混药名
无	SitaGLIPtin	无	是	Janumet, saxagliptin

药物相互作用 西格列汀 Sitagliptin

代表药物	相互作用机制	注意事项
P-糖蛋白诱导剂	增加西格列汀代谢，降低药效	监测并考虑增加西格列汀剂量
P-糖蛋白抑制剂	减少西格列汀代谢，增加毒副作用	监测并考虑减少西格列汀剂量
糖皮质激素	可以减弱或增强西格列汀的降血糖作用	监测并考虑调整剂量
MAOI类	刺激胰岛素分泌，增加降糖作用	尽量避免同时使用；监测并考虑调整剂量

不良反应 西格列汀 Sitagliptin

常见（>10%）	少见（1%~10%）	罕见但严重（<1%）
低血糖	头痛、鼻咽炎、恶心、腹泻	胰腺炎、过敏反应、急性肾衰竭、Stevens-Johnson综合征、横纹肌溶解症

疗效监测 餐前血糖控制在 70~130mg/dL，糖化血红蛋白 <7%。

毒性监测 定期监测肾功能和淀粉酶。如果患者出现严重的皮疹、严重的腹痛、肌肉无力或肌痛、尿量减少等症状需就医。

患者咨询要点 定期监测血糖(每天 2~4 次)。如果每天服用 1 次，则早餐时服用。如果每天服用 2 次，则早餐和晚餐时服用。禁止饮酒。因为该药会增加乳酸酸中毒的风险，可能引起双硫仑样反应。

临床应用要点 禁止用于儿童。二甲双胍是 2 型糖尿病的一线用药。有二甲双胍禁忌证的患者可单独服用西格列汀。肠促胰岛素类似物可能增加患者患胰腺炎以及患胰腺导管组织化生的风险。

分类 尿路解痉药

制剂与规格 片剂:5mg, 10mg

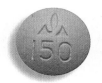

5mg，GlaxoSmithKline 供图

FDA批准适应证及用法用量
膀胱过度活动症:每天口服 5mg, 可增加至 10mg。

超说明书用药 无

作用机制 索利那辛是竞争性毒蕈碱受体拮抗剂。在胆碱能介导的功能中,毒蕈碱受体起着重要的作用。包括膀胱平滑肌收缩,刺激唾液分泌。

药物参数 索利那辛 Solifenacin

剂量调整（肝功能不全）	中度肝功能不全者, 每日最大剂量5mg;严重肝功能障碍者, 禁止使用	吸收	F=90%, 食物对吸收无影响
剂量调整（肾功能不全）	CrCl <30mL/min, 最大剂量为每日口服5mg	分布	Vd=600L;蛋白结合率98%
透析	未知	代谢	经过肝药酶CYP3A4/5代谢
妊娠期药品安全性等级	C级	排泄	肾清除率70%, 半衰期45~68h
哺乳期	权衡风险和收益	药物遗传学	未知
禁忌证	对药物过敏、胃潴留、青光眼、尿潴留者禁用	黑框警告	无

用药安全 索利那辛 Solifenacin

后缀	大写字母提示	不要压碎	高度警惕	易混药名
无	VESIcare	无	无	Visicol

药物相互作用 索利那辛 Solifenacin

代表药物	相互作用机制	注意事项
CYP3A4/5诱导剂	增加药物代谢, 降低药效	监测并考虑增加剂量
CYP3A4/5抑制剂	减少药物代谢, 毒性增加	监测并考虑减少剂量
抗胆碱能药物	增加抗胆碱能药物不良反应	避免同时使用, 或密切监测不良反应
增加QT间期药物	QT间期延长, 风险增加(尖端扭转性室速、心脏骤停)	避免同时使用, 或密切监测

不良反应 索利那辛 Solifenacin

常见（>10%）	少见（1%~10%）	罕见但严重（<1%）
便秘、口干、视力模糊	腹痛、头晕、消化不良、尿潴留	血管性水肿、QT间期延长、剥脱性皮炎

疗效监测 尿失禁、尿频、尿急缓解。

毒性监测 出现严重的抗胆碱能药物不良反应(严重口干、认知功能障碍、便秘、视力变化), 需就医。监测生命体征。

患者咨询要点 本药可能会引起抗胆碱能不良反应。包括便秘、尿潴留、视力模糊、消化不良、口干。当环境较热时, 患者可能会发生中暑(由于出汗减少)。

临床应用要点 药效消失前避免从事需要警觉和身体协调性的工作。本药可能会导致认知功能下降, 尤其是中老年人。

分类 保钾利尿剂
制剂与规格 片剂：25mg, 50mg, 100mg

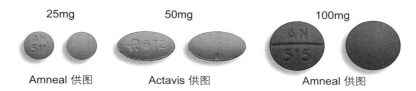

25mg　　　　50mg　　　　100mg

Amneal 供图　　Actavis 供图　　Amneal 供图

FDA批准适应证及用法用量
1. 腹水，肝硬化：口服 100mg，每日 1 次或分次服用，可增加至 400mg/d。
2. 充血性心力衰竭：口服 100mg，每日 1 次或分次服用，可增加至 400mg/d。
3. 肾病综合征：口服 100mg，每日 1 次或分次服用，可增加至 400mg/d。
4. 高血压：口服 50~100mg，每日 1 次或分次服用，可增加至 400mg/d。
5. 低血钾症：每日口服 25~100mg。

超说明书用药
1. 寻常性痤疮：每日口服 50~200mg。
2. 多毛症：每日口服 50~200mg，服用 20 天 / 月。

作用机制 螺内酯是甾类竞争性醛固酮受体拮抗剂，作用于远曲小管和集合管，阻止 Na^+-K^+ 交换，从而产生轻度利尿作用。主要用于原发性醛固酮增多症。使 Na^+ 和 Cl^- 排泄增加，K^+ 和 Mg^{2+} 排泄减少。螺内酯具有轻度降压作用，对 3 级和 4 级心力衰竭有益。

药物参数 螺内酯 Spironolactone

剂量调整（肝功能不全）	考虑隔日给药	吸收	F=73%，食物增加药物吸收
剂量调整（肾功能不全）	CrCl<10mL/min, 避免使用	分布	蛋白结合率90%
透析	不可透析	代谢	无
妊娠期药品安全性等级	C级	排泄	肾消除47%~57%，半衰期为1.4h
哺乳期	一般可用	药物遗传学	未知
禁忌证	对螺内酯过敏、无尿、急性肾衰竭、高钾血症者禁用	黑框警告	在动物模型中发现有致瘤作用

用药安全 螺内酯 Spironolactone

后缀	大写字母提示	不要压碎	高度警惕	易混药名
无	无	无	无	Aldactazide

药物相互作用 螺内酯 Spironolactone

代表药物	相互作用机制	注意事项
保钾利尿剂	低血压风险增加，出现高钾血症	避免同时使用，或监测血压和血钾水平
ACEI类、血管紧张素受体拮抗剂	低血压、高钾血症、肾毒性风险增加	避免同时使用，或监测血压、肌酐、钾水平
依普利酮、钾补充剂、盐替代品	高钾血症风险增加	避免同时使用，或监测血钾水平
NSAID类	螺内酯的降压作用减弱	避免同时使用，或监测血压
地高辛、索他洛尔	心律失常作用的危险性增加	监测心电图及血清钾、镁含量

不良反应 螺内酯 Spironolactone

常见（＞10%）	少见（1%~10%）		罕见但严重（<1%）
	乳房胀痛、腹泻、月经、胃炎、男性乳腺发育、头痛、高钾血症、低钠血症、阳痿、嗜睡、恶心、皮疹、胃痉挛、呕吐、荨麻疹		心律失常、胃出血

疗效监测 降血压、减少水肿、减轻体重。
毒性监测 如出现高钾血症的症状，需监测血肌酐、血钾及心电图。
患者咨询要点 该药物可能引起患者头晕，禁止进行机械类操作，包括驾驶，避免任何需要警觉的工作。出现高钾血症（肌肉无力、疲劳、心动过缓）和低钠血症（混乱、口干、口渴、乏力、低血压、减少排尿）的症状需告知医生。禁止使用补钾药，或含钾高的食品。禁止饮酒和使用非甾体类解热镇痛药。
临床应用要点 与其他利尿药合用时，减少本药剂量。第一天可使用负荷剂量，是每日常用量的 2~3 倍，可以快速利尿。本药有薄荷味。

S

分类 抗偏头痛药, 5- 羟色胺受体激动剂
制剂与规格 片剂:25mg, 50mg, 100mg

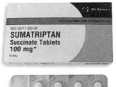

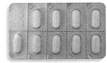

100mg，Dr. Reddy's 供图

FDA批准适应证及用法用量

偏头痛:偏头痛发作时, 口服 25~100mg, 2 小时后可以再次服用, 最大剂量 200mg/d。

超说明书用药

角膜病变的疼痛:1 次口服 25~100mg。

作用机制 舒马曲坦与 5- 羟色胺(5-HT)1B、1D、1F 亚型受体高度结合。对肾上腺素 α_1、α_2、β 受体、多巴胺 D_1、D_2 受体、毒蕈碱受体、阿片受体, 没有明显的药理作用或亲和力。5- 羟色胺受体激动剂对偏头痛有效, 认为药物是通过收缩血管(通过激活颅内血管中的 5-HT$_1$ 受体)或激活三叉神经系统的感觉神经末梢 5-HT$_1$ 受体, 从而导致促炎性神经肽释放, 治疗偏头痛。

药物参数 舒马曲坦 Surnatriptan

剂量调整（肝功能不全）	肝功能异常者, 单次最大剂量50mg	吸收	F=15%, 高脂膳食增加生物利用度
剂量调整（肾功能不全）	无需	分布	Vd=2.4L;蛋白结合率14%~21%
透析	未知	代谢	肝脏通过单胺氧化酶代谢
妊娠期药品安全性等级	C级	排泄	肾清除率60%, 半衰期为2.5h
哺乳期	通常可以	药物遗传学	未知
禁忌证	对舒马曲坦过敏、脑血管综合征、偏瘫型或基底型偏头痛、缺血性肠病、缺血性心脏病、外周血管疾病、严重肝损害、未控制的高血压者禁用	黑框警告	无

用药安全 舒马曲坦 Surnatriptan

后缀	大写字母提示	不要压碎	高度警惕	易混药名
STATdose	SUMAtriptan	无	无	ZOLMitriptan, sitaGLIPtin

药物相互作用 舒马曲坦 Surnatriptan

代表药物	相互作用机制	注意事项
SSRI类	血清素过度刺激, 药理作用增加	避免同时使用, 或密切监测5-羟色胺水平
其他5-HT受体激动剂	多种药理作用会导致药物毒性增加	24h内密切监测其他的5-HT受体激动剂
MAOI类	舒马曲坦被MAOI抑制代谢, 5-羟色胺水平增加、毒性增加	避免同时使用, 或密切监测5-羟色胺综合征症状

不良反应 舒马曲坦 Surnatriptan

常见（>10%）	少见（1%~10%）	罕见但严重（<1%）
	恶心、乏力、头晕、嗜睡	心绞痛、心律失常、冠状动脉硬化、心脏传导阻滞、高血压、心肌梗死、急性、失语、脑缺血、中风、偏瘫、神经病变、肌张力障碍、短暂性脑缺血发作、动眼危象

疗效监测 偏头痛临床症状缓解。

毒性监测 监测缺血性肠病(如, 突发性剧烈腹痛、便血), 或周围血管病, 5- 羟色胺综合征(如, 焦虑、幻觉、心动过速、高热、反射亢进、共济失调、腹泻、恶心、呕吐), 缺血性心脏病或高血压。

患者咨询要点 药效消失前避免从事需要警觉和身体协调性的工作, 本药可能引起头晕和嗜睡。

临床应用要点 舒马曲坦也有吸入剂或者注射剂, 还有与萘普生合用的口服制剂。这些药物仅能用于治疗急性偏头痛, 不能用于预防。针对偏头痛有多种 5- 羟色胺受体激动剂(曲坦类)的多种剂型(口服、吸入、注射), 不同药物起效和作用持续时间不同。如果一种剂型的最大量无效, 建议患者改变剂型或者更换药物。建议患者第 1 次给药后, 间隔 2 小时以上再给药, 如果可能每天不超过 200mg。

分类 钙调磷酸酶抑制剂
制剂与规格 胶囊:0.5mg，1mg，5mg

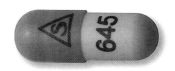

5mg，Sandoz 供图

FDA批准适应证及用法用量

1. 预防心脏移植排异反应:每天 0.075 mg/kg，口服，分 2 次服用，根据个人血清以及身体的耐受情况，逐步增加剂量。

2. 预防肝移植排异反应:成人，每天 0.1~0.15mg/kg，口服，分 2 次服用;在临床中，可以根据个人的血清及身体耐受情况，逐步增加剂量;儿童，每天 0.15~0.2mg/kg，口服，分 2 次服用，可以根据个人的血清以及身体的耐受情况，逐步增加剂量。

3. 预防肾移植排异反应:每天 0.2mg/kg，口服，分 2 次服用，根据个人的血清以及身体的耐受情况，逐步增加剂量。

超说明书用药
预防角膜移植排异反应:用上述的心脏移植的给药剂量。

作用机制 他克莫司与亲环素结合，从而抑制辅助 T 淋巴细胞的抗原反应，进而 T 淋巴细胞减少白介素 -2 及 γ-干扰素的产生。抑制免疫反应限制炎症反应的发生。

药物参数 他克莫司 Tacrolimus

剂量调整（肝功能不全）	使用限定范围中的下限	吸收	F=14%~32%，食物减少药物吸收
剂量调整（肾功能不全）	使用限定范围中的下限	分布	Vd=5~65L/kg
透析	不可透析	代谢	大部分通过肝药酶CYP3A4/5代谢
妊娠期药品安全性等级	C级	排泄	肾清除率<1%，半衰期为11 h
哺乳期	权衡风险和收益	药物遗传学	未知
禁忌证	对他克莫司过敏者禁用，不能与齐拉西酮同时使用	黑框警告	会有感染以及恶性肿瘤的风险

用药安全 他克莫司 Tacrolimus

后缀	大写字母提示	不要压碎	高度警惕	易混药名
无	无	无	无	Gengraf, PROzac, sirolumus

药物相互作用 他克莫司 Tacrolimus

代表药物	相互作用机制	注意事项
CYP3A4/5诱导剂	增加他克莫司的代谢，降低疗效	监测并考虑增加他克莫司剂量
CYP3A4/5抑制剂	减少他克莫司代谢，增加毒性	监测并考虑减少他克莫司剂量
阿米洛利、钾利尿剂	高钾血症的风险增加	避免同时使用
氨基糖苷类抗生素、两性霉素、顺铂、更昔洛韦	增加肾毒性	避免同时使用
延长QT间期的药物	有使QT间期延长的危险(尖端扭转性室速、心脏骤停)	禁止与齐拉西酮使用，避免同时使用同类药物，若使用需要同时进行密切观察
活疫苗	有发生严重感染的风险	避免同时使用

不良反应 他克莫司 Tacrolimus

常见（>10%）	少见（1%~10%）	罕见但严重（<1%）
胸痛、高血压、糖尿病、高血糖、脱发、高钾血症、低镁血症、高脂血症、便秘、腹泻、恶心、贫血、白细胞减少、血小板减少症、感染、关节痛、头晕、头痛、失眠、神经病变、肌阵挛、癫痫、肾毒性、呼吸困难、胸腔积液	皮肤瘙痒、肝功能检查指标高	心脏扩大、心律失常、Stevens-Johnson综合征、癌症风险增加、胰腺炎、急性肾衰竭

疗效监测 无排斥反应的症状(肾移植监测血肌酐，肝移植进行肝功能检查)。

毒性监测 他克莫司血药浓度(范围 5~20ng/mL)。监测电解质、血糖、血压和血肌酐、尿素氮、脂类物质和血常规。监测瘙痒或荨麻疹症状，脸、手、口、咽喉肿胀、胸闷，呼吸困难，皮肤起疱，脱皮，或红色皮疹，胸部疼痛，排尿量改变等症状。监测异常瘀伤或出血，严重的腹部疼痛。

患者咨询要点 空腹服用。避免饮酒或与葡萄柚和葡萄柚汁一起服用。多种处方药、非处方药物或者食物与他克莫司产生相互作用，密切监测血药浓度。

临床应用要点 在预防肾移植患者的急性排异反应方面，他克莫司比环孢素 A 更有效。当使用不同厂家的他克莫司时，监测血药浓度。本药也有外用药剂型。

分类　勃起功能障碍剂

制剂与规格　片剂：2.5mg，5mg，10mg，20mg

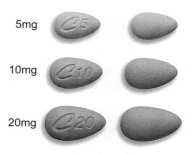

5mg

10mg

20mg

Lilly 供图

FDA批准适应证及用法用量

　　1.勃起功能障碍：通常每天口服 2.5~5mg；如果需要，在性活动期前，口服 10~20mg，最多每日 1 次。

　　2.肺动脉高压：每天口服 40mg。

超说明书用药

　　良性前列腺增生：每天口服 5mg。

作用机制　他达拉非是 5- 磷酸二酯酶（PDE5）抑制剂，可以增加 cGMP（环磷酸鸟苷）含量来增强勃起功能。在性刺激过程中，神经末梢及内皮细胞释放 NO（氧化亚氮），从而刺激平滑肌细胞内 cGMP 合成，阴茎勃起。cGMP 导致平滑肌松弛，使更多的血液流入阴茎海绵体。

药物参数　他达拉非 Tadalafil

剂量调整（肝功能不全）	避免使用	吸收	吸收好，食物对吸收无影响
剂量调整（肾功能不全）	CrCl 31~50mL/min，最大剂量为每48h 10mg；CrCl＜30mL/min，最大剂量为每72h 5mg	分布	Vd=63~77L；蛋白结合率94%
透析	未知	代谢	经过肝药酶CYP3A4/5代谢
妊娠期药品安全性等级	B级	排泄	肾清除率36%，半衰期为15~35h
哺乳期	权衡风险和收益	药物遗传学	未知
禁忌证	对磷酸二酯酶抑制剂以及硝酸盐过敏者禁用	黑框警告	无

用药安全　他达拉非 Tadalafil

后缀	大写字母提示	不要压碎	高度警惕	易混药名
无	无	无	无	Sildenafil, vardenafil

药物相互作用　他达拉非 Tadalafil

代表药物	相互作用机制	注意事项
CYP3A4/5诱导剂	他达拉非代谢增加，药效降低	监测并考虑增加他达拉非剂量
CYP3A4/5抑制剂	他达拉非代谢降低，毒副作用增加	监测并考虑减少他达拉非剂量
α-肾上腺素能药	升高血压	监测血压，考虑减少剂量
硝酸盐	升高血压，存在风险	禁止使用

不良反应　他达拉非 Tadalafil

常见（＞10%）	少见（1%~10%）	罕见但严重（＜1%）
面部潮红、恶心、肌肉疼痛、头痛	鼻咽炎、心绞痛、胸痛、低血压	Stevens-Johnson综合征、心肌梗死、中风、癫痫、突发性耳聋

疗效监测　改善性功能。

毒性监测　如果患者出现严重的皮疹、胸痛、勃起时间超过 4 小时、耳鸣、头晕、气短等症状，需就医。

患者咨询要点　如果需要，在性活动前 30 分钟服用。24 小时服用不要超过 1 次。

临床应用要点　服用他达拉非、西地那非或伐地那非主要在于患者的选择。希望"全天候起效"者往往选择他达拉非。氧化亚氮局部释放产生性刺激，在没有性刺激时，5- 磷酸二酯酶抑制剂不起作用。FDA 批准 Adcirca 治疗肺动脉高压，批准 Cialis（希爱力）治疗勃起功能障碍。

分类 α₁- 受体阻滞剂
制剂与规格 胶囊:0.4mg

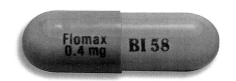

0.4mg， Boehringer Ingelheim 供图

FDA批准适应证及用法用量
良性前列腺增生:每天口服 0.4mg;可增至每天口服 0.8mg。
超说明书用药
神经性膀胱功能障碍:每天口服 0.4mg。
作用机制
坦索罗辛与喹唑啉衍生物结构近似,选择性阻断突触后膜 α₁- 肾上腺素能受体,通过舒张动静脉而降低全身外周血管阻力。没有突触前膜的 α₂ 受体的阻断作用,因此与其他扩血管药物合用时较少发生反射性心动过速。长期使用本药能降低总胆固醇、增加 HDL-C,也可提高糖耐量,缩小左心室体积。本药通过松弛膀胱颈和前列腺平滑肌增加良性前列腺增生者的排尿量。

药物参数 坦索罗辛 Tamsulosin

剂量调整（肝功能不全）	无需	吸收	F > 90%；食物降低Cmax和F
剂量调整（肾功能不全）	无需	分布	Vd = 16L；蛋白结合率94%-99%
透析	不可透析	代谢	主要经肝CYP3A4/5代谢
妊娠期药品安全性等级	B级	排泄	10%经肾清除, 半衰期9~13h
哺乳期	权衡风险与获益	药物遗传学	未知
禁忌证	对本品过敏者	黑框警告	无

用药安全 坦索罗辛 Tamsulosin

后缀	大写字母提示	不要压碎	高度警惕	易混药名
无	无	无	无	Flomax, terazosin

药物相互作用 坦索罗辛 Tamsulosin

代表药物	相互作用机制	注意事项
CYP3A4/5诱导剂	增加坦索罗辛代谢, 降低坦索罗辛药效	注意监测并考虑增加坦索罗辛剂量
CYP3A4/5抑制剂	降低坦索罗辛代谢, 增加坦索罗辛毒性风险	注意监测并考虑减少坦索罗辛剂量
β-受体阻滞剂、钙离子拮抗剂、MAOI类	增加低血压风险, 特别是首次服用	监测血压

不良反应 坦索罗辛 Tamsulosin

常见（>10%）	少见（1%~10%）	罕见但严重（<1%）
头晕、头痛、异常射精、关节炎	乏力、水肿、疲劳、低血压、恶心、嗜睡、眩晕	视网膜脱落、阴茎异常勃起

疗效监测 美国泌尿协会(AUA)症状评分、残余尿量减少、尿流量增加。
毒性监测 监测低血压症状或体征、血压变化。
患者咨询要点 本药可能引起头晕, 服药期间避免协调性活动;可能导致体位性低血压, 提醒患者缓慢改变坐/卧/立体位。首次服药或剂量增加时, 可能引起晕厥或意识丧失, 特别是站立体位时。
临床应用要点 α- 受体阻滞剂常用于治疗高血压。患有良性前列腺增生的高血压患者服用本药期间应避免服用其他 α- 受体阻滞剂。

T

分类 苯二氮䓬类, C-Ⅳ
制剂与规格 胶囊:7.5mg, 15mg, 22.5mg, 30mg

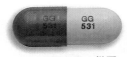

15mg, Sandoz 供图

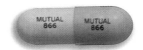

7.5 mg, Mutual Pharmaceutical 供图

FDA批准适应证及用法用量
　　失眠:每天口服 7.5~30mg, 睡前服用。
超说明书用药 无
作用机制 替马西泮是地西泮的部分代谢物,可提高抑制性神经递质(GABA)在突触后膜的作用。
药物参数 替马西泮 Temazepam

剂量调整（肝功能不全）	无需	吸收	吸收好;食物不影响吸收
剂量调整（肾功能不全）	无需	分布	Vd = 1.4L/kg;蛋白结合率96%
透析	未知	代谢	在肝脏经多种CYP途径代谢, 每种CYP酶作用较弱
妊娠期药品安全性等级	X级	排泄	80%~90%经肾清除, 半衰期4~18h
哺乳期	避免使用	药物遗传学	未知
禁忌证	对本品或其他苯二氮䓬类药物过敏者、妊娠	黑框警告	无

用药安全 替马西泮 Temazepam

后缀	大写字母提示	不要压碎	高度警惕	易混药名
无	无	无	无	Vistaril, LORazepam

药物相互作用 替马西泮 Temazepam

代表药物	相互作用机制	注意事项
乙醇、阿片类药物、CNS抑制剂	增加CNS和呼吸系统抑制	尽量避免合用或分别减量
茶碱	通过抑制腺苷受体降低苯二氮䓬类疗效	注意监测及可能增加苯二氮䓬类剂量

不良反应 替马西泮 Temazepam

常见（ >10%）	少见（ 1%~10%）	罕见但严重（ <1%）
易困、嗜睡、协调性下降	低血压、视力模糊、恶心、腹泻、意识不清、头痛	行为异常、过敏、焦虑抑郁加重、血管神经性水肿、药物依赖

疗效监测 容易入睡、夜晚睡眠时间长。
毒性监测 如出现严重困倦、自杀倾向、过敏反应、异常心跳则及时就医;注意生命体征变化。
患者咨询要点 可引起困倦, 避免驾车或协调性活动;避免饮酒;睡前 30 分钟服用;可能引起行为异常(未完全清醒状态下驾驶、通讯);同住者需注意, 如有必要则停药。
临床应用要点 不建议长期使用(通常仅使用 7~10 天);老年人可能对本药更敏感, 需特别注意, 建议剂量减半;CNS 抑制剂有依赖性, 需谨慎使用, 如长期使用避免突然停药, 可能引发惊厥或癫痫。

分类 α₁- 受体阻滞剂

制剂与规格 胶囊：1mg, 2mg, 5mg, 10mg

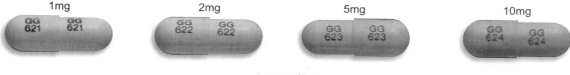

Sandoz 供图

FDA批准适应证及用法用量

1. 良性前列腺增生：每天口服 1mg，睡前服用，可增至 20mg/d。
2. 高血压：每天口服 1mg，睡前服用，可增至 20~40mg/d。

超说明书用药

慢性前列腺炎，慢性骨盆痛综合征：每天口服 1mg，服用 4 天，每天口服 2mg，服用 10 天，以后每天口服 5mg。

作用机制 特拉唑嗪选择性阻断突触后膜 α₁- 肾上腺素能受体，通过舒张动静脉而降低全身外周血管阻力。没有突触前膜的 α₂ 受体的阻断作用，因此与其他扩血管药物合用时较少发生反射性心动过速。通过松弛膀胱颈和前列腺平滑肌增加良性前列腺增生者的排尿量。

药物参数 特拉唑嗪 Terazosin

剂量调整（肝功能不全）	可能需要减少剂量	吸收	F = 90%；食物可延缓但不降低其吸收
剂量调整（肾功能不全）	无需	分布	Vd = 25~30L；蛋白结合率90%~94%
透析	不可透析	代谢	不代谢
妊娠期药品安全性等级	C级	排泄	40%经肾清除，半衰期9~12h
哺乳期	权衡风险与获益	药物遗传学	未知
禁忌证	对本品过敏者	黑框警告	无

用药安全 特拉唑嗪 Terazosin

后缀	大写字母提示	不要压碎	高度警惕	易混药名
无	无	无	无	无

药物相互作用 特拉唑嗪 Terazosin

代表药物	相互作用机制	注意事项
β-受体阻滞剂、钙离子拮抗剂、PDEI类其他α-受体阻滞剂、MAOI类	增加低血压风险，特别是首次服用	监测血压

不良反应 特拉唑嗪 Terazosin

常见（>10%）	少见（1%~10%）		罕见但严重（<1%）
乏力、头晕	呼吸困难、头痛、阳痿、恶心、鼻塞、体位性低血压、心悸、外周性水肿、阴茎异常勃起、嗜睡、晕厥	肝毒性	

疗效监测 血压下降、尿道阻塞症状缓解。

毒性监测 监测低血压症状或体征、心率加快、肝功能检查。

患者咨询要点 本药可能引起头晕和嗜睡，服药期间避免需要警觉或协调性活动；可能导致体位性低血压，提醒患者缓慢改变坐 / 卧 / 立体位；首次服药或剂量增加时，可能引起晕厥或意识丧失；睡前服用以尽量减少不良反应，特别是首次服用；避免突然停药以免出现反跳性高血压；服药期间避免饮酒。

临床应用要点 儿童用药安全性和疗效尚不明确。

T

分类 抗真菌药

制剂与规格 片剂：250mg；颗粒剂（口服）：125mg/ 包

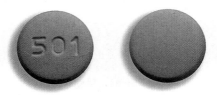

250mg，Northstar Rx 供图

FDA批准适应证及用法用量
1. 皮肤真菌所引起的甲真菌病：每天口服 250mg，指甲癣 6 周，趾甲癣 12 周。
2. 头癣：多用于儿童，<25 kg，每天口服 125mg；25~35kg，每天口服 187.5mg；>35kg，每天口服 250mg。

超说明书用药
1. 皮肤孢子丝菌病：每次 500mg 口服，每天 2 次至病灶完全愈合后 2~4 周。
2. 皮肤淋巴管孢子丝菌病：每次 500mg 口服，每天 2 次至病灶完全愈合后 2~4 周。

作用机制 特比萘芬是一种丙烯胺类抗真菌药，能抑制麦角甾醇(真菌细胞膜的重要组成部分)的生物合成，因增加细胞膜的通透性导致真菌细胞死亡。已证明特比萘芬体内外能有效抗须癣毛癣菌和红色毛癣菌感染。

药物参数 特比萘芬 Terbinafine

剂量调整（肝功能不全）	肝功能不全，不建议使用	吸收	F=40%；与食物同服AUC提高20%
剂量调整（肾功能不全）	CrCl<50mL/min，不建议使用	分布	Vd=948L；蛋白结合率99%
透析	不可透析	代谢	主要经肝CYP2C9、CYP1A2、CYP3A4/5、CYP2C8、CYP2Cl9迅速和广泛代谢，经各酶代谢小于10%；是强CYP2D6抑制剂
妊娠期药品安全性等级	B级	排泄	70%经肾清除，半衰期22~26h
哺乳期	权衡风险与获益	药物遗传学	CYP2D6弱代谢者谨慎使用
禁忌证	对本品过敏者	黑框警告	无

用药安全 特比萘芬 Terbinafine

后缀	大写字母提示	不要压碎	高度警惕	易混药名
AT	LamISIL	勿咀嚼颗粒剂	无	LaMICtal, Lomotil

药物相互作用 特比萘芬 Terbinafine

代表药物	相互作用机制		注意事项
CYP2D6底物	特比萘芬是CYP2D6抑制剂，可减少底物代谢，增加毒性风险		避免同时使用或监测毒性反应，考虑降低底物药物剂量

不良反应 特比萘芬 Terbinafine

常见（＞10%）	少见（1%~10%）	罕见但严重（<1%）
腹泻、头痛	皮疹、发热、肝酶增高	皮肤红斑狼疮、多形性红斑、Stevens-Johnson综合征、粒细胞缺乏症、白细胞减少、全血细胞减少、肝衰竭、系统性红斑狼疮

疗效监测 感染症状减轻。

毒性监测 如果发生严重的皮肤反应需就医；如果治疗超过 6 周，需检查血常规、肝功能等。

患者咨询要点 指导患者报告皮疹、感染的症状或体征或肝功能异常。可能数月不见甲床症状的改善。颗粒剂可放入布丁或其他软质非酸性的食物(如，土豆泥)并且不要咀嚼，直接吞服；不要将颗粒剂与苹果或其他水果混合。

临床应用要点 含特比萘芬的几种外用药(包括处方药和非处方产品)，也可用于皮肤感染的治疗。

分类 雄激素

制剂与规格 透皮贴剂：2mg/24 小时，4mg/24 小时；外用凝胶：1%，1.62%，2%；透皮乳膏：2%；口腔贴片：30mg；外用溶液：30mg/ 喷

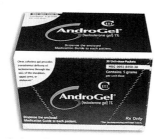

Solvay Pharmaceuticals 供图

FDA批准适应证及用法用量

性功能减退：每次 5g 凝胶(50mg 活性药物)每日 1 次，用于清洁、干燥完整皮肤，可增加剂量至每日 7.5~10g；或每次 5mg 贴剂，用 24 小时；可以调整剂量到 7.5mg/d 或 2.5mg/d。

超说明书用药 无

作用机制 睾酮是一种内源性雄激素。雄激素决定男性生殖器官正常的生长和发育。睾酮影响前列腺、精囊、阴茎和阴囊的发育和成熟，男性毛发分布的发育，喉结扩大、声带增厚、身体的肌肉和脂肪分布的改变。

药物参数 睾酮 Testosterone

剂量调整（肝功能不全）	无需	吸收	外用24h大约吸收10%
剂量调整（肾功能不全）	无需	分布	蛋白结合率98%
透析	不可透析	代谢	少
妊娠期药品安全性等级	X级	排泄	90%经肾清除，半衰期10~100min
哺乳期	避免使用	药物遗传学	未知
禁忌证	对睾酮过敏；患乳腺癌或前列腺癌男性；怀孕、可能怀孕或哺乳期女性	黑框警告	间接接触

用药安全 睾酮 Testosterone

后缀	大写字母提示	不要压碎	高度警惕	易混药名
Pump, MC	无	无	无	T-Gel

药物相互作用 睾酮 Testosterone

代表药物	相互作用机制		注意事项
华法林	睾酮抑制凝血因子 Ⅱ、Ⅴ、Ⅶ、Ⅹ，和华法林竞争血浆蛋白结合，增加出血风险		避免同时使用，或增加华法林监测

不良反应 睾酮 Testosterone

常见（>10%）	少见（1%~10%）	罕见但严重（<1%）
良性前列腺增生、睾丸萎缩	痤疮、头痛、男性乳房发育、脱发、阳痿、攻击行为	水肿、肝癌、前列腺癌、红细胞增多症、肝毒性

疗效监测 监测第二性征发展(毛发增多，男性化)。

毒性监测 应监测血细胞比容，特别是老年男性。指导患者报告症状 / 体征和非正常出血或淤伤、体重快速增加、水肿或肝毒性(黄疸、尿液变深、大便苍白)。

患者咨询要点 凝胶可用于肩膀、上臂和(或)腹部的清洁、干燥、完整皮肤，但不应用于生殖器，涂抹凝胶后需待干。用后 5~6 小时应避免游泳和洗澡。患者应覆盖使用部位，如直接皮肤接触可将药物转移给他人。已有报道儿童间接接触睾酮凝胶而发生男性化(与凝胶应用部位周围赤裸的皮肤接触)。男性患者过于频繁或持续勃起应报告，患者的女性伴侣应报告男性化改变。

临床应用要点 除了外用剂型(凝胶和贴剂)，其他剂型包括皮下植入和注射剂，用于青春期发育延迟、乳腺癌、女性跨越成为男性者的性别认同障碍等。避免合用其他含睾酮的药物，包括无需处方而可在商店或网络购买的保健品、食品等。

T

分类 疫苗, 灭活, 细菌

制剂与规格 混悬液(肌内注射)：成人, 破伤风类毒素和白喉类毒素混合疫苗(Tdap)；儿童, 破伤风类毒素和白喉类毒素混合疫苗(DTaP), 也可与其他儿童疫苗合用

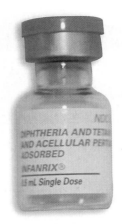

Infanrix,GlaxoSmithKiine 供图

FDA批准适应证及用法用量

　　破伤风预防：儿童, 分别于 2、4、6、12~15 个月、4~6 岁注射 5 次, 作为 DTaP 的基础；成人, 在 11~12 岁时, 接种 DTaP。

超说明书用药 无

药物参数 破伤风类毒素 Tetanus Toxoid

妊娠期药品安全性等级	C级	吸收，分布，代谢，排泄	未知
哺乳期	谨慎建议；权衡风险与获益	药物遗传学	未知
禁忌证	破伤风类毒素疫苗或成分过敏(明胶、乳胶、硫柳汞)	黑框警告	无

用药安全 破伤风类毒素 Tetanus Toxoid

后缀	大写字母提示	不要压碎	高度警惕	易混药名
无	无	无	无	Adacel, Daptacel, Tdap, DTaP

药物相互作用 破伤风类毒素 Tetanus Toxoid

代表药物	相互作用机制	注意事项
中-高剂量糖皮质激素	免疫抑制	最好在激素治疗结束后给予破伤风类毒素；也可根据临床情况决定
免疫抑制剂	免疫抑制	最好在免疫抑制剂治疗结束后给予破伤风类毒素

不良反应 破伤风类毒素 Tetanus Toxoid

常见（>10%）	少见（1%~10%）	罕见但严重（<1%）
注射部位的反应(红斑、疼痛)、发热、头痛、疲劳、肢体肿胀	胃肠道症状	过敏反应或严重的疼痛、肢体肿胀、格林-巴利综合征

疗效监测 预防破伤风, 抗体浓度可能需测定。不推荐疫苗反应的常规测定。

毒性监测 注射后注意晕厥、体温变化。

患者咨询要点 告知不同阶段的注射剂量。

临床应用要点 全部阶段尽可能使用同一厂家的疫苗。完成儿童阶段免疫后, 成年后需每10年接种 Td 疫苗(白喉-破伤风)。如免疫不充分或不明确或者上次免疫已过 5 年, 需就医处理的伤口的应接种 Td 疫苗。

分类 甲状腺补充剂

制剂与规格 片剂：15mg，16.25mg，30mg，32.4mg，32.5mg，48.75mg，60mg，64.8mg，65mg，81.25mg，90mg，97.5mg，113.75mg，120mg，130mg，146.25mg，162.5mg，180mg，195mg，240mg，260mg，300mg，325mg

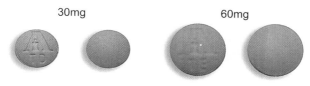

30mg   60mg

Forest Laboratories 供图

FDA批准适应证及用法用量

甲状腺功能减退：根据临床效应和血清 TSH 水平调整剂量；儿童，6 个月以内每天 4.8~6.8mg/kg，口服；6~12 个月每天 3.6~4.8mg/kg，口服；1~5 岁每天 3~3.6mg/kg，口服；6~12 岁每天 2.4~3mg/kg，口服；12 岁以上每天 1.2~1.8mg/kg，口服；成人 60~120mg/d，口服。

超说明书用药 无

作用机制 甲状腺素制剂是天然甲状腺素衍生的替代药物，包括左甲状腺素（T_4）和碘塞罗宁（T_3）。内源性甲状腺素 T_3 和 T_4 扩散进入细胞核与 DNA 上的甲状腺受体蛋白结合。激素 - 核受体复合体能激活基因转录、mRNA 及胞浆蛋白的合成。

药物参数 甲状腺素 Thyroid

剂量调整（肝功能不全）	无需	吸收	F = 48%~79%；空腹生物利用度增加
剂量调整（肾功能不全）	无需	分布	蛋白结合率99%
透析	不可透析	代谢	约80%左甲状腺素在肝、肾及其他组织去碘化为T_3；也可与葡糖苷酸和硫酸盐结合而代谢进入肝肠循环
妊娠期药品安全性等级	A级	排泄	50%经肾清除，半衰期为7d
哺乳期	可以使用	药物遗传学	未知
禁忌证	对甲状腺素过敏、非毒性弥散性甲状腺肿、结节性甲状腺疾病、甲状腺功能亢进、急性心肌梗死、治疗肥胖或减重、未治疗的肾上腺功能不足(可能导致急性肾上腺危象)	黑框警告	用于减肥时无效并有潜在毒性

用药安全 甲状腺素 Thyroid

后缀	大写字母提示	不要压碎	高度警惕	易混药名
NP, P	无	无	无	无

药物相互作用 甲状腺素 Thyroid

代表药物	相互作用机制	注意事项
华法林	增加出血风险	监测INR，考虑调整华法林剂量

不良反应 甲状腺素 Thyroid

常见（>10%）	少见（1%~10%）	罕见但严重（<1%）
		原发性心血管疾病加重、甲状腺功能亢进

疗效监测 监测血清 TSH、T_3、T_4 水平；甲减、疲劳、水肿、脱发、寒冷耐受不良、嗜睡症状缓解。

毒性监测 监测原有心血管疾病症状的加重。

患者咨询要点 可能需服药 6~8 周后可见症状改善。无医生允许勿擅自突然停药，需逐渐停药。空腹以水送服。

临床应用要点 T_3 正常水平 100~200ng/dL，T_4 正常水平 4.5~11.2μg/dL，甲状腺疾病有效治疗后 TSH 水平 0.5~3.0mIU/L。如用于减肥，可能引起致命不良反应。

T

TIOTROPIUM：Spiriva
噻托溴铵：思力华

分类　抗胆碱能支气管扩张剂
制剂与规格　吸入胶囊：18μg

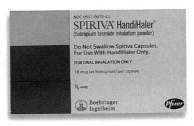

Pfizer/Boehringer Ingelheim 供图

FDA批准适应证及用法用量
　　慢性阻塞性肺病：日常使用可复用装置吸入一胶囊（18μg）含量（不要吞咽胶囊）。
超说明书用药　无
作用机制　噻托溴铵是长效 M- 受体阻滞剂，即抗胆碱能药物，与 M1-M5 各型受体亲和力相似，在气道主要通过阻断平滑肌细胞的 M3 受体而扩张支气管。吸入噻托溴铵其支气管扩张主要是局部效应（而非全身性）。
药物参数　噻托溴铵 Tiotropium

剂量调整（肝功能不全）	无需	吸收	吸入后能很好地吸收到肺；<19.5%全身吸收
剂量调整（肾功能不全）	无需	分布	Vd =32 L/kg；蛋白结合率72%
透析	不可透析	代谢	很少代谢
妊娠期药品安全性等级	C级	排泄	14%经肾清除（原型），半衰期5~6 d
哺乳期	权衡风险与获益	药物遗传学	未知
禁忌证	对噻托溴铵、异丙托溴铵或牛奶蛋白过敏	黑框警告	无

用药安全　噻托溴铵 Tiotropium

后缀	大写字母提示	不要压碎	高度警惕	易混药名
无	无	吸入胶囊	无	Inspra, Serevent

药物相互作用　噻托溴铵 Tiotropium

代表药物	相互作用机制	注意事项
其他抗胆碱能药物	增强噻托溴铵的作用	避免同时使用

不良反应　噻托溴铵 Tiotropium

常见（>10%）	少见（1%~10%）	罕见但严重（<1%）
口干、上呼吸道感染	便秘、咽炎、鼻窦炎、头痛、发声困难、用药部位刺激	肠梗阻、脑血管意外、支气管痉挛

疗效监测　监测肺功能检查、气短现象。
毒性监测　如果发生严重的抗胆碱能不良反应应就医，包括膀胱梗阻、闭角型青光眼、前列腺增生、尿潴留或排尿困难。
患者咨询要点　告知患者本药不适于急性支气管痉挛的紧急治疗。本药可能引起心率加快、口干、便秘、排尿困难、尿潴留、呼吸道感染、鼻窦炎等。提醒患者药物胶囊仅适用于吸入、不可吞服，指导患者正确使用吸入装置。
临床应用要点　使用噻托溴铵后可能发生支气管痉挛，一旦发生，停药并终生不得使用。

分类　中枢性骨骼肌松弛药，α_2 受体激动剂
制剂与规格　胶囊：2mg，4mg，6mg 片剂：2mg，4mg

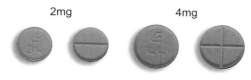

2mg　　　　4mg

Sandoz 供图

FDA批准适应证及用法用量
　　肌痉挛：每日口服 4mg，可增至每次 8mg，间隔 6~8 小时服药 1 次，最大日剂量 36mg/d。
超说明书用药
　　急性疼痛：口服，12mg/d 单独或联合非甾体抗炎药使用。
作用机制　替扎尼定是中枢性骨骼肌松弛药，是咪唑类衍生物，结构与其他肌松药不同。在肌张力过高的动物模型显示了解痉的药效。药物作用机制尚未明确。替扎尼定是 α_2- 受体激动剂，但是无抗高血压作用。

药物参数　替扎尼定 Tizanidine

剂量调整（肝功能不全）	无需	吸收	F=40%，首过效应明显，食物可使片剂吸收增加30%而胶囊吸收下降10%
剂量调整（肾功能不全）	CrCl < 25mL/min时，减少剂量	分布	Vd = 2.4L/kg；蛋白结合率30%
透析	不可透析	代谢	95%经肝CYP1A2代谢为无活性代谢产物
妊娠期药品安全性等级	C级	排泄	60%经肾清除，半衰期2h
哺乳期	避免使用	药物遗传学	未知
禁忌证	替扎尼定过敏、禁与环丙沙星或氟伏沙明合用	黑框警告	无

用药安全　替扎尼定 Tizanidine

后缀	大写字母提示	不要压碎	高度警惕	易混药名
无	TiZANidine	无	无	tiaGABine

药物相互作用　替扎尼定 Tizanidine

代表药物	相互作用机制	注意事项
CYP1A2抑制剂	抑制替扎尼定代谢而毒性增加	不合用；选择其他解痉药
苯妥英、磷苯妥英	机制尚不明确；合用增加苯妥英钠血药浓度导致苯妥英毒性增强	监测苯妥英毒性表现并相应调整剂量

不良反应　替扎尼定 Tizanidine

常见（>10%）	少见（1%~10%）	罕见但严重（<1%）
轻度低血压、口干、乏力、头晕、嗜睡	便秘、呕吐、运动障碍、弱视、感觉紧张、晕厥	心肌梗死、血小板减少、肝炎、肺栓塞、死亡

疗效监测　疼痛和肌肉痉挛减轻，被动肢体运动减少。
毒性监测　监测血压、肝功能、血肌酐、全血细胞计数。
患者咨询要点　开始治疗时注意头晕、嗜睡，服药期间禁止驾驶、机械操作等；可能引起低血压，因此卧或立位体位改变需注意；可能引起口干、乏力。
临床应用要点　本药可与食物同服或不同服，但患者最好选择相同方式(空腹或餐时)以避免吸收差异导致疗效或不良反应差别。食物对片剂和胶囊吸收影响程度不同。

T

分类 抗胆碱能药物
制剂与规格 片剂：1mg, 2mg；缓释胶囊 2mg, 4mg

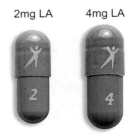

2mg LA 4mg LA

Pfizer 供图

FDA批准适应证及用法用量

膀胱过度活动症：速释剂型，每次 1~2mg，口服，1 天 2 次；缓释剂型，每天口服 2~4mg；可根据耐受程度和效应调整剂量。

超说明书用药 无

作用机制 托特罗定是竞争性 M 受体拮抗剂，与胆碱能 M 受体亲和力高，可引起膀胱收缩、唾液分泌。本药能增加残余尿、降低逼尿肌张力而显著作用于下尿路，与其他神经递质、靶点（如，钙离子通道）亲和力弱。

药物参数 托特罗定 Tolterodine

剂量调整（肝功能不全）	肝功能不全，口服剂量不超过每日2mg	吸收	F=77%；食品对吸收无影响
剂量调整（肾功能不全）	CrCl 10~30mL/min，口服剂量不超过每日2mg	分布	Vd= 113 L；蛋白结合率> 90%
透析	不可透析	代谢	90% 经CYP2D6 和 CYP3A4/5代谢
妊娠期药品安全性等级	C级	排泄	77%经肾（10%原型），17%经粪便（20%原型），半衰期1.9~3.7h
哺乳期	权衡风险与获益	药物遗传学	CYP2D6弱代谢者考虑较低剂量
禁忌证	托特罗定过敏、胃潴留、控制不佳的闭角型青光眼、尿潴留	黑框警告	无

用药安全 托特罗定 Tolterodine

后缀	大写字母提示	不要压碎	高度警惕	易混药名
LA	无	不要咀嚼或压碎长效制剂	无	Fesoterodine

药物相互作用 托特罗定 Tolterodine

代表药物	相互作用机制	注意事项
胺碘酮、普罗帕酮、奎尼丁	增加QT间期延长风险	避免同时使用
CYP3A4/5和CYP2D6抑制剂	托特罗定代谢降低，毒性增加	降低剂量为口服每天2mg
CYP3A4/5诱导剂	托特罗定代谢增加	监测疗效并考虑增加剂量
华法林	增加出血风险	监测INR

不良反应 托特罗定 Tolterodine

常见（>10%）	少见（1%~10%）	罕见但严重（<1%）
口干症	便秘、头晕、头痛、心跳加快、消化不良、嗜睡、眩晕	心动过速、QT间期延长

疗效监测 急性尿失禁（尿意减少）、尿频改善。

毒性监测 监测生命体征。

患者咨询要点 本药可能引起视力模糊、头晕、困倦，服药期间患者应避免需注意力、协调的活动。缓释胶囊整粒服用，勿压、掰或咀嚼。约 200mL 水送服。环境温度较高时，服药可能发生中暑（出汗减少而至发热或中暑），如出现症状需停药并采取适当措施。

临床应用要点 注意认知功能下降，尤其是老年人。生活方式的改变也能改善泌尿系统症状，患者应减肥、避免含酒精或咖啡因的饮料。长效制剂一般耐受性较好。

分类　加压素拮抗剂
制剂与规格　片剂：15mg, 30mg

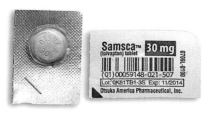

30mg，Otsuka 供图

FDA批准适应证及用法用量
　　高容量或正常容量性低钠血症：每日口服 15mg, 可增至最大剂量每日口服 60mg。
超说明书用药
　　心力衰竭：每日口服 15mg, 可增至最大剂量每日口服 60mg。
作用机制　托伐普坦是选择性加压素 V_2- 受体拮抗剂, 对 V_2 受体亲和力是天然精氨酸加压素的 1.8 倍。口服本药可拮抗加压素的作用, 利尿作用加强, 水分排出增加, 尿渗透压降低, 从而提高血钠浓度。

药物参数　托伐普坦 Tolvaptan

剂量调整（肝功能不全）	CrCl<10mL/min避免使用	吸收	F=40%
剂量调整（肾功能不全）	无需	分布	Vd = 3L/kg;蛋白结合率99%
透析	未知	代谢	主要经肝CYP3A4/5代谢
妊娠期药品安全性等级	C级	排泄	非肾途径, 半衰期2.8-12h
哺乳期	权衡风险与获益	药物遗传学	未知
禁忌证	无尿、同时使用CYP3A4/5抑制剂、低血容量性低钠血症	黑框警告	需住院监测血钠浓度

用药安全　托伐普坦 Tolvaptan

后缀	大写字母提示	不要压碎	高度警惕	易混药名
无	无	无	无	无

药物相互作用　托伐普坦 Tolvaptan

代表药物	相互作用机制	注意事项
CYP3A4/5诱导剂	通过诱导代谢降低托伐普坦药效	密切监测, 必要时增加托伐普坦剂量
CYP3A4/5抑制剂	通过抑制代谢增加托伐普坦毒性	禁止同时使用

不良反应　托伐普坦 Tolvaptan

常见（>10%）	少见（1%~10%）	罕见但严重（<1%）
口渴、恶心、口干、多尿	高血糖、便秘、头晕、脱水	血容量不足、肝衰竭、渗透性脱髓鞘综合征

疗效监测　监测血清钠浓度, 血清钠标准化是有效参数。
毒性监测　监测脱水、血清电解质、神经状态、抗利尿素分泌异常症的症状和体征。监测肝功能, 如酐酶升高则停药。
患者咨询要点　是否与食物同服均可。初始治疗的 24 小时避免限制液体量。停药后注意限制液体量。
临床应用要点　初次或停药后再次使用需住院密切监测血钠水平。潜在肝病患者使用不超过 30 天。

T

分类 抗癫痫药

制剂与规格 胶囊剂、喷剂：15mg，25mg；片剂：25mg，50mg，100mg，200mg

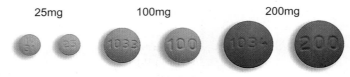

Forest Laboratories 供图

FDA批准适应证及用法用量

1.部分性或强直疼挛性癫痫发作的单一或辅助治疗：儿童2~16岁，每日口服1~3mg/kg（最大25mg），服用1周，可增至最大剂量每次200mg，1天2次。

2.预防偏头痛：起始剂量，每日25mg，口服，服用1周，可增至最大剂量每次50mg，1天2次。

超说明书用药

双相情感障碍：每次25mg，口服，1天2次，服用1周，可增至最大1200mg/d。

作用机制 托吡酯抗癫痫和偏头痛预防的确切机制尚不明确。电生理和生化证据表明托吡酯阻断电压敏感型钠离子通道，增加神经递质γ-氨基丁酸对GABA-A亚型受体的作用，拮抗谷氨酸受体AMPA／kainate亚型，并抑制碳酸酐酶，特别是同功酶Ⅱ和Ⅳ。

药物参数 托吡酯 Topiramate

剂量调整（肝功能不全）	肝病患者适当调整剂量并注意监测不良反应	吸收	F=80%；食物对吸收无影响
剂量调整（肾功能不全）	CrCl<70mL/min，起始剂量及递增剂量减半	分布	Vd=0.6~0.8L/kg；蛋白结合率15%~40%
透析	可透析	代谢	较低
妊娠期药品安全性等级	D级	排泄	70%经肾清除，原型药物的半衰期为21h
哺乳期	权衡风险与获益	药物遗传学	未知
禁忌证	对本药过敏者	黑框警告	无

用药安全 托吡酯 Topiramate

后缀	大写字母提示	不要压碎	高度警惕	易混药名
无	无	喷剂及片剂不要压碎或咀嚼	无	Sporanox,Toprol XL

药物相互作用 托吡酯 Topiramate

代表药物	相互作用机制	注意事项
阿米替林	阿米替林和托吡酯联合使用可增加阿米替林血药浓度，机制尚不明确	避免同时使用，或调整剂量以避免阿米替林中毒
口服避孕药	与雌孕激素混合避孕药联用时，雌激素AUC下降，降低避孕效果	避免同时使用，或使用另一种非激素方法避孕

不良反应 托吡酯 Topiramate

常见（>10%）	少见（1%~10%）	罕见但严重（<1%）
共济失调、食欲缺乏、恶心、头晕、精神运动障碍、嗜睡、疲劳、眼球震颤、低血清重碳酸盐	语言障碍、复视、体重减轻、抑郁、恶心	多形性红斑、Stevens-Johnson综合征、少汗、体温升高、代谢性酸中毒、肝衰竭、青光眼、近视

疗效监测 减少发作频率或偏头痛发作次数。

毒性监测 监测电解质、水化和自杀意念的发生。

患者咨询要点 本药可能引起头晕和嗜睡，服药期间避免需要警觉或协调性活动，避免饮酒或服用其他中枢神经系统抑制剂。可能会引起恶心、复视、紧张、意识混乱和许多其他中枢神经系统的不良反应。不要突然停药，因为可能导致癫痫发作。出现新的视力相关问题或体温升高请就医。可能会减少出汗，避免高温（包括热水浴和桑拿）。

临床应用要点 当调整剂量时，应缓慢变化（"低剂量起始慢慢增加"），以避免急性不良反应。

分类 阿片类镇痛药
制剂与规格 片剂:50mg;崩解片:50mg;缓释片:100mg,200mg,300mg;变速释放胶囊:100mg(25mg速释,75mg缓释),200mg(50mg速释,150mg缓释);300mg(50mg速释,250mg缓释)

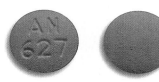

50mg，Amneal generic 供图

FDA批准适应证及用法用量
    1.慢性中重度疼痛:速释崩解片每次50mg,口服,必要时服用,可增至200mg/d。
    2.慢性中重度疼痛:缓释片起始每日100mg,口服,可增至300mg/d。
超说明书用药 无
作用机制 曲马多是μ受体激动剂和弱效5-羟色胺、去甲肾上腺素再摄取抑制剂。μ受体具有镇痛、呼吸抑制、瞳孔缩小、胃肠动力下降和欣快感。曲马多通过降低脑干呼吸中枢对于二氧化碳浓度和电刺激的反应而发挥中枢镇痛和呼吸抑制作用。

药物参数 曲马多 Tramadol

剂量调整（肝功能不全）	中重度肝功能不全,速释片50mg,口服,间隔12h,避免缓释制剂	吸收	速释F＝75%,食物不影响吸收;缓释F＝70%,食物影响吸收
剂量调整（肾功能不全）	CrCl<30mL/min,速释片延长给药间隔12h,避免缓释制剂,最大日剂量200mg,口服	分布	Vd＝3L;蛋白结合率20%
透析	不可透析	代谢	>90%经CYP3A4/5和CYP2D6代谢
妊娠期药品安全性等级	C级	排泄	30%经肾清除,半衰期6h
哺乳期	权衡风险与获益	药物遗传学	CYP2D6弱代谢者体内原型药物浓度高,可能需要降低剂量
禁忌证	曲马多或其他阿片类药物过敏、麻痹性肠梗阻、呼吸抑制、支气管哮喘	黑框警告	无

用药安全 曲马多 Tramadol

后缀	大写字母提示	不要压碎	高度警惕	易混药名
ODT	TraMADol	不要咀嚼或压碎缓释或崩解片	无	Tapentadol,Toradol,Trandate,traZODone, Voltaren

药物相互作用 曲马多 Tramadol

代表药物	相互作用机制	注意事项
巴比妥类、苯二氮䓬类药物、中枢性肌松药、阿片类、吩噻嗪类	增加中枢神经系统抑制作用	监测和考虑剂量调整
丁丙诺啡、阿片受体激动剂、阿片受体拮抗剂	戒断症状	避免使用阿片类药物
CYP3A4/5诱导剂	诱导曲马多代谢而降低其活性	考虑增加曲马多剂量
CYP3A4/5 或 CYP2D6抑制剂	抑制曲马多代谢而增加其活性	考虑降低曲马多剂量
MAOI类	增强呼吸抑制作用,增加5-羟色胺综合征风险	禁用

不良反应 曲马多 Tramadol

常见（>10%）	少见（1%~10%）	罕见但严重（<1%）
便秘、胃肠道不适、头晕、镇静、水肿、出汗、皮肤瘙痒、头痛	呼吸困难、口干症、抑郁症	心脏骤停、生理依赖、耐受、癫痫发作、胰腺炎、自杀倾向

疗效监测 缓解疼痛。
毒性监测 监测过度嗜睡、呼吸抑制、严重便秘、胸痛、头晕。监测生命体征。
患者咨询要点 如长期服用本药可使用大便软化剂和刺激性泻药预防便秘。可能引起嗜睡;避免驾驶和需要协调动作的工作。避免饮酒和服用其他中枢神经系统抑制剂。苯酮过敏者不应使用速释片。使用崩解片时,撕开铝箔取出药片,而不要从铝箔中挤出药片;勿咀嚼或压碎药片;使用时置于舌下至药片完全崩解,是否以水吞服均可。缓释片勿压缩或咀嚼,是否与食物同服均可,但尽量保持同样方式服用,以免影响生物利用度。
临床应用要点 长期使用可发生耐受或生理依赖,避免突然停药。有报道情绪障碍患者使用后产生曲马多相关死亡,如自杀倾向或行为,或镇静剂、乙醇或其他中枢兴奋药物的滥用。本药在某些地区属管控药品。

分类　前列腺素抗青光眼剂
制剂与规格　滴眼液:0.004%

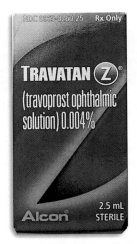

0.004% 溶液，Alcon 供图

FDA批准适应证及用法用量
　　1.高眼压:每晚滴眼 1 次，每次 1 滴。
　　2.开角型青光眼:每晚滴眼 1 次，每次 1 滴。
超说明书用药　无
作用机制　曲伏前列素是前列腺素 F2-α 类似物，目前认为能增加房水外流而降低眼内压。研究提示其主要作用机制是增加葡萄膜巩膜通路房水外流，但确切机制未明。
药物参数　曲伏前列素 Travoprost

剂量调整（肝功能不全）	无需	吸收	曲伏前列素通过角膜吸收，异丙酯类前体药物水解生成酸性活性成分，滴眼后全身吸收很少
剂量调整（肾功能不全）	无需	分布	未知
透析	不可透析	代谢	角膜内代谢;进入全身循环的药物在肝脏代谢，程度未知
妊娠期药品安全性等级	C级	排泄	肾清除程度未知, 半衰期30min
哺乳期	权衡风险与获益	药物遗传学	未知
禁忌证	过敏反应	黑框警告	无

用药安全　曲伏前列素 Travoprost

后缀	大写字母提示	不要压碎	高度警惕	易混药名
无	无	无	无	Xalatan

药物相互作用　曲伏前列素 Travoprost　　未知
不良反应　曲伏前列素 Travoprost

常见（＞10%）	少见（1%~10%）	罕见但严重（<1%）
视力模糊、眼睑皮肤色素沉着、虹膜色素沉着	睑缘炎、眼痛、视力下降、异物感	白内障

疗效监测　眼压降低。
毒性监测　如眼部刺激症状严重请就医。
患者咨询要点　使用本药前洗手及摘除隐形眼镜。使用时请平躺或头向后倾斜，以示指拉下眼睑，另一只手持滴眼液靠近眼睛，将滴眼液滴至眼睑和眼球之间。轻轻闭眼，示指置于内眼角上 1 分钟，勿清洗、擦拭或触碰滴眼液瓶口，用后立即盖上瓶盖。每日不超过 1 次(可能降低药效)。至少间隔 5 分钟以上再使用其他眼用制剂。
临床应用要点　提醒患者使用本品可能增加永久虹膜色素沉着的风险，以及可能改变眼睫毛的长度和数量。

分类 抗抑郁药

制剂与规格 片剂:50mg, 100mg, 150mg, 300mg; 缓释片剂:150mg, 300mg

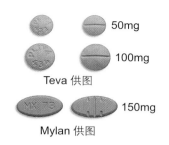

50mg

100mg

Teva 供图

150mg

Mylan 供图

FDA批准适应证及用法用量

抑郁:速释片, 日剂量150mg, 口服, 分次服用, 可增至400mg/d;缓释片, 150mg, 睡前口服, 可增至375mg/d。

超说明书用药

失眠:成人, 50mg, 睡前口服。

作用机制 本品抗抑郁机制尚未完全阐明, 目前认为可能与增强中枢神经系统 5- 羟色胺活性有关。

药物参数 曲唑酮 Trazodone

剂量调整（肝功能不全）	肝功能不全, 初始剂量为每日25mg	吸收	F = 65%, 食物增加吸收
剂量调整（肾功能不全）	无需	分布	蛋白结合率89%~95%
透析	不可透析	代谢	> 90%通过CYP3A4/5代谢
妊娠期药品安全性等级	C级	排泄	70%~75%经肾清除, 21%粪便清除, 半衰期7~10h
哺乳期	权衡风险与获益	药物遗传学	未知
禁忌证	对本品过敏者	黑框警告	可能产生自杀意念, 不能用于儿童

用药安全 曲唑酮 Trazodone

后缀	大写字母提示	不要压碎	高度警惕	易混药名
无	TraZODone	勿压碎或咀嚼缓释产品	无	traMADol, ziprasidone

药物相互作用 曲唑酮 Trazodone

代表药物	相互作用机制	注意事项
胺碘酮等延长QT间期的药物	QT间期延长及尖端扭转性室性心动过速风险增加	避免同时使用
CYP3A4/5抑制剂	曲唑酮浓度增加, 毒性增加	考虑减少曲唑酮剂量, 监测不良反应
CYP3A4/5诱导剂	曲唑酮浓度下降, 疗效降低	监测曲唑酮水平
地高辛	增加地高辛浓度和毒性风险	监测地高辛水平
氟西汀、利奈唑胺、帕罗西汀、文拉法辛	曲唑酮不良反应或5-羟色胺综合征的风险增加	监测不良反应

不良反应 曲唑酮 Trazodone

常见（>10%）	少见（1%~10%）	罕见但严重（<1%）
头晕、头痛、恶心、嗜睡、口干	背痛、视力模糊、便秘、腹泻、疲劳、紧张、失眠、头痛、低血压、晕厥、震颤、呕吐	心律失常、阴茎异常勃起、QT间期延长、5-羟色胺综合征、自杀意向、尖端扭转性室速

疗效监测 抑郁症状的改善(抑郁状态、自杀想法或倾向、食欲改变、精神不振、睡眠方式改变、对日常活动兴趣下降、过分自责或自卑、精神运动拖延或烦躁、难以思考 / 集中精神 / 记忆)。

毒性监测 监测抑郁加重、自杀倾向、异常行为变化, 尤其是在治疗起始或剂量调整时。心脏疾病和(或)具有危险因素的患者不规则心率与 QT 间期延长有关。监测周围水肿症状或体征、心率增加、肝损伤症状或体征。监测心电图、肝功能、血肌酐、尿素氮和生命体征等。

患者咨询要点 缓释片可掰开但不可咀嚼或压碎。缓释片应空腹服用, 但速释片与食物同服。本药会引起头晕或嗜睡, 服药期间避免驾驶和其他需要警觉或协调的活动。阴茎异常勃起症状或体征应立即报告医生。14 天内使用过 MAOI 需报告。提醒患者不要突然停用药物。服药期间不要饮酒或合用巴比妥酸盐及其他中枢神经系统抑制药。

临床应用要点 短期研究显示, 抗抑郁药物会增加重度抑郁症 (MOD) 和其他精神疾病儿童、青少年、年轻人自杀想法和行为的风险。需权衡风险与临床需要, 密切监测患者临床症状、自杀或异常行为变化。

T

分类　鼻用肾上腺糖皮质激素
制剂与规格　喷鼻剂:55μg/喷

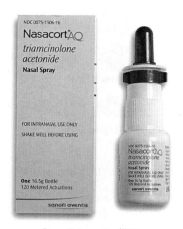

Sanofi-Aventis 供图

FDA批准适应证及用法用量
　　常年性及季节性过敏性鼻炎:儿童,2~5岁,每日1喷,最大110μg/d;6~12岁,每日1喷,最大220μg/d;12岁以上儿童及成人,起始每日2喷,最大220μg/d;维持,每日1喷,最大110μg/d。
超说明书用药　无
作用机制　曲安奈德具有抗炎、止痒、收缩血管的作用,研究表明糖皮质激素通过产生脂皮质素(磷脂酶A2抑制剂)而发挥药效,目前认为脂皮质素通过抑制花生四烯酸的释放而控制前列腺素和白三烯等炎症介质的生物合成,而花生四烯酸是经磷脂酶A2而释放的膜磷脂。
药物参数　曲安奈德鼻喷雾剂 Triamcinolone Nasal Inhaler

剂量调整（肝功能不全）	无需	吸收	经鼻给药后,<2%全身吸收
剂量调整（肾功能不全）	无需	分布	不吸收
透析	不可透析	代谢	不吸收
妊娠期药品安全性等级	C级	排泄	不吸收
哺乳期	一般可用	药物遗传学	未知
禁忌证	对本品过敏者	黑框警告	无

用药安全　曲安奈德鼻喷雾剂 Triamcinolone Nasal Inhaler

后缀	大写字母提示	不要压碎	高度警惕	易混药名
无	无	无	无	NasalCrom

药物相互作用　曲安奈德鼻喷雾剂 Triamcinolone Nasal Inhaler　未知
不良反应　曲安奈德鼻喷雾剂 Triamcinolone Nasal Inhaler

常见（>10%）	少见（1%~10%）	罕见但严重（<1%）
鼻腔刺激、灼痛	鼻出血	严重过敏、青光眼、肺炎、继发性肾上腺皮质功能减退、骨质疏松

疗效监测　鼻炎体征和症状的控制。
毒性监测　少量曲安奈德进入体循环,需监测儿童骨密度和成长发育情况。需进行常规眼科检查。监测肾上腺抑制和感染的症状和体征。
患者咨询要点　建议患者正确操作使用本药。指导患者监测毒副反应,尤其是肾上腺皮质功能不全者。
临床应用要点　注射、口服吸入、外用剂型曲安奈德也可用于其他过敏性疾病的治疗。虽然口服抗组胺药(非处方或处方药)仍是主要治疗鼻炎,如果症状严重、口服制剂无法缓解或口服激素不良反应大,推荐选用鼻腔用激素。

T

分类 外用糖皮质激素

制剂与规格 外用乳霜:0.025%, 0.1%, 0.5%;外用洗剂:0.025%, 0.1%;外用软膏:0.025%, 0.05%, 0.1%, 0.5%

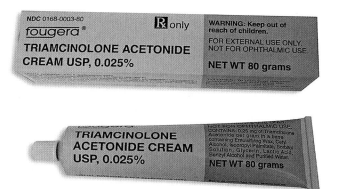

0.025% 乳霜，Fougera 供图

FDA批准适应证及用法用量

皮肤病:涂抹于局部患处,每日 1 次或 2 次。

超说明书用药 无

作用机制 曲安奈德具有抗炎、止痒、收缩血管的作用, 研究表明糖皮质激素通过产生脂皮质素(磷脂酶 A2 抑制剂)而发挥药效, 目前认为脂皮质素通过抑制花生四烯酸的释放而控制前列腺素和白三烯等炎症介质的生物合成, 而花生四烯酸是经磷脂酶 A2 而释放的膜磷脂。

药物参数 外用醋酸曲安奈德 Triamcinolone Topical

剂量调整（肝功能不全）	无需	吸收	吸收极少, 除非覆盖面积大或皮肤不完整
剂量调整（肾功能不全）	无需	分布	不吸收
透析	不可透析	代谢	不吸收
妊娠期药品安全性等级	C级	排泄	不吸收
哺乳期	一般可用	药物遗传学	未知
禁忌证	对本品过敏者	黑框警告	无

用药安全 外用醋酸曲安奈德 Triamcinolone Topical

后缀	大写字母提示	不要压碎	高度警惕	易混药名
无	无	无	无	Ketalar

药物相互作用 外用醋酸曲安奈德 Triamcinolone Topical 未知

不良反应 外用醋酸曲安奈德 Triamcinolone Topical

常见（>10%）	少见（1%~10%）	罕见但严重（<1%）
	皮肤干燥、烧灼感、刺痛、给药部位皮肤瘙痒、头痛	已报道较大皮肤面积使用封闭敷裹产生下丘脑轴(HPA)抑制

疗效监测 皮肤病临床症状改善。

毒性监测 给药后, 如出现严重的皮肤刺激或症状恶化应就医。

患者咨询要点 涂抹于病变部位, 皮肤应清洁和完整无破损。避免接触眼睛, 也不要用嘴吸入。避免涂抹部位封闭敷裹或衣服过紧。

临床应用要点 市售多种处方和非处方剂量配方(洗面泡沫、凝胶、洗发水等)。口服或吸入制剂用于全身作用, 与其他口服糖皮质激素适应证相似。大面积、长期、封闭敷裹可增加全身吸收的风险和毒性, 儿童患者更易全身吸收。TAC 是容易出错的缩写, 避免混淆。

T

分类 保钾性 / 噻嗪类利尿药复方
制剂与规格 胶囊:(氨苯蝶啶 / 氢氯噻嗪)37.5mg/25mg, 50mg/25mg；片剂:(氨苯蝶啶 / 氢氯噻嗪)37.5mg/25mg, 50mg/25mg, 75mg/50mg

37.5mg/25mg　　50mg/25mg　　75mg/50mg

Sandoz 供图

FDA批准适应证及用法用量
1. 水肿:37.5mg/25mg, 口服 1~2 片或胶囊。
2. 高血压:37.5mg/25mg, 每日口服 1 片或胶囊, 可增加至口服每天 75mg/50mg。

超说明书用药 无
作用机制 氨苯蝶啶直接作用于远曲小管影响钠与氢钾交换, 产生轻度利尿作用而不依赖于醛固酮浓度。抗高血压活性较弱, 明显低于利尿剂或螺内酯。氢氯噻嗪通过影响远曲小管前段和近曲小管(肾单位的皮质稀释段)氯化钠的重吸收而增加其排泄, 具有轻度浓缩尿液的利尿作用。

药物参数 氨苯蝶啶 /氢氯噻嗪 Triamterene/hydrochlorothiazide

剂量调整（肝功能不全）	无需	吸收	氢氯噻嗪F=60%~80%；氨苯喋F= 30%~70%；食物延缓吸收
剂量调整（肾功能不全）	CrCl<25mL/min, 避免使用	分布	氢氯噻嗪蛋白结合率40%, 主要分布于细胞外液和肾脏；氨苯蝶啶蛋白结合率55%~67%
透析	氢氯噻嗪不可透析；氨苯蝶啶可透析去除	代谢	氨苯蝶啶主要经肝代谢；氢氯噻嗪不代谢
妊娠期药品安全性等级	C级	排泄	氢氯噻嗪50%~70%以原型从尿液排出, 半衰期10~12h；氨苯蝶啶从尿液排出(5%~10%原型), 其半衰期4.3~6.5h
哺乳期	权衡风险与获益	药物遗传学	未知
禁忌证	对氢氯噻嗪、磺胺类药物、氨苯蝶啶过敏；同时合用补钾药物、钾盐或保钾利尿剂；无尿患者、急性或慢性肾功能不全或血钾过高	黑框警告	高钾血症

用药安全 氨苯蝶啶 /氢氯噻嗪 Triamterene/hydrochlorothiazide

后缀	大写字母提示	不要压碎	高度警惕	易混药名
-25	无	无	无	Diazoxide, Dynacin

药物相互作用 氨苯蝶啶 /氢氯噻嗪 Triamterene/hydrochlorothiazide

代表药物	相互作用机制	注意事项
阿利吉仑、ACEI类、血管紧张素受体拮抗剂、保钾利尿剂	低血压、高钾血症的风险增加	避免合用或监测血压和血钾水平
依普利酮、钾补充剂、钾盐	高钾血症和心律失常的风险增加	避免合用或监测血清钾水平
钙剂	高钙血症的风险增加	避免合用或监测血清钙水平
糖尿病治疗药物	减少降血糖作用	监测血糖
NSAID类	减少降压和利尿作用, 肾毒性的风险增加	避免同时使用或监测BP和SCr

不良反应 氨苯蝶啶 /氢氯噻嗪 Triamterene/hydrochlorothiazide

常见（>10%）	少见（1%~10%）	罕见但严重（<1%）
低血压、头晕、头痛	味觉改变、抽筋、便秘、腹泻、口干、高血糖、高尿酸血症、低钾血症、低镁血症、低钠血症、阳痿、食欲缺乏、恶心、直立性低血压、光敏反应、皮疹、心动过速、荨麻疹、呕吐	心律失常、肝炎、胰腺炎、Stevens-Johnson综合征、高钾血症

疗效监测 降低血压、减轻水肿。
毒性监测 监测血和尿电解质变化(钙、镁、钾、钠)、肾功能下降(SCr升高或尿量减少)、血尿酸或血糖升高。若出现皮疹、眼睛或皮肤变黄、尿量减少、痛风症状需就医。
患者咨询要点 本药可能引起头晕, 避免开车、使用机械、需要警觉的危险活动。避免饮酒和服用非甾体抗炎药。可能导致光敏反应, 可使用防晒霜。磺胺类药物过敏者慎用。
临床应用要点 缺乏儿童使用的安全性和有效性数据。

分类　磺胺类抗生素

制剂与规格　片剂:(SMZ/TMP)400mg/80mg(单倍剂量)，800mg/160mg(双倍剂量)；混悬散剂:(SMZ/TMP)200mg/40mg/5mL

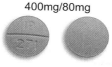
400mg/80mg

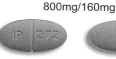
800mg/160mg

Amneal 供图

FDA批准适应证及用法用量

1. COPD 急性感染加重：800mg SMZ /160mg TMP，口服，1 天 2 次，服用 21 天。

2. HIV 感染者肺孢子菌肺炎：1600mg SMZ/320mg TMP，口服，1 天 2 次，服用 21 天。

3. HIV 感染者肺孢子菌肺炎预防：成人 800mg SMZ/160mg TMP 口服每日 1 次；1 月龄以上儿童每天 750mg/m^2 SMZ /150mg/m^2 TMP，分 2 次口服，每周连续 3 天。

4. 旅行性腹泻：800mg SMZ /160mg TMP，口服，1 天 2 次，服用 5 天。

5. 尿道感染：成人 800mg SMZ /160mg TMP，口服，1 天 2 次，服用 10~14 天；2 月龄以上儿童 40mg/kg SMZ /8mg/kg TMP /d，口服，1 天 2 次，服用 10 天。

超说明书用药

窦炎：800mg SMZ/160mg TMP，口服，1 天 2 次，服用 10~14 天。

作用机制　SMZ 竞争性抑制微生物体内二氢叶酸的合成(叶酸的非活性前体)。TMP 抑制二氢叶酸转变为四氢叶酸的还原酶。两种药物合用对多种细菌、卡氏肺孢子虫有效。TMP / SMZ 在体外对耐甲氧西林金黄色葡萄球菌(MRSA) 有效，但临床疗效不明确。

药物参数　甲氧苄啶 /磺胺甲噁唑 Trirnethoprim/Sulfamethoxazole

剂量调整（肝功能不全）	无需	吸收	F = 90%；食物对吸收无影响
剂量调整（肾功能不全）	CrCl 15~30 mL/min，减量50%；CrCl<15mL/min，避免使用或减量50%并增加给药间隔至24 h	分布	脑脊液
透析	血液透析需补充剂量	代谢	>90%经肝脏代谢，TMP经CYP2C9和CYP3A4/5，TMP是CYP2C8和CYP2C9的中度抑制剂
妊娠期药品安全性等级	C级	排泄	SMZ:肾清除10%~30%，半衰期8~11h；TMP:肾消除50%~75%，半衰期6~17 h
哺乳期	一般可用	药物遗传学	G6PD缺乏者更可能发生SMZ/TMP引起的溶血性贫血
禁忌证	磺胺类药物过敏、小于2月的儿童、足月妊娠、叶酸缺乏的巨幼细胞性贫血	黑框警告	无

用药安全　甲氧苄啶 /磺胺甲噁唑 Trirnethoprim/Sulfamethoxazole

后缀	大写字母提示	不要压碎	高度警惕	易混药名
DS	无	无	无	Bacitracin, Bactine, Bactroban

药物相互作用　甲氧苄啶 /磺胺甲噁唑 Trirnethoprim/Sulfamethoxazole

代表药物	相互作用机制	注意事项
抗心律失常药物、延长QT间期药物	QT间期延长及其他心脏事件风险增加	避免同时使用或监测并考虑减少剂量
CYP2C8和CYP2C9底物	TMP是CYP2C8和CYP2C9抑制剂，能降低底物代谢，增加毒性	考虑减少CYP2C8和CYP2C9底物药物剂量
CYP3A4/5和CYP2C9诱导剂	增加代谢，降低TMP效能	监测并考虑增加TMP剂量
CYP3A4/5和CYP2C9抑制剂	降低代谢，增加TMP毒性	监测并考虑减少TMP剂量
甲氨蝶呤	TMP协同抗叶酸作用增加甲氨蝶呤毒性	避免同时使用或考虑减少剂量或监测甲氨蝶呤甲氨蝶呤水平

不良反应　甲氧苄啶 /磺胺甲噁唑 Trirnethoprim/Sulfamethoxazole

常见（>10%）	少见（1%~10%）	罕见但严重（<1%）
腹泻、恶心	皮疹	严重的过敏反应、肾衰竭、肝衰竭、全血细胞减少症、心律失常、Stevens-Johnson综合征、高钾血症、低血糖、溶血性贫血

疗效监测　2~3 天感染症状缓解。卡氏肺孢子虫肺炎发作次数减少。

毒性监测　合用 ACEI 药物需监测血钾、合用磺酰脲类药物监测空腹血糖(FPG)，卡式肺囊虫肺炎预防需每月监测全血细胞计数(CBC)。若出现严重腹泻、深色尿、皮肤或眼睛发黄、异常瘀伤或出血、水疱皮疹或气短，需就医。

患者咨询要点　需要完整疗程治疗。混悬散剂用前摇匀，室温储存。2~3 天应有症状改善，如果恶化需就医。可能导致光敏反应，可使用防晒霜。

临床应用要点　G6PD 缺乏者避免使用(溶血性贫血风险增加)。CD4 细胞计数 < 200 的 HIV 感染者肺孢子菌肺炎预防用药选择。

T

分类 病毒核酸聚合酶抑制剂
制剂与规格 片剂：500mg，1000mg

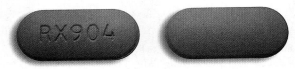

500mg，Ranbaxy 供图

FDA批准适应证及用法用量
1. 生殖器疱疹：首次发作，每次 1g 口服，每天 2 次服用 7~10 天。
2. 生殖器疱疹：抑制治疗，每日口服 1g。
3. 带状疱疹：每次 1g，1 天 3 次，服用 7~10 天。
4. 水痘：2 岁以上儿童每次 20mg/kg，口服，每天 3 次，服用 5 天。

超说明书用药
HIV 感染者生殖器疱疹：(初发或复发)每次 1g 每天 2 次，服用 5~14 天。

作用机制 伐昔洛韦是阿昔洛韦的前体药物，阿昔洛韦是脱氧鸟苷的无环核苷酸类似物，竞争病毒胸苷激酶磷酸化生成单磷酸阿昔洛韦，进一步被细胞激酶转化为活化型阿昔洛韦三磷酸酯，然后通过与增长的 DNA 链结合，引起 DNA 链的延伸中断而抑制 DNA 合成。阿昔洛韦对单纯性疱疹病毒(小时 SV)I、II 和水痘 - 带状疱疹病毒也有一定作用。

药物参数 伐昔洛韦 Valacyclovir

剂量调整（肝功能不全）	无需	吸收	F = 10%~20%；食物对吸收无影响
剂量调整（肾功能不全）	中度不全：延长给药间隔至8h；重度不全：延长给药间隔至12h	分布	胎盘、脑脊液、肾、脑、肺、心脏
透析	血液透析能去除60%药物，因此透析后给药；腹膜透析无需调整	代谢	经肝代谢，伐昔洛韦几乎100%快速转化为阿昔洛韦和L-缬氨酸，并具有首过效应；阿昔洛韦极少经肝乙醛脱氢酶、乙醇、乙醛脱氢酶代谢
妊娠期药品安全性等级	B级	排泄	61%~90%经肾清除，半衰期2~3h
哺乳期	可用	药物遗传学	未知
禁忌证	对本品过敏者	黑框警告	无

用药安全 伐昔洛韦 Valacyclovir

后缀	大写字母提示	不要压碎	高度警惕	易混药名
无	ValACYclovir	无	无	Acyclovir,valGANciclovir,vancomycin

药物相互作用 伐昔洛韦 Valacyclovir

代表药物	相互作用机制	注意事项
苯妥英钠、磷苯妥英、丙戊酸	减少苯妥英钠等药物的吸收并降低血药浓度	监测苯妥英钠等血药浓度，必要时调整剂量
水痘病毒疫苗	通过拮抗作用降低疫苗疗效	避免同时使用

不良反应 伐昔洛韦 Valacyclovir

常见（＞10%）	少见（1%~10%）	罕见但严重（<1%）
全身乏力、头痛、肝酶升高	恶心、呕吐	严重过敏反应、肾衰竭、血栓性血小板减少性紫癜(TTP)

疗效监测 2~3 天感染(病灶)症状缓解。
毒性监测 如出现排尿减少、异常瘀伤或出血、水疱皮疹、气短，需就医。监测全血细胞计数、肝功能、SCr。
患者咨询要点 症状应在 2~3 天改善；如出现恶化需就医。如用于预防，药物应能减少疱疹发作次数。
临床应用要点 2 岁以内儿童不适用。与肾毒性药物合用需谨慎。不用于成人水痘。带状疱疹感染首选用药。改善了阿昔洛韦口服生物利用度，伐昔洛韦只需每日 2 次给药(而阿昔洛韦需每日 5 次给药)。

V

分类　血管紧张素Ⅱ受体拮抗剂
制剂与规格　片剂:40 mg, 80 mg, 160 mg, 320 mg

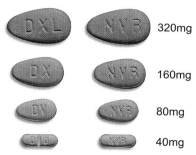

320mg
160mg
80mg
40mg

Novartis 供图

FDA批准适应证及用法用量
1. 心力衰竭:每次 40 mg, 口服, 每天 2 次, 可增加至 320mg/d。
2. 高血压:每日 80~160mg, 口服, 可增加至每日 320 mg, 口服。
3. 心肌梗死:每次 20mg, 口服, 每天 2 次, 可增加至每日 320mg, 口服。

超说明书用药
1. 糖尿病预防用药:每日 80~160mg, 口服。
2. 糖尿病肾病:每日 40~80mg, 口服。

作用机制　缬沙坦选择性、可逆地竞争结合血管紧张素Ⅱ受体(AT1), 拮抗血管紧张素Ⅱ的生理作用, 如血管收缩、醛固酮分泌、交感兴奋、钠在肾的重吸收。

药物参数　缬沙坦 Valsartan

剂量调整（肝功能不全）	无需	吸收	F = 25%；食物不影响吸收
剂量调整（肾功能不全）	无需	分布	Vd = 17 L;蛋白结合率95%
透析	不可透析	代谢	很少肝代谢
妊娠期药品安全性等级	D级	排泄	7%~13%肾清除、89%胆汁清除、半衰期6~9h
哺乳期	权衡风险与获益	药物遗传学	未知
禁忌证	过敏反应、妊娠	黑框警告	妊娠

用药安全　缬沙坦 Valsartan

后缀	大写字母提示	不要压碎	高度警惕	易混药名
无	无	无	无	Losartan, Valstan

药物相互作用　缬沙坦 Valsartan

代表药物	相互作用机制	注意事项
保钾利尿剂	增加低血压、高血钾风险	避免合用或监测BP、血钾
ACEI类	增加低血压、高血钾、肾毒性风险	避免合用或监测BP、SCr、血钾
补钾药、钾盐	增加高血钾、心律失常风险	避免合用或监测血钾
NSAID类	降低缬沙坦降血压及排钠的作用, 增加肾毒性风险	避免合用或监测BP、SCr
利尿剂	血容量减低, 体位性低血压风险增加	监测BP;缓慢坐立位变换

不良反应　缬沙坦 Valsartan

常见（>10%）	少见（1%~10%）	罕见但严重（<1%）
头晕	背痛、咳嗽、腹泻、困倦、头痛、高钾血症、低血压、恶心、肾毒性、皮疹、心动过速	血管性水肿、出生缺陷、肝毒性、横纹肌溶解症

疗效监测　血压降低, 心力衰竭症状或体征减轻。
毒性监测　监测低血压症状或体征、心动过速、水肿(面、眼、唇、舌、喉)、高钾血症(意识模糊、身体虚弱、心律不齐、手足麻木/刺痛)、排尿减少、黄疸、皮疹。监测生命体征、体重、肝功能检查。
患者咨询要点　不要突然停药。在有医学监护下使用补钾药或钾盐。本药可能引起头晕, 避免开车、操作机械、从事需要警觉的危险活动。建议服药期间避免饮酒和服用非甾体抗炎药。
临床应用要点　在第 2、3 孕期使用血管紧张素Ⅱ受体拮抗剂可对发育中的胎儿造成伤害或致死, 一发现怀孕应停药。本药治疗前和治疗中需监测血常规、电解质和肾功能检查。

V

分类 勃起功能障碍用药

制剂与规格 片剂：2.5mg, 5mg, 10mg, 20mg；分散片：10mg

20mg   10mg

Bayer 供图

FDA批准适应证及用法用量

勃起功能障碍：性活动前 10~20mg，口服，最多一天 1 次。

超说明书用药

肺动脉高压：口服，每日 20mg，口服。

作用机制 5 型磷酸二酯酶抑制（PDE5）伐地那非通过增加环磷鸟苷的含量增强勃起功能。性刺激阴茎勃起是由神经末梢和内皮细胞氧化亚氮（NO）所介导，NO 刺激平滑肌细胞环鸟苷酸（cGMP）的合成。环鸟苷酸引起平滑肌舒张，增加血液流入阴茎海绵体。

药物参数 伐地那非 Vardenafil

剂量调整（肝功能不全）	中度肝功能不全：降低剂量至5~10mg，性活动前服用；重度肝功能不全：避免使用	吸收	F=15%，食物影响小；水能减少崩解片的吸收，不要以水送服
剂量调整（肾功能不全）	无需剂量，但透析患者避免使用	分布	Vd = 209L；蛋白结合率95%
透析	不可透析	代谢	90%~95% 经CYP3A4/5代谢
妊娠期药品安全性等级	B级	排泄	<2%~6%经肾清除，半衰期4~6 h
哺乳期	权衡风险与获益	药物遗传学	未知
禁忌证	对磷酸二酯酶抑制剂过敏、合用硝酸酯类药物	黑框警告	无

用药安全 伐地那非 Vardenafil

后缀	大写字母提示	不要压碎	高度警惕	易混药名
无	无	分散片	无	Sildenafil, tadalafil

药物相互作用 伐地那非 Vardenafil

代表药物	相互作用机制	注意事项
α-肾上腺能药物	增加低血压风险	监测低血压，考虑减少药量
CYP3A4/5 诱导剂	诱导伐地那非代谢，疗效降低	考虑增加伐地那非剂量
CYP3A4/5抑制剂	抑制伐地那非代谢，毒性增加	如与强抑制剂合用，降低伐地那非剂量至2.5mg，给药间隔72h；如与中度抑制剂合用，减量至5mg，给药间隔24h
硝酸酯类药物	增加低血压风险，甚至严重风险	禁止合用

不良反应 伐地那非 Vardenafil

常见（>10%）	少见（1%~10%）	罕见但严重（<1%）
面部潮红、头痛	鼻咽炎、心绞痛、胸痛、低血压	心肌梗死、癫痫、中风、突发性听力丧失、阴茎异常勃起

疗效监测 性功能改善。

毒性监测 如发生胸痛、勃起持续超过 4 小时、耳鸣、眩晕、气短需就医。

患者咨询要点 性活动前 60 分钟服用本药，24 小时内服用不超过 1 次。口崩片去除包装后应立即置于舌下，而且应整片服用，不能压碎或掰开，不以任何液体送服。食物对口服片无影响。如勃起持续时间＞4 小时需就医。

临床应用要点 使用他达拉非、西地那非、伐地那非主要依据患者选择，他达拉非可能适于希望"全天持续效果"。需要性刺激启动局部 NO 释放，否则抑制 PDE5 也无效。

分类　戒烟药

制剂与规格　片剂：0.5mg，1mg

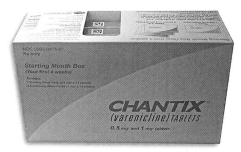

Pfizer 供图

FDA批准适应证及用法用量

　　戒烟：初始剂量每天 0.5mg，口服，服用 3 天，然后每次 0.5mg，1 天 2 次，服用 4 天，然后每次 1mg，1 天 2 次继续 11 周。如果患者没有停止吸烟可能要重复 12 周治疗；如果已经停止吸烟，可能增加长期禁欲的可能。

超说明书用药　无

作用机制　伐尼克兰选择性的与 α4β2 烟碱型乙酰胆碱受体高度亲和结合，而后产生激动作用阻断尼古丁与该受体结合，这是伐尼克兰发挥戒烟作用的机制。

药物参数　伐尼克兰 Varenicline

剂量调整（肝功能不全）	无需	吸收	F=99%，食物对吸收无影响
剂量调整（肾功能不全）	CrCl<30mL/min，起始剂量每天0.5mg口服，可增至0.5mg口服，每天2次；终末期肾病患者慎用，最大每日剂量0.5mg	分布	蛋白结合率20%
透析	不可透析	代谢	极少代谢
妊娠期药品安全性等级	C级	排泄	92%以原型经肾清除，半衰期24h
哺乳期	权衡风险与获益	药物遗传学	未知
禁忌证	对本品过敏者	黑框警告	神经精神病变、体重变化

用药安全　伐尼克兰 Varenicline

后缀	大写字母提示	不要压碎	高度警惕	易混药名
无	无	无	无	无

药物相互作用　伐尼克兰 Varenicline　未知

不良反应　伐尼克兰 Varenicline

常见（>10%）	少见（1%~10%）	罕见但严重（<1%）
梦境改变、恶心、头痛、失眠	便秘、胃肠胀气、呕吐	行为异常、自杀意念、血管性水肿、过敏性反应、意外事件及心血管事件风险增加

疗效监测　戒烟。

毒性监测　如患者出现严重行为异常或自杀意念需就医。

患者咨询要点　饭后以满杯水服用（约 200mL）。如出现激越、抑郁状态、行为或想法异常、自杀意念，停止服药并就医。

临床应用要点　美国 FDA 批准的用药指导免除。有报道患者服用伐尼克兰后出现严重的神经精神症状，有精神病史的患者，如双相情感障碍患者、抑郁症、精神分裂或自杀意念出现风险增加，继续吸烟的患者风险也增加。联邦航空局（FAA）已禁止飞行员和空中交通管制员使用。患者和医务人员要权衡服用伐尼克兰和戒烟的风险与获益。最近有 meta 分析显示服用伐尼克兰与安慰剂相比主要不良心血管事件（心血管相关死亡、非致命性心肌梗死和非致命性中风）发生率有增加的趋势，虽然不具有统计学意义。发药时需依照说明书提醒患者。

V

分类 减毒活疫苗
制剂与规格 皮下注射冻干粉:以配备稀释剂复溶后每瓶 0.5 mL;也与麻疹、腮腺炎和风疹疫苗混合

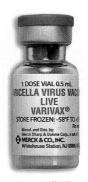

Merck 供图

FDA批准适应证及用法用量
预防水痘感染:成人, 2 剂之间至少间隔 4 周;儿童:12 月龄 1 剂、(入学前)4~6 岁第 2 剂。

超说明书用药 无

药物参数 水痘减毒活疫苗 Varicella Vaccine，Live

妊娠期药品安全性等级	C级	吸收，分布，代谢，排泄	未知
哺乳期	婴儿风险小	药物遗传学	未知
禁忌证	对水痘疫苗及成分过敏者、免疫抑制、怀孕	黑框警告	无

用药安全 水痘减毒活疫苗 Varicella Vaccine，Live

后缀	大写字母提示	不要压碎	高度警惕	易混药名
无	无	无	无	V-ZIG

药物相互作用 水痘减毒活疫苗 Varicella Vaccine，Live

代表药物	相互作用机制	注意事项
阿司匹林、水杨酸盐	增加Reye综合征风险	儿童在注射水痘疫苗6周内避免水杨酸类药物
中高剂量糖皮质激素	免疫抑制增加疫苗所致感染风险	糖皮质激素治疗停止后给予水痘疫苗
免疫抑制剂(包括环孢素、肿瘤化疗药等)	免疫抑制	免疫抑制治疗停止后给予水痘疫苗
免疫球蛋白、血液产品	干扰对活疫苗的免疫应答	根据使用免疫球蛋白或血液产品类型推迟水痘疫苗注射时间

不良反应 水痘减毒活疫苗 Varicella Vaccine，Live

常见（＞10%）	少见（1%~10%）	罕见但严重（<1%）
注射部位反应(如红斑、疼痛)、头痛、易怒、嗜睡	发热、皮疹、胃肠道症状、淋巴结肿大	血小板减少症、过敏反应、带状疱疹、高热惊厥

疗效监测 水痘预防, 可能需要测定抗体滴度, 疫苗应答的常规检测方法不推荐。
毒性监测 注射后监测生命体征, 如体温。
患者咨询要点 有些儿童注射后 7~10 天可能出现发热或皮疹。
临床应用要点 水痘疫苗和带状疱疹疫苗所含减活病毒成分相同, 但剂量截然不同, 不可以互换。水痘疫苗接种指征包括 1980 年美国出生、相关病史、免疫学检查结果、12 月龄后注射过水痘疫苗的记录。1980 年以前在美国出生的人可被认为对水痘是免疫的, 除非医疗人员、免疫力低下者或孕妇。有报道易感人群接触疫苗病毒后没有严重持久的后果。如不同时接种, 水痘疫苗必须与其他活疫苗间隔至少 4 周。麻疹 - 腮腺炎 - 风疹疫苗和水痘疫苗合用比分开使用更易引起高热惊厥。孕妇接触水痘不应接种(减毒活)疫苗而应接种水痘免疫球蛋白(抗体)。

V

分类 5- 羟色胺 / 去甲肾上腺素再摄取抑制剂

制剂与规格 缓释胶囊:37.5mg, 75mg, 150mg；片剂:25mg, 37.5mg, 50mg, 75mg, 100mg；缓 释 片：37.5mg, 75mg 150mg, 225mg

Teva 供图
37.5mg
75mg
100mg

Teva 供图
75mg
150mg

Upstate Pharma 供图
75mg ER
150mg ER

FDA批准适应证及用法用量

1. 广泛性焦虑:缓释制剂，每天 37.5~75mg 口服；可增加至 225mg/d。

2. 焦虑:速释片，每天 75mg，口服分为 2~3 次服用，可增加至 225mg/d。
缓释制剂，每天37.5~75mg，口服，可增加至225mg/d。

3. 惊恐障碍:缓释制剂，每天 37.5mg，口服，服用 7 天，然后每天 75mg，口服，可增加至 225mg/d。

超说明书用药

1. 强迫症:速释片，每次 25mg，口服，每天 3 次，可增加至 300mg/d。

2. 经前期焦虑障碍:速释片，每次 25mg，口服，每天 2 次，可增加至 200mg/d。

作用机制 有效的 5- 羟色胺和去甲肾上腺素再摄取抑制剂，但对毒蕈碱、α- 肾上腺素能或组胺受体无作用。

药物参数 文拉法辛 Venlafaxine

剂量调整（肝功能不全）	轻中度肝功能不全，剂量降低25%~50%；重度肝功能不全，避免使用	**吸收**	F = 12.6%（速释剂型），45%（缓释剂型）；食物对吸收无影响
剂量调整（肾功能不全）	轻中度肾功能不全，剂量降低25%~50%；透析者剂量降低50%	**分布**	Vd = 7.5 L；蛋白结合率27%~30%
透析	不可透析	**代谢**	87%经CYP2D6和CYP3A4/5代谢
妊娠期药品安全性等级	C级	**排泄**	87%以代谢物形式（82%代谢产物，5%原型）经肾清除，半衰期5h
哺乳期	权衡风险与获益	**药物遗传学**	文拉法辛经CYP2D6代谢为活性代谢物，CYP2D6 弱代谢者文拉法辛血药浓度更高，但临床疗效相似
禁忌证	过敏、MAOI类	**黑框警告**	自杀意念

用药安全 文拉法辛 Venlafaxine

后缀	大写字母提示	不要压碎	高度警惕	易混药名
XR	无	不要压碎或咀嚼缓释剂型	无	无

药物相互作用 文拉法辛 Venlafaxine

代表药物	相互作用机制	注意事项
延长QT间期的药物	增加心脏毒性风险	避免合用
抗凝、抗血小板聚集药物、NSAID类	增加出血风险	监测出血，尽量避免合用
CYP3A4/5、CYP2D6抑制剂	增加文拉法辛血药浓度和毒性	避免合用或注意监测不良反应；考虑降低剂量
CYP3A4/5、CYP2D6诱导剂	降低文拉法辛血药浓度和疗效	监测疗效，考虑增加剂量
右旋安非他明、SSRI类、舒马曲坦、曲马多、曲唑酮、佐米曲坦、利奈唑酮	增加5-羟色胺综合征的风险	密切监测5-羟色胺综合征的症状；禁止与利奈唑酮合用

不良反应 文拉法辛 Venlafaxine

常见（＞10%）	少见（1%~10%）	罕见但严重（<1%）
头晕、头痛、失眠、恶心、嗜睡、口干	焦虑、乏力、出血、视力模糊、出汗、高血压、低钠血症、高胆固醇血症、性功能障碍、震颤、呕吐、体重减轻	消化道出血、肝毒性、5-羟色胺综合征、自杀意念

疗效监测 抑郁、焦虑、惊恐症状改善。

毒性监测 出现抑郁症、自杀恶化或异常的行为变化，特别是在治疗起始或剂量调整时；异常出血症状或体征；(用药前)基线状态重度损伤时，需定期监测血压、肝功能、血清胆固醇水平；低钠血症的症状或体征，特别是合用利尿剂、体液量减少的患者和老人。

患者咨询要点 文拉法辛与食物同服，但避免饮酒。缓释制剂应整片吞服。缓释胶囊内容物可撒在食物上吞服而不要咀嚼，而后再饮水。前几周症状改善可能不明显。不要突然停药，可能导致戒断症状，如烦躁不安、易怒、焦虑。本药可能引起头晕和嗜睡，避免需要警觉的活动。

临床应用要点 速释片与缓释制剂基本等量转换(mg/d)。

V

分类　钙通道阻滞剂

制剂与规格　片剂:40mg, 80mg, 120mg；缓释片剂:120mg, 180mg, 240mg；缓释胶囊剂:100mg, 120mg, 180mg, 200mg, 240mg, 300mg, 360mg

 120mg　 180mg

Mylan 供图

 120mg，Mylan 供图

 240mg，Teva 供图

FDA批准适应证及用法用量

1. 心绞痛:速释片，每次 80~120mg，口服，一天 3 次；缓释片，180mg，口服，每日睡前服用，可增至每日 480mg。

2. 房性心律失常或阵发性室上性心动过速:速释片，240~320mg/d 分 3~4 次服用，未服用洋地黄类药物的患者可增至 480mg/d。

3. 高血压:速释片，每次 80mg，口服，一天 3 次，可增至 360~480mg/d；缓释片，每日 180~200mg，口服，可增至 400~480mg 口服。

超说明书用药
预防偏头痛:每次 80mg，口服，每天 3~4 次。

作用机制　钙通道阻滞剂延长房室结的传导，具有抗室上性心动过速和减慢房扑或房颤心室率的作用。因能减少小动脉的收缩而降低阻力，用于冠脉阻塞或血管痉挛引起的心绞痛。

药物参数　维拉帕米 Verapamil

剂量调整（肝功能不全）	剂量减少20%~50%	吸收	F=13%~65%，食物对吸收无影响
剂量调整（肾功能不全）	无需	分布	Vd =3.89 L/kg，蛋白结合率86%~94%
透析	不可透析	代谢	70% 经CYP3A4/5代谢，是CYP3A4/5的中度抑制剂
妊娠期药品安全性等级	C级	排泄	70%（3%~4%原型）经肾清除、9%~16%经粪便清除，半衰期4~12 h
哺乳期	可以使用	药物遗传学	未知
禁忌证	对维拉帕米过敏、症状性低血压（收缩压BP<90 mmHg）、2或3度房室传导阻滞、病态窦房结综合征、重度左心室功能不全（射血分数EF<30%）	黑框警告	无

用药安全　维拉帕米 Verapamil

后缀	大写字母提示	不要压碎	高度警惕	易混药名
SR, PM	无	勿压碎或咀嚼缓释剂型	是(仅Ⅳ)	Colace

药物相互作用　维拉帕米 Verapamil

代表药物	相互作用机制	注意事项
胺碘酮、β-受体阻滞剂	增加心动过缓、心肌梗死(胺碘酮)、窦性停搏、房室传导阻滞(β-受体阻滞剂)的风险	避免病窦综合征、房室传导阻滞患者使用，或监测血压和心率
CYP3A4/5抑制剂	增加维拉帕米血药浓度及毒性	避免合用或监测不良反应
CYP3A4/5诱导剂	降低维拉帕米血药浓度及疗效	监测疗效，考虑增加剂量
CYP3A4/5底物	维拉帕米抑制CYP3A4/5酶，增加底物药物浓度和毒性	避免合用治疗指数低的药物，或监测并考虑降低底物药物浓度
丙吡胺	可能使心力衰竭恶化	维拉帕米使用前48h或后24h内避免使用丙吡胺

不良反应　维拉帕米 Verapamil

常见（>10%）	少见（1%~10%）	罕见但严重（<1%）
牙龈增生	心动过缓、便秘、头晕、疲劳、头痛、低血压、消化不良、恶心、心悸、外周性水肿、皮疹、晕厥	充血性心力衰竭、心肌梗死、肝毒性、肺水肿

疗效监测　血压下降、心率和节律改善、胸部疼痛减轻、每周心绞痛发作次数减少、因胸痛使用硝酸甘油减少。

毒性监测　监测心力衰竭症状或体征、心率降低、肝毒性症状或体征、心绞痛或急性冠状动脉功能不全加重、慢性治疗逐渐减少特别是缺血性心脏病患者。监测肝功能、生命体征。

患者咨询要点　勿压碎或咀嚼缓释剂型，缓释胶囊内容物可撒在食物上吞服而不要咀嚼，而后再饮水。指导患者报告症状性低血压、心动过缓、外周性水肿、晕厥等反应。建议患者不要突然停药，可能引起血压反弹或危象。

临床应用要点　未批准用于 18 岁以下儿童。

分类 抗凝剂

制剂与规格 片剂：1mg、2mg、2.5mg、3mg、4mg、5mg、6mg、7.5mg、10mg

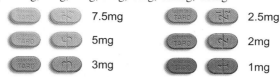

7.5mg　　2.5mg

5mg　　2mg

3mg　　1mg

Taro 供图

FDA批准适应证及用法用量

　　多项 FDA 批准适应证、剂量相近，包括房颤、心肌梗死、心脏瓣膜置换栓塞、肺栓塞、血栓形成、心肌梗死后、静脉血栓形成：起始剂量每日 2~5mg，口服，根据 INR 调整剂量；常用维持剂量每天 2~10mg，口服。

超说明书用药

　　抗磷脂综合征、肿瘤相关静脉血栓栓塞：起始剂量每天 2~5mg，口服，根据 INR 调整剂量；常用维持剂量每天 2~10mg，口服。

作用机制 华法林阻断维生素 K 环氧化物转换回活性形式维生素 K，此作用影响维生素 K 依赖的凝血因子 Ⅱ、Ⅶ、Ⅸ、Ⅹ（凝血酶原）和蛋白质 C、蛋白 S（生理性凝血物质）。

药物参数 华法林 Warfarin

剂量调整（肝功能不全）	起始剂量每天<5mg，口服，根据INR调整剂量	吸收	F =100%；食物对吸收无影响
剂量调整（肾功能不全）	无需	分布	Vd：0.14L/kg；蛋白结合率99%
透析	不可透析	代谢	>90% 经CYP2C9代谢
妊娠期药品安全性等级	X级	排泄	92%以代谢产物形式经肾清除，半衰期20~60h
哺乳期	可以使用	药物遗传学	CYP2C9 和VKORC1 基因突变可能有助于确定华法林初始剂量
禁忌证	对华法林过敏、近期可能出血或外科手术、未控制高血压、心包炎或心包积液、细菌性心内膜炎、依从性差的患者、子痫/先兆子痫、先兆流产、怀孕	黑框警告	出血

用药安全 华法林 Warfarin

后缀	大写字母提示	不要压碎	高度警惕	易混药名
无	无	无	是	Avandia

药物相互作用 华法林 Warfarin

代表药物	相互作用机制	注意事项
有出血风险的药物、抗血小板药物、直接凝血酶抑制剂、NSAID类、对乙酰氨基酚等	作用增强，增加出血风险	监测出血症状或体征，监测INR，尽可能避免合用
CYP2C9抑制剂	抑制华法林代谢，增加INR和出血风险	谨慎合用，监测INR并调整华法林剂量
CYP2C9诱导剂	增加华法林代谢，降低INR和疗效	谨慎合用，监测INR并调整华法林剂量
硫糖铝	抑制华法林吸收	间隔1~2 h服用

不良反应 华法林 Warfarin

常见（>10%）	少见（1%~10%）	罕见但严重（<1%）
出血	贫血、鼻出血、皮疹	出血（特别是消化道）、紫趾综合征、组织坏死

疗效监测 开始使用 2~3 次后测定初始 INR 值，然后定期监测（间隔不超过 4 周）至剂量稳定；出血风险高的患者应更频繁监测。INR 目标值及治疗范围依不同情况：房颤/房扑目标值 2.5（范围 2~3）；心脏瓣膜置换目标值 2.5（范围 2~3）；机械二尖瓣或主动脉瓣目标值 3（范围 2.5~3.5）；心肌梗死、ST 段上抬目标值 3（范围 2.5~3.5，合用阿司匹林）；静脉血栓预防和治疗（包括肺静脉栓塞、深静脉血栓形成、髋关节或膝关节置换术）目标值 2.5（范围 2~3）。

毒性监测 监测出血症状或体征、全血细胞计数、肝功能、便潜血检查。

患者咨询要点 有出血、皮肤或组织坏死、肝炎需告知医生。避免刀伤、擦伤或可能导致受伤的情况或活动。华法林与多种重要药物之间存在相互作用，开药前咨询提供本药的医务人员。避免饮酒或食用蔓越莓产品、饮食中维生素 K 含量较大变化（十字花科蔬菜）。

临床应用要点 患者可在药师抗凝门诊进行华法林用药管理，具体咨询当地情况。华法林过量可用维生素 K 拮抗中和。

W

ZIPRASIDONE：Geodon
齐拉西酮：卓乐定

分类 苯并异噻唑类，抗精神病药
制剂与规格 20mg，40mg，60mg，80mg

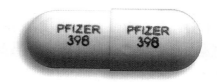

60mg，Pfizer 供图

FDA批准适应证及用法用量
1. 双相情感障碍、急性躁狂发作或混合发作，单药治疗或用于锂剂或丙戊酸钠的辅助治疗每次 40~80mg，口服，一天 2 次。
2. 精神分裂症：每次 20~80mg，口服，每天 2 次。

超说明书用药
齐拉西酮是一种非典型抗精神病药，对 5-羟色胺（5-HT$_{2A}$）受体亲和力大于多巴胺受体，因此锥体外系反应小。此外，与抗焦虑药丁螺环酮类似，本品也是 5-HT$_{1A}$ 受体激动剂，可抑制 5-羟色胺和去甲肾上腺素的再摄取，但（抗焦虑）临床疗效尚不确切。

药物参数 齐拉西酮 Ziprasidone

剂量调整（肝功能不全）	无需	吸收	F = 60%；食物可能使其吸收加倍
剂量调整（肾功能不全）	无需	分布	Vd = 1.5L/kg；蛋白结合率>99%
透析	不可透析	代谢	>95% 经由醛氧化酶
妊娠期药品安全性等级	C级	排泄	20%经肾(<1%原形)、66%(<4%原形)经粪便消除，半衰期7h
哺乳期	权衡风险与获益	药物遗传学	尚不明确
禁忌证	对本品过敏、急性或近期有心肌梗死、非代偿性心力衰竭、有心电图QT间期延长病史、合并使用可能导致QT间期延长药物者	黑框警告	痴呆

用药安全 齐拉西酮 Ziprasidone

后缀	大写字母提示	不要压碎	高度警惕	易混药名
无	无	无	无	TraZODone

药物相互作用 齐拉西酮 Ziprasidone

代表药物	相互作用机制	注意事项
延长QT间期的药物	可能增加心脏毒性(QT间期延长、尖端扭转型室性心动过速、心脏停搏)	禁止同时使用
卡马西平	降低齐拉西酮的浓度	谨慎合用，监测齐拉西酮疗效

不良反应 齐拉西酮 Ziprasidone

常见（>10%）	少见（1%~10%）	罕见但严重（<1%）
头晕、锥体外系反应、头痛、恶心、嗜睡	视力异常、静坐不能、焦虑、无力、便秘、腹泻、消化不良、皮疹或荨麻疹、痉挛性运动、震颤、体重增加、呕吐、口干	骨髓抑制、糖尿病、神经阻滞剂恶性综合征（NMS）、QT间期延长、晕厥、迟发性运动障碍、尖端扭转型室性心动过速

疗效监测 精神分裂、躁狂症或双相情感障碍的症状或主诉已缓解。
毒性监测 服药前及服药期间检测 FPG、CBC。有自杀倾向患者服药期间需密切关注。注意体温等生命体征变化。
患者咨询要点 可与食物同服，避免饮酒。本品可能引起头晕和嗜睡，避免精神警觉性活动或协调性活动。从事使深部体温升高的活动需注意，如剧烈运动、暴露于高温、脱水等。本品可能导致体位性低血压，从坐或卧位应缓慢起立。注意心动过缓、心律失常、迟发性运动障碍、神经阻滞剂恶性综合征等主诉或症状。
临床应用要点 儿童用药安全性和疗效尚不明确。与安慰剂相比，使用非典型性抗精神病药治疗老年痴呆伴精神错乱患者可能增加死亡率，FDA 反对齐拉西酮用于治疗老年痴呆伴精神错乱。

Z

分类 非巴比妥类镇静催眠药 C- Ⅳ

制剂与规格 片剂:5mg, 10mg;缓释片:6.25mg, 12.5mg;舌下片:1.75mg, 3.5mg, 5mg, 10mg;口腔喷雾剂:5mg/喷

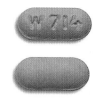

5mg，Wockhardt 供图

FDA批准适应证及用法用量
1. 偶发性 / 暂时性失眠症:速释片，10mg，睡前口服。
2. 偶发性 / 暂时性失眠症:缓释片，12.5mg，睡前口服。

超说明书用药 无

作用机制 唑吡坦与苯二氮䓬受体结合，特别是与 α_1/α_5 亚基亲和力较强。

药物参数 唑吡坦 Zolpidem

剂量调整（肝功能不全）	中重度肝功能不全:剂量减少50%	吸收	F = 70%，食物减少药物吸收
剂量调整（肾功能不全）	无需	分布	Vd = 0.54 L/kg;蛋白结合率93%
透析	不可透析	代谢	>99%经肝脏代谢，主要是CYP3A4/5 (60%)和CYP2C9(20%)，其他CYP类作用少
妊娠期药品安全性等级	C级	排泄	<1%经肾清除，半衰期3h
哺乳期	一般可用	药物遗传学	未知
禁忌证	对本品过敏者	黑框警告	无

用药安全 唑吡坦 Zolpidem

后缀	大写字母提示	不要压碎	高度警惕	易混药名
CR	无	勿压碎或嚼碎缓释片或舌下片	无	Abilify, Ativan

药物相互作用 唑吡坦 Zolpidem

代表药物	相互作用机制	注意事项
苯二氮䓬类药物、中枢抑制剂、三环类抗抑郁药	增加中枢抑制作用	尽可能避免合用或者都减少剂量
安非他酮、地昔帕明、舍曲林、文拉法辛	增加幻觉风险	尽可能避免合用或者都减少剂量
CYP3A4/5抑制剂	抑制唑吡坦代谢，增加毒性	避免合用或考虑减少剂量
CYP3A4/5诱导剂	诱导唑吡坦代谢，降低疗效	避免合用或考虑增加剂量

不良反应 唑吡坦 Zolpidem

常见（>10%）	少见（1%~10%）	罕见但严重（<1%）
困倦、头痛、共济失调、嗜睡	胸痛、视力模糊、恶心、腹泻、意识水平降低	心动过缓、行为异常、速发型过敏反应、抑郁症恶化、血管性水肿、药物依赖

疗效监测 更快入睡、减少夜间醒来次数。

毒性监测 如出现严重嗜睡、自杀意念、过敏反应、快速或不规则的心跳请就医。

患者咨询要点 空腹服用。本药可能导致嗜睡，避免开车或其他需要协调运动的工作;避免饮酒;睡前服用;可能导致行为异常（未完全清醒状态驾驶、打电话等），生活伴侣应注意观察并及时停药。舌下片应置于舌下，而不要吞下或以水送服。

临床应用要点 不适合长期使用(通常仅 7~10 天)。老年人对药物更敏感，需谨慎使用，建议剂量减少 50%。小心使用中枢神经系统抑制剂，合用可能作用增强。FDA 建议女性使用速释片从 10mg 减量为 5mg，缓释片12.5mg 减量为 6.25mg，以降低早上嗜睡风险。发药时需提醒用药安全。

Z

分类 活病毒疫苗
制剂与规格 皮下注射混悬液：0.65mL（重悬后）

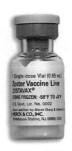

Merck 供图

FDA批准适应证及用法用量
带状疱疹预防：成人，单剂量用于 50 岁以上成人。
超说明书用药 无
药物参数 带状疱疹活疫苗 Zoster Vaccine，Live

妊娠期药品安全性等级	C级	吸收，分布，代谢，排泄	未知
哺乳期	婴儿风险可能很小	药物遗传学	未知
禁忌证	对本品任何成分过敏、免疫抑制、怀孕	黑框警告	无

用药安全 带状疱疹活疫苗 Zoster Vaccine，Live

后缀	大写字母提示	不要压碎	高度警惕	易混药名
无	无	无	无	Zovirax

药物相互作用 带状疱疹活疫苗 Zoster Vaccine，Live

代表药物	相互作用机制	注意事项
中高剂量糖皮质激素	免疫抑制, 增加疫苗病毒感染风险	糖皮质激素停药后再注射带状疱疹疫苗
免疫抑制剂、咪唑硫嘌呤、化疗药物、环孢素	免疫抑制, 增加疫苗病毒感染风险	糖皮质激素停药后再注射带状疱疹疫苗
肺炎球菌多糖疫苗（PPSV23）	免疫干扰	与PPSV23同时注射降低带状疱疹疫苗抗体滴度；对临床结局影响未知，临床疗效观察显示同时注射无变化；如需确保后续效果建议两种疫苗间隔4周注射
抗病毒药物	理论上可能中和疫苗病毒	注射带状疱疹活疫苗1天前至14天内暂停抗病毒治疗

不良反应 带状疱疹活疫苗 Zoster Vaccine，Live

常见（>10%）	少见（1%~10%）	罕见但严重（<1%）
注射部位反应, 如红肿、疼痛等	头痛	过敏反应、格林-巴利综合征

疗效监测 带状疱疹病毒预防。
毒性监测 给药后监测生命体征。
患者咨询要点 1/3 患者可出现注射部位皮疹，无需特殊干预数日后可自行消失。本品用于带状疱疹预防并非100% 有效，注射后即使出现带状疱疹，症状也相对较轻，预后较好。
临床应用要点 注射本品前无需了解水痘接种史，可认为 1980 年以前出生者具有水痘接种史。可用于 50~59岁可能接受化疗或 HIV 感染者；单剂量用于 60 岁以上无论是否感染过带状疱疹患者；吸入、外用、关节内使用或低剂量口服糖皮质激素、低剂量甲氨蝶呤[<0.4mg/(kg·wk)]或 6 －巯基嘌呤[<1.5mg/(kg·d)]者可使用本品；免疫抑制治疗至少 14 天前可注射本品；注射本品 1 天前及 14 天内停止抗病毒治疗；可用于无 AIDS 表现而CD4+ 计数 >200/mm³ 的 HIV 患者接种。避免服用糖皮质激素、HIV 感染、恶性肿瘤、免疫功能不全、带状疱疹感染史、怀孕者使用。本品不用于儿童。

Z

参 考 文 献

1. Barthalow M. Top 200 drugs of 2011. Drug Topics. Available at http://www.pharmacytimes.com/publications/issue/2012/July2012/Top-200-Drugs-of-2011. Accessed March 27, 2013.

2. Hoffman JM, Li E, Doloresco F, Matusiak L, Hunkler RJ , Shah ND, Vermeulen LC, Schumock GT. Projecting future drug expenditures in U.S. nonfederal hospitals and clinics - 2013. Am J Health Syst Pharm. 2013;70(6):525-539.

3. FY 2011 innovative drug approvals. US Food and Drug Administration. Available at http://www.fda.gov/downloads/AboutFDA/ReportsManualsForms/Reports/UCM278358.pdf. Accessed March 27, 2013.

4. FY 2012 innovative drug approvals. US Food and Drug Administration. Available at http://www.fda.gov/downloads/aboutfda/reportsmanualsforms/reports/ucm330859.pdf. Accessed March 27, 2013.

索引 B（按药名中文排序）

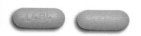

500mg

P001，对乙酰氨基酚：泰诺林等

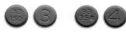

300mg/30mg　　300mg/60mg

P002，氨酚待因：
对乙酰氨基酚和可待因 #3 等

200mg

P003，阿昔洛韦：舒维疗等

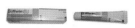

0.3% 凝胶剂

P004，阿达帕林：达芙文等

200mg

P005，阿苯达唑：Albenza

P006，沙丁胺醇：ProAir HFA 等

35mg

P007，阿仑膦酸钠：福善美等

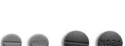

100mg　　　　300mg

P008，别嘌醇：Zyloprim 等

1mg　　2mg　　0.5mg

P009，阿普唑仑：Xanax 等

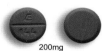

200mg

P010，胺碘酮：可达龙等

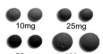

10mg　　25mg
50mg　　100mg

P011，阿米替林：依拉维等

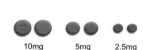

10mg　　5mg　　2.5mg

P012，氨氯地平：络活喜等

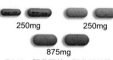

250mg　　　250mg
875mg

P013，阿莫西林：阿莫西林等

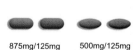

875mg/125mg　　500mg/125mg

P014，阿莫西林 / 克拉维酸钾：
力百汀等

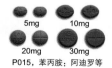

5mg　　　10mg
20mg　　30mg

P015，苯丙胺：阿迪罗等

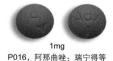

1mg

P016，阿那曲唑：瑞宁得等

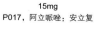

15mg

P017，阿立哌唑：安立复

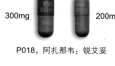

300mg　　　　200mg

P018，阿扎那韦：锐艾妥

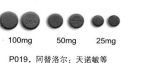

100mg　　50mg　　25mg

P019，阿替洛尔：天诺敏等

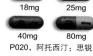

18mg　　25mg
40mg　　80mg

P020，阿托西汀：思锐

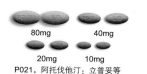

80mg　　　40mg
20mg　　10mg

P021，阿托伐他汀：立普妥等

P022，氮卓斯汀：爱赛平等

250mg　　　500mg

P023，阿奇霉素：希舒美等

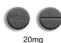

10mg　　　20mg

P024，巴氯芬：力奥来素等

40mg　　　20mg
10mg　　　5mg

P025，贝那普利：洛汀新等

20mg/25mg
20mg/12.5mg　　10mg/12.5mg

P026，贝那普利 / 氢氯噻嗪：
洛汀新 / 氢氯噻嗪等

100mg

P027，苯佐那酯：退咳露等

1mg

P028，甲磺酸苯扎托品：
Cogentin 等

0.03%
滴眼液

P029，贝美前列素：
卢美根，拉提斯

0.15%
滴眼液

P031，溴莫尼定：阿法根等

5mg　　　10mg

P030，比索洛尔：Zebeta 等

P032，布地奈德：普米克令舒，
Pulmicort Flexhaler 等

80μg/4.5μg　　160μg/4.5μg

P033，布地奈德 / 福莫特罗：
信必可

8mg/2mg

P034，丁丙诺啡 / 纳洛酮：舒倍生

100mg　　150mg
200mg

P035，安非他酮：Wellbutrin，
Zyban，Aplenzin，Forfivo 等

10mg
15mg

P036，丁螺环酮：
布斯帕，Vanspar 等

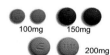

WATSON　3219

50mg/325mg/40mg

P037，布他比妥：Fioricet 等

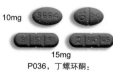

4mg　　　8mg
16mg

P038，坎地沙坦：Atacand

200mg

P039，卡马西平：得理多等

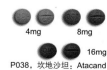

25mg/100mg　　25mg/250mg

P040，卡比多巴 / 左旋多巴：
息宁等

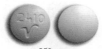

350mg
P041，卡立普多：Soma 等

3.125mg 6.25mg
12.5mg 25mg
P042，卡维地洛：
Coreg，Coreg 控释胶囊等

300mg E99
P043，头孢地尼：Omnicef 等

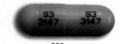

P126 500
500mg
P044，头孢呋辛：Ceftin 等

100mg 200mg
P045，塞来昔布：西乐葆

93 3147 93 3147
500mg
P046，头孢氨苄：Keflex 等

1mg/mL
P047，西替利嗪：仙特明等

P048，氯己定：溃疡宁等

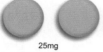

25mg
P049，氯噻酮：
Hygroton，Thalitone 等

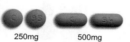

250mg 500mg
P050，口服环丙沙星：
Cipro，Cipro 缓释剂等

CIPRO HC
P051，环丙沙星滴耳剂：
Cipro HC，Cetraxal

40mg 20mg
10mg
P052，西酞普兰：Celexa 等

DV D
500mg
P053，克拉霉素：Biaxin 等

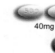

300mg
P054，口服克林霉素：Cleocin 等

1%，外用溶液剂 1%，外用凝胶剂
P055，外用克林霉素：
Cleocin T 等

LU 5
5mg
P056，氯巴占：Onfi

Clobetasol Propionate
Cream USP, 0.05%
0.05% 乳膏剂
P057，氯氟美松：Temovate 等

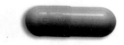

2mg 1mg
0.5mg
P058，氯硝西泮：Klonopin 等

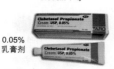

0.1mg 2.0mg
P059，可乐定：可乐宁等

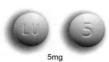

75
75mg
P060，氯吡格雷：波立维

Clotrimazole and Betamethasone
Dipropionate Cream
1%/0.05% 乳膏
P061，克霉唑 / 倍他米松：
洛曲松等

WEST-WARD 201
0.6mg
P062，秋水仙碱：Colcrys 等

SANKYO C01
625mg
P063，考来维仑：Welchol

0.3mg 0.625mg
P064，结合雌激素：倍美力

1000μg/mL
P065，维生素 B₁₂：Cobolin-M 等

751 M
10mg
P066，环苯扎林：Flexeril 等

0.05% 乳剂
P067，环孢素眼用乳剂：丽眼达

150mg
P068，达比加群：Pradaxa

100μg/0.5mL
P069，达依泊汀：阿法达贝泊汀

DF 15
15mg
P070，达非那新：Enablex

W 50
50mg
P071，去甲文拉法辛：倍思乐

0.75mg 0.5mg
P072，口服地塞米松：地塞米松等

10mg 15mg
P073，右哌甲酯：Focalin 等

10mg 5mg
2mg
P074，地西泮：安定等

50mg 75mg
P075，双氯芬酸：扶他林等

20mg 10mg
P076，双环胺：Bentyl 等

0.125mg 0.25mg
P077，地高辛：拉诺辛等

180mg 240mg 300mg
P078，地尔硫卓：Cardizem 等

2.5mg/0.025mg
P079，苯乙哌啶 / 阿托品：
Lomotil 等

P080，白喉类毒素：
Daptacel，Adacel，Boostrix

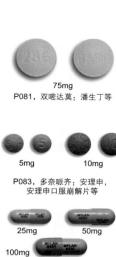

75mg

P081, 双嘧达莫: 潘生丁等

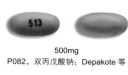

500mg

P082, 双丙戊酸钠: Depakote 等

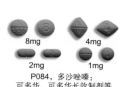

5mg　　10mg

P083, 多奈哌齐: 安理申,
安理申口服崩解片等

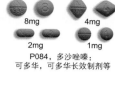

8mg　　4mg
2mg　　1mg

P084, 多沙唑嗪:
可多华, 可多华长效制剂等

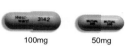

25mg　　50mg
100mg

P085, 多塞平: Sinequan 等

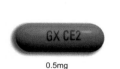

100mg　　50mg

P086, 多西环素: 强力霉素等

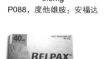

20mg　30mg　60mg

P087, 度洛西汀: 欣百达

0.5mg

P088, 度他雄胺: 安福达

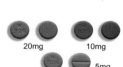

200mg　　600mg

P089, 依法韦仑: Sustiva

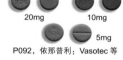

40mg

P090, 依来曲普坦: Relpax

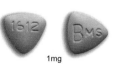

200mg/300mg

P091, 恩曲他滨 / 替诺福韦:
特鲁瓦达

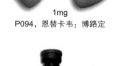

20mg　　10mg
5mg

P092, 依那普利: Vasotec 等

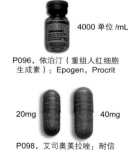

100mg/mL

P093, 依诺肝素: 克赛等

1612　　BMS
1mg

P094, 恩替卡韦: 博路定

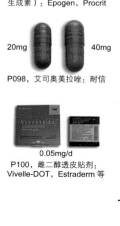

0.3mg

P095, 肾上腺素:
EpiPen, EpiPen Jr. 等

4000 单位 /mL

P096, 依泊汀（重组人红细胞
生成素）: Epogen, Procrit

20mg
10mg　　5mg

P097, 艾司西酞普兰: 来士普等

20mg　　40mg

P098, 艾司奥美拉唑: 耐信

1mg　　0.5mg

P099, 口服雌二醇: Estrace 等

0.05mg/d

P100, 雌二醇透皮贴剂:
Vivelle-DOT, Estraderm 等

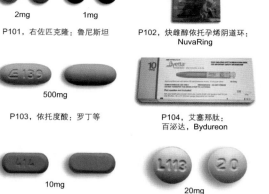

2mg　　1mg

P101, 右佐匹克隆: 鲁尼斯坦

P102, 炔雌醇依托孕烯阴道环:
NuvaRing

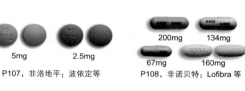

500mg

P103, 依托度酸: 罗丁等

P104, 艾塞那肽:
百泌达, Bydureon

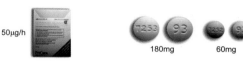

10mg

P105, 依折麦布: Zetia

L113　20
20mg

P106, 法莫替丁: Pepcid 等

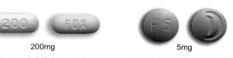

5mg　　2.5mg

P107, 非洛地平: 波依定等

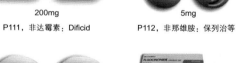

200mg　134mg
67mg　160mg

P108, 非诺贝特: Lofibra 等

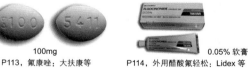

50μg/h

P109, 芬太尼透皮贴剂: 多瑞吉等

7253　93
180mg　　60mg

P110, 非索非那定: Allegra 等

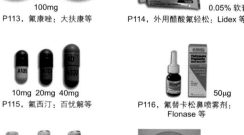

200　FDX
200mg

P111, 非达霉素: Dificid

F5
5mg

P112, 非那雄胺: 保列治等

8100　5411
100mg

P113, 氟康唑: 大扶康等

0.05% 软膏

P114, 外用醋酸氟轻松: Lidex 等

A105
10mg 20mg 40mg

P115, 氟西汀: 百忧解等

50μg

P116, 氟替卡松鼻喷雾剂:
Flonase 等

44μg　110μg　220μg

P117, 氟替卡松气雾剂:
Flovent 气雾剂

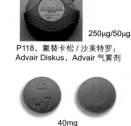

250μg/50μg

P118, 氟替卡松 / 沙美特罗:
Advair Diskus, Advair 气雾剂

1mg

P119, 叶酸: Folacin-800 等

40mg

P120, 福辛普利: 蒙诺等

40mg   20mg

P121，呋塞米：速尿等

300mg

800mg

600mg   400mg 100mg

P122，加巴喷丁：Neurontm 等

800mg   600mg   400mg

P141，布洛芬：美林等

5% 乳膏

P142，咪喹莫特：Zyclara 等

0.3% 滴眼液

P123，加替沙星滴眼剂：Zymar

600mg

P124，吉非贝齐：诺衡等

50mg   25mg

P143，吲哚美辛：消炎痛等

P144，灭活流感病毒疫苗：
Fluzone，高剂量 Fluzone，
Flulaval，Fluarix，
Fluvirin，Flucelvax

2mg   4mg

P125，格列美脲：亚莫利等

5mg   5mg 缓释片 2.5mg 缓释片

10mg   10mg 缓释片 5mg 缓释片

P126，格列吡嗪：瑞易宁等

P145，活性流感病毒疫苗：Flumist

100 单位 /mL

P146，胰岛素：优泌林 R，优泌林
N，优泌林 70/30 等

5mg   2.5mg   12.5mg

P127，格列本脲：优降糖等

P128，愈创甘油醚 / 可待因：
Cheratussin AC 等

P147，门冬胰岛素：
诺和锐，诺和锐特充

100 单位 /mL

P148，地特胰岛素：诺和平

P129，B 型流感嗜血杆菌结合疫苗：
贺百克，普泽欣，安尔宝

P130，甲型肝炎灭活疫苗：
贺福立适，维康特

P149，甘精胰岛素：来得时

100 单位 /mL

P150，赖脯胰岛素：
优泌乐，优泌乐预充笔

P131，重组乙型肝炎疫苗：
安在时，Recombivax HB

P132，人乳头瘤病毒疫苗：
卉妍康，加卫苗

P151，异丙托溴铵 / 沙丁胺醇：
可必特等

75mg   150mg

300mg

P152，厄贝沙坦：安博维等

100mg   50mg

25mg   10mg

P133，肼屈嗪：肼苯哒嗪等

50mg   25mg   12.5mg

P134，氢氯噻嗪：Esidrix 等

20mg

P153，单硝酸异山梨酯：
依姆多，益辛保，monoket 等

2% 乳膏

P154，外用酮康唑：Nizoral 等

7.5mg/325mg

5mg/325mg   10mg/325mg

10mg/500mg 7.5mg/500mg

P135，氨酚氢可酮：维柯丁等

P136，氢可酮 / 氯苯那敏糖浆：
Tussionex 等

100mg   200mg   300mg

P155，拉贝洛尔：Normodyne 等

200mg   150mg

100mg   25mg

P156，拉莫三嗪：Lamidal 等

2.5% 乳膏剂   1% 乳膏剂

P137，外用氢化可的松

200mg

P138，羟氯喹：Plaquenil 等

30mg   15mg

P157，兰索拉唑：Prevacid 等

0.005% 滴眼液

P158，拉坦前列素：适利达等

25mg   10mg

P139，羟嗪：安泰乐，维泰宁等

150mg

P140，伊班磷酸：邦罗力等

P159，左旋沙丁胺醇：沙丁胺醇

250mg   500mg   1000mg

P160，左乙拉西坦：
开普兰，开普兰缓释剂等

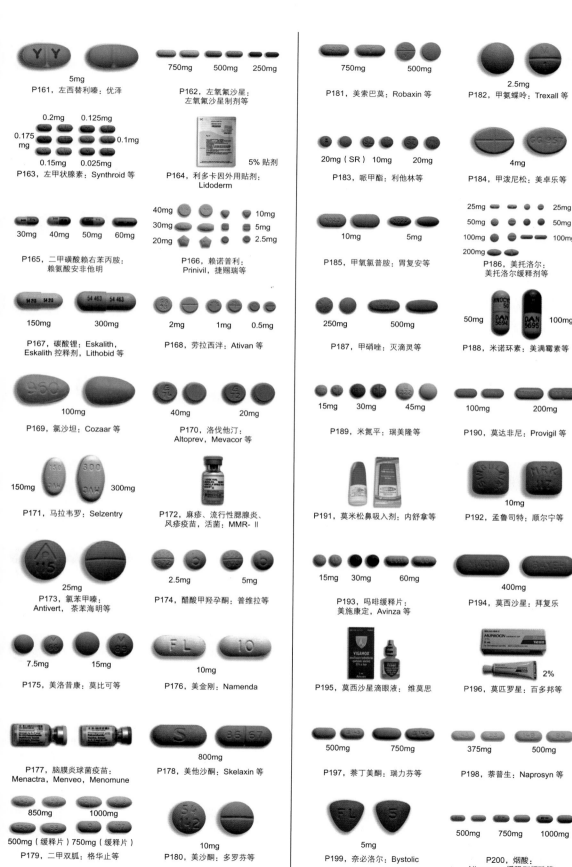

P161，左西替利嗪：优泽
5mg

P162，左氧氟沙星：
左氧氟沙星制剂等
750mg　500mg　250mg

P163，左甲状腺素：Synthroid 等
0.175mg　0.2mg　0.125mg
0.15mg　0.025mg　0.1mg

P164，利多卡因外用贴剂：
Lidoderm
5% 贴剂

P165，二甲磺酸赖右苯丙胺：
赖氨酸安非他明
30mg　40mg　50mg　60mg

P166，赖诺普利：
Prinivil，捷赐瑞等
40mg　30mg　20mg　10mg　5mg　2.5mg

P167，碳酸锂：Eskalith，
Eskalith 控释剂，Lithobid 等
150mg　300mg

P168，劳拉西泮：Ativan 等
2mg　1mg　0.5mg

P169，氯沙坦：Cozaar 等
100mg

P170，洛伐他汀：
Altoprev，Mevacor 等
40mg　20mg

P171，马拉韦罗：Selzentry
150mg　300mg

P172，麻疹、流行性腮腺炎、
风疹疫苗，活菌：MMR-Ⅱ

P173，氯苯甲嗪：
Antivert，茶苯海明等
25mg

P174，醋酸甲羟孕酮：普维拉等
2.5mg　5mg

P175，美洛昔康：莫比可等
7.5mg　15mg

P176，美金刚：Namenda
10mg

P177，脑膜炎球菌疫苗：
Menactra，Menveo，Menomune

P178，美他沙酮：Skelaxin 等
800mg

P179，二甲双胍：格华止等
850mg　1000mg
500mg（缓释片）750mg（缓释片）

P180，美沙酮：多罗芬等
10mg

P181，美索巴莫：Robaxin 等
750mg　500mg

P182，甲氨蝶呤：Trexall 等
2.5mg

P183，哌甲酯：利他林等
20mg（SR）10mg　20mg

P184，甲泼尼松：美卓乐等
4mg

P185，甲氧氯普胺：胃复安等
10mg　5mg

P186，美托洛尔：
美托洛尔缓释剂等
25mg　25mg
50mg　50mg
100mg　100mg
200mg

P187，甲硝唑：灭滴灵等
250mg　500mg

P188，米诺环素：美满霉素等
50mg　100mg

P189，米氮平：瑞美隆等
15mg　30mg　45mg

P190，莫达非尼：Provigil 等
100mg　200mg

P191，莫米松鼻吸入剂：内舒拿等

P192，孟鲁司特：顺尔宁等
10mg

P193，吗啡缓释片：
美施康定，Avinza 等
15mg　30mg　60mg

P194，莫西沙星：拜复乐
400mg

P195，莫西沙星滴眼液：维莫思

P196，莫匹罗星：百多邦等
2%

P197，萘丁美酮：瑞力芬等
500mg　750mg

P198，萘普生：Naprosyn 等
375mg　500mg

P199，奈必洛尔：Bystolic
5mg

P200，烟酸：
Niaspan，缓释型烟酸等
500mg　750mg　1000mg

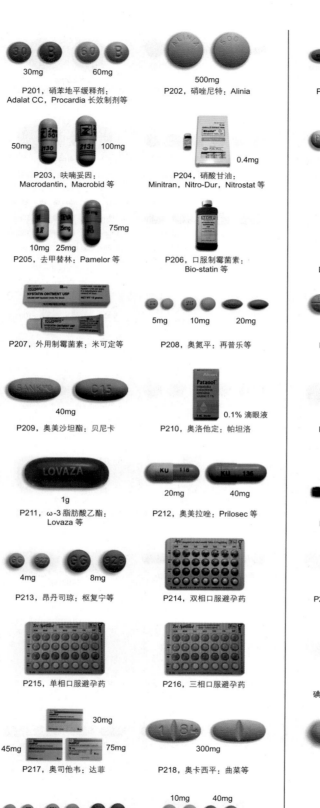
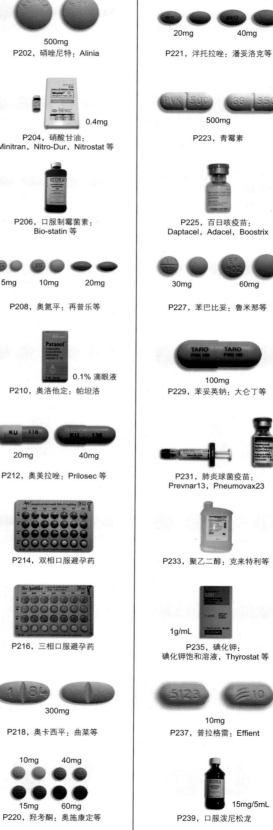
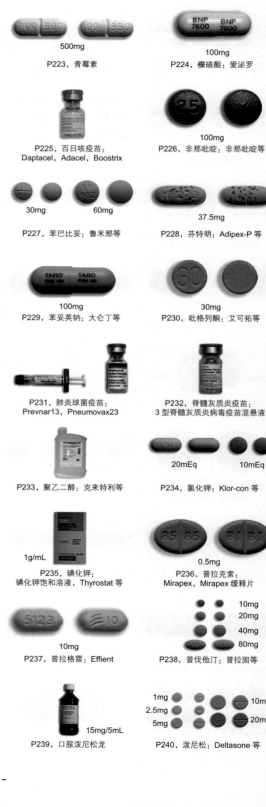

30mg　　60mg

P201，硝苯地平缓释剂：
Adalat CC，Procardia 长效制剂等

500mg

P202，硝唑尼特：Alinia

50mg　　100mg

P203，呋喃妥因：
Macrodantin，Macrobid 等

0.4mg

P204，硝酸甘油：
Minitran，Nitro-Dur，Nitrostat 等

10mg　25mg　75mg

P205，去甲替林：Pamelor 等

P206，口服制霉菌素：
Bio-statin 等

P207，外用制霉菌素：米可定等

5mg　10mg　20mg

P208，奥氮平：再普乐等

40mg

P209，奥美沙坦酯：贝尼卡

0.1% 滴眼液

P210，奥洛他定：帕坦洛

1g

P211，ω-3 脂肪酸乙酯：
Lovaza 等

20mg　　40mg

P212，奥美拉唑：Prilosec 等

4mg　　8mg

P213，昂丹司琼：枢复宁等

P214，双相口服避孕药

P215，单相口服避孕药

P216，三相口服避孕药

30mg
45mg　　75mg

P217，奥司他韦：达菲

300mg

P218，奥卡西平：曲莱等

5mg ER　10mg ER　5mg IR

P219，奥昔布宁：达多邦等

10mg　40mg
15mg　60mg

P220，羟考酮：奥施康定等

20mg　　40mg

P221，泮托拉唑：潘妥洛克等

10mg　20mg
30mg　40mg

P222，帕罗西汀：
Paxil，Paxil 控释片等

500mg

P223，青霉素

100mg

P224，樱硫酯：爱泌罗

P225，百日咳疫苗：
Daptacel，Adacel，Boostrix

100mg

P226，非那吡啶：非那吡啶等

30mg　　60mg

P227，苯巴比妥：鲁米那等

37.5mg

P228，芬特明：Adipex-P 等

100mg

P229，苯妥英钠：大仑丁等

30mg

P230，吡格列酮：艾可拓等

P231，肺炎球菌疫苗：
Prevnar13，Pneumovax23

P232，脊髓灰质炎疫苗：
3 型脊髓灰质炎病毒疫苗混悬液

P233，聚乙二醇：克来特利等

20mEq　　10mEq

P234，氯化钾：Klor-con 等

1g/mL

P235，碘化钾：
碘化钾饱和溶液，Thyrostat 等

0.5mg

P236，普拉克索：
Mirapex，Mirapex 缓释片

10mg

P237，普拉格雷：Effient

10mg
20mg
40mg
80mg

P238，普伐他汀：普拉固等

15mg/5mL

P239，口服泼尼松龙

1mg　　　　　10mg
2.5mg
5mg　　　　　20mg

P240，泼尼松：Deltasone 等

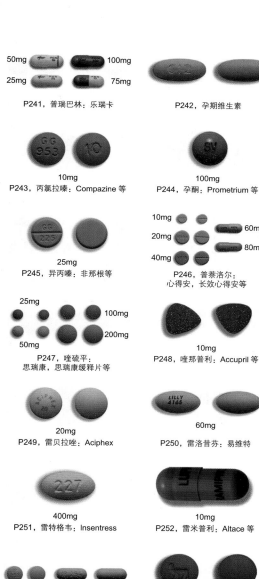

50mg 100mg
25mg 75mg

P241，普瑞巴林：乐瑞卡

P242，孕期维生素

P243，丙氯拉嗪：Compazine 等

100mg
P244，孕酮：Prometrium 等

10mg
20mg 60mg
40mg 80mg
P246，普萘洛尔：
心得安，长效心得安等

25mg
P245，异丙嗪：非那根等

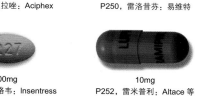

25mg
100mg
50mg 200mg
P247，喹硫平：
思瑞康，思瑞康缓释片等

10mg
P248，喹那普利：Accupril 等

20mg
P249，雷贝拉唑：Aciphex

LILLY 4165
60mg
P250，雷洛昔芬：易维特

227
400mg
P251，雷特格韦：Insentress

10mg
P252，雷米普利：Altace 等

150mg 300mg
P253，雷尼替丁：善卫得等

2mg
P254，瑞格列奈：Prandin

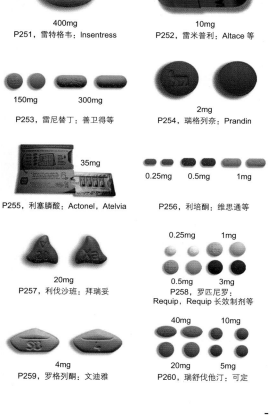

35mg
P255，利塞膦酸：Actonel，Atelvia

0.25mg 0.5mg 1mg
P256，利培酮：维思通等

20mg
P257，利伐沙班：拜瑞妥

0.25mg 1mg
0.5mg 3mg
P258，罗匹尼罗：
Requip，Requip 长效制剂等

4mg
P259，罗格列酮：文迪雅

40mg 10mg
20mg 5mg
P260，瑞舒伐他汀：可定

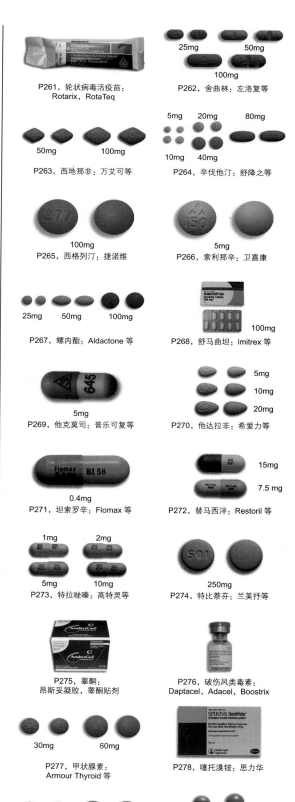

P261，轮状病毒活疫苗：
Rotarix，RotaTeq

25mg 50mg
100mg
P262，舍曲林：左洛复等

5mg 20mg 80mg
10mg 40mg
P264，辛伐他汀：舒降之等

50mg 100mg
P263，西地那非：万艾可等

277
100mg
P265，西格列汀：捷诺维

50
5mg
P266，索利那辛：卫喜康

25mg 50mg 100mg
P267，螺内酯：Aldactone 等

100mg
P268，舒马曲坦：Imitrex 等

645
5mg
P269，他克莫司：普乐可复等

5mg
10mg
20mg
P270，他达拉非：希爱力等

Flomax BI 58
0.4mg
P271，坦索罗辛：Flomax 等

15mg
7.5 mg
P272，替马西泮：Restoril 等

1mg 2mg
5mg 10mg
P273，特拉唑嗪：高特灵等

501
250mg
P274，特比萘芬：兰美抒等

P275，睾酮：
昂斯妥凝胶，睾酮贴剂

P276，破伤风类毒素：
Daptacel，Adacel，Boostrix

30mg 60mg
P277，甲状腺素：
Armour Thyroid 等

P278，噻托溴铵：思力华

2mg 4mg
P279，替扎尼定：Zanafles 等

2mg LA 4mg LA
P280，托特罗定：得妥，得妥（长效）

- 317 -

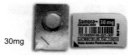

30mg

P281，托伐普坦：苏麦卡

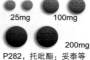

25mg 100mg

200mg

P282，托吡酯：妥泰等

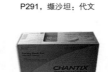

320mg
160mg
80mg
40mg

P291，缬沙坦：代文

20mg 10mg

P292，伐地那非：Levitra，Staxyn

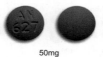

50mg

P283，曲马多：Ultram 等

0.004% 溶液

P284，曲伏前列素：苏为坦

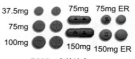

CHANTIX

P293，伐尼克兰：戒必适

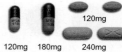

P294，水痘减毒活疫苗：Varavax

50mg

100mg

150mg

P285，曲唑酮：
Desyrel，Oleptro 等

P286，曲安奈德鼻喷雾剂：
Nasacort AQ

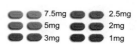

37.5mg 75mg 75mg ER
75mg
100mg 150mg 150mg ER

P295，文拉法辛：
怡诺思，怡诺思缓释片等

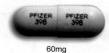

120mg

120mg 180mg 240mg

P296，维拉帕米：Calan，
Calan 缓释剂，异搏定缓释剂等

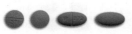

0.025% 乳霜

P287，外用醋酸曲安奈德

50mg/25mg

37.5mg/25mg 75mg/50mg

P288，氨苯蝶啶 / 氢氯噻嗪：
Dyazide，Maxzide 等

7.5mg 2.5mg
5mg 2mg
3mg 1mg

P297，华法林：Coumadin 等

PFIZER PFIZER
398 398

60mg

P298，齐拉西酮：卓乐定等

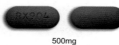

400mg/80mg 800mg/160mg

P289，甲氧苄啶（TMP）/ 磺胺甲
噁唑（SMZ）：复方新诺明等

500mg

P290，伐昔洛韦：维德思

W 714

5mg

P299，唑吡坦：安必恩等

P300，带状疱疹活疫苗：Zostavax